肿瘤急症
治疗例析

主 编 杨润祥 杨世正 张 灏

编 者（按姓氏汉语拼音排序）

鲍明亮　蔡海波　蔡丽娟　蔡修宇　曹建伟　陈 军　陈 曦
崔艳江　戴瑜亮　邓若语　邓智勇　董付瑶　董梦媛　窦兴葵
段林灿　樊燕青　范耀东　方凤奇　方凤山　冯利明　付景云
高嫦娥　高红霞　弓 勋　郭 睿　何正文　柯亭羽　孔国强
雷 巧　李 露　李 湘　李 莹　李馨蕊　林艺红　林宇晟
刘 坤　刘 林　刘 莹　刘思呈　刘小永　陆源远　罗 慧
罗春香　罗金艳　罗志国　罗治彬　骆奕辰　马长春　潘京华
潘运龙　彭文颖　钱丽美　饶孙银　任年军　任艳鑫　施 伟
史艳侠　司金萍　王 磊　王青兵　温林俏　吴 皎　吴俊贤
夏成兴　肖 云　熊 静　杨 芳　杨 涛　杨 阳　杨慧勤
杨培丽　杨润祥　杨世正　杨锡铭　杨义豪　杨宗璐　叶联华
袁艺萧　曾 云　曾佳佳　张 超　张 灏　张 明　张 睿
张万琳　张祥武　张晓伟　张艳丽　张怡湜　赵金凤　赵先国
周 强　周冬梅　周永春　朱榆红

人民卫生出版社
·北 京·

图书在版编目（CIP）数据

肿瘤急症治疗例析 / 杨润祥，杨世正，张灏主编
. —北京：人民卫生出版社，2023.10
ISBN 978-7-117-34774-7

Ⅰ.①肿…　Ⅱ.①杨…②杨…③张…　Ⅲ.①肿瘤 –
急性病 – 诊疗　Ⅳ.① R730.597

中国国家版本馆 CIP 数据核字（2023）第 076213 号

人卫智网	www.ipmph.com	医学教育、学术、考试、健康， 购书智慧智能综合服务平台
人卫官网	www.pmph.com	人卫官方资讯发布平台

肿瘤急症治疗例析

Zhongliu Jizheng Zhiliao Lixi

主　　编：杨润祥　杨世正　张　灏
出版发行：人民卫生出版社（中继线 010-59780011）
地　　址：北京市朝阳区潘家园南里 19 号
邮　　编：100021
E - mail：pmph @ pmph.com
购书热线：010-59787592　010-59787584　010-65264830
印　　刷：北京顶佳世纪印刷有限公司
经　　销：新华书店
开　　本：889×1194　1/16　　印张：24
字　　数：676 千字
版　　次：2023 年 10 月第 1 版
印　　次：2023 年 11 月第 1 次印刷
标准书号：ISBN 978-7-117-34774-7
定　　价：148.00 元
打击盗版举报电话：010-59787491　E-mail：WQ @ pmph.com
质量问题联系电话：010-59787234　E-mail：zhiliang @ pmph.com
数字融合服务电话：4001118166　　E-mail：zengzhi @ pmph.com

主编简介

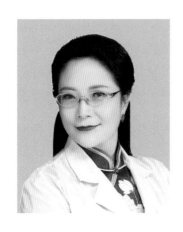

杨润祥，二级教授，博士研究生导师，云南省肿瘤医院内二科科主任，荣获"兴滇英才支持计划"第一层次的云岭学者、"兴滇英才支持计划"第二层次的云岭名医、云南省医学领军人才、云南省中青年学术和技术带头人、云南省区域肿瘤精准诊治省创新团队带头人、云南省李孟鸿专家工作站负责人、云南省肿瘤内科学带头人等称号。

从事肿瘤内科临床工作30余年，先后在中国医学科学院肿瘤医院、美国德克萨斯大学安德森癌症中心学习，目前主要从事胸部肿瘤、消化道肿瘤、神经内分泌肿瘤等恶性肿瘤的临床规范化诊治及相关基础研究，具有丰富的临床经验和处理本专业疑难及危重病例的诊治能力。作为分中心项目负责人开展抗肿瘤药物临床试验70余项。

主持国家自然科学基金课题4项（其中面上项目1项），主要参与（R2）1项；主持云南省省级厅级课题10余项。2014年以第一完成人荣获云南省科学技术进步奖二等奖；以第一或通讯作者在《科学引文索引》（Science Citation Index，SCI）收录期刊中发表论文7篇（单篇最高影响因子38.104分），在核心期刊发表论文30多篇。科研成果于2016年在第十六届世界肿瘤转移大会上以主题学术报告形式发布，2018年在美国NCCN年会壁报上展示。主编专著《肿瘤合并症治疗例析》，主译专著《癌症分子生物学：机制、靶点和治疗》。

担任中国临床肿瘤学会理事、中国医师协会肿瘤医师分会常务委员、中国抗癌协会肿瘤临床化疗专业委员会常务委员、中国抗癌协会多原发和不明原发肿瘤专业委员会常务委员、中国抗癌协会神经内分泌肿瘤专业委员会常务委员、云南省医师协会肿瘤医师分会主任委员、云南省抗癌协会肿瘤转移专业委员会主任委员、云南省肺癌防治协会小细胞肺癌专业委员会主任委员等国内及省内学术任职40余项。

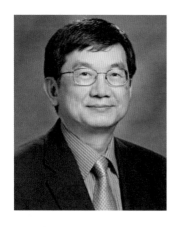

杨世正（Yeung Sai-Ching），休斯敦大学生物学博士，圣路易斯大学医学博士，美国德克萨斯大学安德森癌症中心终身教授。

自1997年以来，在美国德克萨斯大学安德森癌症中心急诊室工作26年，拥有丰富的肿瘤急症临床经验。在药理学、生物化学、内科、内分泌学和新陈代谢以及急诊医学方面具有扎实的基础。在 *Cancer Cell*、*JCI*、*JNCI*、*PNAS* 期刊上发表有重大影响的论文100余篇，主编 *Oncologic Emergencies*、*Medical Care of Cancer Patients* 等专著。

目前的研究包括糖尿病和肥胖对癌症的影响、癌症患者败血症的生物标志物、中性粒细胞减少的临床管理、以癌细胞代谢为治疗目标以及肿瘤急诊中的临床问题。

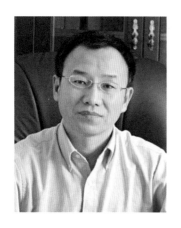

张灏，暨南大学医学院教授、博士生导师、博士后指导教授、肿瘤精准医学和病理研究所所长。

以第一完成人获广东省科学技术进步奖、广东省医学科技奖、中国产学研合作创新奖、中国十佳消化道领域临床研究奖等。获批10余项肿瘤临床诊疗领域的国内外专利。担任 *Annals of Medicine* 副主编，*Cancer Letters*、*Scientific Report*、*Circulating Nucleic Acids*、*Extracellular Vesicle* 编委；参编 *Chimeric RNA*、《细胞外囊泡》等。

担任中国抗癌协会肿瘤标志专业委员会外泌体技术专家委员会主任委员、中国抗癌协会肿瘤代谢委员会常务委员、中国临床肿瘤学会胰腺癌专家委员会常务委员、广东省抗癌协会抗肿瘤药物专业委员会副主任委员、亚太医学生物免疫学会肿瘤学分会副主任委员，首个《外泌体研究、转化和临床应用专家共识》的专家组组长。

前　言

　　肿瘤急症是指肿瘤患者在疾病发生、发展过程中或治疗中出现的一切危象或危及生命的合并症。这些急症若未给予及时处理，往往会导致严重后果，甚至死亡。因此，临床上一旦发现这些急症，必须及时采取恰当的治疗措施进行紧急处理，使患者转危为安，并为后续的肿瘤治疗赢得宝贵时机。

　　随着肿瘤放疗技术、外科手术水平不断提高，抗癌新药（化疗药物、靶向药物、免疫检查点抑制剂、抗体偶联药物等）不断上市并在临床上广泛应用，肿瘤患者的生存期不断延长，逐渐变为慢性病，由此而引发的肿瘤急症也在不断增加。尤其需要指出的是，免疫检查点抑制剂的毒性谱与既往抗肿瘤药物不同，且随着其广泛应用，一些少见或罕见的毒性作用被陆续报道，其中一些毒性作用若不及时处理，将引起严重后果。目前，对肿瘤急症及其范畴的认识尚不一致，编委们通过认真讨论达成共识。

　　本书内容分为两篇：第一篇为概论，介绍了肿瘤急诊的历史、肿瘤急症的诊治思路、肿瘤急症与姑息治疗；第二篇为急症分类及例析，是核心内容，包含心血管系统急症，呼吸系统急症，消化、泌尿及生殖系统急症，神经系统急症，内分泌及电解质紊乱，感染及全身炎症反应综合征共6章的病例分析。

　　《肿瘤急症治疗例析》以常见及少见肿瘤急症为切入点，引用大量文献并结合临床实际工作中的病例进行分析讨论，具有很好的创新性。在临床实际工作中，肿瘤急症患者往往病情复杂，常伴有其他疾病，治疗过程中需要与相关专科医生及时沟通，以帮助患者渡过危险期。本书通过案例讲解肿瘤急症的处理方式与诊疗注意事项，书末附有部分急症诊疗流程图和药物使用推荐，方便读者查阅。

　　本书实用性强，是广大临床工作者，尤其是肿瘤科和急诊科医师实际工作中的实用参考书。

主　编
2022 年 9 月

目　录

第一篇

概　论

第二篇

急症分类及例析

附　录

第一篇

概　论

第一章

肿瘤急诊的历史

一、什么是肿瘤急症

肿瘤急症是由肿瘤本身或肿瘤治疗引起的紧急医学情况。患者常需要尽快接受医疗干预以免病情严重恶化甚至死亡。相比非肿瘤患者，肿瘤患者需要更紧急的医疗支持。患者往往因为恶性肿瘤或抗肿瘤治疗，而身体虚弱，发生凝血功能改变、免疫功能下降等，在日常生活中更为脆弱。由于肿瘤患者在生理状态上有上述情况和变化，急诊救治人员需要考虑到他们的特殊医疗需求。

肿瘤急诊医学的范围包括"经典"的肿瘤急症（如肿瘤溶解综合征、上腔静脉综合征或恶性肿瘤高钙血症）、肿瘤伴随疾病、抗肿瘤治疗不良反应、并发疾病和以患者为中心的照护问题（如症状控制和生活质量）等的诊断和管理。同时，肿瘤治疗的进展也带来了新的挑战，如免疫治疗相关毒副作用、嵌合抗原受体（chimeric antigen receptor，CAR）T细胞毒性等的管理，随之而来的是越来越多的肿瘤治疗相关急症。

二、肿瘤患者的急症治疗概述

目前全球有很多癌症中心致力于肿瘤的诊断和治疗。其中一些综合癌症中心设有急诊科或紧急护理中心，专门处理癌症相关急症和肿瘤患者的急诊。这种设计促进了医疗机构对肿瘤患者的支持性护理，是肿瘤学和急诊医学的综合。

在美国，对于普通急诊中心而言，大约4%的成人急诊科就诊是由于肿瘤相关主诉。随着肿瘤患者数量的增加，在肿瘤患者的非计划性就诊中，急诊科的护理负担日益加重，已引起全世界的关注。2017年英国国民医疗服务体系（National Health Service，NHS）的一份报告强调了类似的模式：与肿瘤相关的急诊科病例急剧增加，同时患者的入院率也很高——随之而来的是患者体验差、沟通不足和医疗护理服务欠佳。

在急诊科就诊的肿瘤患者所接受的照护包括从诊断到治疗、生存到临终护理的整个癌症照护流程的各个环节。急诊科就诊的构成因素涉及患者、医疗服务提供者、卫生系统和卫生保健政策。在急诊科就诊的患者有的因接受抗肿瘤治疗引起医疗紧急情况就诊，有的则因非紧急医疗决策就诊（如将患者送往急诊科以收入院）。与肿瘤本身或其治疗相关的症状可能贯穿整个病程。患者也可能因为与癌症完全无关的主诉或事件（如车祸伤、肌肉骨骼损伤、撕裂伤）而到急诊科就诊。重要的是，肿瘤患者会因为相同或不同的原因多次于急诊中心就诊。

三、肿瘤相关的急诊就诊

急诊肿瘤患者的主要就诊原因是：疼痛、发热、呼吸系统症状和胃肠道症状等。在美国，据估计超过4%的急诊患者是由于肿瘤相关原因就诊。地理上看，急诊模式在美国各地区是一致的。急诊就诊的次数因原发性肿瘤的诊断而有所差异。在急诊科就诊的最常见癌症包括（按频率排序）：肺癌10%～27%，乳腺癌6%～15%，前列腺癌5%～11%，结肠癌6%～10%，多原发肿瘤10%，女性生殖系统肿瘤 6% ～ 7%。

急诊科的肿瘤患者比普通急诊患者消耗更多的医疗资源，他们住院的可能性也比非癌症就诊患者更高。美国德克萨斯大学安德森癌症中心（University of Texas MD Anderson Cancer Center，UT MDA）急诊科中，90% 的就诊人是肿瘤患者，急诊入院率为 37.7%。哈里斯县的一项急诊科调查数据显示，休斯敦的许多急诊科（其中不包括美国德克萨斯大学安德森癌症中心）中肿瘤患者的入住率很低，为 19.2%。相比之下，美国国立医院门诊医疗调查数据显示，肿瘤患者住院率高达 46.4%。综合肿瘤学急诊研究网络（Comprehensive Oncology Emergency Research Network，CONCERN）的多中心前瞻性观察研究显示，入院率为 57.2%。可见，急诊科肿瘤患者的入院率为 20% ～ 60%，远高于非肿瘤患者（表 1-1-1）。

表 1-1-1 美国不同机构报道肿瘤患者急诊住院率

肿瘤患者急诊就诊数据来源	住院率
美国德克萨斯大学安德森癌症中心急诊科（基于肿瘤登记）	37.7%
美国德克萨斯大学安德森癌症中心急诊科（基于 ICD9 代码）	37.6%
哈里斯县急诊科（基于 ICD9 代码）	19.2%
美国国立医院门诊	46.4%
综合肿瘤学急诊研究网络的多中心前瞻性观察研究	57.2%

杨世正（美国德克萨斯大学安德森癌症中心）

第二章

肿瘤急症的诊治思路

肿瘤患者急诊就诊的常见原因多为症状驱动的问题，如疼痛、发热、呼吸系统症状和胃肠道症状等。处置肿瘤患者的紧急情况和急性症状有多种渠道和方法。一部分患者需要紧急护理设施来评估和治疗紧急病情，其他患者则更适合在内科诊室适当稳定病情。但较少诊室配备相应的设备和医务人员来处理患者的各种紧急情况。

无论在哪里评估肿瘤患者的急症，都需要类似的方法来稳定患者急性症状。随着人群预期寿命的持续增长，被确诊肿瘤的人数也将继续增加。其中大多数患者在某些时候需要肿瘤相关紧急治疗或护理。肿瘤患者通常伴有冠心病、糖尿病和慢性阻塞性肺疾病（chronic obstructive pulmonary disease，COPD）等基础疾病。这种现象可能归因于这些疾病与肿瘤发病存在共同风险因素（如年老、饮食、吸烟或久坐不动的生活方式）。急救护理人员必须评估恶性肿瘤的严重程度、预期对治疗的反应、整体预后以及患者和家属的意愿等，以便制订适当的治疗计划。大多数即将走到生命终点的肿瘤患者不想要"激进"的治疗措施，而在合适的时间与医生预先沟通治疗计划和表达不接受复苏抢救（do not resuscitate，DNR）的意愿可能会很好地改善他们死亡前几周的生活质量。

对于医生来说，首先需要对患者进行快速评估。评估内容应包括主诉、病史、生命体征和快速全面的体格检查。如果患者不能表述目前的病史，那么家庭成员、伴侣或看护人可以提供相关信息。对生命体征不稳定的患者应立即进行干预。在呼吸、心跳骤停的情况下，应遵循适当的指南采取措施。一旦患者病情稳定，应进行全面的病史采集和体格检查。对于大多数急诊肿瘤患者都有必要进行全面的评价。急症的发生可能是由于肿瘤、抗肿瘤治疗或伴随疾病引起，所有这些都应作为鉴别诊断进行考虑。

一、肿瘤患者急诊决定因素

应用行为模型可获得一个重要的框架，帮助了解肿瘤患者如何决定急诊就诊。美国的一项研究显示，决定急诊就诊量增加的重要易感因素包括种族、年龄和性别。具体来说，非白种人、非洲裔美国人相比白种人急诊就诊量更多；年长者比年轻者的急诊就诊量多；男性的急诊就诊率更高。其他促进急诊就诊增加的因素还有居住地、社区收入水平、保险状况和婚姻状况等。城市和大都市居民的急诊使用水平高于农村居民。因失明或残疾而有资格获得医疗补助，或居住在公共医疗补助较高的州，处方药和其他福利较少的州的急诊使用率更高。未婚患者的急诊利用率高于已婚患者。研究发现，患者在急诊科就诊的常见症状或诊断与肺、心脏、疼痛、胃肠道和感染相关。

一项关于急诊科肿瘤患者所经历的症状的调查研究发现有28种症状，包括心理症状（如焦虑）、胃肠道、神经系统、呼吸系统、皮肤、泌尿系统症状，以及疼痛、发热和感染、水肿、出血、疲劳和营养状况改变等。肿瘤患者就诊或主诉（非诊断）的前三位为疼痛、呼吸窘迫和胃肠道问题。在所有就诊人数中，排名前10位的诊断累计占比不到40%，凸显了肿瘤患者急诊科就诊的诱发因素的多样性。

国际研究报告的急诊就诊原因与美国研究报告的类似。一项来自巴西的单中心研究发现，最常见的就诊症状有腹痛（18.4%）、背痛（8.5%）、呼吸困难（8.5%）、乏力/疲劳（8.1%）、发热（7.0%）、恶心/呕吐（4.8%）。另一项澳大利亚关于接受化疗的乳腺癌患者的单中心研究发现，最常见的原因是非中性粒细胞减少发热（27%）、中性粒细胞减少发热（24%）、疼痛（14%）、药物反应（10%）、感染（6%）。加拿大一项基于人群的研究对 5 013 例急诊就诊的 65 岁以上患有非转移性乳腺癌并接受手术治疗的妇女患者进行了统计，她们的就诊诊断有感染性疾病（19%）、肌肉骨骼创伤（13%）、其他（12%），手术部位相关情况（12%）、治疗护理过程（4%）和其他非感染性诊断（40%）。

资料显示，约 4% 的急诊科患者就诊原因与肿瘤有关，超过 40% 的肿瘤患者在确诊后 1 年内至少有 1 次急诊科就诊。显然，急诊科为这一人群提供了大量医疗及护理。虽然少数医院已经建立了肿瘤专用急诊科、紧急护理或无预约诊所来解决计划外的就诊问题，但是大多数接受抗肿瘤治疗的患者必须依赖普通急诊科来满足急性就医和计划外就医的需求。

二、国内肿瘤急诊就诊现状

在我国，一般综合性医院急诊科常会接诊到肿瘤急症患者。广州医科大学第一附属医院数据显示，1997—2006 年收治留观的肿瘤急症患者中，77.7% 入院前已诊断患有肿瘤，主要包括肺癌（57.9%）、肝癌（5.1%）、直肠癌（5.1%）等。急症常表现为感染（37.1%）、疼痛（11.2%）、出血（10.2%）等。而在综合急诊科就诊患者中，前五位死因分别为创伤（37.50%）、脑血管疾病（17.59%）、心血管疾病（17.13%）、恶性肿瘤（10.19%）和 COPD（5.56%）。这提示，肿瘤患者存在急诊就诊需求，并且需要更好的急诊救治。

肿瘤医院急诊科不同于综合医院急诊科，除接收普通急诊患者外，还接收大量肿瘤急诊患者。山东省肿瘤防治研究院 1994—1995 年资料显示，共收治患者 277 次，其中非肿瘤疾病患者 37 次，占 13.3%，肿瘤患者 240 次。另有资料显示，2011 年中国医学科学院肿瘤医院急诊接诊肿瘤患者 6 316 人次，其中 124 例死亡患者的死因为恶性肿瘤。肿瘤急诊死亡人数占急诊人数的 2.0%（124/6 316）。由肿瘤本身直接引起死亡人数占死亡总人数的 25.8%（32/124），肿瘤并发症引起死亡人数占 74.2%（92/124）。死亡前 3 位的原发病分别为肺癌、胃癌、食管癌。常见死因是恶病质、感染、呼吸衰竭、出血及休克等，前二者分别占死亡总人数的 25.8% 和 22.6%。综上可见，肿瘤患者死于并发症比例较高，需要积极预防和治疗。

目前，我国肿瘤急症患者往往分散就诊于初诊科室，无法集中接受更专业的肿瘤急症处置及护理。肿瘤专科医院中，少数医院设置有专门的肿瘤急诊科，有些医院则设置综合内科、综合科或门急诊科来接诊急诊患者，但仍有部分医院并未专门设置肿瘤急诊专科。患者有时会选择急诊科就诊，再转诊至初诊的相关科室，或者仍倾向就诊于既往住院的科室。肿瘤急诊科的专科建设及人才梯队培养仍需肿瘤内科及急诊科医生的共同努力。

三、结论

由于我国人口老龄化，肿瘤发病率升高，肿瘤诊治水平的提高等原因，活跃期的肿瘤患者构成了一个日益增长的急诊患者亚群。总体来说，他们多是在接受积极抗肿瘤治疗过程中就诊急诊科，具有病情紧急、高症状负荷和高频入院的特点。我们应该为这一群体提供急症治疗策略，并强调改善护理，特别是根据风险分层、症状管理来处置。这些机遇与挑战超出了急诊科本身的范畴，包括需要及时的专科会诊、充分的门诊随访以促进患者出院，持续针对最常见问题进行护理，改善门诊管理以预防患者急诊就医。

杨世正（美国德克萨斯大学安德森癌症中心）

第三章

肿瘤急症与姑息治疗

恶性肿瘤姑息治疗的理念在全球范围内日益得到认同，并逐渐成为肿瘤学研究热点。近年来，国内姑息治疗发展迅速，为肿瘤患者带来了更大的临床获益。若能在肿瘤诊断初期就制订包括姑息治疗在内的综合治疗计划，对于提高肿瘤患者生活质量、延长生存期会有明确帮助。姑息治疗是整个恶性肿瘤治疗不可缺少的一部分，针对肿瘤急症的姑息治疗亦是如此，姑息治疗开始得越早，患者的生活质量和满意度会越高，从而最大限度缓解社会、家庭压力，减少医患冲突。因此，针对肿瘤急症患者，急诊医生必须了解并实施姑息治疗以解决问题。在急诊科，对于肿瘤急症患者除了给予姑息治疗或支持性护理外，对其紧急护理措施也应进行会诊和咨询姑息治疗专家，以更好地减轻和缓解患者的痛苦。

一、姑息治疗介入时机

早期姑息治疗可提高患者的生活质量，减轻症状负担，延长生存期。关于是否应该向肿瘤患者提供姑息治疗已不再存疑，但最佳尽早提供姑息治疗的方式仍有待明确。哪些患者应转诊进行姑息治疗？何时开始对患者姑息治疗？一项荟萃分析显示，多学科团队介入门诊患者的姑息治疗和抗肿瘤治疗可改善患者的短期生活质量、症状负荷和生存率。在这项荟萃分析中，从肿瘤诊断或疾病复发到采取姑息治疗的中位时间为 2～3 个月。这个时间够早吗？一旦发现恶性肿瘤进展或患者有明显症状就启动姑息治疗是否足够早呢？以肺癌为例，在过去 20 年里，治疗上的重大进展提高了肺癌患者的生存率。包括靶向治疗和免疫治疗在内的更新且更优治疗方法的出现，导致根据肺癌晚期的确诊来预测患者的生命终点变得十分困难。这说明，开始姑息治疗转诊的标准可能是一个动态的切入点，仍有待具体定义。

美国国家质量论坛和美国临床肿瘤学会（American Society of Clinical Oncology，ASCO）提倡使用质量措施来评估生命末期的癌症护理。不良护理的指标包括：过度使用化疗、临终关怀不充分、临终末月住院情况、急诊就诊和重症监护使用情况。尽管 ASCO 建议姑息治疗应成为晚期癌症标准治疗的一部分，并在诊断后 8 周内开始，但常见的情况是许多患者直到临死前不久才接受姑息治疗或根本不接受姑息治疗。许多医院没有姑息治疗门诊。美国综合肿瘤学急诊研究网络（CONCERN）的数据（未发表）显示，从急诊科的角度来看，大约 10% 的晚期癌症患者在急诊科就诊时接受了姑息治疗，约 2% 的患者接受了临终关怀。在急诊科进行姑息治疗的晚期癌症患者比例低的原因尚不清楚。虽然大多数医院都提供姑息治疗服务，但转诊通常是在患者生命的最后几天。

二、肿瘤急诊与姑息治疗

在急诊科就诊的晚期癌症患者进行姑息治疗的比例较低，这为干预提供了机会。一项随机研究发现，与常规护理相比，在急诊科启动的姑息治疗会诊可改善晚期肿瘤患者的生活质量。有学者分析了同时接受临终关怀和癌症症状改善治疗对生命末期积极护理率的影响：同步姑息治疗减少了激进型治疗，如重症加强护理病房（intensive care unit，ICU）住院、插管或管饲等，患者每天约可节省费用约

266 美元。一些护理措施（包括插管和启动重症监护等）的选择需要在急诊科做出决策，因此需要培训急诊科医生如何为在急诊科就诊的晚期肿瘤患者提供关键的姑息治疗。在一项急诊科质量改进项目中，接受与患者讨论治疗目标培训的医生治疗的晚期肿瘤患者，相比接受未经培训医生治疗的患者，ICU 收治率更低、住院时间更短、住院费用更少（降低近 50%）。因此，为了控制费用和提高临终癌症护理的质量，应提供姑息治疗资源来改善临终护理，临终护理应在死亡前 30d 以上开始。

急诊科与姑息治疗和 / 或临终关怀的联动可以减少后续急诊科的使用率和提高患者生活质量。例如，一项针对 5 万多名患者的回顾性研究发现，生命结束前的临终护理大大减少了急诊就诊次数。急诊科医生不一定需要提出准备实施有关临终的预先指示，但可以向肿瘤患者和他们的主治医生传达这一建议。理想情况下，在急诊科就诊前给予预先指示可以确保适度地以患者为中心的治疗，即使当患者可能已处于濒死状态。

三、国内姑息治疗现状

中国抗癌协会癌症康复与姑息治疗专业委员会于 1994 年成立，促进了我国恶性肿瘤姑息治疗的发展，并为肿瘤患者的姑息治疗做了大量工作。2015 年 4 月，北京大学肿瘤医院姑息治疗中心正式成立，这是我国首个肿瘤专科医院设立的专业姑息治疗中心。在我国，姑息治疗中心是为终末期患者提供镇痛治疗、心理辅导以及护理治疗的临终关怀医疗机构。

我国一项针对临床医生对姑息治疗态度的调查结果显示，大部分医院肿瘤内科收治的是中晚期恶性肿瘤患者，治疗目的既包括积极的抗肿瘤治疗又包含控制症状；同时，大部分医院有急诊室和疼痛门诊，少数肿瘤专科医院还具备临终关怀服务等。这提示，在肿瘤专科医院和综合性医院开设姑息治疗专业并开展姑息治疗很有必要。近年来，全国各大肿瘤医院及综合医院逐渐开展肿瘤姑息治疗并设置姑息治疗科或综合治疗科，标志着我国在恶性肿瘤姑息治疗方面日益成熟，学科逐渐壮大，并能够尽最大可能地为患者提供医疗护理支持，减轻其病痛。另外，我国近年颁发了一系列指南及规范，如《癌症疼痛诊疗规范（2018 年版）》《抗肿瘤治疗相关恶心呕吐预防和治疗指南（2019 版）》《肿瘤相关性贫血临床实践指南（2021 版）》《中国肿瘤化疗相关性血小板减少症专家诊疗共识（2019 版）》《恶性肿瘤患者营养治疗指南（2021 版）》《恶性肿瘤骨转移及骨相关疾病临床诊疗专家共识》等，这些指南为姑息治疗的顺利进行提供了良好的依据。如何更好地利用姑息医学的相关知识及现有卫生资源，快速发展姑息医学，仍是我们目前面临的问题。毫无疑问，姑息治疗能够缓解患者的不良情绪及心理，改善患者的生活质量，延长其生存时间，将姑息治疗应用于晚期恶性肿瘤患者以及肿瘤急症患者将在医学上和心理上使患者获益，使家属得到安慰。

杨世正（美国德克萨斯大学安德森癌症中心）

第二篇

急症分类及例析

第一章

心血管系统急症

第一节 血栓

静脉血栓栓塞症（venous thromboembolism，VTE）是指血液在静脉系统内不正常地凝结，导致血管完全或不完全阻塞的静脉回流障碍性疾病。VTE 包括深静脉血栓形成（deep venous thrombosis，DVT）和肺血栓栓塞症（pulmonary thromboembolism，PTE），是同一种疾病在两个不同阶段的不同临床表现。其中，DVT 好发于下肢，若深静脉内血栓脱落至肺动脉则可导致 PTE 的发生。VTE 已经成为继缺血性心脏病和脑卒中之后第三大最常见的心血管事件，是导致肿瘤患者死亡主要因素之一。在我国，VTE 的住院率（包括非肿瘤患者）从 2007 年的 3.2/10 万人增加至 2016 年的 17.5/10 万人。恶性肿瘤本身即为 VTE 的重要高危险因素，肿瘤患者发生 VTE 的风险较非肿瘤患者高 4 ～ 7 倍。

一、发病机制和危险因素

（一）发病机制

血流瘀滞、血管内皮损伤及血液高凝状态（Virchow 三角）是目前公认的血栓形成的三大原因。

1．血流瘀滞　因瘫痪、骨折、创伤或其他原因长期卧床的患者，失去小腿肌肉泵对静脉回流的促进作用，造成血流缓慢；脊髓麻醉或全身麻醉时外周静脉血管扩张，造成静脉血流瘀滞；接受手术的患者因畏惧疼痛等原因术后不敢尽早下床活动，下肢肌肉松弛使静脉血液流动速度减慢。血流瘀滞是导致下肢 DVT 最常见的原因。此外，约 66% 的人因右髂动脉跨越压迫左髂静脉导致下肢血液回流障碍而形成血栓，因此左下肢 DVT 较右侧更为常见。

2．血管内皮损伤　静脉内注射各种刺激性药物或高渗溶液导致静脉炎，进而形成血栓；中心静脉置管导致静脉内皮受损；骨折、外伤或术中医源性损伤导致静脉血管局部挫伤、撕裂伤均可导致静脉血栓的发生；缺氧、休克、败血症和细菌内毒素等可引起全身广泛的内皮损伤，激活凝血过程，造成弥散性血管内凝血，在全身微循环内形成血栓。

3．血液高凝状态　各种手术是造成血液高凝状态最常见的原因，术中造成的组织损伤可引起血小板的黏附聚集能力增强；烧伤、严重脱水或大剂量应用脱水剂及止血药物可造成血液高凝；长期使用口服避孕药能够降低抗凝血酶Ⅲ的水平从而导致血液的高凝状态；脾切除术后血小板数量增加使血液凝固性增加；恶性肿瘤患者体内的癌细胞可分泌大量促凝物质也可导致血液呈现高凝状态。

（二）危险因素

1．VTE 发生的危险因素　包括原发性（先天性）危险因素和继发性危险因素。

（1）VTE 发生的原发性危险因素：包括抗凝血酶缺乏，先天性异常纤维蛋白原血症，高同型半胱氨酸血症，抗心磷脂抗体综合征，纤溶酶原激活物抑制剂过多，凝血因子 20210A 基因变异，蛋白 C、蛋白 S 缺乏，Ⅴ因子 Leiden 突变，纤溶酶原缺乏，异常纤溶酶原血症，Ⅷ、Ⅸ、Ⅺ因子增多，Ⅻ因子缺乏。

（2）VTE 发生的继发性危险因素：包括髂静脉压迫综合征，损伤 / 骨折，瘫痪、脑卒中或长期卧床，高龄，中心静脉留置导管，下肢静脉功能不全，吸烟，妊娠/产后，克罗恩病，肾病综合征，血液高凝状态［红细胞增多症、Waldenstrom 综合征（巨球蛋白血症综合征）、骨髓增生异常综合征］，血小板异常，手术与制动，长期使用雌酮，恶性肿瘤化疗，肥胖，心、肺衰竭，长时间乘坐交通工具，口服避孕药，狼疮抗凝物，人工血管或血管腔内移植物，VTE 病史，重症感染。

2. **肿瘤患者 VTE 发生风险评估** Caprini 风险评估量表（表 2-1-1）的建立目标人群是内科和外科住院患者（更侧重外科患者）。不同风险评分手术患者的 30d 内 VTE 发生率分别为：$0 \sim 1$ 分 0，2 分 0.70%，$3 \sim 4$ 分 0.97%，$5 \sim 6$ 分 1.33%，$7 \sim 8$ 分 2.58%，9 分及以上 6.51%。

表 2-1-1 Caprini 风险评估量表

1分	2分	3分	4分
年龄 $41 \sim 60$ 岁	年龄 $61 \sim 74$ 岁	年龄 $\geqslant 75$ 岁	脑卒中（＜1个月）
小手术	关节镜手术	VTE 史	择期关节置换术
体重指数＞25kg/m²	大型开放手术（＞45min）	凝血因子 V 基因 *Leiden* 突变	髋、骨盆或下肢骨折
下肢肿胀	腹腔镜手术（＞45min）	凝血酶原基因 *G20210A* 突变	急性脊髓损伤（＜1个月）
静脉曲张	恶性肿瘤	狼疮抗凝物阳性	
妊娠或产后	卧床＞72h	抗心磷脂抗体阳性	
有不明原因的或习惯性流产史	石膏固定	血同型半胱氨酸水平升高	
口服避孕药或激素替代疗法	中央静脉通路	肝素诱导的血小板减少症	
感染中毒症（＜1个月）		其他先天性或获得性血栓形成倾向	
严重肺病，包括肺炎（＜1个月）		VTE 家族史	
肺功能异常			
急性心肌梗死			
充血性心力衰竭（＜1个月）			
炎性肠病史			
卧床患者			

Khorana 风险评估量表（表 2-1-2）是根据一项纳入约 2 700 例肿瘤患者的前瞻性观察性研究所建立的。在中位时间为 2.5 个月的时间内，低风险（0 分）患者的静脉血栓发生率为 0.3%，中度风险（12 分）患者的静脉血栓发生率为 2%，而高风险（$\geqslant 3$ 分）患者的静脉血栓发生率为 6.7%。

表 2-1-2 Khorana 风险评估量

危险因素	评分
极高危原发癌症：胃癌、胰腺癌、脑癌	2
高危原发癌症：肺癌、淋巴瘤、妇科肿瘤、膀胱癌、睾丸癌、肾癌	1
治疗前血小板计数 $\geqslant 350 \times 10^9$/L	1
血红蛋白水平＜100g/L 或正在采用红细胞生长因子治疗	1
治疗前白细胞计数＞11×10^9/L	1
体重指数 $\geqslant 35$kg/m²	1

建议有条件的机构同时评估 Caprini 和 Khorana 量表风险等级，以风险高者为预防参考依据（表 2-1-3）。

表 2-1-3　肿瘤患者 VTE 风险等级

Caprini 评分	Caprini 风险等级	Khorana 评分	Khorana 风险等级
0	极低危组	0	低危组
1～2	低危组	1	中危组
3～4	中危组	2	高危组
≥5	高危组	≥3	极高危组

二、抗肿瘤治疗和血栓形成

肿瘤组织本身或肿大的淋巴结压迫周围血管、长期卧床，使其血流受阻，血液瘀滞；手术、化疗、靶向治疗、免疫治疗等抗肿瘤治疗均可导致恶性肿瘤患者 VTE 风险明显增加。此外，肿瘤患者深静脉置管也是导致血管损伤的重要因素。

1．**手术**　有资料显示，肿瘤患者较非肿瘤患者术后发生 VTE 的风险增加 2 倍，这种风险可以持续大约 7 周，其主要原因与术中直接损伤血管及术后止血药物的使用有关，且肿瘤患者的手术范围更加广泛并且存在静脉损伤。此外，长期卧床及恶性肿瘤的高凝状态也增加了肿瘤患者外科手术后的 VTE 风险。

2．**中心静脉置管**　恶性肿瘤患者是使用输液导管的重要人群，大部分肿瘤患者需要长期置入中心静脉导管来进行化疗、输血、肠外营养等。导管占据置管血管管腔会影响原有血流状态，造成不同程度的血流湍流和淤滞，置管环节反复穿刺、退送导管会加重内膜损伤，增加血栓发生的风险。置管血管、导管规格选择不当也是重要的危险因素。

3．**化疗**　化疗是恶性肿瘤相关静脉栓塞的独立危险因素。不同化疗药物引起静脉栓塞的机制也不同，具体分为以下 5 类：①化疗药物直接导致血管内皮损伤；②一些化疗药物会增加促凝分子水平并减少内源性抗凝血；③化疗药物可以诱发肿瘤细胞、内皮细胞的凋亡和细胞因子的释放，进而提高组织因子活性的表达；④一些化疗药物可以激活血小板；⑤化疗可以直接诱导单核细胞 - 巨噬细胞组织因子的表达。

4．**激素治疗**　他莫昔芬是具有弱雌酮效应的雌酮受体部分激动剂。他莫昔芬单独使用会增加血栓形成的风险；联合化疗药物使用时，静脉血栓发生率会比单独使用他莫昔芬高 3～8 倍，比单独使用化疗药物高 3～5 倍，比使用安慰剂高 20 倍。

5．**抗血管生成靶向药物**　恶性肿瘤的治疗已进入生物靶向治疗的新时代。血管生成抑制剂可通过阻止新血管的产生，达到抑制肿瘤细胞生长和转移的目的。目前多种抗血管生成靶向药物，如贝伐珠单抗、重组人血管内皮抑制素、索拉非尼、舒尼替尼、阿帕替尼、索凡替尼、仑伐替尼、瑞戈非尼、呋喹替尼、安罗替尼、沙利度胺、来那度胺等在多种肿瘤，如非小细胞肺癌、肝癌、结直肠癌及多发性骨髓瘤等的治疗中得以应用。血管生成抑制剂可影响内皮细胞的再生功能，内皮损伤暴露内皮下胶质，继而激活组织因子，引起血栓形成。

6．**免疫治疗**　近年来，肿瘤免疫治疗发展迅速，已经成为继手术、放疗、化疗、靶向治疗后癌症的另一有效治疗手段。目前已有多个免疫检查点抑制剂（immune checkpoint inhibitors，ICIs）获批用于多种恶性肿瘤的治疗。VTE 的发生率随着 ICIs 的使用而逐渐升高。一般来说，VTE 的累计发生率在 6 个月时为 5%～8%，在 12 个月时超过 10%。Kei Kunimasa 等人报道，用帕博利珠单抗治疗非小细胞肺癌时引发的急性血栓形成（一种全新不良反应），可能与程序性死亡受体 1（programmed death-1，PD-1）抗体刺激 T 细胞炎症反应有关。此外，ICIs 治疗有助于延长患者生存期，但也增加了 ICIs 的暴露时间和相关的 VTE 形成风险（表 2-1-4）。

表 2-1-4　不同治疗方案下各瘤种患者的 VTE 发生率

抗肿瘤治疗药物	肿瘤类型	VTE 发生率 /%
顺铂为基础的化疗	非小细胞肺癌	0.4
	胃食管肿瘤	4.8
	胰腺癌	2.1
	头颈部肿瘤	0.7
	小细胞肺癌	1.4
	总体	1.9
贝伐珠单抗 + 标准抗肿瘤方案	结直肠癌	19.1
	非小细胞肺癌	14.9
	乳腺癌	7.3
	肾细胞癌	3.0
	总体	11.9
VEGFR-TKI + 标准抗肿瘤方案	晚期实体肿瘤	2.8
EGFR 抑制剂 + 标准抗肿瘤方案	总体	7.8
	结肠直肠癌	8.1
	非小细胞肺癌	6.3
西妥昔单抗 + 标准抗肿瘤方案	总体	6.1
帕尼单抗 + 标准抗肿瘤方案	总体	10.7
来那度胺单药	B 细胞非霍奇金淋巴瘤	6.4
来那度胺 + 生物制剂	B 细胞非霍奇金淋巴瘤	2.9
来那度胺 + 化疗	B 细胞非霍奇金淋巴瘤	5.2
所有接受来那度胺治疗患者	B 细胞非霍奇金淋巴瘤	4.5
来那度胺 + 低剂量地塞米松	骨髓瘤	5.5
来那度胺 + 低剂量地塞米松 + 蛋白酶体抑制剂	骨髓瘤	8.4
所有接受来那度胺治疗的患者	骨髓瘤	6.0

　　注：VEGFR-TKI 包括舒尼替尼、索拉非尼、帕唑帕尼、凡德他尼和阿西替尼；EGFR 抑制剂包括西妥昔单抗、帕尼单抗。VEGFR-TKI：血管内皮生长因子受体酪氨酸激酶抑制剂（vascular endothelial growth factor receptor tyrosine kinase inhibitors）；EGFR：表皮生长因子受体（epidermal growth factor receptor）。

三、临床表现

（一）深静脉血栓形成

　　1. 临床表现　DVT 若发生在四肢，通常表现为单侧肢体突发肿胀、疼痛、皮肤张力增高、皮温升高等；若发生在颈部静脉，表现为颜面部肿胀；若发生在腹部静脉，如门静脉、肠系膜静脉、脾静脉等处，则表现为腹痛、腹胀、便血、门静脉高压、脾大等症状。股青肿是下肢 DVT 的一种特殊类型，较为少见。当下肢 DVT 发病迅速而广泛时，下肢的深、浅静脉全部被血栓堵塞，静脉回流严重受阻，下肢高度水肿、组织张力剧烈升高，导致下肢动脉痉挛，肢体供血不足，表现为患肢皮肤颜色发绀、发亮，可有水疱形成、皮温降低、足背动脉搏动消失、疼痛剧烈，甚至可导致肢体坏死、危及生命。

2. 分期分型   下肢 DVT 根据发病时间可分为急性期（14d 以内）、亚急性期（15～30d）和慢性期（30d 以后）；按照发生部位可分为中央型（位于髂、股静脉）、周围型（位于腘静脉、胫前静脉、胫后静脉、腓静脉及小腿肌间静脉丛）和混合型（两者均累及）（图 2-1-1）。

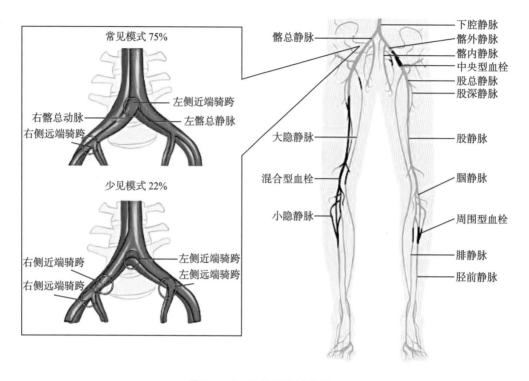

图 2-1-1   深静脉血栓分型

（二）肺血栓栓塞症

1. 临床表现   PTE 的临床症状和体征特异性低，容易漏诊、误诊。典型的急性 PTE 可表现为胸痛、咯血、呼吸困难（称为肺栓塞三联征）。但这种典型的临床体征和症状在实际工作中并不常见，发生率不足 20%。在许多情况下，PTE 可能没有明显症状，仅在检查其他疾病过程中偶然被发现。根据血栓阻塞的部位及造成肺循环障碍的不同程度，PTE 的临床表现各不相同。

（1）胸痛：是 PTE 的常见症状，通常是由远端肺动脉血栓造成的肺梗死所致胸膜刺激症状。

（2）呼吸困难：若血栓堵塞肺动脉主干及其主要分支，可造成严重呼吸困难；若栓塞位于肺动脉外周小分支，呼吸困难症状则表现不明显；在已有心力衰竭或肺部疾病的患者中，呼吸困难加重可能是 PTE 的唯一症状。

（3）其他：PTE 还可能表现为不明原因的突发晕厥、低氧血症、窦性心动过速、低血压、休克等症状。

2. 分型分期   PTE 一般分为急性肺血栓栓塞症和慢性血栓栓塞性肺动脉高压。

（1）急性肺血栓栓塞症

1）高危 PTE：临床上以休克和低血压为主要表现，即体循环动脉收缩压＜90mmHg 或较基础值下降幅度≥40mmHg，持续 15min 以上。须除外新发生的心律失常、低血容量或感染中毒症所致血压下降。此型患者病情变化快，预后差，临床病死率＞15%，需要予以积极治疗。

2）中危 PTE：血流动力学稳定，但存在右心功能不全和 / 或心肌损伤。右心功能不全的诊断标准：临床上出现右心功能不全的表现，超声心动图提示存在右心室功能障碍，或脑钠肽（brain natriuretic peptide，BNP）升高（＞90pg/mL）或 N 端脑钠肽前体（N-terminal B-type natriuretic pro-peptide，NT-proBNP）升高（＞500pg/mL）。心肌损伤：心电图 ST 段升高或压低，或 T 波倒置；肌钙蛋白 I 升高（＞0.4ng/mL）或心肌肌钙蛋白 T（cardiac troponin T，cTnT）升高（＞0.1ng/mL）。此型患者可能出现病情恶化，临床病死率为 3%～15%，故需要密切监测病情变化。

3）低危 PTE：血流动力学稳定，无右心功能不全和心肌损伤，临床病死率＜1%。

（2）慢性血栓栓塞性肺动脉高压（chronic thromboembolic pulmonary hypertension，CTEPH）：是由机化的血栓持续阻塞肺动脉，导致血流重新分布和肺微血管床继发性重塑引起的疾病。据报道，症状性 PTE 事件发生后 2 年内的 CTEPH 累计发生率为 0.1%～9.1%。其诊断标准为右心导管测定平均肺动脉压≥25mmHg，肺动脉楔压≤15mmHg。

四、诊断

（一）深静脉血栓形成

1. **临床可能性的评估** 目前有许多量表可用来评估临床上发生 DVT 的可能性，其中得到确切验证并被广泛应用的是 Wells-DVT 评估量表（表 2-1-5）。

表 2-1-5 Wells-DVT 评估量表

临床特征	分值
癌症活动期（近 6 个月内接受治疗或当前姑息治疗）	1
偏瘫、轻瘫或近期下肢石膏固定	1
近期卧床≥3d 或近 12 周内行大手术（全身麻醉或局部麻醉）	1
沿深静脉走行的局限性压痛	1
整个下肢水肿	1
肿胀小腿周径比无症状小腿周径至少大 3cm（胫骨粗隆下 10cm 测量）	1
凹陷性水肿（仅症状腿）	1
浅静脉侧支（非静脉曲张）	1
既往 DVT 史	1

改良的 Wells 评分：总分＜2 分，不太可能发生 DVT；总分≥2 分，很可能发生 DVT。联合 D- 二聚体检查可增加预测诊断的准确性：总分＜2 分且 D- 二聚体阴性，可排除 DVT 诊断；总分≥2 分且 D- 二聚体阳性，考虑 DVT 诊断。

当患者表现为不明原因的单侧肢体肿胀、合并有 VTE 发生的危险因素且 Wells 评分高时，应高度怀疑 DVT 的发生。

2. **辅助检查** 对于高度怀疑 DVT 的患者，应进一步进行相关检验检查以明确诊断。

（1）D- 二聚体（D-Dimer）：是血浆纤维蛋白降解的产物，在血栓形成时会明显升高，其虽敏感性高但特异性较低，感染、创伤、手术、恶性肿瘤患者以及妊娠者的 D- 二聚体水平均会增高。D- 二聚体检测的阴性预测值较高，＜500ng/mL 的阴性预测值为 92%。因此，D- 二聚体可用来排除 DVT 的诊断。值得注意的是，D- 二聚体水平随年龄增长而增加，导致老年患者诊断 DVT 的特异性降低，建议对于年龄超过 50 岁的患者使用年龄调整后的 D- 二聚体阈值（患者年龄乘以 10ng/mL）。

（2）静脉彩超检查：诊断 DVT 的敏感性和特异性均较高，并且具有无创、便捷、价格低廉、可重复检查等优势，是临床工作中的首选诊断方法。

（3）计算机断层扫描静脉造影（computed tomographic venography，CTV）：主要用于下腔静脉血栓或血栓慢性期的诊断，准确性高，能反映侧支循环形成的情况。对于静脉彩超检查不确切的患者，可行 CTV 检查。

（4）磁共振血管造影（magnetic resonance angiography，MRA）：由于 MRA 检查不需要造影剂且无辐射，尤其适用于造影剂过敏、肾功能不全及妊娠期妇女等特殊人群，但有金属植入物或安装有心脏起搏器的患者不能做此项检查。

（5）静脉造影：是 DVT 诊断的金标准，能够反映血栓栓塞的部位、程度及侧支循环的情况。但由于其可能有造影剂过敏、肾功能损害、操作复杂、可重复性低、费用高且为有创检查等缺点，一般不作为 DVT 的常规检查，多为介入手术治疗中的一部分。

（二）肺血栓栓塞症

PTE 的诊断过程分为疑诊、确诊、危险分层 3 个阶段。

1. 疑诊

（1）临床可能性评估：如果患者出现呼吸困难、胸痛、不明原因晕厥、低血压、低氧血症等症状时，应怀疑 PTE 的发生，可根据患者的症状及生命体征进行 PTE 可能性评估。目前临床上常用的评估量表主要是 Geneva 评估量表（表 2-1-6）和 Wells-PE 评估量表（表 2-1-7）。

表 2-1-6　Geneva 评估量表

评分项目	分数
既往肺栓塞或深静脉血栓	1
心率 75 ～ 94 次 /min	1
心率 ≥ 95 次 /min	2
过去 1 个月内手术或骨折	1
咯血	1
活动性癌症	1
单侧下肢痛	1
下肢深静脉触痛和单侧下肢水肿	1

注：总分为各项得分之和。临床可能性：0 ～ 1 分为低可能性，2 ～ 4 分为中度可能性，≥ 5 分为高度可能性。

表 2-1-7　Wells-PE 评估量表

评分项目	分数
既往肺栓塞或深静脉血栓	1
心率 ≥ 100 次 /min	1
过去 4 周内手术或制动	1
咯血	1
活动性癌症	1
深静脉血栓的临床征象	1
非肺栓塞其他诊断的可能性小	1

注：总分为各项得分之和。临床可能性：0 ～ 2 分为不大可能，≥ 2 分为很有可能。PE：肺栓塞（pulmonary embolism）。

（2）疑诊辅助检查

1）D-二聚体（D-dimer）：对急性 PTE 诊断的敏感度高，可达 92%～100%，但其阳性预测值较低，不能用于确诊；对于低度或中度临床可能性患者具有较高的阴性预测价值，若 D-二聚体含量 ＜500ng/mL，可基本排除急性 PTE。同样，对于年龄超过 50 岁的患者建议使用年龄调整后的 D-二聚体界值。

2）心电图：可表现为 V_1～V_4 导联 T 波倒置，V_1 导联 QR 征，S1Q3T3 征（即 I 导 S 波加深，Ⅲ导出现 Q/q 波及 T 波倒置）以及不完全或完全右束支传导阻滞。

3）超声心动图：可表现为右心室扩大，右心室游离壁运动减退，右心室 - 左心室直径比（＞0.9 或 1），三尖瓣反流速度加快、三尖瓣环收缩期位移增加等。

2．**确诊**　疑诊为 PTE 的患者下一步需要通过进行各种辅助检查、明确 PTE 的诊断。

（1）胸部计算机断层扫描肺动脉造影（computed tomographic pulmonary angiography，CTPA）：是临床上诊断 PTE 最常用的方法，可以充分观察从主干到分支的各级肺动脉。其诊断敏感性和特异性分别可达 83% 和 96%。PTE 的 CTPA 图像可表现为肺动脉内低密度充盈缺损、轨道征或完全充盈缺损，远端血管不显影。

（2）肺通气 / 灌注显像（V/Q lung scintigraphy）：肺通气扫描检查能够提高急性 PTE 诊断的特异性，急性 PTE 患者的低灌注段通气正常（不匹配）。肺通气 / 灌注显像适用于造影剂过敏、肾功能不全患者及妊娠期妇女等特殊人群。

（3）肺动脉造影：是诊断 PTE 的金标准，其敏感度约为 98%，特异度为 95%～98%。肺动脉造影是一种有创性检查，有一定的致死和并发症发生风险，目前已很少用于急性 PTE 的诊断，多为介入手术治疗的一部分。

3．**危险分层**　对于确诊为 PTE 的患者，应进行危险分层明确疾病严重程度，以决定下一步治疗策略。目前常用工具为肺栓塞严重程度评分（pulmonary embolism severity index，PESI）评估量表（表 2-1-8）。

表 2-1-8　PESI 评估量表

评分项目	分数
年龄	年龄即为得分
男性	10 分
肿瘤	30 分
慢性心力衰竭	10 分
慢性肺部疾病	10 分
脉搏≥110 次 /min	20 分
收缩压＜100mmHg	30 分
呼吸频率＞30 次 /min	20 分
体温＜36℃	20 分
精神状态改变	60 分
动脉血氧饱和度＜90%	20 分

注：≤65 分为 I 级，极低危；66～85 分为 Ⅱ 级，低危；86～105 分为 Ⅲ 级，中危；106～125 分为 Ⅳ 级，高危；＞125 分为 Ⅴ 级，极高危。

五、治疗

VTE 的治疗可分为抗凝治疗和手术治疗。其中，抗凝治疗是血栓疾病治疗的基石，可抑制血栓的蔓延，有效改善 VTE 的症状，防止血栓再形成和复发，同时促进机体自身纤溶机制，有利于血栓溶解和促进静脉管腔恢复通畅。溶栓治疗多用于急性期患者，可迅速溶解部分或全部血栓，恢复肺组织再灌注，减小肺动脉阻力，降低肺动脉压，改善右心室功能，降低严重 VTE 患者病死率和复发率。溶栓的时间窗一般在 14d 以内。手术治疗包括下肢 DVT 置管溶栓、经皮机械性血栓清除、下腔静脉滤器置入等方法及 PTE 导管溶栓，须根据不同情况选择合适的治疗方法。

（一）抗凝治疗

1．常用抗凝药物及其使用方法

（1）普通肝素：使用剂量个体差异较大，使用过程中必须监测凝血功能，一般为持续静脉给药。普通肝素的起始剂量为 80～100U/kg，静脉注射，之后以 10～20U/（kg·h）静脉泵入，以后每 4～6h 根据活化部分凝血活酶时间（activated partial thromboplastin time，APTT）再做调整，使其延长至正常对照值的 1.5～2.5 倍。

（2）低分子量肝素：出血不良反应较少。临床按体重给药，每次 100U/kg，1 次 /12h，皮下注射。使用低分子量肝素 3d 后需检测抗 Xa 因子活性，一般在用药后 4h 抽血。抗 Xa 因子在 0.5～1.0IU/mL 水平证明抗凝有效。

（3）维生素 K 拮抗剂：临床中主要使用的是华法林（是长期抗凝治疗的主要口服药物）。评估效果需要监测凝血功能的国际标准化比值（international normalized ratio，INR）。其治疗剂量范围窄，个体差异大，药效易受多种食物和药物影响。治疗初始常与低分子量肝素联合使用，建议剂量为 2.5～6.0mg/d，3d 后开始测定 INR，根据 INR 值调整华法林用量，当 INR 稳定在 2.0～3.0 并持续 24h 后停低分子量肝素，继续华法林治疗。使用过程中要定期检测 INR 值，并视其变化随时调整华法林用量。

（4）直接口服抗凝药：此类新型口服抗凝药有以下优点。①不需要常规监测抗凝强度；②除非特殊情况（肾功能不全、高龄、低体质量等），一般治疗人群不需要调整剂量；③口服后吸收快，血药浓度较快达到峰值并发挥抗凝作用；④半衰期较短，停药后抗凝作用消失较快；⑤不受食物影响。目前临床上应用较多的直接口服抗凝药主要是利伐沙班和达比加群。

1）利伐沙班：为 Xa 因子抑制剂。推荐用法为：15mg，2 次 /d，服用 21d；之后维持剂量为 20mg，1 次 /d。

2）阿哌沙班：是一种高选择性 Xa 因子活性位点抑制剂。其抗血栓活性不依赖抗凝血酶Ⅲ。推荐用法为：2.5mg，2 次 /d。

3）达比加群：为直接凝血酶抑制剂。推荐用法为：150mg，2 次 /d。

2．抗凝疗程　根据《CSCO 肿瘤患者静脉血栓防治指南 2020》，对于肿瘤 DVT 患者，应给予 3～6 个月或根据病情给予 6 个月以上的抗凝治疗而对于合并 PE 者应给予 6～12 个月或根据病情给予 12 个月以上的治疗。对于患有活动性肿瘤或持续危险因素的患者，应考虑给予无限期抗凝。

3．抗凝治疗的禁忌证　潜在出血风险或已知严重活动性出血是抗凝治疗最主要的相对或绝对禁忌证，具体如下：①严重活动性出血（脑、消化道、泌尿系或其他部位等）；②3 个月以内发生脑血管事件（脑梗死、脑出血）；③严重出凝血功能障碍、肝衰竭；④10d 以内消化道出血病史，合并消化道溃疡、消化道恶性肿瘤等；⑤3 个月以内神经系统（颅内、脊髓）手术史，3 个月以内发生颅内创伤性疾病；⑥10d 以内心肺复苏病史；⑦10d 以内重大非血管手术或创伤病史；⑧未获得良好控制的高血压，收缩压≥180mmHg，舒张压≥110mmHg；⑨颅内肿瘤，近期眼外科手术病史；⑩原发灶完整的胃肠道癌，泌尿生殖道、膀胱和肾盂及输尿管高出血风险肿瘤患者使用 Xa 因子抑制剂（如利伐沙班等）出血风险较高。

（二）溶栓治疗

1. 常用溶栓药物及其使用方法

（1）尿激酶：治疗 DVT 时，一般首剂 4 000U/kg 在 30min 内静脉注射，之后以 60 万～120 万U/d 维持治疗至 72～96h，必要时延长至 5～7d。对于急性 PTE 的治疗分为两种：①负荷量 4 400U/kg在 10min 内静脉注射，之后以 4 400U/（kg·h）持续静脉滴注 12～24h；②快速给药，2 万 U/kg 持续静脉滴注 2h。

（2）链激酶：对于急性 PTE 的治疗有两种。①负荷量为 25 万 U 在 30min 内静脉注射，之后以10 万 U/h 持续静脉滴注 12～24h；②快速给药，150 万 U/kg 持续静脉滴注 2h。

（3）阿替普酶：对于急性 PTE 的治疗有两种。① 100mg 持续静脉滴注 2h；② 0.6mg/kg 持续静脉滴注 15min（最大剂量为 50mg）。

2. 溶栓治疗的禁忌证

①溶栓药物过敏；②近期（2～4周内）有活动性出血，包括严重的颅内、胃肠、泌尿道出血；③近期接受过大手术、活检、心肺复苏、不能实施压迫的穿刺；④近期有严重外伤；⑤难以控制的严重高血压（血压＞160/110mmHg）；⑥严重肝肾功能不全；⑦细菌性心内膜炎；⑧出血性或缺血性脑卒中病史者；⑨动脉瘤、主动脉夹层、动静脉畸形患者；⑩年龄＞75 岁和妊娠者慎用。

（三）手术治疗

1. DVT 置管溶栓

是指通过介入手术的方法将溶栓导管放置在血栓形成的部位，通过导管输注溶栓药物（多使用尿激酶），使之直接作用于血栓。

2. PTE 导管溶栓

是指通过介入手术的方法将导管输送至肺动脉，通过导管输注溶栓药物溶解血栓，并通过导管机械性碎解血栓。

3. 下腔静脉滤器置入术

是指经介入手术在下腔静脉放置滤器，拦截脱落的栓子，以预防 PTE的发生。需要注意的是，下腔静脉滤器只能起到预防 PTE 的作用，而无治疗作用。根据我国专家共识，下腔静脉滤器置入的适应证为：抗凝禁忌或抗凝无效，合并活动性出血的 DVT 和 / 或 PE，DVT合并反复发生的 PE，急性 DVT 拟行腹部、盆腔、下肢手术时，急性 DVT 拟行置管溶栓、经皮机械性血栓清除。

4. 经皮机械性血栓清除术

是指采用机械碎栓或流体动力学的原理打碎血栓并将其抽吸出体外，能够迅速清除血栓、减少血栓负荷，从而解除静脉阻塞，促进血液回流。

六、预后

DVT 最常见的远期并发症是血栓后综合征（post-thrombotic syndrome，PTS）。PTS 是指下肢DVT 慢性期，由于下肢静脉完全或部分堵塞造成静脉回流障碍而引起的一系列症状和体征，包括下肢肿胀、疼痛、静脉曲张、皮肤色素沉着、破溃等。其症状一般发生在 DVT 后 6～24 个月内。研究表明，即使在采取规范化抗凝治疗的情况下，仍然有 20%～50% 的 DVT 患者发展为 PTS，其中有 5%～10% 的患者可能发展为严重 PTS。

VTE 的复发率在 6 个月时约为 43%，1 年时约为 72%，10 年内的复发率为 20%～36%，恶性肿瘤患者的 VTE 复发率更高。PTE 的 1 年累积复发率为 4.5%，2 年为 7.3%，5 年为 13.9%。其致死率也较高，7d 内全因死亡率为 1.9% ～ 2.9%，30d 全因死亡率为 4.9% ～ 6.6%。

七、预防

VTE 是肿瘤患者常见的合并症，发病率为 4% ～ 20%。因此，对肿瘤患者进行 VTE 一级预防，对减少肿瘤相关血栓的发生至关重要。《CSCO 肿瘤患者静脉血栓防治指南 2020》建议：

1．**基础预防策略** 加强健康教育；足踝主 / 被动运动，被动挤压小腿肌群；注意尽早下床活动；避免脱水。

2．**机械预防**

（1）基本原理：通过机械方法增加静脉血流，减少下肢静脉淤血。

（2）主要方法：使用间歇充气加压泵、分级加压弹力袜、足底静脉泵。

（3）预防效果：可部分降低 DVT 风险，无出血风险，疗效逊于抗凝治疗。间歇充气加压泵效果优于分级加压弹力袜，且皮肤并发症少。

（4）适用条件：对于 VTE 风险低、存在活动性出血或有出血风险的患者，可单独给予机械预防；对于 VTE 风险较高者，可联合抗凝治疗。机械预防不应用于急性 DVT 患者或严重心房功能不全患者。此外，在存在大血肿、血小板减少症时，应综合考虑风险和益处的因素。对下肢动脉供血不足者慎用分级加压弹力袜。

3．**外科、内科住院肿瘤患者的预防** 一般原则为：在没有出血或其他禁忌证的情况下，活动性恶性肿瘤伴急性内科疾病或行动不便的住院患者应进行药物预防。急性内科疾病包括充血性心力衰竭、急性呼吸衰竭、急性感染、急性风湿性疾病和炎症性肠病。对于已发生 VTE 而预防再发患者，起始药物可选低分子量肝素（low molecular weight heparin，LMWH）、普通肝素、磺达肝素或利伐沙班；持续活动性肿瘤患者（如患有转移性疾病或接受化疗的患者）可以使用低分子量肝素、直接口服抗凝药物或维生素 K 拮抗剂（vitamin K antagonists，VKAs）进行 > 6 个月抗凝治疗。长期抗凝药物优选低分子量肝素、利伐沙班。对于出血高风险者，尤其是胃肠道和泌尿生殖道恶性肿瘤患者，在减少出血风险方面，低分子量肝素优于利伐沙班。

4．**外科住院患者的预防** ①对于 VTE 风险为中度（Caprini 评分 3 ～ 4 分）者，建议应用药物预防或机械预防；②对于 VTE 风险为高度（Caprini 评分 ≥ 5 分）者，推荐应用药物预防或药物预防联合机械预防；③对于具有 VTE 风险，但同时存在较高出血风险或抗凝禁忌者，推荐应用机械预防；④对于行出血可能导致严重后果的外科手术（如颅脑、脊柱手术等）者，建议应用机械预防；⑤在没有高出血风险或其他禁忌证的情况下，对于所有接受重大外科手术的围手术期恶性肿瘤患者，建议给予普通肝素或低分子量肝素进行血栓预防；⑥对于外科手术患者，不建议应用下腔静脉滤器作为 VTE 的一级预防。

预防时间：对于 Caprini 评分 ≥ 5 分者，可考虑预防 7 ～ 10d；对于 Caprini 评分 > 8 分者，可考虑预防 4 周；对于接受重大外科手术的围手术期恶性肿瘤患者，建议给予普通肝素或低分子量肝素预防血栓形成，一般预防 7 ～ 10d；对于伴行动不便、肥胖、VTE 病史或其他危险因素（包括行消化道恶性肿瘤手术、静脉血栓栓塞病史、麻醉时间超过 2h、卧床休息 > 4d、晚期疾病和年龄 > 60 岁）的患者，给予低分子量肝素预防 4 周。预防时间需动态评估，根据危险评分的变化，结合临床经验实施。

5．**内科住院患者的预防**

（1）对所有诊断为活动性肿瘤（尤其是化疗期间）患者，可考虑预防性抗凝治疗。

（2）对中、高危（Khorana 评分 ≥ 2）患者，建议抗凝治疗 ± 机械预防贯穿住院期间，评分越高，治疗强度越强。

（3）骨髓瘤患者：对于接受具有高度血栓形成性的抗血管生成治疗者，即接受沙利度胺/来那度胺和高剂量地塞米松或表柔比星或多个药物联合化疗的多发性骨髓瘤患者，或伴有 2 个或以上独立的或骨髓瘤风险因素的骨髓瘤患者，推荐预防性使用低分子量肝素或华法林（调整至 INR2 ～ 3）。对于伴有 1 个或以下独立或骨髓瘤风险因素的骨髓瘤患者，可使用阿司匹林 75 ～ 150mg，1 次 /d。

6. 对于门诊患者　门诊经过 Khorana 评估为中、高危风险（评分≥ 2）肿瘤患者，可以考虑使用利伐沙班或低分子量肝素进行血栓预防。

杨　涛（山西白求恩医院）

高红霞（山西白求恩医院）

/附：弥漫大 B 细胞淋巴瘤合并血栓病例分析/

病例摘要

患者，女性，71 岁。确诊非霍奇金淋巴瘤（non-Hodgkin lymphoma，NHL）2 年余。因左下肢进行性肿胀 3d，胸闷、气促 1d 入院。入院后，完善下肢深静脉彩超检查，结果提示左下肢深静脉血栓形成；胸部 CTPA 提示肺动脉主干肺栓塞。患者入血管外科急诊，行下腔静脉滤器置入＋肺动脉溶栓＋左下肢静脉血栓溶栓、旋切术。术后患者胸闷、气促症状改善，左下肢肿胀较术前缓解，皮肤张力降低，于院外继续使用低分子量肝素钙皮下注射、穿着医用弹力袜治疗。

病史简介

现病史：患者，女性，71 岁。患者于 3d 前无明显诱因出现左下肢肿胀，进行性加重，伴憋胀、疼痛，无左下肢发凉、麻木及运动功能障碍等，就诊于当地医院。体表彩超检查，提示皮下软组织水肿。给予对症治疗（具体不详）后症状未见明显缓解。1d 前患者出现胸闷、气促、咳嗽，无胸痛、咯血、晕厥等症状，就诊于我院急诊。下肢深静脉彩超检查，提示左下肢深静脉血栓形成；胸部 CTPA 提示肺动脉主干肺栓塞。患者被收入我科进一步治疗。患者自发病以来，精神、食欲、睡眠较差，大小便基本正常，体重未见明显改变。

患者 2 年前于我院肿瘤科诊断为弥漫大 B 细胞淋巴瘤侵及骨、口咽、鼻咽Ⅳ A 期（非生发中心起源），接受 R-CHOP 方案化疗 4 周期。根据体表面积，具体剂量为：利妥昔单抗注射 600mg，d0，环磷酰胺 1.2g，d1，长春地辛 4mg，d1，多柔比星 70mg，d1，泼尼松片 100mg，d1 ～ 5，末次化疗时间为 1 个月前。

既往史：否认高血压、糖尿病、心脑血管疾病病史。无外伤、手术、输血史、无药物过敏史。

个人史：无吸烟、饮酒、药物等嗜好，否认冶游史。

婚育史：29 岁结婚，生育 1 子 1 女。子女及配偶均身体健康。

家族史：家族中无类似疾病患者，无家族遗传倾向疾病。

体格检查

生命体征：体温（time，T）36.5℃，脉搏（pulse，P）102 次 /min，呼吸（respiration，R）20 次 /min，血压（blood pressure，BP）105/60mmHg，血氧饱和度 76%。神清语利，查体合作。双肺呼吸音粗，未闻及干湿啰音。心率 102 次 /min，律齐。双下肢等长无畸形，未见皮疹、破溃及色素沉着；左下肢较对侧明显肿胀，皮温及皮肤张力较对侧升高；双下肢动脉搏动均可触及，末梢血运好，运动感觉正常，肌力及肌张力正常，肌力为 V 级。双下肢周径：左下肢髌骨上缘 10cm 处为 52cm，髌骨下缘 10cm 处为 40cm；右下肢髌骨上缘 10cm 处为 42cm，髌骨下缘 10cm 处为 33cm。

辅助检查

影像学检查：左下肢静脉彩超检查示左侧髂、股浅、腘、胫前、胫后、腓静脉及左小腿肌间静脉血栓形成。胸部 CTPA 检查示右肺动脉主干肺栓塞。

实验室检查：血浆 D- 二聚体 2 965ng/mL（参考值 0 ～ 243ng/mL），动脉血氧分压 64.0mmHg（吸氧情况下，氧流量约 4L/min），其余未见明显异常。

诊治经过

诊断：①肺血栓栓塞症；②左下肢深静脉血栓形成（急性期，混合型）；③非霍奇金淋巴瘤（弥漫大 B 细胞型）

治疗：给予低分子量肝素钙注射液抗凝治疗，急诊行下腔静脉滤器置入＋肺动脉溶栓＋左下肢静脉血栓溶栓、旋切术。

治疗结果：术后患者胸闷、气促症状改善，左下肢肿胀较术前缓解，皮肤张力降低，经抗凝、改善静脉功能、改善微循环等治疗后好转出院。院外继续使用低分子量肝素钙皮下注射，穿医用弹力袜治疗。

专家点评

患者为老年女性，确诊非霍奇金淋巴瘤 2 年余。患者于 3d 前突发左下肢进行性肿胀，伴憋胀、疼痛，1d 前出现胸闷、气促、咳嗽等症状。Wells-DVT 评估量表评分为 4 分（肿瘤、全下肢水肿、与健侧相比小腿周径增大＞ 3cm、凹陷性水肿），高度怀疑为下肢 DVT；Geneva 评估量表评分为 4 分（肿瘤、心率≥ 95 次 /min、单侧下肢水肿），很有可能为 PTE。患者入院后经下肢静脉彩超及胸部 CTPA 检查后明确诊断为：①肺血栓栓塞症；②左下肢深静脉血栓形成（急性期，混合型）；③非霍奇金淋巴瘤（弥漫大 B 细胞型）。

肿瘤患者的 VTE 发生率比非肿瘤患者高 4 ～ 7 倍。VTE 的发生不仅导致肿瘤患者的病情更加复杂、诊治难度和医疗费用增加，更是造成其死亡的一个重要原因。抗凝治疗是 VTE 的治疗基石，在不存在抗凝禁忌的情况下，不论手术与否，均应对 VTE 患者及时开展合适的抗凝治疗，疗程至少为 3 个月，并根据患者 VTE 发生的原因适当延长抗凝时间。若患者存在抗凝禁忌、抗凝无效或接受抗凝治疗的情况下仍发生 PTE，可行下腔静脉滤器置入术预防致死性 PTE 的发生。对于严重 PTE、血流动力学不稳定的患者，可采取导管溶栓尽早恢复肺动脉血流，降低肺动脉压，改善预后。对于下肢肿胀严重的患者，可考虑行血栓减容手术恢复管腔通畅，改善静脉回流，加快肿胀消退。

该患者 VTE 诊断明确，无抗凝禁忌，入院后立即给予低分子量肝素抗凝治疗，防止血栓进展。患者已发生右肺动脉主干肺栓塞，下肢静脉血栓脱落再次发生 PTE 的风险高，且 PESI 评分属于高危，左下肢肿胀严重，双下肢周径差＞ 10cm，故给予下腔静脉滤器置入、肺动脉导管溶栓、左下肢静脉血栓溶栓、旋切术。患者术后胸闷、气紧症状好转，左下肢肿胀缓解、皮肤张力降低。

肿瘤合并 VTE 的患者在院外应继续抗凝治疗。目前肿瘤患者抗凝的一线用药仍是低分子量肝素。考虑到肿瘤患者 VTE 复发风险高，在 3 个月抗凝疗程的基础上需要延长抗凝治疗的时间，甚至是终身抗凝。

杨　涛（山西白求恩医院）

高红霞（山西白求恩医院）

第二节　高血压

《中国心血管健康与疾病报告 2019》显示，2017 年心血管病死亡率仍居首位，心血管疾病和肿瘤的死亡率稳居城镇居民死亡原因的前 2 位。有研究表明，高血压的发病机制与肿瘤之间可能存在着一定关联，这两种疾病的一些流行病学因素及病理生理学机制非常相似。高血压与肿瘤的危险因素相似，如年龄大、吸烟、糖尿病、高脂血症、肥胖等。并且，高血压本身可能就是肿瘤发生的危险因素，并参与肿瘤发生的过程。近年来，多项研究同时发现高血压与肿瘤发生之间存在关联。降压药物在体内的长期暴露会引起 DNA 损伤，甚至诱发突变、导致肿瘤发生。

一、高血压与肿瘤流行病学

2018 年发表的全国高血压调查数据显示，2012—2015 年我国 18 岁及以上居民高血压患病粗率为 27.9%。2015 年调查显示，18 岁以上人群高血压的知晓率、治疗率和控制率分别为 51.6%，45.8% 和 16.8%。人群高血压患病率随年龄增加而显著增高，男性高于女性，北方高南方低的现象仍存在，农村地区居民的高血压患病率增长速度较城市快。全国 6 次高血压抽样调查数据显示，高血压的患病率总体呈增高的趋势。通过中国高血压调查，我们可以发现我国高血压患者是一个庞大的人群，且人群高血压的知晓率、治疗率和控制率都偏低。

2019 年 1 月国家癌症中心发布的全国癌症统计数据显示，2015 年中国新发癌症病例数约 392.91 万，男性癌症发病率（305.47/10 万）高于女性（265.21/10 万），城市地区癌症发病率（304.96/10 万）高于农村地区（261.40/10 万）。2015 年我国癌症死亡人数约 233.76 万，男性癌症死亡率（210.10/10 万），明显高于女性（128.10/10 万），城市地区癌症死亡率（172.61/10 万）高于农村地区（166.79/10 万）。主要高发癌症为肺癌、胃癌、结直肠癌和乳腺癌等。国际癌症研究机构（International Agency for Research on Cancer，IARC）统计发布的 GLOBOCAN 2020 数据显示，男性的年龄标化癌症发病率为 222/10 万人，女性则为 186 例 /（10 万人·年）。在死亡率上，男性的年龄标化癌症死亡率为 120 例 /（10 万人·年），在女性则为 84 例 /（10 万人·年）。总体而言，全世界的癌症发病和死亡负担正在迅速增长。

高血压患者发生肿瘤的风险是正常血压者的 2 倍，且恶性肿瘤发生风险随血压的升高而增加。肿瘤与血压之间的关系可能还存在性别差异。2012 年基于 7 个国家的代谢综合征与癌症项目纳入 577 799 例患者，随访 12 年。结果显示，男性肿瘤的发病率与死亡率均与收缩压、舒张压相关；女性肿瘤的死亡率也与之相关，发病率则无明显相关性。2011 年欧洲多学科癌症大会上的一项研究指出，血压高于正常值的男性患癌风险显著升高（10% ～ 20%）。目前的研究仅证实高血压与肿瘤的发生存在流行病学相关性，但现有的研究尚不能将高血压本身定性为肿瘤独立的危险因素，目前尚没有研究证实两者之间存在明确的因果关系，两者之间联系还需要进一步研究探索。

二、肿瘤患者高血压的诊断及评估

血压的测量是评估诊断高血压以及通过降压治疗后疗效观察的手段和方法。在临床工作中，主要采用诊室血压测量和诊室外血压测量，后者包括动态血压监测（ambulatory blood pressure monitoring，ABPM）和家庭血压监测（home blood pressure monitoring，HBPM）。高血压定义：在未使用降压药物的情况下，诊室收缩压（systolic blood pressure，SBP）≥ 140mmHg 和 / 或舒张压（diastolic blood pressure，DBP）≥ 90mmHg。根据血压升高水平，将高血压分为 1 级、2 级和 3 级。ABPM 的高血压诊断标准为：平均 SBP/DBP 24h ≥ 130/80mmHg；白天 ≥ 135/85mmHg；夜间 ≥ 120/70mmHg。HBPM 的高血压诊断标准为 ≥ 135/85mmHg 与诊室血压的 ≥ 140/90mmHg 相对应（表 2-1-9）。

表 2-1-9　血压水平分类和定义

分类	SBP/mmHg		DBP/mmHg
正常血压	＜ 120	和	＜ 80
正常高值	120 ～ 139	和 / 或	80 ～ 89
高血压	≥ 140	和 / 或	≥ 90
1 级高血压（轻度）	140 ～ 159	和 / 或	90 ～ 99
2 级高血压（中度）	160 ～ 179	和 / 或	100 ～ 109
3 级高血压（重度）	≥ 180	和 / 或	≥ 110
单纯收缩期高血压	≥ 140	和	＜ 90

注：当 SBP 和 DBP 分属于不同级别时，以较高的分级为准。

对于高血压患者，不但要进行高血压分级，亦应对心血管综合风险进行分层。危险分层有利于确定启动降压治疗的时机，优化降压治疗方案，确立更合适的血压控制目标和进行患者综合管理。根据血压水平、心血管危险因素、靶器官损害、临床并发症和糖尿病进行心血管风险分层，分为低危、中危、高危和很高危 4 个层次（表 2-1-10）。

表 2-1-10　血压升高患者心血管风险水平分层

其他心血管危险因素和疾病史	SBP130 ～ 139mmHg 和 / 或 DBP85 ～ 89mmHg	SBP140 ～ 159mmHg 和 / 或 DBP90 ～ 99mmHg	SBP160 ～ 179mmHg 和 / 或 DBP100 ～ 109mmHg	SBP ≥ 180mmHg 和 / 或 DBP ≥ 110mmHg
无	—	低危	中危	高危
1 ～ 2 个其他危险因素	低危	中危	中危 / 高危	很高危
≥ 3 个其他危险因素，靶器官损害，或 CKD3 期，无并发症的糖尿病	中 / 高危	高危	高危	很高危
临床并发症，或 CKD ≥ 4 期，有并发症的糖尿病	高 / 很高危	很高危	很高危	很高危

注：CKD 为慢性肾脏病（chronic kidney disease）。

美国国家癌症研究所（National Cancer Institute，NCI）制定的化疗常见毒性分级标准中关于高血压的评分标准为：0 分为无或无变化；1 分为无症状，舒张压呈一过性升高 > 20mmHg，或既往正常血压升高至 > 150/100mmHg，不需治疗；2 分为经常出现或持续出现或有症状，舒张压升高 > 20mmHg 或既往正常，血压 > 150/100mmHg，不需治疗；3 分为需治疗；4 分为高血压危象。

总体来说，对于高血压的诊断按照 SBP ≥ 140mmHg 和 / 或 DBP ≥ 90mmHg 执行，对于化疗的患者如果血压升高按照 NCI 标准执行，根据患者危险分层、化疗后血压升高水平来决定是否启动降压治疗。

三、高血压与肿瘤介导机制

目前高血压与恶性肿瘤发生的机制不是十分明确。研究发现高血压是肾细胞癌已确定的独立于肥胖、糖尿病或吸烟的另一项危险因素，这提示高血压与肿瘤的发生有一定关系。

（一）血管内皮生成因子

血管内皮生成因子是高血压参与肿瘤发生的一个可能机制。血管内皮生长因子（vascular endothelial growth factor，VEGF）作为刺激血管生成的重要因子，与高血压所致的内皮损伤及小血管生成异常密切相关，在高血压患者血浆中显著增高，且其水平高低与年龄、血压水平、10 年心血管病风险及脑血管事件风险均显著相关。VEGF 在肿瘤生成机制中发挥关键作用，甚至有学者认为 VEGF 使肿瘤侵蚀血管从而获得营养，是肿瘤获得自我增殖能力的一个途径。临床研究也发现，肿瘤患者血浆 VEGF 水平显著高于正常人群。近年来，针对 VEGF 的靶向治疗药物也已成为最重要的抗肿瘤药物之一。

（二）肾素 - 血管紧张素 - 醛固酮系统

肾素 - 血管紧张素 - 醛固酮系统与高血压的发生、发展有一定的联系。一方面，血管紧张素 Ⅱ（angiotensin Ⅱ，Ang Ⅱ）能通过激活生长相关信号转导通路诱导有丝分裂，从而促进恶性肿瘤的发生；另一方面，Ang Ⅱ 及受体可通过诱导血管内皮生长因子、血小板衍生因子和转化生长因子等的生成，促进肿瘤血管生成，加快肿瘤进展。心血管疾病患者也同样存在血管异常，心血管类药物血管紧张素转化酶抑制剂（angiotensin converting enzyme inhibitor，ACEI）和血管紧张素受体抑制剂（angiotensin receptor blocker，ARB）存在抗肿瘤的作用。

Ang Ⅱ 可刺激 VEGF 的生成与分泌，因 Ang Ⅱ 是导致血管收缩和高血压的重要因素，而高血压患者血浆中 VEGF 水平升高，推测高血压可能通过该途径参与肿瘤的发生。

（三）胰岛素抵抗与血清胰岛素样生长因子 -I

胰岛素抵抗与恶性肿瘤关系密切，胰岛素抵抗可促进某些肿瘤的发生发展。有报道提示高血压患者中细胞增殖和表型的变化与一些癌基因，如 c-los、c-myc、c-fms 和 c-sis 的过度表达有关。这些原癌基因的表达产物，如生长因子、核内调节蛋白等，在肿瘤细胞中也异常表达，提示高血压与恶性肿瘤的发生可能存在一定的联系。大量流行病学研究表明，高血压患者胰岛素抵抗与血清胰岛素样生长因子 –I（insulin-like growth factor-I，IGF-I）浓度升高，此与血压升高水平和病情严重程度呈正相关；IGF-I 是体内重要的促有丝分裂因子，可促进细胞增殖，抑制细胞凋亡。

（四）炎症

目前有大量研究表明，炎症与恶性肿瘤的发生存在一定的关联。早在 1863 年，德国著名病理学家 Rudolf Virchow 就已经发现肿瘤组织中有大量炎性细胞浸润，从而提出肿瘤起源于慢性炎症这一假说。在胃癌的发生发展中，持续性慢性炎症起重要作用，按照 Correa 描述的肠型胃癌发生顺序，由慢性炎症 – 萎缩性胃炎 – 萎缩性胃炎伴肠化生 – 异型增生而逐渐向胃癌演变。另外由幽门螺杆菌感染介导的局部慢性炎症与胃黏膜相关淋巴样淋巴瘤的发生也存在一定的相关性。Bernstein CN 等的一项研究发现，溃疡性结肠炎和克罗恩病的相对发病率较无炎性肠病者分别增加 2.75% 和 2.64%。

（五）代谢异常

有研究证明，尿酸具有诱导肿瘤发生的作用，如高血压患者体内血浆尿酸水平增高，因此降低了对恶性肿瘤的对抗性，增加了罹患恶性肿瘤的风险。另外，肥胖可引起女性子宫内膜癌发生率增高，除了肥胖患者高血压发生率高，可能导致过多的活性氧产生，激活相关信号通路，从而促进肿瘤细胞增殖、分化以及高血压促使血管生成因子与缺氧诱导因子 –1α（hypoxia-inducible factor-1α，HIF-1α）上调，激活细胞 DNA 转录或修复，从而使肿瘤细胞适应缺氧环境，促进肿瘤的发生发展外，肥胖还导致激素代谢异常。相关机制可能为：①体内过多的脂肪将导致雌酮的储备增加，从而使增加血浆中雌酮的水平；②血液中的雌酮结合球蛋白降低，使游离雌酮水平升高；③体内过多的脂肪使孕激素分泌减少，从而导致子宫内膜恶性转化。

四、肿瘤与高血压

（一）药物性高血压

药物在治疗疾病同时，还可能诱发一些疾病，引起药物性疾病，如药物性高血压。药物性高血压的早期症状不易发现，可进展成累及器官的严重高血压，甚至发生高血压危象，从而影响疾病治疗效果，甚至造成治疗终止。

药物性高血压是继发性高血压的一种。药物性高血压在临床上分两种类型。Ⅰ型高血压常突然起病，发作时除出现血压增高外还伴有头痛、震颤和心绞痛等症状，一般持续数分钟至数小时。Ⅱ型高血压常逐渐起病，发作时除血压增高外还伴有脑、心脏和肾脏等器官严重损害，严重时并发脑卒中、心肌梗死和急性左心衰竭等。一般持续数小时至数天。药物性高血压的发病机制，有交感神经活动亢进、肾性水钠潴留、肾素 – 血管紧张 – 醛固酮系统激活、动脉弹性功能和结构改变、细胞膜离子转运异常和免疫因子。

目前认为，可引起高血压的抗肿瘤药物有激素类药物及具抗血管新生作用的靶向治疗药物，后者尤为明显。其导致高血压的可能机制为动脉壁一氧化氮与前列环素生成减少、内皮素 1 生成增多、血管内皮细胞凋亡导致的毛细血管数量减少、肾小球功能损伤等。在肿瘤治疗中，导致发生药物性高血压的不少，机制及处理不尽相同（表 2-1-11）。

表 2-1-11 肿瘤科常用药物对血压的影响

药物分类	常用药物	可能机制	处理
免疫抑制剂	环孢素 A、他克莫司	交感神经系统激活、血容量扩张时利尿反应迟钝、NO 介导的血管舒张功能受损、内皮素释放增加、阻断神经钙蛋白后肾交感神经传入神经被激活	CCB（可能增加血中环孢素浓度）；多种降压药物联合使用（含可乐定）
单克隆抗体	曲多珠单抗、西妥昔单抗、贝伐珠单抗	①曲多珠单抗、西妥昔单抗与正常细胞和肿瘤细胞的表皮生长因子受体（EGFR）结合，竞争性抑制 EGFR 和其他配体的结合，抑制细胞生长，减少血管内皮生长因子产生；贝伐珠单抗阻断血管内皮生长因子（VEGF）与内皮细胞表面受体的相互作用，导致 VEGF 介导一氧化氮合成减少。②减少微循环的毛细血管数目	高血压患者既往曾经接受过蒽环类药物治疗、胸部照射或有肺部疾病者需谨慎使用曲多珠单抗和西妥昔单抗。应用贝伐珠单抗的患者半数舒张压重度升高，在用药前 12h 需调整降压药物剂量。药物可选择 CCB、RAAS 抑制剂及其他降压药物
分子靶向药物	伊马替尼、阿帕替尼、安罗替尼	长期应用可出现血压异常（高血压或低血压），1%～2% 的患者用药后出现严重水潴留	在伊马替尼应用过程中如出现严重水潴留需停药
血管内皮抑制素	血管内皮抑制素	可抑制血管内皮细胞增殖	高龄和高血压患者在内皮细胞抑制素应用过程中可出现心电图异常、心律失常、血压波动，在用药过程中应注意监测，常为一过性异常
铂类、紫杉醇类	顺铂、紫杉醇	可致急性肾衰竭，使肾素水平升高，继发肾性高血压	药物可选择 CCB、RAAS 抑制剂降压药物
5-羟色胺受体阻滞剂	托烷司琼	是外周神经元和中枢神经系统 5-羟色胺受体高选择性拮抗剂，阻断外周神经元突触前 5-羟色胺受体，对传入迷走神经可能有直接作用	血压未控制的高血压患者用药后可出现血压进一步升高，在用药前应控制血压，多种药物均可应用
重组人促红细胞生成素	重组人促红细胞生成素	机制未明。红细胞生成增加导致血液黏度增加和血容量增多，末梢血管异常反应性收缩及增多的血红蛋白与血管内皮舒张因子（EDRF）结合使血压升高有关	首选 CCB 或 α-受体阻滞剂，利尿剂和 ACEI 降压不敏感。高血压控制不良者禁用
甘草制剂	复方甘草片	①抑制 11β-羟类固醇脱氢酶的活性，皮质醇介导的盐皮质激素产生过多；②阻止前列腺素 E2 的合成；③抑制组胺的合成及释放；④抑制钙离子进入细胞	可选择利尿剂、CCB、RAAS 抑制剂
肾上腺皮质激素（包括糖皮质激素、盐皮质激素）	氢化可的松、泼尼松、地塞米松；醛固酮、去氧皮质酮	皮质醇和皮质酮均具有盐皮质激素活性；增加水钠重吸收，导致水钠潴留	注意血钾变化；利尿剂、CCB、ACEI/ARB

续表

药物分类	常用药物	可能机制	处理
雌激素	雌二醇、尼尔雌醇、倍美力孕三烯酮、去氧孕烯炔雌醇	水钠潴留、RAAS 激活、胰岛素抵抗	利尿剂、RAAS 抑制剂、β- 受体阻滞剂
孕激素	甲羟孕酮、炔诺酮、醋酸甲羟孕酮	大剂量用药会产生肾上腺皮质激素反应	β- 受体阻滞剂
雄激素	甲睾酮、苯丙酸诺龙、司坦唑醇	水钠潴留；刺激红细胞生成	利尿剂
左甲状腺素	左甲状腺素	交感神经系统兴奋性增高	调整甲状腺素用量，必要时使用 β- 受体阻滞剂

注：CCB 为钙离子阻滞剂（calcium-channel blocker）；RAAS 为肾素 – 血管紧张素 – 醛固酮系统（renin-angiotensin-aldosterone system）。RAAS 抑制剂包括血管紧张素转化酶抑制剂、血管紧张素受体拮抗剂。

（二）肿瘤疾病本身导致继发性高血压

临床上，原发性高血压的诊断中应始终排除继发性高血压的可能，不仅避免了盲目使用降压药物延误病情诊断，而且可以消除继发性高血压的原因，可以更好地控制血压和显著降低心血管疾病的风险。在下列情况下应怀疑继发性高血压：① 3 级高血压（收缩压 > 180mmHg 和 / 或舒张压 > 110mmHg）或顽固性高血压；②突发性新发高血压或病情意外恶化；③证实起病于青春期前；④在 30 岁内开始高血压，既无家族史，也无相关的心血管危险因素；⑤恶性或加速高血压；⑥器官损害与急性心肌梗死的程度不成比例。

1. **内分泌肿瘤导致继发性高血压**　随着继发性高血压的长期研究，发现肿瘤也是另一重要病因，其中内分泌肿瘤可以引起继发性高血压。尽管目前高血压的肿瘤病因尚未完全确定，但一项关于高血压患者原发性醛固酮增多症患病率的研究发现，在 1 180 名患者中，95.3%（n=1 125）的患者获得了确凿的高血压诊断，其中 126 名患者被诊断为原发性醛固酮增多症（primary aldosteronism，PA），患病率为 11.2%；发现醛固酮腺瘤（aldosterone-producing adenoma，APA）的发病率为 4.6%，没有性别差异（男性 11.7%，女性为 10.6%）。进一步研究发现，内分泌肿瘤导致继发性高血压预后较差，原因可能与肿瘤释放的引起血压升高的物质相关。不同内分泌肿瘤导致高血压的病理生理途径差异较大（表 2-1-12）。

表 2-1-12　诱发高血压的各种内分泌肿瘤

肿瘤名称	高血压表现形式	病理生理机制	诊断方法	相关综合征
Conn 腺瘤	·中、重度高血压 ·顽固性高血压	·血管内容量超负荷	·醛固酮与肾素的比值试验 ·肾上腺静脉造影并取样 ·色谱分析	·MEN-1
肾上腺皮质腺瘤	·持续性高血压 ·血压昼夜节律受损，呈非构型	·血管阻力增加 ·皮质醇释放增加	·色谱分析	·MEN-2 ·卡尼综合征 ·利 – 弗劳梅尼综合征 ·11p 部分三体综合征

续表

肿瘤名称	高血压表现形式	病理生理机制	诊断方法	相关综合征
嗜铬细胞瘤	· 持续性高血压伴发作性直立性低血压 · 阵发性高血压 · 孤立性低血压发作 · 血压快速周期性波动 · 血压正常伴高血压危象 · 血压昼夜节律受损，呈非构型	· 肾上腺素作用 · 压力感受器重置 · 神经交感反应	· 尿液或血浆中肾上腺素代谢产物 · 基因测试	· MEN-2 · 希佩尔－林道病 · NF-1 · 家族性嗜铬细胞瘤或家族性副神经节瘤
副神经节瘤	· 持续性高血压伴发作性直立性低血压 · 阵发性高血压 · 孤立性低血压发作 · 血压快速周期性波动 · 血压正常伴高血压危象 · 血压昼夜节律受损，呈非构型	· 肾上腺素作用 · 压力感受器重置 · 神经交感反应	· 68Ga-DOTA-TATE PET/CT	· MEN-2 · 希佩尔－林道病 · Carney 三联征 · Carney-Stratakis 综合征 · 家族性嗜铬细胞瘤或家族性副神经节瘤
ACTH 分泌型垂体腺瘤	· 持续性高血压 · 血压昼夜节律受损，呈非构型	· 促肾上腺皮质激素介导的皮质醇释放增加	· 岩窦取样	· MEN-1, 4
GH 分泌型垂体腺瘤	· 持续性高血压	· 血管收缩、心排血量和血管内容量增加	· 血浆 IGF-1 浓度 · 口服葡萄糖后的血浆 GH 浓度	· MEN-1 · McCune-Albright 综合征 · 家族性肢端肥大症 · 卡尼综合征
肾素瘤	· 持续性高血压 · 顽固性高血压	· 血浆中高肾素浓度	· aliskiren	· MEN-2B

　　注：ACTH 为促肾上腺皮质激素（adrenocorticotropic hormone）；GH 为生长激素（growth hormone）；MEN 为多发性内分泌肿瘤（multiple endocrine neoplasia），指同时或先后患有两种或以上的内分泌腺肿瘤或增生而产生的一种临床综合征。为常染色体显性遗传，分型主要包括 MEN-1 和 MEN-2 型。后者再分为 MEN-2A 和 MEN-2B 两个亚型；68Ga-DOTATATE：68Ga 标记的 1, 4, 7, 10- 四氮杂环癸烷 -N, N′, N″, N‴- 四乙酸 -D- 苯基 - 酪氨酸 -3- 奥曲肽；PET/CT 为正电子发射计算机体层显像仪（positron emission tomography and computed tomography）；卡尼综合征：是一种罕见的常染色体显性的多发性内分泌肿瘤和非内分泌肿瘤（肺软骨瘤、胃上皮样平滑肌肌肉瘤、功能性肾上腺外副神经节瘤三联征）综合征；利 - 弗劳梅尼综合征是一种罕见的常染色体隐性遗传疾病，具有家族聚集性的恶性肿瘤综合征，包括乳腺癌、软组织肉瘤、骨肉瘤、脑瘤、白血病和肾上腺皮质恶性肿瘤等；11p 部分三体综合征是一种先天过度生长的疾病。患者一般在出生前就已有可能发生过度生长的情形，出生之后可能发生新生儿低血糖，并伴随有巨舌、内脏肥大、半边肥大等病症，耳朵上会出现特殊的折痕及小凹陷；NF-1：神经纤维瘤病 1 型（neurofibromatosis type 1）；希佩尔－林道病：是一种遗传性疾病，特征是在身体许多部位形成肿瘤和充满液体的囊（囊肿）；Carney 三联征：是一种多发性肿瘤综合征，主要表现为胃肠道间质瘤（gastrointestinal stromal tumor, GIST）、肺软骨瘤和副神经节瘤，以及其他肿瘤，包括肾上腺皮质腺瘤和食管平滑肌瘤；Carney-Stratakis 综合征（卡尼－斯特拉塔基斯综合征）：是一种罕见的遗传性疾病，以胃肠道肿瘤和头部、颈部和躯干的胚胎神经组织形成的肿瘤为特征；McCune－Albright 综合征：主要表现为内分泌功能障碍、骨纤维发育不良和皮肤牛奶咖啡样色素斑三类症状；阿利吉仑（aliskiren）：属于肾素直接抑制剂的药物。其作用是减少某些使血管收缩的化学物质，因此可以放松血管，使心脏可以更有效地泵血。

　　2. 非内分泌肿瘤导致继发性高血压　某些非内分泌肿瘤也可继发性地引起血压升高。例如骨髓增殖性肿瘤（myeloproliferative neoplasm，MPN），由于造血细胞克隆性增生以及血栓形成等，导致血管内皮损伤、血管结构改变、一氧化氮减少及肾动脉狭窄与肾功能受损，从而继发引起血压升高。关于 MPN 患者中高血压的发生率，目前研究不多，有报道为 29% ～ 67%。此外，在人肾细胞癌细胞系中某些血管活性肽，包括尾升压素Ⅱ（urotensin Ⅱ），肾上腺髓质素和内皮素是过表达的，这可能导致肾细胞癌患者的血压升高。在肝细胞癌和副肿瘤综合征患者中高血压明显。副肿瘤综合征在肾细胞癌、类癌肿瘤和增生性小圆形细胞肿瘤患者中也很明显。肝细胞癌并发高血压的患者循环血管紧张素水平升高。这些结果表明，某些类型的癌症本身也会引起高血压。

五、肿瘤患者高血压的治疗

高血压是肿瘤患者人群中常见的合并症。肿瘤本身及抗肿瘤治疗过程中引起的高血压，虽临床治疗方面相关研究较少，但肿瘤患者高血压的治疗目标与其他高血压患者的治疗目标并没有差异，即降低高血压的心、脑、肾与血管并发症发生和死亡的总体危险程度，治疗方案的制订也应根据患者的血压水平和总体风险水平。抗肿瘤治疗诱导的高血压本质上属于药物性高血压，往往有明显的剂量依赖性，伴随肿瘤治疗整个周期。对于此类患者，也应采用以改善生活方式和降压药物为主的综合治疗方案。

（一）非药物治疗

1. **患者教育与血压监测**　首先应对患者进行高血压知识的相关教育、药物继发高血压不良反应、自我监测高血压相关症状、掌握家庭血压监测的方法。

2. **改善生活方式**　能降低血压、预防或延迟高血压发生、降低心血管病风险；于应用药物治疗前开始，并贯穿患者治疗的全过程。生活方式干预主要包括：减少钠盐摄入，每人每日食盐摄入量逐步降至 < 6g，增加钾摄入；合理膳食，平衡膳食，减少饱和脂肪和胆固醇摄入；控制体重；戒烟，避免被动吸烟；限制饮酒；适当运动；放松心情，减轻精神压力等。

3. **调节心理治疗**　肿瘤是一个重大的负性心理事件及应激事件，其中最为突出的是精神紧张、焦虑和抑郁情绪，恶性肿瘤人群中焦虑的患病率为 49.69%，抑郁的患病率为 54.90%，明显高于健康人群。精神紧张可激活交感神经从而使血压升高，精神心理因素可能参与、协同药物期间高血压的产生。医生应对患者进行压力管理，指导患者进行个体化认知行为干预，缓解患者焦虑和精神压力。

（二）药物治疗

1. **调整或停用抗肿瘤药物**　某些抗肿瘤药物可引起患者血压升高，对于血管生成抑制剂（angiogenesis inhibitor，AI）导致的高血压，可根据不同情况采取常规降压药物处理；若患者发生中度以上的高血压（收缩压 > 160mmHg，舒张压 > 100mmHg），应暂停 AI 药物，并给予降压治疗，直到血压恢复到治疗前水平或者低于 150/100mmHg 时，方可恢复 AI 药物治疗；若患者的高血压经治疗 1 个月后仍然未控制好或者发生高血压危象，应永久停用抗肿瘤血管生成药物。

2. **降压药物的选择**　常用降压药物包括钙通道阻滞剂（CCB）、血管紧张素转换酶抑制剂（ACEI）、血管紧张素受体拮抗剂（ARB）、利尿剂和 β 受体阻滞剂五类，以及由上述药物组成的固定配比复方制剂。血压控制达标是这些降压药物减少心脑血管并发症的最主要原因，而药物之间的差别总体很小，五大类降压药物均可作为初始和维持用药的选择，应根据患者的危险因素、亚临床靶器官损害程度以及合并临床疾病情况，合理使用药物，优先选择某类降压药物。为了达到目标血压水平，大部分高血压患者需要使用两种或以上降压药物联合治疗，科学的两药联合时，降压作用机制应具有互补性，同时具有相加的降压作用，并可互相抵消或减轻不良反应。

3. **预防使用抗高血压药物**　有研究结果显示，预防使用抗高血压药物可以降低患者发生 3 级高血压的风险。

4．**手术或放射治疗** 与高血压发病相关的肿瘤，如肾上腺肿瘤、嗜铬细胞瘤等内分泌系统肿瘤及少见的肾素瘤、垂体肿瘤等，通过内科药物治疗效果不佳的，通过瘤体放射或手术切除病灶是可选的治疗手段。

5．**中医治疗** 中医认为，高血压主要是肝失疏泄、肝阳上亢，脾失健运、痰浊中阻，肾精亏虚、水不涵木，瘀血内阻、脑脉失养这四方面引起的。并且，肿瘤为患必以正气内虚为本质，因药源性因素使湿毒内生，肾元极亏，难以涵木，以致肝阳上亢，外加情绪焦虑，心神失养。天麻钩藤饮出自胡光慈先生所著的《中医内科杂病证治新义》，由天麻、钩藤、石决明、栀子、黄芩、桑寄生、川牛膝、杜仲、茯神等配伍组成。天麻钩藤饮作为运用平肝潜阳、清热解毒法治疗高血压病的代表方，可以有效地降低血压。

6．**高血压急症（hypertensive emergencies，HE）** 是一组以急性血压升高，伴有靶器官损伤或原有功能受损进行性加重为特征的一组临床综合征。2019 年欧洲心脏病学会（European Society of Cardiology，ESC）/欧洲高血压学会（European Society of Hypertension，ESH）的《高血压管理指南》指出，用血压的突然、快速升高及所导致的调节机制失常来定义高血压急症，比使用特定的血压阈值进行定义要更加准确；但需要注意，若 SBP ≥ 220mmHg 和 / 或 DBP ≥ 140mmHg，则无论有无症状都应视为高血压急症。因为高血压急症包括多种致命性靶器官损伤，不同疾病的降压目标、降压速度也不尽相同。因此，根据《中国高血压急症诊治规范》高血压急症总体降压原则作为指导，当明确诊断后再根据不同疾病的降压目标和速度进行控制性降压。高血压急症早期降压原则：①初始阶段（1h 内）血压控制的目标为平均动脉压的降低幅度不超过治疗前水平的 25%；②在随后的 2 ～ 6h 内将血压降至较安全水平，一般为 160/100mmHg 左右。但需根据不同疾病的降压目标和降压速度进行后续的血压管理。③当病情稳定后，24 ～ 48h 血压逐渐降至正常水平。高血压急症静脉注射或肌内注射用降压药见表 2-1-13。

表 2-1-13 高血压急症静脉注射或肌内注射用降压药

药名	剂量	起效时间	持续时间	不良反应
硝普钠	0.25 ～ 10μg（kg·min）静脉注射	立即	2 ～ 10min	低血压、心动过速、头痛、肌肉痉挛。连续使用超过 48 ～ 72h，须每天测定血浆氰化物或硫氰酸盐，硫氰酸盐不超过 100μg/mL；氰化物不超过 3μmol/mL，以防氰化物中毒
硝酸甘油	5 ～ 100μg/min 静脉滴注	2 ～ 5min	5 ～ 10min	头痛、呕吐
尼卡地平	持续静脉注射，起始剂量 5mg/h，5 ～ 15mg/h，每 15 ～ 30min 增加 2.5mg/h，直至达到目标血压，达标后可降至 3mg/h	立即	30 ～ 40min	头痛、反射性心动过速
艾司洛尔	250 ～ 500μg/kg 静脉滴注，然后 50 ～ 300μg/（kg·min）静脉滴注	1 ～ 2min	10 ～ 20min	低血压、恶心
拉贝洛尔	20 ～ 80mg 静脉注射，然后 0.5 ～ 2.0mg/min 静脉滴注	5 ～ 10min	3 ～ 6h	恶心、呕吐、头麻、支气管痉挛、传导阻滞、体位性低血压
酚妥拉明	2.5 ～ 5mg 静脉注射（诊断嗜铬细胞瘤及治疗其所致的高血压发作，包括手术切除时出现的高血压）	1 ～ 2min	10 ～ 30min	心动过速、头痛、潮红

续表

药名	剂量	起效时间	持续时间	不良反应
乌拉地尔	10～50mg 静脉注射,然后6～24mg/h	5min	2～8h	低血压、头晕、恶心、疲倦
肼屈嗪	10～20mg 静脉注射,10～40mg 肌内注射	10～20min 20～30min	1～4h 4～6h	心动过速、潮红、头痛、呕吐、心绞痛加重
硫酸镁	5g,稀释至 20mL。静脉慢推 5min,继以 1～2g/h 维持;或 1 次/4h 深部肌内注射。总量 25～30g/d(妊娠高血压、严重先兆子痫)	—	—	当尿量＜600mL/d、呼吸＜16 次/min、腱反射消失时应及时停药

注:以上药物使用详见说明书,最终以说明书解释为准。

总之,高血压与肿瘤、抗肿瘤药物与高血压之间存在复杂的相互关系,在肿瘤合并高血压患者的治疗中,需要肿瘤科与心血管内科医师合作制订个体化降压方案。目前高血压与肿瘤介导机制、抗肿瘤药物与高血压机制等方面需要进一步探讨。

窦兴葵(昆明医科大学第二附属医院)
刘小永(昆明医科大学第二附属医院)

附: 多发性骨髓瘤合并主动脉夹层、高血压病例分析

病例摘要

患者,女,67 岁。5 个月前出现右侧髋部、右下肢疼痛。4 个月前诊断 IgG-κ 型多发性骨髓瘤后,开始行化疗。患者平素血压控制欠佳。1d 前出现剧烈胸痛和腹痛,到急诊科就诊。检查发现血压显著增高,收缩压＞200mmHg,舒张压＞100mmHg。胸、腹部计算机断层扫描(computer tomography,CT)示:主动脉夹层累及升主动脉,并延伸至腹主动脉至肾动脉水平。

病例简介

现病史:患者 5 个月前无明显诱因出现右侧髋部、右下肢疼痛。4 个月前患者因高钙血症和精神状态改变入住当地医院。实验室检查显示 M- 尖峰和 IgG-κ 阳性。随后患者接受了静脉输液和双膦酸盐治疗,并转入肿瘤科继续治疗。骨髓活检示浆细胞浸润 21%,诊断为 IgG-κ 型多发性骨髓瘤,予来那度胺和地塞米松治疗。后患者就诊于省级医院,完善相关检查后,医生给予患者更换治疗方案,予行 VCD(硼替佐米、环磷酰胺和地塞米松)方案治疗 2 周期。2 个月前因出现高血糖、疲劳、恶心和精神状态改变入住重症监护室,并诊断为高血糖高渗性非酮性昏迷(hyperglycemia hyperosmolar non-ketoacidosis,HHNK),给予胰岛素滴注和静脉输液治疗。患者同时伴有肝、肾功能不全,给予保肝、保肾治疗。好转后出院。1 个月前就诊于骨髓瘤门诊,进行多发性骨髓瘤复诊。检查发现患者

异常 IgG 蛋白水平下降，疗效欠佳，遂增加环磷酰胺剂量。患者既往患有高血压，曾服用卡维地洛和可乐定降血压。此次就诊发现患者血压控制情况欠佳，请心内科会诊，开始服用卡维地洛 6.25mg，2 次 /d，并计划缓慢停用可乐定。1d 前出现剧烈胸痛和腹痛，到急诊科就诊。检查发现患者血压显著增高，收缩压＞ 200mmHg，舒张压＞ 100mmHg，无头晕、头痛，无咳嗽、呼吸困难等不适。

既往史：既往患有高血压，糖皮质激素诱发的高血糖症，慢性肾脏疾病。3 个月前患者因右手示指脓肿和右腋下脓肿行多西环素治疗，并行右手示指脓肿切开引流术。对磷酸可待因、吗啡、青霉素过敏，可引起皮疹、荨麻疹，对哌替啶过敏，具体反应不明。

家族史：其父有冠心病、高血压及卒中病史。

体格检查

T 36.8℃，P 53 次 /min，R 18 次 /min，BP 200/106mmHg，氧饱和度为 100%（鼻导管吸氧，氧流量 2L/min）。患者意识清醒；瞳孔等大、等圆，对光反射存在；颈部无抵抗，无颈静脉怒张；肺部听诊为清音；心前区无隆起，心律齐，无杂音；腹软，有压痛，无反跳痛，肠鸣音正常，肝脾未扪及；四肢无畸形，双下肢无水肿；生理反射存在，病理反射未引出，无脑膜刺激征。

辅助检查

（1）实验室检查

凝血功能：凝血酶原时间（prothrombin time，PT）14.5s（12.7 ～ 15.0s）；国际标准化比值（INR）1.13（0.8 ～ 1.2）；活化部分凝血活酶时间（APTT）23.5s（24.7 ～ 35.9s）；D- 二聚体 14.24μg/mL（0 ～ 0.40μg/mL）。

血常规：白细胞计数 7.2K/UL（4.0 ～ 11.0K/UL）；中性粒细胞百分率 76.6%（42% ～ 66%）；中性粒细胞绝对数 5.52K/UL（1.70 ～ 7.30K/UL）；血红蛋白 10.5g/dL（12.0 ～ 16.0g/dL）；血小板计数 155K/UL（140 ～ 440K/UL）。

血生化：钙 9.6mg/dL（8.4 ～ 10.2mg/dL）；血尿素氮 30mg/dL（8 ～ 20mg/dL）；血肌酐 1.03mg/dL（0.60 ～ 1.00mg/dL）；葡萄糖 198mg/dL（70 ～ 110mg/dL）。

心肌损伤标志物：肌酸激酶＜ 20U/L（30 ～ 135U/L）；CK-MB 1.2ng/mL（0.6 ～ 6.3ng/mL）；肌钙蛋白 I 0.03ng/mL（0 ～ 0.03ng/mL）；氨基末端 B 型利钠肽前体 275pg/mL（0 ～ 100pg/mL）。

（2）影像学检查：①胸部 X 线正侧位片未显示肺炎的迹象；②胸、腹部 CT 显示主动脉夹层累及升主动脉并延伸至腹主动脉及肾动脉水平。

诊治经过

诊断：① A 型主动脉夹层；②高血压病 3 级，很高危；③ IgG-κ 型多发性骨髓瘤；④继发性糖尿病。

治疗：①严格监测血流动力学指标，绝对卧床休息；②给予盐酸二氢吗啡酮滴注，硝酸甘油舌下含服缓解胸痛；③胸外科会诊后指出，患者需行外科手术修复升主动脉及主动脉弓，建议将其转至赫尔曼纪念医院行手术治疗；④先后予以硝酸甘油、尼卡地平滴注控制血压，做转院准备；⑤胰岛素、二甲双胍控制血糖；⑥必要时使用布洛芬止痛和通便药通便。

治疗结果：予尼卡地平 15mg/h 静脉滴注治疗。患者意识清醒，生命体征平稳，血压控制良好，胸痛、腹痛症状缓解，无其他特殊不适。脉搏 62 次 /min，呼吸频率 18 次 /min，血压 137/76mmHg，氧饱和度 95%（鼻导管吸氧，氧流量 2L/min）。

专家点评

患者是一名 67 岁的中老年女性，患有 IgG-κ 型多发性骨髓瘤。现处于 VCD（硼替佐米、环磷酰胺和地塞米松）方案第 4 周期化疗后。因出现剧烈胸腹痛来急诊就诊，检查发现患有顽固性高血压，SBP ＞ 200mmHg，DBP ＞ 100mmHg。胸腹部 CT 示升主动脉、腹主动脉夹层。患者情况危急，拟转院后行升主动脉及主动脉弓修复术。围手术期血压控制，先后使用硝酸甘油、尼卡地平滴注降压。转院时患者生命体征平稳，血压控制良好。

高血压是一种最常见的慢性病，也是心脑血管疾病最重要的危险因素。如果高血压患者发生剧烈胸痛，多考虑主动脉夹层和急性心肌梗死；如果合并顽固性高血压，多考虑主动脉夹层。主动脉夹层是临床上的危急重症，如不及时诊治，48h 内的死亡率高达 50%，应引起高度重视。肿瘤合并高血压在临床是多见的，高血压患者发生肿瘤的风险是正常血压者的 2 倍，肿瘤本身及抗肿瘤药物也可能引起高血压。因此，在肿瘤患者的降压治疗过程中，首先，应尽量做到患者教育和血压监测，如告知患者应用相关药物治疗可能会出现高血压不良反应，建议患者注意自我监测高血压相关症状及自测血压的方法；其次，需要肿瘤科与心血管内科医师共同制订个体化降压方案；最后，必要时预防性使用降压药。

窦兴葵（昆明医科大学第二附属医院）

刘小永（昆明医科大学第二附属医院）

第三节　抗肿瘤治疗相关心脏毒性

癌症治疗的进步极大地提高了肿瘤患者的长期生存率。然而，生存率的提高又伴随着治疗相关的并发症，包括癌症治疗对心脏的不良反应。从长期来看，心血管原因造成的死亡风险超过了多种癌症复发后的死亡风险。化疗、分子靶向治疗、免疫治疗等癌症治疗与心肌细胞损伤、左心室功能障碍、心力衰竭、高血压、心律失常以及血管痉挛有关，在治疗过程中可能发生药物毒性所致的急性心血管毒性，在癌症幸存者中，药物毒性所致的慢性心血管病也是一个重要的问题。在接受抗肿瘤治疗和癌症幸存者中，因心功能不全而到急诊科就诊者近年来逐渐增加，故癌症治疗相关心功能不全（cancer therapy related cardiac dysfunction，CTRCD）亟须引起急诊医务人员的高度重视。同时，对于肿瘤患者心功能及危险因素的基线评估、抗肿瘤治疗期间及治疗后的全程规范管理显得十分重要。

一、抗肿瘤治疗相关心脏毒性的机制

（一）蒽环类

蒽环类药物（如柔红霉素、表柔比星和去甲柔比星）是一类用于治疗多种实体和血液肿瘤的高效化疗药物。心脏毒性是其剂量限制性毒性，主要表现为心力衰竭和心肌病。其心脏毒性的确切机制尚不清楚，研究较多的是自由基损伤学说，蒽环类药物整合铁离子后导致氧自由基累积，尤其是羟自由基的生成，可导致心肌细胞膜脂质过氧化和心肌线粒体 DNA 的损伤；其他机制还包括促进毒性代谢产物的形成，抑制核苷酸及蛋白合成、血管活性胺的释放、激活肌酸激酶活、诱导凋亡等。蒽环类药物对心肌的亲和力明显高于其他组织，更易在心肌细胞停留，主要由于心脏组织缺少过氧化氢酶，其抗氧化活性较弱。另外，心肌细胞富含线粒体，是产生活性氧集团（reactive oxygen species，ROS）的根源，蒽环类药物与心磷脂的亲和力较高，进入线粒体，结合心磷脂从而抑制呼吸链，造成心脏损伤。

（二）烷化剂

烷化剂（如环磷酰胺、异环磷酰胺）抑制 DNA 转录，从而影响蛋白质合成。7%～28% 的患者在初次给药后不久发生了与环磷酰胺等药物相关的左心室功能紊乱（left ventricular dysfunction, LVD），这可能与剂量相关 [$\geqslant$150mg/kg 和 1.5g/（$m^2 \cdot d$）]。异环磷酰胺剂量超过 12.5g/m^2 时也会发生 LVD。其可能的机制包括：环磷酰胺等药物可损伤血管内皮细胞，导致有毒的代谢产物外渗至血管外，进而导致心肌细胞水肿、间质出血和直接损伤；可激活心肌细胞的氧化应激途径，影响心肌细胞线粒体膜功能，导致细胞呼吸异常；可导致毛细血管内微栓塞形成，影响心肌细胞功能。

（三）抗微管药物

紫杉醇可导致心律失常、心肌缺血等心脏毒性。引起心律失常的可能机制是紫杉醇直接作用于房室传导系统、心脏以外的自主神经系统；紫杉醇含有较高浓度的聚氧乙烯蓖麻油，可诱导组胺释放，激活心脏特异性受体，导致心肌耗氧量增加、冠状动脉收缩。

（四）抗生素类药物

抗生素类，如米托蒽醌可导致心律失常、心力衰竭等，可能与心肌细胞活性氧形成、铁代谢异常及线粒体功能异常相关。博来霉素可导致心包炎和冠心病，可能由于博来霉素对冠状动脉内皮细胞的炎性反应，导致血管内皮功能异常，并加速冠状动脉粥样硬化的病理生理过程。

（五）分子靶向药物

常用靶向药物，如贝伐珠单抗、索拉菲尼、曲妥珠单抗、吉非替尼、舒尼替尼、索拉菲尼等。这些药物可能引起不同程度的高血压、心力衰竭、左室功能障碍、心动过缓、QT 间期延长等。血管内皮生长因子抑制剂可导致新生血管的生成减少、一氧化氮产生减少、血管张力增加，进而引起外周血管阻力增加，血压升高。曲妥珠单抗是一种重组 DNA 衍生的人源化单克隆抗体，特异性地作用于细胞外部位的人表皮生长因子受体 –2（human epidermal growth factor receptor 2，HER-2），心脏毒性是曲妥珠单抗最主要的不良反应，其主要心脏毒性事件，包括左心室功能不全、心律失常、高血压、症状性心力衰竭、心肌病和心源性死亡。其心脏毒性的发病机制尚不完全清楚，在心脏的胚胎发育动物模型和肥厚性心脏组织中，HER-2 呈高表达。小分子酪氨酸激酶抑制剂如索拉菲尼可导致心律失常，以 QT 间期延长多见，可能为药物影响心室的复极化，延迟整流钾通道亚基的正常功能，从而导致心肌动作电位平台期、快速复极化末期延长。

（六）免疫检查点抑制剂

免疫检查点抑制剂（ICIs）通过解除机体免疫抑制，增强免疫功能发挥抗肿瘤作用，从而控制甚至清除癌细胞。然而，ICIs 还可能在靶外器官（如心脏）中诱导免疫相关的不良事件（immune-related adverse events，irAEs）。心脏毒性发生率低，但心肌炎是致死的主要原因，更常见于免疫联合治疗时。其机制尚未完全阐明，一般认为，PD-1 单抗阻断 T 细胞负性调控信号解除免疫抑制，增强 T 细胞抗肿瘤效应的同时也可异常增强自身正常免疫反应，导致免疫耐受失衡，正常组织表现出自身免疫样炎症反应。

不同类别、靶点的抗肿瘤药物引起的心脏毒性表现和作用机制不同（表 2-1-14），应用相关药物进行抗肿瘤治疗时，应注意监测患者心功能，以期早期发现此类药物诱发的心脏毒性，进而早期干预、改善患者心功能、提高抗肿瘤治疗疗效。

表 2-1-14　肿瘤治疗药物相关的心脏毒性

作用靶点	药名	心脏毒性表现
免疫检查点抑制剂（ICIs）		
PD-L1/PD-1	阿特珠单抗、阿利库单抗、西米普利单抗、德瓦鲁单抗、纳武单抗、帕博利珠单抗	心肌炎、心包炎、心包积液
CTLA4	伊匹单抗	心肌炎、心包炎、心包积液
酪氨酸激酶抑制剂（tyrosine kinase inhibitors，TKI）		
Her2	阿法替尼（afatinib）	高血压、LVEF 下降 / 充血性心力衰竭、QT 间期延长、房颤 / 阵发性室上性心动过速（简称室上速）
KIT，PDGFRβ，VEGFR1/2/3	阿西替尼（axitinib）	高血压、LVEF 下降 / 充血性心力衰竭
ROS1	克唑替尼（crizotinib）	QT 间期延长
Abl	达沙替尼（dasatinib）	肺动脉性高血压、LVEF 下降 / 充血性心力衰竭、QT 间期延长
EGFR	厄洛替尼（erlotinib）	心肌缺血 / 急性冠脉综合征
PDGFR	伊马替尼（imatinib）	肺动脉性高血压、LVEF 下降 / 充血性心力衰竭
EGFR	拉帕替尼（lapatinib）	心肌缺血 / 急性冠脉综合征、LVEF 下降 / 充血性心力衰竭、QT 间期延长、室性心动过速（简称室速）/ 室颤 / 猝死
Bcr-Abl，PDGFR，c-Kit	尼洛替尼（nilotinib）	肺动脉性高血压、高血压、QT 间期延长、室速 / 室颤 / 猝死
EGFR	奥希替尼（osimertinib）	LVEF 下降 / 充血性心力衰竭、QT 间期延长
CDK4/6	瑞博西尼（ribociclib）	QT 间期延长
KIT，VEGFR，PDFGR，RAF	索拉非尼（sorafenib）	高血压、心肌缺血 / 急性冠脉综合征、LVEF 下降 / 充血性心力衰竭、QT 间期延长
VEGFR，PDGFR	舒尼替尼（sunitinib）	高血压、LVEF 下降 / 充血性心力衰竭、QT 间期延长、室速 / 室颤 / 猝死
抗体（antibodies）		
VEGF	贝伐珠单抗（bevacizumab）	高血压、心肌缺血 / 急性冠脉综合征、LVEF 下降 / 充血性心力衰竭
HER2	帕妥珠单抗（pertuzumab）	LVEF 下降 / 充血性心力衰竭
HER2	曲妥珠单抗（trastuzumab）	肺动脉栓塞
烷化剂（alkylating agents）		
NA	白消安、丝裂霉素	LVEF 下降 / 充血性心力衰竭
NA	顺铂	高血压、心肌缺血 / 急性冠脉综合征、LVEF 下降 / 充血性心力衰竭、室速 / 室颤 / 猝死、房颤 / 室上性心动过速
NA	环磷酰胺	心肌缺血 / 急性冠脉综合征、LVEF 下降 / 充血性心力衰竭、房颤 / 室上性心动过速
NA	异环磷酰胺	LVEF 下降 / 充血性心力衰竭、房颤 / 室上性心动过速

续表

作用靶点	药名	心脏毒性表现
蒽环类 / 蒽醌类（anthracyclines/anthraquinolones）		
NA	表柔比星	LVEF 下降 / 充血性心力衰竭、室速 / 室颤 / 猝死、心动过缓 / 房室传导阻滞、房颤 / 室上性心动过速
NA	柔红霉素、表柔比星、伊达霉素、米托蒽醌	LVEF 下降 / 充血性心力衰竭
抗代谢类（antimetabolites）		
NA	氟尿嘧啶	心肌缺血 / 急性冠脉综合征、LVEF 下降 / 充血性心力衰竭、房颤 / 室上性心动过速
NA	卡培他滨	心肌缺血 / 急性冠脉综合征、LVEF 下降 / 充血性心力衰竭、室速 / 室颤 / 猝死
NA	氯法拉滨、阿糖胞苷	LVEF 下降 / 充血性心力衰竭
NA	吉西他滨	房颤 / 室上性心动过速
拓扑异构酶 I 抑制剂（topoisomerase I inhibitors）		
NA	伊立替康	心动过缓 / 房室传导阻滞
紫杉烷（taxanes）		
NA	多烯紫杉醇	心肌缺血 / 急性冠脉综合征、LVEF 下降 / 充血性心力衰竭
NA	紫杉醇	心肌缺血 / 急性冠脉综合征、室速 / 室颤 / 猝死、心动过缓 / 房室传导阻滞、房颤 / 室上性心动过速
长春花生物碱（vinca alkaloids）		
NA	长春碱、长春新碱	心肌缺血 / 急性冠脉综合征
其他		
NA	阿帕鲁胺	心肌缺血 / 急性冠脉综合征
NA	三氧化二砷、伏立诺他	QT 间期延长
NA	贝利司他	QT 间期延长、肺动脉栓塞
NA	硼替佐米、曲贝替定、维 A 酸、喷司他丁	LVEF 下降 / 充血性心力衰竭
NA	卡非佐米	LVEF 下降 / 充血性心力衰竭、QT 间期延长
NA	恩杂鲁胺	高血压、心肌缺血 / 急性冠脉综合征
NA	泊马度胺	肺动脉栓塞
NA	沙利度胺	心动过缓 / 房室传导阻滞、肺动脉栓塞

注：LVEF 为左室射血分数（left ventricular ejection fraction）；PD-L1 为程序性死亡受体配体 1（programmed death-ligand 1）。

二、抗肿瘤治疗相关心肌功能不全及心力衰竭的筛查及诊断工具

（一）生物标志

1. 肌钙蛋白　心肌肌钙蛋白因其对于反应心肌细胞损害有较高的特异性，已成为急性心肌梗死、

心肌细胞损害诊断的重要指标。目前，临床多以 cTnT、心肌肌钙蛋白 I（cardiac troponin I，cTnI）、高敏肌钙蛋白（highly sensitive troponin I，hs-TnI）作为生物标志物判别心肌细胞损伤，其峰值可反映心肌受损的程度。一项纳入 703 例肿瘤患者的单中心研究显示，患者接受高剂量化疗药物，测化疗后 72h 及 1 个月的肌钙蛋白，若化疗后早期及晚期肌钙蛋白均高于 0.08ng/mL，临床心血管事件发生率 84%，肌钙蛋白仅早期升高，临床心血管事件发生率 37%，肌钙蛋白早晚期均小于 0.08ng/mL，临床心脏事件发生率仅 1%。该研究表明，接受高剂量化疗的患者，肌钙蛋白 I 持续性升高可预测心功能不全的发生。

2．脑钠肽 /N 端脑钠肽前体（BNP/NT-proBNP）　BNP 主要由心室肌分泌，主要生理作用为扩张血管和排钠利尿，对抗肾上腺素、肾素血管紧张素和精氨酸加压素系统的水钠潴留效应。BNP 水平随心室壁张力而变化对心室充盈压具有负反馈调节作用。心力衰竭时心室壁张力增加，BNP 分泌明显增加，其增高的程度与心力衰竭的严重程度呈正相关。

BNP/NT-proBNP 是否可早期预测抗肿瘤治疗所致心肌功能不全尚存争议。43 例接受蒽环类药物化疗的癌症患者随访过程中，出现了 LVEF 的下降，但 NT-ProBNP 未发生明显变化。109 例接受蒽环类药物化疗的肿瘤患者，化疗前及每周期化疗后 24h 内检测 BNP，随访过程中，BNP 升高组心血管事件发生率高。即使存在争议，加拿大心血管疾病协会仍建议接受具有心肌毒性药物治疗的患者，常规进行 BNP 监测，以期早期发现心功能不全。

（二）心电图

所有心力衰竭或者怀疑心力衰竭的患者均应行心电图检查，明确心率、心律、QRS 波群形态、QRS 波群宽度等。心力衰竭的患者大多有心电图异常。心律失常心电图分析原则为：①根据 P 波形态特征确定其节律，判断是窦性心律还是异位心律；②测定 PP 或 RR 间期，计算心房率或心室率有无心动过速或过缓，以及心律不齐；③测定 PR 间期和 QT 间期，判断有无延长或缩短；④比较 PP 间期和 RR 间期，寻找心房律和心室律的关系。心肌炎心电图常见 ST-T 改变，包括 ST 段轻度移位和 T 波倒置。合并急性心包炎的患者可有 aVR 导联以外 ST 段广泛抬高，少数可出现病理性 Q 波，可出现各型心律失常，特别是室性心律失常和房室传导阻滞。对怀疑心律失常或无症状心肌缺血时应行 24h 动态心电图。

（三）超声心动图

超声心动图是监测肿瘤患者治疗前后心肌功能损伤的重要方法，目前广泛应用的指标为左室射血分数（left ventricular ejection fraction，LVEF）。由于 LVEF 检测早期亚临床心肌功能不全并不敏感，因此左心室整体纵向应变（global longitudinal strain，GLS）成为近几年研究的热点，而其他参数、方法（如左室舒张功能、负荷超声心动图）等仍在研究中，其临床应用价值尚未达成统一。ICI 相关心肌炎超声心动图可正常，也可显示左心室增大、室壁运动减低、左心室收缩功能减低、附壁血栓等。

1．左室射血分数（LVEF）　LVEF 降低应该通过反复的心脏成像来证实，重复检测应在初次诊断 LVEF 下降 2～3 周后进行。然而由于 LVEF 依赖于前后负荷，不同的检查者及非标准切面皆能造成较大误差，测量时的变异性可高达 10%，且 LVEF 常常低估了心肌功能不全，LVEF 正常者可有亚临床的心肌功能不全，因此，LVEF 检测早期亚临床心脏毒性损伤并不敏感。

2．左心室整体纵向应变（GLS）　由于 LVEF 敏感性低，不易发现早期亚临床心肌损伤，近年来，基于二维斑点追踪技术（two-dimensional speckle tracking imaging，2D-STE）的心肌应变的应用得到了大家更多的关注。其已是各指南公认用于早期监测心肌毒性的最敏感指标，有研究显示肿瘤患者在接受抗肿瘤治疗后，GLS 的平均降低幅度为 11.6%，降低绝对值为 2.4，而 GLS 测量的相对平均误差为 1.7，低于上述数值，使得 GLS 非常适合于亚临床左室功能障碍的识别，同时其可准确预测 LVEF 的降低。目前认为 GLS 与基线相比降低＞15% 有意义，而 GLS 与基线相比降低＜8% 则无意义。然而并不推荐单独使用 GLS 评估患者心功能，应结合临床病情、生物标志物等结果一同诊断，且由于各厂商机器测量参数的差异性及检查者间的差异性，建议在随访过程中同一检查者使用同一款机器进行监测和随访。

3．其他应用价值尚未统一的参数方法

（1）负荷超声心动图：有研究显示当乳腺癌大剂量化疗期间，多巴酚丁胺负荷超声心动图检测的心肌储备功能的下降可预测 LVEF 的降低，然而负荷超声心动图是否应常规应用于临床并未达成共识。

（2）左心室舒张功能：抗肿瘤治疗相关心肌损伤不仅表现为收缩功能的损伤，还表现为舒张功能的损伤，但单一参数不足以准确评估舒张功能，目前评价舒张功能标准推荐使用 2016 年美国超声心动图协会《超声心动图评估左室舒张功能指南（2016 版）》。有研究显示在抗肿瘤治疗中，LVEF 还未出现明显减低，一些评价左室舒张功能的指标已出现改变。Timoteo 等研究显示 100 例接受抗肿瘤治疗的患者，1 年内 20% 患者出现新发的左室舒张功能障碍或原舒张功能障碍更严重，而 20.8% 的患者左房应变减低（仅为左房收缩功能）。虽然在肿瘤患者治疗前和治疗中，左室舒张功能障碍很常见，但目前没有证据显示当舒张功能障碍时应当停止相关治疗。

（四）心脏磁共振

心脏磁共振（cardiovascular magnetic resonance，CMR）是非侵入性检查中测量左室容积及左室收缩功能的金标准。当超声心动图无法做出诊断时，CMR 是最好的影像学替代方法，其准确性及可重复性均较高，而且可同时观察有无心肌水肿、纤维化，测量心肌质量，根据不同序列在不同疾病中的心肌损伤特征、分布的不同，CMR 对化疗后心肌损伤的定性也起了一定帮助。Haslbauer 等对 115 例接受癌症相关治疗的患者于治疗后 3 个月内或 12 个月后行 CMR 检查，发现 3 个月内检查者 T_1、T_2 信号均增强，提示出现心肌炎症及水肿；而 12 个月后检查的患者仅 T_1 信号增强，收缩末容积增加，LVEF 减低提示出现心肌纤维化和心肌重构。有研究发现，在接受蒽环类药物治疗的 91 例 LVEF 降低的患者中，CMR 测量的左心室质量是心血管死亡、失代偿性心力衰竭入院的复合终点的独立预测因子。因其特有的优势，CMR 在肿瘤治疗患者中的应用正在逐渐发展中，但由于磁共振检查操作相对复杂，专业性及学科交叉性较强，检查时间较长，有些患者无法耐受等原因在临床中应用仍然受限。ICI 相关心肌炎典型表现为 T_1 和 T_2 信号强度增加提示水肿，心肌早期钆增强提示心肌充血，钆延迟增强扫描可见心外膜下或心肌中层片状强化。

（五）平面多门控核素心血管成像

平面多门控核素心血管成像（multi-gated radionuclide angiography，MUGA）对心脏功能的测量相较于超声心动图有更高的可重复性，有研究显示其与 CMR 的测量结果有较高的相关性，核素心脏显像可从心肌灌注和功能、细胞凋亡、能量底物利用、交感神经等多个靶点探测肿瘤放化疗所致的心肌损伤，然而由于其不能观测心脏其他结构以及需要患者接受电离辐射而在临床应用中受限。

（六）心内膜心肌活检

心内膜心肌活检是诊断心肌损伤的黄金标准，尤其是目前免疫检查点抑制剂相关心肌炎的诊断，可发现心肌组织的炎症细胞浸润。但由于心内膜心肌活检是侵入性检查，很多肿瘤患者不能接受，临床应用受限。

无论是早期预测心肌功能不全的发生风险还是诊断 CTRCD，联合检测上述检查指标，结果会更加准确。例如，有研究表明，肌钙蛋白升高可提高 GLS 对肿瘤治疗相关心肌功能不全的预测价值。如果两者都异常，GLS 阳性预测率可从 73% 增加到 93%，如果两者都在正常范围内，GLS 的阴性预测率可增加到 91%。

目前对于肿瘤患者的检查及随访的周期尚无统一观点及确切证据，不过均认为在基线水平应评估患者心功能，而在治疗过程中及随访中，应根据患者不同的化疗方案及患者个人的危险因素选择具体的检查时间。

三、肿瘤治疗相关心肌功能不全的分类及诊断

目前对 CTRCD 的定义尚不统一，表 2-1-15 介绍的是目前国际对 CTRCD 的定义。

表 2-1-15　目前国际对 CTRCD 定义

医学学会	CTRCD 定义
美国超声心动图协会	LVEF 下降＞ 10%，且 LVEF ＜ 53%
2016ESC	LVEF 下降＞ 10%，且低于正常值下限
加拿大心血管病协会	症状性心力衰竭；无症状性 LVEF 下降＞ 10% 或 LVEF ＜ 53%

注：仅基于 LVEF 定义的肿瘤治疗相关性心肌功能不全有局限性，例如许多患者为 LVEF 保留的心力衰竭，更全面的诊断应该考虑到临床表现、影像学和生物标志物等指标。近期 CARDIOTOX 注册研究结果公布，其入选患者时将肿瘤治疗相关心肌损伤进行如下分类：

轻度：无症状患者，LVEF ≥ 50% 伴有生物标志物升高或至少一项超声心动图参数异常（LVESV 升高，LAA ＞ 30cm^2，LVEF 下降超过 10% 且低于 53%，E/e' ＞ 14，GLS 较基线下降 15%）；

中度：40% ＜ LVEF ＜ 50%，伴或不伴有生物标志物升高或左室功能异常；

重度：LVEF ＜ 40% 或临床诊断为心力衰竭。

四、危险评估、监测流程

（一）化疗相关心肌功能不全危险因素及评估

目前认为，接受具有心肌毒性药物治疗的肿瘤患者即可按照心力衰竭 A 期患者管理（合并心力衰竭危险因素，但无心力衰竭症状或心脏结构的异常）。抗肿瘤治疗出现心肌功能不全或心力衰竭的时间差异很大。一些抗肿瘤治疗早期即可出现心肌毒性，因而影响肿瘤进一步治疗；有些抗肿瘤治疗方案仅发生远期并发症。近期研究结果表明，接受具有潜在心脏毒性化疗药物（如蒽环类药物和曲妥珠单抗）治疗的患者中，约 20% 患者治疗后 3 个月内心力衰竭分期由 A 期进展为 B 期。因此，对于拟接受肿瘤治疗的患者，首先应根据基线情况评估心血管危险因素，进行危险分层（表 2-1-16），早期识别可能出现心脏毒性的高危患者，并在治疗过程中、治疗结束后定期复查随诊（表 2-1-17）。

表 2-1-16　抗肿瘤治疗相关心肌功能不全危险因素

药物相关风险	患者相关危险因素（1分/项）
高危（风险评分4分）：蒽环类、曲妥珠单抗、环磷酰胺/异环磷酰胺、氯法拉滨、多西他赛、舒尼替尼、帕唑帕尼、卡非佐米、免疫检查点抑制剂	心肌病或心力衰竭 高血压 糖尿病
中危（风险评分2分）：帕妥珠单抗、长春碱；卡培他滨	蒽环类药物史
低危（风险评分1分）：贝伐珠单抗、伊马替尼	胸部放疗史
极低危（风险评分0分）：卡铂、氟达拉滨、紫杉醇、利妥昔单抗	年龄＜15岁或＞65岁 女性 吸烟 高脂血症 基线心脏超声、MRI、生物标志物异常

　　注：心脏毒性危险因素的总体风险：药物相关风险因素分值加上个人相关风险因素的数目（＞6为极高危，5～6为高危，3～4为中危，1～2为低危，0为极低危）。MRI：磁共振成像（magnetic resonance imaging）。

表 2-1-17　基于危险分层的化疗相关心肌功能不全监测建议

危险分层	监测建议
极高危	每个化疗周期前、结束、结束后的3～6个月及1年行带有应变负荷的经胸超声心动图检查；在化疗过程中可监测心电图（electrocardiogram，ECG），肌钙蛋白、BNP/NT-pro BNP和经胸超声心动图
高危	化疗前、每3个化疗周期、结束时、结束后的3～6个月和1年行带有应变负荷的经胸超声心动图检查；在化疗过程中可监测ECG，肌钙蛋白、BNP/NT-pro BNP和经胸超声心动图
中危	化疗前、化疗中期、结束时、结束后的3～6个月行带有应变负荷的经胸超声心动图检查；在化疗中期可监测ECG，肌钙蛋白、BNP/NT-pro BNP
低危	化疗前、化疗结束时可监测带有应变负荷的经胸超声心动图和/或ECG、肌钙蛋白、BNP/NT-pro BNP
极低危	无

（二）放疗相关危险因素

　　放疗相关心功能不全常见危险因素包括前或上胸部放疗部位、放射剂量累积＞30Gy、年轻患者（＜50岁）、高放射分数（＞2Gy/d）、肿瘤在心脏内或毗邻心脏、缺少防护、伴随化疗、同时并存心血管危险因素（如糖尿病、吸烟、肥胖、高血压、高脂血症）、既往存在心血管疾病等。

（三）基因易感性

　　肿瘤治疗相关心肌损伤与累积用药剂量和既往心血管疾病有关。但这些因素并不足以解释肿瘤治疗相关心肌损伤个体间敏感性差异。有研究显示，化疗相关心肌损伤患者相较对照组具有更多罕见蛋白变异，主要为肌联蛋白截短变异。基因罕见变异、累积化疗剂量和传统心血管危险因素综合评估，有助于早期识别高风险肿瘤治疗相关心肌损伤患者。但化疗药物众多，化疗方案复杂，基因易感性研究存在诸多挑战。

五、化疗相关心肌功能不全防治措施

（一）限制累积剂量和延长输注时间

蒽环类和蒽醌类药物导致心肌毒性的发生风险与累积剂量成正相关。当多柔比星使用累积剂量＞550mg/m² 时，约 26% 的患者会出现阿霉素相关的心肌毒性，通常建议多柔比星累积剂量限制在 450mg/m² 以下和输注时间不宜低于 6h。因此，对于高危患者，酌情降低累积剂量或调整化疗药物，可降低心肌毒性的发生风险。

（二）选用改良结构的同类药物

如脂质体蒽环类药物提高了药物输送的效率且可以有效减少蒽环类药物心脏毒性的发生率；溶剂型紫杉类药物（如白蛋白纳米结合型紫杉醇）的患者中少有充血性心力衰竭和左室功能不全的病例。

（三）药物治疗

《ESC 立场声明：癌症治疗与心血管毒性（2016 版）》建议，LVEF 下降＞10% 且＜50% 时，启用血管紧张素转换酶抑制剂（ACEI）及 β 受体阻滞剂，停止抗肿瘤治疗；LVEF 下降 5%～10%，但总体 LVEF 仍＞50%，3 周内复查超声再评估。研究表明，对于出现心肌毒性的患者，越早启动抗心力衰竭治疗，越有助于心肌功能的恢复。因此我们认为，抗肿瘤治疗患者应尽早启动心肌保护治疗，一级预防尤为重要。

1. 肿瘤治疗相关心肌功能不全药物治疗临床研究现状

（1）右丙亚胺（dexrazoxane，DZR）：右丙亚胺为 EDTA 的环状衍生物，在细胞内转变为开环螯合剂，干扰铁离子介导的自由基形成而降低心肌中的 ROS 累积，对蒽环类抗生素导致心脏毒性的起到保护作用。大量高级别循证医学证据表明：右丙亚胺是唯一可以有效地预防蒽环类药物所致心脏毒性的药物，美国 FDA 建议将其用于使用蒽环类药物累积剂量较高的乳腺癌患者及累积剂量超过 300mg/m² 的儿童患者。尽管有研究认为右丙亚胺可能会限制抗肿瘤药物的有效性，以及增加骨髓抑制、感染率的风险，但多数研究认为右丙亚胺是一种有效的心脏保护剂，不会影响化疗疗效。同时，杨润祥等研究也表明，表柔比星联合右丙亚胺不影响表柔比星治疗小鼠乳腺癌的效果，且可以减轻表柔比星所引起的心脏毒性。

（2）血管紧张素转换酶抑制剂（ACEI）/ 血管紧张素 II 受体拮抗剂（ARB）和 β 受体阻滞剂：ACEI/ARB 和 β 受体阻滞剂是改善心肌重构和治疗心力衰竭的基石药物。目前已有多项研究表明，ACEI/ARB 和 β 受体阻滞剂可预防抗肿瘤治疗相关心肌损伤，对于已出现心肌功能不全的患者，可改善心功能。

（3）血管紧张素受体脑啡肽酶抑制剂（angiotensin receptor neprilysin inhibitor，ARNI）：ARNI 兼有 ARB 和脑啡肽酶抑制剂的作用，后者可升高利钠肽、缓激肽和肾上腺髓质素及其他内源性血管活性肽的水平，ARNI 的代表药物是沙库巴曲缬沙坦钠。PARADIGM-HF（NCT01035255）临床试验结果显示，和传统的 ACEI 类药物依那普利相比，使用沙库巴曲缬沙坦钠的慢性心力衰竭患者因心力衰竭而住院的次数减少，死亡率下降。近年来体内外实验和回顾性临床研究表明，沙库巴曲缬沙坦钠可改善蒽环类药物所致的心肌损害，保护患者心功能，但仍需进一步的临床试验加以证实。

（4）醛固酮受体拮抗剂：近年，动物实验和小样本的临床试验研究表明，螺内酯可预防蒽环类药物所致 LVEF 降低，但有待大样本的临床试验进一步证实。

（5）他汀类药物：有多个研究报道，联合应用他汀类药物可以预防蒽环类药物所致心脏毒性，降低心力衰竭发生的风险。一项小样本的临床试验研究表明，对于接受曲妥珠单抗加用或不加蒽环类药

物治疗的 HER2 阳性乳腺癌患者，联合他汀类药物可以降低患者心脏毒性的发生风险，但尚需进一步的大样本试验证实。

2. 抗肿瘤治疗相关心肌功能不全预防及治疗建议　合并心血管危险因素的患者，即使 LVEF 正常，如拟应用具有潜在心肌毒性的药物，尤其是同时联用多种心肌毒性药物，建议积极控制危险因素，预防性应用 ACEI/ARB 和 / 或 β 受体阻滞剂。如存在应用 ACEI/ARB 或 β 受体阻滞剂禁忌证，可应用他汀类药物。对于合并心肌病的患者，无论何种肿瘤，建议启动蒽环类药物治疗时即开始给予右丙亚胺预防心肌损伤。如已经出现症状性心力衰竭，建议遵照目前《中国心力衰竭诊断和治疗指南 2018》规范诊治。

（四）改变给药方式

此外，杨润祥等研究还表明采用微渗透泵缓慢泵入表柔比星，可降低小鼠心脏毒性且不影响小鼠乳腺癌的治疗效果，表柔比星微量泵入与腹腔注射二者的药代动力学相似；同时我们的临床观察也表明，相较于静脉滴注，阿霉素微量泵入能减轻心脏的毒性，但关于其他蒽环类药物微量泵入疗效及可使用的剂量范围仍有待进一步研究。

六、随访

鉴于某些抗肿瘤治疗所致心肌毒性可在数年后发展为心肌功能不全或心力衰竭，因此，在抗肿瘤治疗结束后，也应定期监测患者心功能。关于随诊周期目前尚无定论，临床可根据患者危险分层及所应用药物灵活掌握。对于已经出现 CTRCD 的患者，可在心肌功能恢复且稳定、危险因素控制及不再继续应用抗肿瘤药物的情况下，考虑停用心肌保护药物。接受胸部放疗的患者，需注意随诊评估是否新发冠心病、心脏瓣膜病、心包疾病等。如无症状，可在放疗结束后 5 年开始评估，之后每 3 ～ 5 年评估 1 次。

方凤奇（大连医科大学附属第一医院）

张艳丽（大连医科大学附属第一医院）

附：急性非淋巴细胞白血病治疗致心力衰竭病例分析

病例摘要

患者，女性，27 岁。诊为急性非淋巴细胞白血病 M2a 型 11 年。2006 年 7 月至 2012 年 3 月共接受 18 个周期化疗。化疗方案以蒽环类药物为基础，接受柔红霉素累积量达 520mg，米托蒽醌累积剂量 60mg。因反复眼睑及双下肢水肿 3 年余，伴胸闷、气短，多次就诊于心血管内科。结合病史、辅助检查及实验室检查，慢性心力衰竭诊断明确，结合患者病史，考虑为抗肿瘤药物相关性心肌损伤。

病例简介

现病史：患者，女性，27 岁。3 年前无明显诱因反复出现眼睑及双下肢水肿，渐出现腹胀，多次就医行辅助检查提示胸腔积液、腹腔积液、心包积液。经利尿、腹腔穿刺抽液、胸腔穿刺抽液治疗后好转。院外长期口服呋塞米治疗，剂量逐渐增大，最大量可达 360mg/d。2 年前再次出现间断腹胀，进行性加重伴乏力、干咳，行心脏超声心动图提示左室舒张末内径 47mm，左室射血分数（left ventricular ejection fraction，LVEF）25%，予强心、利尿治疗后上述症状缓解。后反复因胸闷、气短、乏力、食欲缺乏症状加重入院治疗。1 个月前患者出现呼吸困难，行心脏超声心动图提示 LVEF 26%，全心大（图 2-1-2A），三尖瓣重度关闭不全，左室总体纵向应变减低（图 2-1-2B）；胸部 CT 可见双侧胸腔积液（图 2-1-3），腹部超声提示淤血肝（图 2-1-4）。给予强心、利尿、改善心肌重构治疗，同时予以对症及营养支持治疗。在院治疗期间患者出现新发房颤，考虑转律风险较大，未予转律治疗，患者呼吸困难缓解后出院。1 周前患者入院拟行房颤转律治疗，心电图检查提示心房扑动（简称"房扑"）。心脏超声心动图示 LVEF 20%。转律前行食管超声检查提示左心耳血栓（0.8cm×0.5cm）。患者暂无法行转律治疗，予利伐沙班抗凝治疗。

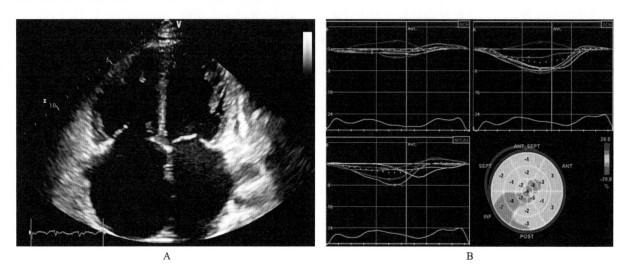

图 2-1-2　超声心动图
A. 心脏超声四腔心切面，左室舒张末内径 50mm，左心房内径 51mm，左房四腔心内径；
B. 左室心肌应变率曲线，左室总体纵向应变减低。

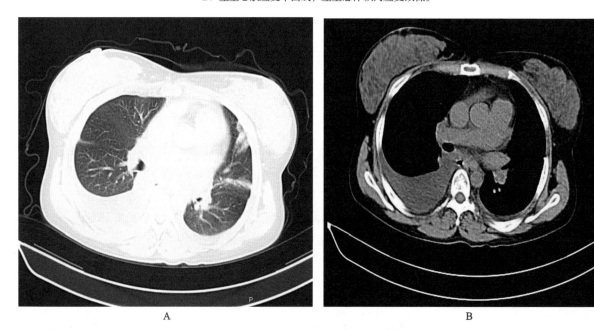

图 2-1-3　胸部 CT
A. 肺窗可见双侧肺炎；B. 纵隔窗可见双侧胸腔积液，右侧为著。

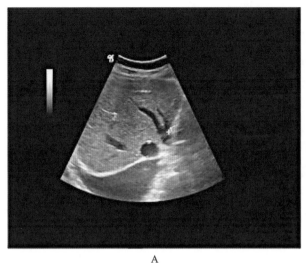 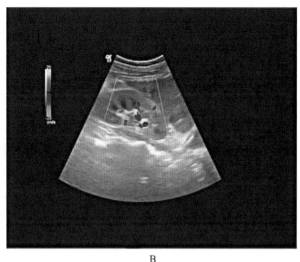

图 2-1-4 腹部超声
A. 淤血肝；B. 淤血肝。

既往史：患者 16 岁时因周身乏力伴皮肤瘀点、瘀斑，就诊于当地医院。诊断急性非淋巴细胞白血病 M2a 型。2006 年 7 月至 2012 年 3 月共接受 18 个周期化疗，多次化疗方案以蒽环类药物为基础，柔红霉素累积量达 520mg，米托蒽醌累积剂量 60mg。否认高血压、糖尿病病史，无外伤、手术、输血史、无药物过敏史。

个人史：否认吸烟饮酒史。

婚育史：未婚未育。

家族史：无肿瘤等相关家族史。

体格检查

T 36.2℃，P 128 次 /min，HR 20 次 /min，BP 90/60mmHg。体重指数（body mass index，BMI）27kg/m²。慢性病面容，口唇发绀，端坐位呼吸，颈静脉怒张，肝 – 颈静脉回流征（＋）。心尖冲动位于第 5 肋间左锁骨中线外 0.5cm，心律齐，三尖瓣区可闻及 3/6 级收缩期吹风样杂音，无心包摩擦音。双肺呼吸音粗，右下肺呼吸音减弱。腹部膨隆，无压痛，肝脾未触及，移动性浊音（＋）。双下肢对称性凹陷性水肿。

辅助检查

超声心动图：左室内径 47mm，LVEF 30%，三尖瓣中度关闭不全，下腔静脉增宽（约 20mm），RVSP 70mmHg。

实验室检查：NTpro-BNP 3 098ng/mL（0 ～ 125ng/mL）。hs-TnI 0.013μg/L（0.02 ～ 0.13μg/L）。肝功能：谷丙转氨酶（glutamic-pyruvic transaminase，GPT）1 212U/L（9 ～ 50U/L）↑，谷草转氨酶（glutamic-oxaloacetic transaminase，GOT）1 045U/L（15 ～ 40U/L）↑。

诊治经过

诊断：①慢性心力衰竭，心功能Ⅳ级 C 期，抗肿瘤药物相关性心肌损伤；②急性非淋巴细胞白血病 M2a 型缓解期；③心律失常：房颤、房扑；④左心耳血栓形成。

治疗：利尿、改善心室重塑（口服螺内酯 20mg，2 次 /d；口服比索洛尔 2.5mg，1 次 /d；口服培哚普利叔丁胺 1mg，1 次 /d，）、抗凝（口服利伐沙班 15mg，1 次 /d）。

转归：虽给予规范抗心力衰竭药物治疗，患者心力衰竭仍进行性加重。

专家点评

患者为青年女性，有反复呼吸困难症状。超声心动图提示 LVEF 明显下降。影像学提示多浆膜腔积液，慢性心力衰竭诊断明确。分析心力衰竭病因，青年女性，无高血压、糖尿病、吸烟等传统心血管疾病危险因素，不支持缺血性心肌病；心室无明显扩大，心肌无明显增厚，无原发心肌病依据。结合患者病史，患者因急性非淋巴细胞白血病，曾多次接受以蒽环类药物为基础的化疗，而蒽环类药物常见的不良反应为心肌损伤与心力衰竭，故该患者心力衰竭病因首先考虑为肿瘤药物相关性心肌损伤。

心肌损伤 / 心力衰竭是癌症治疗相对常见和严重的不良反应。抗肿瘤药物导致的心肌毒性根据出现症状的时间可以分为急性、慢性和迟发性。急性毒性通常发生在给药后的数小时或数天内，其表现主要有短暂、一过性的心律失常，其中以窦性心动过速最为常见。部分急性损伤为可逆性，停药后会得到一定的改善。慢性损伤发生在治疗结束后数月到 1 年内，在临床中较为常见，主要表现为左心室顺应性和射血分数下降，最终可导致心力衰竭。迟发性心脏毒性一般见于化疗结束 1 年甚至数年后，主要临床表现为充血性心力衰竭和扩张型心肌病以及心律失常等，与药物累积剂量和用药次数呈正相关性。

抗肿瘤药物心肌毒性在不同人群中个体差异较大，蒽环类药物是最常引起心脏毒性的抗肿瘤药物之一。其相关心脏毒性的危险因素，包括终生累积剂量、任何增加心脏易感性的疾病（心脏基础疾病、高血压、糖尿病）、联合使用其他化疗药物或纵隔放射治疗、年龄较大（＞ 65 岁）等。故应用该类药物或其他引起心脏损伤的药物的患者应进行风险评估，包括临床病史、体格检查以及心脏功能的检测。早期发现心肌损伤至关重要，这对化疗方案选择、启动心肌保护时机或增加心功能监测频率的临床决策有重要的影响。

该患者心功能不全发现较晚，改善预后药物的应用效果相对有限，故患者最终预后不良。目前，针对抗肿瘤治疗引起的心脏毒性的预防治疗，国内外前瞻性或大规模流行病学研究尚欠缺，关于抗肿瘤治疗致心脏毒性的治疗仍需更多探索与思考。但仍建议接受抗肿瘤治疗患者进行心脏基线风险评估并定期监测、早期发现、早期治疗，以期改善预后。基线风险评估通常由肿瘤团队进行，但高风险患者强烈建议进行心脏病学评估转诊。如有必要，还应由心脏肿瘤专家团队进行联合会诊。筛选和检测心脏毒性的策略包括心电图、心脏超声心动图、心脏磁共振、心脏 CT 和生物标志物（肌钙蛋白、利钠肽）等。在随访测量期间建议选用相同的测定法来评估心功能，以增加前后可比性。

方凤奇（大连医科大学附属第一医院）
张艳丽（大连医科大学附属第一医院）

第四节　心包积液

心包积液（pericardial effusion）是指因各种因素导致患者心包腔内出现了液体积聚，引起患者的心脏舒张受到限制以及心包腔内的压力不同程度增高，从而导致患者肺循环、体循环静脉回流受阻，形成一系列血流动力学异常的不良后果。其发生会导致患者出现胸痛、呼吸困难、胸腔积液、水肿、面色苍白、心脏压塞以及休克等异常体征的和症状。恶性心包积液（malignant pericardial effusion）占所有心包积液的 7%。恶性心包积液是晚期肿瘤患者常见并发症之一，也是预后不良的因素之一。有研究表明，肿瘤患者合并心包积液中约有 86% 的患者在第 1 年内死亡，其中约 1/3 患者在心包积液出现的第 1 个月内死亡。易合并恶性心包积液的恶性肿瘤主要有肺癌、乳腺癌、恶性黑色素瘤、淋巴瘤和白血病等，其发生率在 5% ～ 20% 之间。在某些情况下，恶性心包积液甚至可能是该疾病的首发表现。目前关于恶性心包积液的最佳治疗方案仍未达成共识，其治疗目标包括缓解症状，预防复发，治疗局部疾病和改善生活质量。心包积液的迅速增高可能导致心脏压塞，所有恶性心包积液患者中约 15% 可发展为心脏压塞，是一种需要及时处理的肿瘤急症。

一、发病原因

正常的心包是由心包腔分隔的脏层和壁层组成的纤维弹性囊，并在心脏周围包含一薄层（20～30mL）黄而清的液体，能起到润滑心肌、使心脏活动时减少与胸腔摩擦的作用。正常时心包腔平均压力接近于零或低于大气压，吸气时呈轻度负压，呼气时近于正压。如果少量积液或液体缓慢积聚，不致引起心包内压力升高，故不影响血流动力学。如果液体迅速增多，心包无法适应其容量变化，心包内压力急剧上升，即可导致心室舒张期充盈受阻，并使周围静脉压升高，最终使心排血量降低，血压下降，构成心脏压塞的临床表现。大多数心包积液顽固难治，难以彻底根除。明确病因，对疾病本身进行治疗，可使心包积液缓解或根治。心包积液的常见病因分为微生物感染、恶性肿瘤、代谢性、免疫性、损伤相关、药物相关等几大类。

1. 感染相关　包括结核、病毒（柯萨奇、流行性感冒等病毒）、细菌（金黄色葡萄球菌、肺炎球菌、革兰氏阴性杆菌等）、分枝杆菌、真菌、原虫（阿米巴）等。

2. 恶性肿瘤相关　原发于心脏的如间皮瘤、纤维肉瘤、脂肪肉瘤等；继发性的如肺癌、乳腺癌、淋巴瘤、纵隔肿瘤、白血病等。在肿瘤患者中，心包积液可能通过以下几种不同的机制形成：①通过直接局部扩展至壁层心包而引起的（如晚期肺癌、乳腺癌、间皮瘤和食管癌）；②通过淋巴管或血行转移扩散（如黑色素瘤、卡波西肉瘤、白血病和淋巴瘤）；③由于淋巴引流阻塞而引起的，其可能继发于纵隔淋巴结肿大。

3. 内分泌和代谢相关　如甲状腺功能减退症或亢进症、尿毒症、痛风、淀粉样变性等。

4. 免疫相关　常见于结缔组织病、动脉炎、炎症性肠病、类风湿性关节炎、系统性红斑狼疮、硬皮病等。

5. 损伤相关　多见于放射治疗后（如淋巴瘤、乳腺癌、胸部肿瘤、消化道肿瘤）产生心包炎，心脏手术后早期、外伤、大血管破裂、心肌梗死后、介入治疗后导致的心包积液。

6. 药物相关　免疫检查点抑制剂治疗可导致急性心包炎或心肌炎；抗肿瘤药物治疗后免疫功能低下患者发生机会性感染（如病毒性心包炎、结核性心包炎、真菌性心包炎）；环孢霉素、抗凝药、溶栓药、免疫治疗药所导致的急性心包积液等。

7. 邻近器官疾病相关　胸膜炎、主动脉夹层动脉瘤、肺梗死等。

二、临床表现

心包积液临床表现取决于积液对心脏的压塞程度，轻者仍能维持正常的血流动力学，重者则出现循环障碍或衰竭。其临床表现主要见于以下三方面：

1. 肺循环瘀血　呼吸困难是心包积液最主要、最突出的症状，可能与支气管、肺受压及肺淤血有关。可伴有胸痛、面色苍白、发绀、干咳、吞咽困难、声音嘶哑等；查体可发现心尖冲动弱；心浊音界增大；心音遥远；大量积液时，在左肩胛骨下出现浊音及左肺受压迫所引起的支气管呼吸音，称心包积液征（Ewart 征）。

2．体循环瘀血　比较常见的有面色苍白、胸痛、上腹部疼痛等症状，查体可发现颈静脉怒张、胸腹腔积液、肝脾大、下肢水肿、奇脉等体征，常见于慢性心包积液。

3．心脏压塞　当心包积液突然急剧增长，心包的适应性扩张低下，心包内压力急剧上升，可能出现心脏压塞；主要表现为血压下降、心动过速、静脉压升高、脉压减小、意识错乱、烦躁不安等，如心排血量显著下降，可产生急性循环衰竭、休克等。

三、实验室检查

根据病史、上述临床表现一般诊断不难。临床多通过常规胸部 X 线检查发现心影增大，再结合心脏超声心动图和全身系统检查，以及病因学检查之后可诊断本病。

1．X 线检查　心影向两侧普遍增大（积液＞ 300mL）；大量积液（＞ 1 000mL）时心影呈烧瓶状，上腔静脉影增宽，透视下心脏搏动弱。肺部无明显充血而心影显著增大可与心力衰竭相鉴别。成人液体量＜ 250mL、儿童＜ 150mL 时，X 线难以检出。

2．心电图　窦性心动过速和低电压（定义为最大 QRS 振幅＜ 0.5mV 肢体导联）是心包积液患者心电图的典型表现，大量积液者，可见电交替（electrical alternans）。

3．超声心动图　M 型超声在心前壁之间和心后壁之后均见有液性暗区，即心包膜和心外膜之间最大舒张期暗区（如＜ 10mm，则积液为少量，液体量＜ 200mL；如 10 ～ 19mm，则为中量，液体量为 200 ～ 500mL；如＞ 20mm，则为大量，液体量＞ 500mL）。

4．心包穿刺　可证实心包积液的存在，解除心脏压塞症状。抽取部分积液进行细菌学、肿瘤脱落细胞学、结核抗体、自身抗体、肿瘤标志物等检查，以便明确病因。同时，必要时可经穿刺在心包腔内注入抗菌药物或化疗药物等。

四、治疗

本病是各种原因导致的心包腔内体液渗出后不同时间段、不同程度的填塞后表现，早期缺乏典型症状，且易与其他疾病混淆，需注意鉴别。一旦诊为大量胸腔积液则需积极治疗。治疗目标包括缓解症状，预防复发，治疗局部疾病和改善生活质量。

（一）一般治疗

卧床休息、吸氧，严格控制液体入量，保持出入量平衡。

（二）心包穿刺

对于有症状或临床表现为心脏压塞的患者，心包穿刺可以缓解症状，抽取心包内积液进行相关分析可以帮助诊断和治疗。且超声引导下的心包穿刺可有效减少穿刺导致的室性心动过速、肋间血管损伤、气胸和心室穿孔等并发症。心包穿刺短期抽液后患者多在 48 ～ 72h 复发，故可延长心包引流管引流时间，目前对于导管的放置时间尚无明确规定，直至积液引流少于 20 ～ 30mL/24h 时可考虑拔除。但单纯的心包穿刺术不能有效改善生存率，且不足以长期缓解，在 90d 内复发率高达 90%。但对于晚期恶性肿瘤患者以及总体治疗目标为姑息治疗的患者，因该方法侵袭性小，可能是一个比较好的治疗选择。

（三）病因治疗

病因治疗是最重要的也是最根本的治疗手段。包括应用激素、抗炎药、抗感染药以及脱水利尿药治疗；如果明确是恶性心包积液，因其通常是晚期恶性肿瘤的标志，预防复发是主要问题。全身抗肿瘤治疗作为基线治疗可以预防高达 67% 的病例复发。

1．**全身化疗**　对于化疗敏感的肿瘤（如小细胞肺癌、非霍奇金淋巴瘤）且心包积液增长较慢者，给予全身有效化疗可使肿瘤缩小，抑制心包积液的产生，缓解恶性心包积液的临床症状。

2．**心包局部化疗**　不仅可以控制心包积液，而且可以延缓肿瘤的形成过程。将化疗药物注射到心包内，心脏的运动使药物扩散到整个表面，并通过淋巴管缓慢重新吸收。而通过直接扩散、淋巴管扩散是恶性肿瘤导致恶性心包积液最主要的原因。根据恶性肿瘤的来源，目前常用的局部化疗药物有卡铂、顺铂。

3．**心包腔内注射硬化剂**　心包内注射某些药物可刺激心包壁层、脏层，使之引起心包表面的炎症和粘连，从而消灭心包腔。常用硬化剂有四环素，但在 20% ~ 70% 的患者中出现了胸痛，另外 11% ~ 13% 的病例报告了房性心律不齐和心电图异常。另外一种硬化剂博来霉素的相关研究也在进行中，其引起的胸痛程度较四环素轻。细胞因子（干扰素 –α、干扰素 –2b 和白细胞介素 –2）也具有硬化作用。

4．**放射治疗**　①外照射：对放疗敏感的小细胞肺癌、淋巴瘤、白血病等，在心包积液引流后行心前区放疗，半数患者可获得局部控制，61% 患者的中位缓解期为 4 个月；②心包内注射放射性同位素，如金（^{198}Au）、磷（^{32}P），可获得较好治疗效果，但因放射性污染及治疗费用高等原因，较难推广应用。

（四）外科治疗

在诊断明确、药物治疗无效的情况下可行心包开窗引流或心包切除。手术治疗的目的在于解除已有的或可能发生的心脏压塞，清除心包积液，减少心包积液复发和防止晚期心包缩窄。但外科治疗恶性心包积液的并发症及死亡率较高，故应先选用非手术疗法。手术方式的选择需兼顾安全与疗效，依据患者的一般情况、病变范围、病期、预计生存期、手术风险而定。外科治疗的方式主要有如下 4 种：

1．**经剑突下心包开窗持续充分引流**　人为造成心包腔消失是有效治疗恶性心包积液的主要姑息治疗手段，操作简便迅速、损伤较小、近期效果明显，肺部并发症较少。但其复发率较高，对于长期生存率较高的患者不应该是首选方法，更适宜危重患者、高龄患者。

2．**经胸心包部分或完全切除、胸腔引流**　本方法引流完全，复发率低。由于切除了较多心包，减少了产生心包积液和产生心包缩窄的根源，因此手术效果确切可靠。但手术损伤较大，可能出现肺部及切口并发症。

3．**电视胸腔镜心包切除、胸腔引流**　可在较大的范围切除心包，损伤甚小，引流满意，术后并发症较少，但由于电视辅助胸腔镜外科手术（vido-assisted thoracoscopic surgery，VATS）需要单肺通气和双腔麻醉，因此在血流动力学不稳定的患者中无法进行。

4．**经皮球囊心包切开术**（percutaneous balloon pericardiotomy，PBP）　有大量证据表明，恶性肿瘤继发的症状性心包积液反复发作的患者可以使用微创手术 PBP 成功治疗。部分专家建议将其用作治疗恶性心包积液的初始和确定性治疗方式，尤其是对于晚期肿瘤患者，其生存期有限，可缓解其症状并改善生活质量。它成功阻止了 80% 以上的病例再次发生积液，对于大量恶性心包积液的有效率为 90% ~ 97%。

（五）多学科诊疗模式——最有效的心包积液治疗模式

心包积液是一种多种原因可导致的一个综合征的统称，原因多样、进程凶险、治疗复杂，特别是急性心包积液导致的心脏压塞属于临床急症，要想取得好的疗效必须多学科通力协作、争分夺秒。因此各医疗机构必须建立一种常设的、包括心血管内科、心血管外科、肿瘤内科、麻醉科、超声诊断科、放射诊断科、检验科、病理科、分子诊断中心、临床药学部、营养科等在内的多学科诊疗模式（multi-disciplinary treatment，MDT）模式，这才是心包积液最有效的治疗模式。

罗治彬（中国科学院大学重庆医院）

附：右肺腺癌致心包积液病例分析

病例摘要

患者，男性，55 岁。因右肺上叶腺癌靶向治疗 1 年余。呼吸困难、心悸、双下肢水肿 10d，加重 1d 入院。入院后行彩色超声显示大量心包积液，立即予以吸氧、利尿，床旁行超声引导下心包穿刺引流术，术后 3d 引流血性胸腔积液共计 1 050mL，患者呼吸困难、心悸、双下肢水肿症状明显缓解。

病例简介

现病史：患者，男性，55 岁。1 年前因咳嗽、咳痰、胸痛就诊于当地医院。CT 提示右肺上叶占位。行纤维支气管镜检查，病理报告显示：腺癌。基因检测示：EGFR 19 外显子缺失突变。结合相关影像学检查，明确诊断为右肺上叶腺癌并右肺门、纵隔淋巴结、骨转移 IV 期 EGFR del 19（＋）。有靶向治疗指征，具体用药如下：埃克替尼 125mg，3 次 /d。并定期予以唑来膦酸 4mg 抑制骨转移。10d 前患者无明显诱因出现呼吸困难、心悸，伴双下肢水肿，并呈进行性加重，无胸痛、咯血，无发热、盗汗，无血尿、腰痛，1d 前开始端坐呼吸，双下肢中重度凹陷性水肿。遂由家属送至肿瘤急诊科就诊。

既往史：有肝炎史：患乙型肝炎 10 年。目前口服恩替卡韦抗病毒治疗。否认结核史、疟疾史；否认高血压史、冠心病史、糖尿病史。20 年前行胆囊切除术。否认外伤史，否认输血史，预防接种史不详。

个人史：无疫区、疫情、疫水接触史。否认吸烟史、饮酒史。

婚育史：25 岁结婚，配偶身体健康，育 2 子 0 女。

家族史：父母已故，1 姐 1 妹健在。否认家族传染病史、遗传性病史、肿瘤病史。

体格检查

T 36.3℃，P 115 次 /min，R 27 次 /min，BP 102/70mmHg，氧饱和度 89%。急性病容，端坐呼吸，口唇发绀，全身浅表淋巴结未触及肿大。心律齐，心界向两侧扩大，心音遥远。双肺呼吸音清，下肺可闻及细湿啰音。腹平软，全腹部未触及明显压痛，肝脾未及，移动性浊音（－）。双下肢中重度凹陷性水肿。

辅助检查

彩色超声显示：心包大量积液（图 2-1-5）。

诊治经过

诊断：①右肺上叶腺癌并右肺门、纵隔淋巴结、肝、骨转移Ⅳ期；②大量心包积液（转移性可能）。

治疗：吸氧、利尿，立即行床旁超声引导下心包穿刺置管术，引流血性心包积液，并送检心包积液细胞学。

治疗结果：第1天引流血性心包积液500mL，患者呼吸困难、双下肢水肿症状明显改善，可半卧位；第2天引流血性心包积液400mL，可平卧；第3天引流血性心包积液150mL。第4天患者呼吸困难症状完全缓解，双下肢轻度水肿。复查B超示少量心包积液。心包积液查见腺癌细胞。

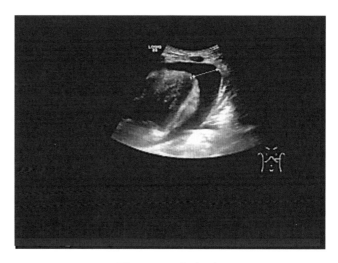

图2-1-5　心脏彩超

专家点评

恶性心包积液是肿瘤患者常见的临床急症之一。在肺癌、乳腺癌、淋巴瘤、白血病和黑色素瘤患者中更容易出现。晚期肺癌患者中，突然出现的呼吸困难、双下肢水肿、胸痛等表现需优先排除恶性心包积液的可能。根据病史、临床表现、心脏超声等辅助检查，一般诊断不难。彩色超声检查对诊断心包积液简单易行、迅速可靠，用于心包积液定量、定位，并可引导心包穿刺引流。一旦发现心包积液，应尽早进行心包穿刺引流，可控制急症，快速减少心包量，缓解症状。心包积液病理检查可帮助明确病因后给予针对性治疗。晚期肺癌合并恶性心包积液的治疗进展缓慢，目前主要的治疗手段包括局部引流、心包腔内药物灌注及全身抗肿瘤治疗。心包穿刺引流是缓解患者症状的初步治疗手段，后续治疗可参照前文综述内容。但是现阶段的治疗策略尚缺乏高级别循证医学证据和统一的疗效评价标准。如何早期识别、如何选择合适的时机进行干预、如何将不同治疗手段有机结合，有待进一步机制探讨和前瞻性随机对照研究的开展。

任艳鑫（云南省肿瘤医院/昆明医科大学第三附属医院）

第五节　上腔静脉综合征

上腔静脉综合征（superior vena cava syndrome，SVCS）又称上腔静脉阻塞综合征。是一组由于通过上腔静脉回流到右心房的血流完全或不完全受阻相互影响所致的综合征，为肿瘤临床上最常见的急症。患者症状主要表现为急性或亚急性呼吸困难和面颈部肿胀。若治疗不及时，SVCS将会导致患者上肢严重水肿、头痛、窒息，甚至危及生命。传统的SVCS治疗方法包括放射治疗、化学治疗和人造血管移植术，但治疗后患者的症状缓解慢，且不良反应多、创伤大、复发率高，近年来血管支架置入减症治疗得到广泛应用。目前临床上主要是减症治疗与病因治疗并重。减症治疗可以迅速缓解患者痛苦，减缓症状，并为病因治疗争取时间；而依据病因进行个性化的治疗，才能从根本上解决梗阻问题。

一、上腔静脉解剖学

上腔静脉收集上半身的静脉血回流右心房，是一条粗而短的静脉干，在右侧第 1 胸肋关节的后方由左、右无名（头臂）静脉汇合而成。沿升主动脉的右侧垂直下降，至右侧第 3 胸肋关节下缘注入右心房上部。上腔静脉全长约 7cm，无瓣膜，略向右凸。前面隔胸腺或脂肪组织和右胸膜的一部分与胸前壁相邻；后方为右肺根；左侧紧贴升主动脉；右侧有右胸膜的一部分和膈神经。在注入右心房之前有奇静脉自后方弓形向前跨过右肺根上方注入。其下段位于纤维性心包内，前面和两侧被心包的浆膜层所覆盖。上腔静脉及其属支构成上腔静脉系。凡来自头颈部、上肢和胸部（除心脏）的静脉，都属于上腔静脉系，最后都通过上腔静脉注入右心房。上腔静脉是一条薄壁、低压的大静脉，周围组织的病变都可能压迫上腔静脉导致 SVCS（图 2-1-6）。

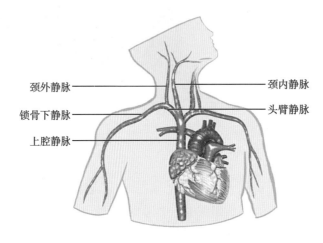

图 2-1-6　上腔静脉解剖图

二、病因

（一）恶性肿瘤性因素

恶性肿瘤是 SVCS 的主要病因，占 SVCS 发病因素的 87% ~ 97%。其中最常见为肺癌（52% ~ 81%），其次是淋巴瘤（2% ~ 20%）、纵隔转移性病变（8% ~ 10%），其他包括乳腺癌、食管癌、生殖细胞肿瘤、胸腺瘤、甲状腺癌和转移性疾病。由于上腔静脉解剖部位原因，右侧肺癌、右纵隔病变所致 SVCS 远高于左侧，左侧肺癌主要是纵隔内淋巴结肿大压迫上腔静脉管壁引起狭窄。

（二）非恶性肿瘤性因素

当上腔静脉周围出现良性肿瘤以及局部炎性病变，亦可导致上腔静脉周围组织压迫，如：
1. **前纵隔相关疾病**　胸骨后甲状腺肿、胸腺瘤、支气管囊肿等。
2. **慢性炎症性疾病**　上腔静脉炎、心包炎、纤维性纵隔炎、结核等。
3. **心脏相关疾病**　充血性心力衰竭、主动脉夹层、心脏先天性疾病。
4. 上腔静脉血栓形成或栓塞。

（三）医源性因素

1. 中心静脉置管、心脏起搏器置入继发上腔静脉血栓形成引起 SVCS。
2. 放疗后的纤维化。

3. 胸腔手术后纵隔局部血肿或升主动脉瘤等压迫上腔静脉。

4. 胸腔手术后心包出血、心肌梗死后假性室壁瘤压迫右心房引起上腔静脉回流不畅。

三、临床表现

SVCS 严重程度取决于静脉闭塞性疾病的持续时间、进展速度以及发生的侧支静脉循环量。SVCS 最常见的症状是头颈部及上肢非凹陷性的瘀血肿胀，平卧或弯腰时加重，坐位或站立时症状减轻或缓解，一般需高枕卧位才能入睡。其他症状可能包括呼吸困难、端坐呼吸、咳嗽，胸部广泛的静脉侧支建立。上腔静脉综合征的典型症状可分为个方面：神经、咽喉、面部和胸壁及上肢（表 2-1-18）。

表 2-1-18　上腔静脉阻塞的常见临床表现

神经症状	咽喉症状	面部症状	胸壁及上肢症状
头痛	咳嗽	鼻塞	颈部血管扩张
视线模糊	舌肿胀	结膜、眼眶周围水肿	胸壁血管扩张
视神经盘水肿	呼吸困难	面部水肿	上肢肿胀
意识认知水平下降	声音嘶哑、喉水肿	眼球突出	—

急性 SVCS 可导致颅内静脉压显著升高，可从正常 2 ～ 8mmHg 升至 40mmHg。可出现头痛、头晕及视觉症状，严重者可出现昏厥、脑水肿、脑疝形成甚至危及生命。恶性肿瘤引起的 SVCS 的症状还可能包括咯血、声音嘶哑、吞咽困难、发热、盗汗、体重减轻、嗜睡或可触及的颈部肿瘤或淋巴结。无症状的上腔静脉闭塞可能是由于手臂肿胀和颈部肿胀的快速发展而导致动静脉瘘的形成。

结合患者的肿瘤病史，临床症状及相应的影像学表现，即可确诊 SVCS。主要的检查手段包括：

1. **X 线检查**　若 X 线透视及平片发现上纵隔、右肺上叶、上腔静脉周围有占位影，肿块可能压迫上腔静脉。

2. **多普勒超声**　可帮助了解上腔静脉通畅程度，血栓范围，是否同时存在其他血管病变及外压性病变。

3. **CT 及磁共振**　可清楚显示上腔静脉受阻的具体部位及侧支循环情况，观察胸内结构，明确病因。

4. **上腔静脉造影**　于两侧肘静脉或股静脉穿刺置管，可显示梗阻的部位及远心端、近心段情况，但有并发症多需慎用。

四、治疗

SVCS 的治疗建议采取多学科综合治疗（MDT）模式，包括介入治疗、病因治疗（放疗、化疗和靶向治疗）、手术治疗和一般治疗等。

（一）介入治疗

血管内支架置入是目前常用的介入治疗手段，通过血管造影明确梗阻部位、程度及有无血栓形成等情况，选择合适长度的支架置入，可以有效恢复上腔静脉的血流，使临床症状迅速缓解。支架置入术通常适用于以下 3 种情况：①重度急性患者；②化疗后持续中度症状的患者；③化疗和放疗存在禁忌者。上腔静脉血管内治疗的技术成功率很高，在 84.5% ～ 100%。在恶性肿瘤的治疗中，支架置入介入治疗与放化疗相比，减轻症状的效果更为迅速可靠；与外科手术相比则具有创伤小、症状缓解迅速、并发症少、疗效确切、不影响随后抗肿瘤治疗等优点。血管内支架治疗 SVCS 虽然可以迅速缓解症状，但只是一种姑息性的治疗手段，在支架植入术后仍继续进行肿瘤病因治疗。血管成形术及支架置入相关的并发症发生率为 3%～7%。早期并发症包括上腔静脉重新开放引起的急性肺水肿、支架移位、肺栓塞、出血和插入部位的血肿；晚期并发症包括出血、支架再闭塞和死亡。支架置入术后会出现再梗死、支架移位、穿孔、感染、抗凝或溶栓导致出血等并发症，临床治疗中需要合理选择，提高安全性及治疗效果。

（二）病因治疗

当前恶性肿瘤是引起 SVCS 的主要原因，而其中小细胞肺癌、肺鳞癌和恶性淋巴瘤占绝大多数。这些肿瘤对放化疗多呈中等以上敏感，且当疾病发生 SVCS 时，患者往往已经失去根治性手术的机会，因此放疗与化疗是恶性肿瘤所致的 SVCS 临床上最为常用的治疗方法。小细胞肺癌合并 SVCS 患者应用调强适形放疗（intensity modulated radiation therapy，IMRT）和容积旋转调强放疗（volume modulated arc therapy，VMAT）治疗的总体耐受性均较好。IMRT 和 VMAT 均可作为常规放疗手段在小细胞肺癌合并 SVCS 的患者中应用。临床上为避免放射治疗开始时引起的暂时性水肿导致病情一过性加重，对化疗敏感的小细胞肺癌、恶性淋巴瘤及生殖细胞瘤可先做化疗。研究表明肺癌及恶性淋巴瘤所致 SVCS 选用敏感的联合化疗方案，总缓解率为 90%，1 周内缓解率为 86%。多项临床研究表明放化疗联合可提高有效率，与单纯放疗或化疗相比有更长的缓解时间，单纯放疗引起的局部水肿以及血栓机化而致病情加重的风险也有所降低。随着分子靶向治疗的应用，对于某些靶向治疗敏感的人群，靶向治疗也是一个很好的选择。总之，SVCS 病因复杂、治疗手段多样，临床医生应依据个体情况，在常规内科缓解症状的治疗基础上进行病因治疗，争取最大的临床获益。

（三）手术治疗

手术治疗是 SVCS 病因治疗及减轻症状治疗十分有效的措施之一。应根据肿瘤性质和患者具体情况慎重选择，一般认为以下情况可以考虑手术治疗：①良性肿瘤或者纵隔纤维化导致的逐渐发生的慢性 SVCS；②良性或者恶性肿瘤引起的急性 SVCS 伴有脑水肿症状；③恶性肿瘤瘤体压迫上腔静脉产生 SVCS，并且肿瘤能被完整切除的；④非小细胞肺癌；⑤一般情况良好，可耐受开胸手术者。手术治疗在良性肿瘤和非肿瘤因素所致 SVCS 的治疗中具有重要的地位，术后可以得到永久性根治。良性肿瘤对上腔静脉大多数仅产生压迫症状，仅需切除肿瘤即可缓解临床症状。对部分侵犯上腔静脉的病例，通过上腔静脉修补或置入血管支架即可恢复血管通畅。Magna 等研究显示肺癌合并上腔静脉综合征患者采用上腔静脉切除、人造血管重建术，其生存率明显得到提高。

纵隔肿瘤一般因标本采集困难术前无法明确诊断性质，虽然纵隔镜可以进行活检取材，但因上腔静脉阻塞严重，患者上肢及头颈部肿胀症状明显，出血危险性增加，故纵隔镜活检手术风险大，且纵隔镜活检手术仅用于明确病灶，无法缓解上腔静脉阻塞的症状。通过外科手术治疗既可以切除病灶并通过血管置换缓解症状，也可以明确诊断，因此大部分患者更倾向于直接选择手术治疗。

（四）一般治疗

1. 嘱患者采取半卧位或者高枕卧位，以减轻对心肺的压迫，保持呼吸道通畅。

2. **加强护理** 注意观察病情，监测水、电解质平衡，监测生命体征；观察患者呼吸和精神状态的改变；观察颜面部、颈部及上肢肿胀消退的情况；根据患者病情准确记录出入量；观察患者皮肤颜色、温湿度及末梢血液循环。

3．低盐饮食。

4．可酌情使用利尿剂、糖皮质激素，必要时使用抗凝药物。

5．避免在上肢末端进行侵入性和压迫性操作，避免使用上肢末端的血管，操作后的出血考虑的主要原因为静脉淤血。

6．选择注射的静脉血管时，应禁用颈外静脉、右侧上肢静脉及上腔静脉。应选择下肢静脉（首选右下肢）建立通道，以免加重上肢水肿。需要滴注化疗药物时，建议选择股静脉置管术作为给药途径更为安全。

（五）小结

SVCS 是肿瘤常见的急症，有些患者以此为首发症状就诊，需引起临床医师的高度重视。目前引起 SVCS 的最常见原因就是恶性肿瘤，因此，文中提及的治疗方式多针对恶性肿瘤引起的 SVCS。总之，SVCS 病因复杂，治疗方法多样，临床医生应在迅速诊断的同时，对症治疗与病因治疗相结合，在常规内科一般治疗的基础上，根据患者的具体情况选择最佳治疗方式，才能获得满意的治疗效果，有效延长患者的生存期。

杨润祥（云南省肿瘤医院 / 昆明医科大学第三附属医院）

杨　芳（云南省肿瘤医院 / 昆明医科大学第三附属医院）

/附：左肺小细胞肺癌致上腔静脉综合征病例分析/

病例摘要

患者老年男性。因咳嗽、咳痰 3 个月，面颈部水肿 1 个月入院。完善检查，胃泌素释放肽前体（pro GRP）858.6pg/mL，神经元特异性烯醇化酶（neuron specific enolase，NSE）50.4μg/L。肺部 CT 诊断：①左肺门区累及纵隔占位并左肺阻塞性炎变，性质考虑恶性；②左侧胸腔积液并左肺膨胀不全。气管镜活检病理：结合苏木精 – 伊红（hematoxylin and eosin，HE）染色及免疫组化结果为小细胞癌。

病例简介

主诉：咳嗽、咳痰 3 个月，呼吸困难、面颈部水肿 1 个月。

现病史：患者 3 个月无明显诱因出现咳嗽、咳痰，痰为白色泡沫痰，自服止咳药后好转，但咳嗽、咳痰仍反复出现。无痰中带血、劳累后胸闷、呼吸困难、发热，未予规范诊治。患者 1 个月前出现呼吸困难、咳嗽、咳痰，伴痰中带血，面颈部水肿，21d 前就诊于当地医院。肺部 CT 检查显示：考虑左肺中央型肺癌并纵隔淋巴结转移，左肺动脉、肺静脉受侵。患者为进一步诊治，入住云南省肿瘤医院。

既往史：高血压 4 年余，最高 180/140mmHg，服用苯磺酸氨氯地平降压治疗，血压控制良好，青霉素过敏，余无特殊。

家族史：父母已故。父亲、两弟弟均曾患肺癌。

体格检查

EOCG 评分 1 分。发育正常，营养良好，神清语利，自动体位，查体合作。颜面水肿，颈部增粗，颈软，气管居中，颈静脉充盈，颈部未扪及肿大的浅表淋巴结。胸廓对称无畸形，胸骨无压痛。胸部视诊：左侧呼吸减弱，肋间隙无明显增宽或缩窄；触诊：左肺语颤减弱，右肺语颤无明显增强或减弱，胸膜摩擦感未触及，皮下捻发感未触及；叩诊：左侧呈浊音，右肺呈清音，右肺下界（肩胛线第 10 肋间）移动度 6cm，左肺下界（肩胛线第 10 肋间）移动度 4cm；听诊：左肺呼吸音减低，右肺呼吸音清晰，未闻及干湿啰音，双侧无胸膜摩擦音。心界不大，律齐，无杂音，各瓣膜区未闻及杂音。腹部查体无特殊。

辅助检查

（1）实验室检查

肿瘤标志物：入院第 2 天：胃泌素释放肽前体（proGRP）858.6pg/mL（0～65pg/mL），神经元特异性烯醇化酶（NSE）50.4μg/L（0～16.3μg/L），其他肿瘤标志物无明显异常。

病理检查：入院第 3 天，左侧胸腔积液细胞学检查见小细胞癌。入院第 20 天，纤维支气管镜病理示（左肺活检）见少许挤压的蓝染细胞，考虑小细胞癌。入院第 22 天，病理免疫组化结果：Syn（+），CgA（+），CD56（+），CK（+），TTF1（+），LCA（-），Ki-67（+，约 80%），NAPSIN-A（-），P63（-），P40（-），CK5/6（-），CK7（-）。结合 HE 染色及免疫组化结果为小细胞癌。

（2）影像学检查：入院第 3 天，肺部 CT 示左肺上叶支气管狭窄，管壁增厚并周围不规则软组织肿块影，累及纵隔，最大层面范围约 9.3cm×6.9cm，平扫密度欠清，增强后明显欠均匀强化；病灶包绕左肺动脉并致其狭窄。左侧胸腔中等量积液，左肺见片状实变灶，增强后明显强化。影像学诊断：①左肺门区累及纵隔占位并左肺阻塞性炎变，性质考虑为恶性；②左侧胸腔积液并左肺膨胀不全。

诊治经过

诊断：①左肺小细胞癌，广泛期；②上腔静脉综合征（SVCS）；③原发性高血压 3 级，很高危组；④左侧恶性胸腔积液。

治疗

（1）左侧胸腔穿刺，引流胸腔积液，改善肺功能。

（2）对症治疗，吸氧、雾化、止咳、去痰、止血。

（3）原发病治疗，抗肿瘤免疫治疗（抗 PD-L1）+ 依托泊苷 + 卡铂。治疗期间特别注意，选择股静脉穿刺置管输液。给予利尿、碱化尿液，预防肿瘤溶解综合征发生。

（4）继续口服降压药物控制血压。

治疗结果：患者规范行 4 周期抗肿瘤免疫治疗（抗 PD-L1）+ 依托泊苷 + 卡铂治疗。第 1 周期化疗后第 3 天，患者颜面部水肿及呼吸困难症状有所好转。每 2 周期复查评估病情，4 周期疗效评估为 PR（部分缓解），目前抗肿瘤免疫治疗维持。

治疗前后对比：见图 2-1-7。

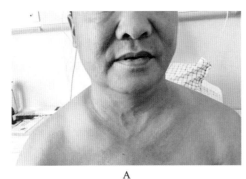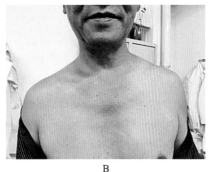

图 2-1-7　患者治疗前后对比
A. 治疗前；B. 治疗后。

专家点评

上腔静脉综合征为临床上最常见的肿瘤急症，若治疗不及时，严重时可危及生命。研究数据显示，恶性肿瘤是上腔静脉综合征的最主要病因，其中，最常见的即为肺癌。本案例为典型左肺小细胞癌广泛期合并上腔静脉综合征的患者，该患者确诊时间长，故临床上应特别注意联合胃泌素释放肽前体（proGRP）、经元特异性烯醇化酶（NSE）指标，诊断小细胞肺癌，尽量缩短确诊时间，争取尽快行抗肿瘤治疗，缓解症状。其经抗肿瘤治疗后，病情好转，疗效甚佳。因小细胞肺癌患者对病因治疗敏感，抗肿瘤治疗后即可快速缓解上腔静脉综合征症状，故本案例患者血管未行支架置入。

目前数据显示，小细胞肺癌占肺癌新发病例的 15%～20%。具有以下特点：小细胞肺癌是一种低分化高度恶性肿瘤，部分具有神经内分泌特性。生长快，侵袭力强，转移发生早，常发生纵隔淋巴结转移，表现为大包块压迫周围组织、累及上腔静脉等造成 SVCS。患者出现胸闷、气短、颜面部水肿等症状，病死率极高。小细胞肺癌患者对放、化疗敏感，但大部分 2 年内出现疾病复发，生存率较低。放疗合并化疗是小细胞肺癌合并 SVCS 最常用的治疗方式之一，可以短期内缓解 SVCS，延长患者生存期。既往临床上小细胞肺癌广泛期的治疗方法，以化疗居多，自 Impower133 研究最终数据公布，《CSCO 小细胞肺癌诊疗指南 2020》，将化疗＋免疫治疗作为Ⅰ级推荐（优选，ⅠA 类证据），用阿替利珠＋依托泊苷＋卡铂 4 周期后，阿替利珠维持治疗。应用免疫治疗后，要注意免疫相关不良反应（irAEs）的监测、管理。目前研究显示，最主要的毒性集中发生在和免疫相关的器官，如肠道、皮肤、甲状腺和肝脏；毒性出现的时间为：肝脏＞肺炎＞肠炎＞甲状腺功能减退＞甲状腺功能亢进＞严重皮肤毒性；时间跨度不一致：内分泌毒性的恢复时间最长。皮肤毒性通常用药后 2～3 周开始出现；胃肠道毒性通常用药后 5 周左右出现；肝脏和内分泌毒性通常用药后 6～7 周出现。尽管 irAEs 的发生时间不同，大体在 1～6 个月内发生，但是大部分免疫相关不良反应（irAEs）是可逆的。irAEs 处理的通用原则：激素及免疫抑制剂的应用。大多数 irAEs 可以通过暂停给药 ± 类固醇皮质激素得以控制，且可以逆转。出现免疫相关不良反应时，早期接受激素治疗的患者改善 irAEs 预后更好，激素的治疗不会恶化免疫治疗的疗效。

上腔静脉受压容易导致血栓，临床应根据患者具体情况，评估是否予以抗血栓治疗。同时要注意，合并有 SVCS 的患者应尽量避免上肢静脉输液，因上肢输液一方面会因容量增加而加重病情，另一方面因血液流速较慢，药物在局部静脉浓度增高，容易导致血栓形成和静脉炎的发生。另外，还应避免在上肢末端进行侵入性和压迫性操作。

张祥武（云南省肿瘤医院／昆明医科大学第三附属医院）

第六节　心律失常

近年来，随着医学诊疗水平的不断提高，恶性肿瘤患者的生存期不断延长，逐渐以一种慢性病模式存在，但与此同时，抗肿瘤治疗引起的一系列心血管系统疾病日益凸显。因此，肿瘤心脏病学（tumor-cardiology）应运而生，欧洲心脏病学会（ESC）、加拿大心血管协会、美国临床肿瘤学会（ASCO）和欧洲肿瘤内科学会（European Society for Medical Oncology，ESMO）于2016—2019年先后发布了《癌症治疗与心血管毒性预防、评估及管理指南》。在接受抗肿瘤治疗的患者中，16%～36%可发生心律失常，化疗、靶向治疗及免疫治疗相关的心律失常，包括窦性心动过缓、窦性心动过速、房室传导阻滞、心房颤动（房颤）、室性心动过速（室速）、心室颤动（室颤）等。特别是QT间期延长，若诱发尖端扭转型室速（torsade de pointes，TDP）可危及生命，在抗肿瘤治疗过程中被广泛关注。本节结合目前有关指南和研究进展，就肿瘤治疗中常见的严重的心律失常的发生机制、危险因素及治疗、管理进行综述。

一、QT间期延长

（一）QT间期延长的危险因素与发生机制

QT间期延长指QTc［校正的QT间期，美国FDA规定用Fridericia公式计算，即$QTcF=QT/(RR^{0.33})>450ms$（男）、$QTc>460ms$（女），尤其当$QTc>500ms$或$\Delta QTc>60ms$（较基线延长$>60ms$）］时诱发TDP的风险显著增高，应予高度关注。对于癌症患者，QT间期延长与多种危险因素相关，如抗肿瘤药物、电解质紊乱（尤其低钾、低镁）、联合用药、合并其他疾病（如肝肾功能不全、心脏基础疾病）等，不同化疗药诱发QT间期延长的风险也不同。如三氧化二砷可导致心肌细胞离子通道功能异常、氧化应激损伤、诱导心肌细胞凋亡等，进而造成QT间期延长。另外，多种酪氨酸激酶抑制剂（tyrosine kinase inhibitors，TKIs）也可引起QT间期延长（表2-1-19）。

表2-1-19　肿瘤药物相关心律失常类型汇总表

类别/靶点	药名	AF	SVT	心动过缓	AVB	QTc延长	TdP	VT/VF	SCD
混杂的	三氧化二砷	++	++	−	+	+++	++	+	+
烷化剂	蒽环类药物	+	nd	nd	nd	nd	−	nd	nd
	白消安	nd	nd	−	nd	−	−	−	nd
	环磷酰胺	nd	nd	−	nd	nd	−	nd	−
	异环磷酰胺	nd	−	nd	nd	nd	−	nd	nd
	左旋苯丙氨酸氮芥	nd	nd	−	−	−	−	nd	nd
抗代谢类	氟尿嘧啶	nd	nd	nd	nd	nd	−	nd	nd
	卡培他滨	++	−	++	−	+	−	−	+
	氯法拉滨	nd	nd	nd	−	−	−	−	−
	阿糖胞苷	nd	−	nd	−	−	−	−	−
	吉西他滨	+	+	−	−	−	−	−	−
抗微管类	紫杉醇	+	+	++	+	−	−	+	−
铂类	顺铂	+	+	+	−	−	−	+	−

续表

类别/靶点	药名	AF	SVT	心动过缓	AVB	QTc延长	TdP	VT/VF	SCD
免疫调节剂	来那度胺	nd	nd	nd	−	−	−	−	−
	沙利度胺	+	+	+	−	−	−	−	−
蛋白酶体抑制剂	硼替佐米	nd	−	nd	nd	nd	nd	nd	nd
	卡非佐米	nd	nd	nd	nd	−	−	−	nd
组蛋白去乙酰化酶抑制剂	罗米地辛	+	++	−	−	++	+	++	+
	帕比司他	−	−	−	−	++	−	−	−
	伏立诺他	−	−	nd	−	++	−	−	−
CDK4/6抑制剂	瑞博西尼	−	−	−	−	++	−	−	−
mTOR抑制剂	依维莫司	++	−	−	−	−	−	−	−
单克隆抗体	阿伦单抗（anti-CD52）	++	−	++	−	−	−	+	+
	西妥昔单抗（anti-EGFR）	+	−	+	−	−	−	+	+
	耐昔妥珠单抗（anti-EGFR）	−	+	−	−	−	−	−	++
	帕妥珠单抗（anti-EGFR）	+	+	+	−	−	−	+	+
	利妥西单抗（anti-CD20）	+	+	+	+	+	+	+	+
	曲妥珠单抗（anti-HER2）	++	++	+	−	−	−	+	+
多靶点的酪氨酸激酶抑制剂	奥希替尼（EGFR）	−	−	−	−	++	−	−	−
	拉帕替尼（HER2）	+	+	−	−	+	−	−	−
	乐伐替尼（VEGFR）	−	−	−	−	++	−	−	−
	帕唑帕尼（VEGFR）	−	−	+++	−	++	−	−	−
	索拉非尼（VEGFR）	+	−	+	+	+	+	−	−
	舒尼替尼（VEGFR）	−	−	+	−	+	+	−	−
	凡德他尼（VEGFR）	−	−	−	−	+++	−	+	+
	博舒替尼（BCR-ABL1）	−	−	+	−	++	−	−	−
	达沙替尼（BCR-ABL1）	+	+	−	−	+	−	+	+
	伊马替尼（BCR-ABL1）	+	+	−	−	−	−	−	−
	尼洛替尼（BCR-ABL1）	++	−	++	++	++	−	−	+
	普纳替尼（BCR-ABL1）	++	+	+	+	+	−	+	−
	伊鲁替尼（BTK）	+++	−	−	−	−	−	+	+
	爱乐替尼（ALK）	−	−	+++	−	+	−	−	−
	赛丽替尼（ALK）	−	−	+	−	++	−	−	−
	克唑替尼（ALK）	−	−	+++	−	+	−	−	−
	布加替尼（ALK）	−	−	++	−	−	−	−	−
	劳拉替尼（ALK）	−	−	−	+	−	−	−	−
	恩考芬尼（BRAF）	−	−	−	−	+	−	−	−
	维罗非尼（BRAF）	++	+	+	−	+++	+	−	−
	吉瑞替尼（FTL3）	−	−	−	−	++	−	−	−
	曲美替尼（MEK）	−	−	++	−	++	−	−	−
	鲁索替尼（JAK）	−	−	+	−	+	−	−	−

续表

类别/靶点	药名	AF	SVT	心动过缓	AVB	QTc延长	TdP	VT/VF	SCD
免疫检查点抑制剂	伊匹单抗（anti-CTLA4）	+	-	+	+	-	-	+	+
	纳武单抗（anti-PD1）	+	-	+	+	-	-	+	+
	派姆单抗（anti-PD1）	+	-	+	+	-	-	+	+
CAR T 细胞疗法	CTL019（anti-CD19）	++	++	-	-	-	-	-	-

注：AF 为心房颤动（atrial fibrillation）；SVT 为室上性心动过速（supraventricular tachycardia）；AVB 为房室传导阻滞（atrioventricular block）；QTc 为 QT 间期；TDP：尖端扭转型室性心动过速（torsade de pointes）；VT 为室性心动过速（ventricular tachycardia）；VF 为心室颤动室颤（ventricle fibrillation）；SCD 为心源性猝死（sudden cardiac death）；nd 为未明确（not detectable）。

（二）QT 间期延长的监测与管理

上述指南均建议在抗肿瘤治疗前、中、后，均应对 QT 间期及 QT 间期延长的危险因素进行评估，并严格控制可导致 QT 间期延长的危险因素。治疗中应详细记录患者的用药情况，并注意肿瘤患者的辅助治疗药物，如昂丹司琼、抗真菌治疗类药物、环丙沙星等也可能诱发心律失常。建议心电图及电解质的监测流程为：治疗前获取基线资料，治疗开始或剂量调整后 7 ～ 15d 复查，之后每个月复查 1 次，3 个月后根据化疗药物的应用及患者具体情况进行定期监测；腹泻患者发生电解质紊乱的风险更高，应密切监测；接受三氧化二砷治疗的患者应每周复查心电图。抗肿瘤治疗期间，如果 QTc ＞ 500ms 或 QTc 较基线值延长 60ms 以上，需暂停治疗，纠正电解质紊乱，控制可导致 QT 间期延长的危险因素。QT 间期恢复正常后，可继续治疗，但药物需减量。恶性肿瘤发病率高、病死率高，靶向药物治疗带来的获益与其诱发 TDP 的风险相比，利可能大于弊，如果没有替代治疗方案，应在加强 QT 间期监测的情况下进行治疗，监测频率应个体化。

二、心房颤动

（一）房颤发生机制

已有文献报道，恶性肿瘤患者新发房颤率有所增加。反之，在房颤患者中，恶性肿瘤的患病率亦增加。虽然目前恶性肿瘤患者易患房颤的病理生理机制尚不完全明确，但已有初步的认识，恶性肿瘤患者常合并电解质紊乱、代谢紊乱、炎症反应、自主神经功能障碍等。以上因素均为房颤的诱发因素。肿瘤相关性房颤，最常见的为术后房颤，其中以开胸手术（尤其是肺叶切除术后）更为常见。术后系统性炎症、氧化应激、交感神经系统亢进等因素亦可导致房颤的发生。抗肿瘤相关治疗是导致肿瘤患者易合并房颤的重要原因。恶性肿瘤化疗过程中常应用细胞毒性药物（如顺铂、卡培他滨、蒽环类药物、紫杉醇、吉西他滨）、靶向药物、大剂量类固醇激素、止吐剂（如昂丹司琼）等，以上药物均可导致心肌功能不全，诱发房颤（见表 2-1-19）。其中，据报道，接受布鲁顿酪氨酸激酶（Bruton's tyrosine kinase，BTK）抑制剂伊鲁替尼（ibrutinib）治疗的患者中，约有 16% 会出现房颤。免疫检查点抑制剂除导致心肌炎诱发房颤外，亦有报道称其可导致甲亢，从而增加房颤的发生风险。

（二）恶性肿瘤患者房颤的治疗与管理

1. 术后房颤的预测　高龄、男性、手术时间长、晚期恶性肿瘤、术后发生并发症、需要输血、高血压病史及术前有阵发性房颤等，均是协助预测术后房颤发生的危险因素。因而术前应完善心电图、超声心动图、N-末端B型钠尿肽前体（NT-pro BNP）、心肌酶等，评估术后房颤发生的风险。有研究报道，行肺癌开胸手术的患者，术前24h或术后1h NT-pro BNP升高的患者，术后房颤发生率较NT-pro BNP正常组增高。另一项研究结果提示，术后NT-pro BNP高于182ng/L对于肺癌术后房颤的发生具有预测价值。以BNP 30pg/mL为节点预测肺癌术后房颤发生，具有93%的特异性，77%的敏感性。有学者认为超声心动图的某些指标或也可预测术后房颤的发生，尤其是左心室舒张功能降低或左心室舒张末期压力增高。

2. 术后房颤的预防性治疗　外科术后房颤发生率高、影响患者预后，且目前可通过NT-pro BNP等指标预测术后房颤的发生。基于此，已有学者开始探索通过对高危患者进行预防性治疗，降低术后房颤发生率。Cardnale等报道的PRESAGE试验中，共1 116例患者接受肺癌手术治疗，术前24h及术后即刻测定NT-pro BNP，320例（29%）出现NT-pro BNP升高，其中108例给予美托洛尔、102例给予氯沙坦预防房颤，110例作为对照组，术后3组患者房颤的发生率分别为6%、12%、40%。该研究提示，预防性应用美托洛尔或氯沙坦或可降低术后房颤的发生风险。另一项以食管癌患者为对象的研究表明，术前应用血管紧张素转换酶抑制剂/血管紧张素Ⅱ受体拮抗剂可降低术后房颤的发生风险，但术前应用钙通道阻滞剂却增加术后房颤发生的风险。

3. 恶性肿瘤合并房颤患者的抗凝管理　恶性肿瘤导致高凝状态，血栓栓塞风险增加，同时出血风险也高。目前《AHA/ACC/HRS心房颤动患者管理指南（2019版）》指南推荐采用CHA_2DS_2-VASc评分评估房颤患者的卒中发生风险，同样该评分也适用于先前已合并房颤肿瘤患者的卒中风险评估，但不太适用于恶性肿瘤导致的血液高凝状态和抗肿瘤治疗中新发房颤患者的卒中风险评估。此外，因为抗肿瘤药物应用及肿瘤患者本身代谢异常，抗凝治疗疗效及出血风险难以预测，对于恶性肿瘤合并房颤患者，如何权衡血栓形成与出血风险，是目前面临的一个巨大挑战，抗凝治疗前建议对患者进行充分评估，是否启动抗凝治疗应考虑患者是否合并其他疾病、出血风险及患者的治疗意愿。建议对CHA_2DS_2-VASc $\geq$ 2分的患者，如果血小板计数 > 50×10^9/L，可考虑应用维生素K拮抗剂，并进行有效的抗凝管理［国际标准化比值（international nor malized ratia，INR）达标时间 > 70%］；即使是脑卒中低风险的房颤患者，因合并肿瘤时静脉血栓栓塞症形成风险增加，也应考虑抗凝。抗凝治疗药物包括低分子量肝素（LMWH；作为短期到中期的治疗方案）、维生素K拮抗剂（如华法林）、非维生素K拮抗剂口服抗凝药（non-vitamin K antagonist oral anticoagulants，NOACs）。在抗肿瘤治疗前和治疗后，机体处于稳定状态（即药物治疗方案、肝肾功能、血常规及凝血功能稳定）时，建议使用任何一种维生素K拮抗剂或NOACs；而在抗肿瘤治疗期间，则首选LMWH抗凝治疗。已经出现转移或出血风险高的癌症患者，INR变异较大，通常情况下避免使用华法林，推荐使用LMWH。另外，一项临床试验报道表明伊鲁替尼联合华法林抗凝治疗会导致患者出血风险明显增加（发生率约50%），此类患者建议首选LMWH。目前，直接口服NOACs是肿瘤合并房颤患者一种比较经济、方便的选择，NOACs如利伐沙班、阿哌沙班和依多沙班对癌症相关的血栓栓塞治疗有效，但NOACs有增加出血的风险（特别是在胃肠道或泌尿道肿瘤中）。当无法使用NOACs和LMWH时，可次选维生素K拮抗剂（如华法林）来进行长期抗凝治疗，治疗期间应使INR维持在2～3。

4. 恶性肿瘤合并房颤患者节律控制和心室率控制策略　恶性肿瘤合并房颤患者治疗的首要目标是控制心室率，可选用β-受体阻滞剂、钙通道阻滞剂和地高辛，若患者心悸、呼吸困难等症状持续不缓解，可考虑使用抗心律失常药物。恶性肿瘤合并房颤患者是否可应用抗心律失常药物复律也是一难点，恶性肿瘤患者长期抗凝存在风险，故恢复并维持窦性心律为佳。但复律药物，如胺碘酮可导致QT间期延长，同时肿瘤患者可能合并多个导致QT间期延长因素，在该人群中抗心律失常药物的应用证据有限。MD Anderson 癌症中心曾报道一项回顾性研究结果显示，应用伊布利特复律肿瘤合并房颤患者，75% 的患者复律成功，84% 的患者应用至少 1 种可导致 QT 间期延长的药物，但应用伊布利特前后，QTc 未发生明显改变，提示伊布利特用于癌症合并房颤患者复律时，安全有效，但该研究为单中心、小样本、回顾性研究，其准确性仍有待进一步验证。另外，值得注意的是，胺碘酮、地高辛和钙通道阻滞剂地尔硫䓬、维拉帕米会干扰酪氨酸激酶抑制剂（tyrosine kinase inhibitor，TKI）伊鲁替尼的肝代谢过程，导致依鲁替尼血药浓度增高和不良反应增加，因此，此类患者在控制心室率时应首选 β- 受体阻滞剂阿替洛尔或美托洛尔，且应尽可能不中断伊鲁替尼治疗，但需降低药物剂量，因两种方案对心室率控制的效果相当，而若中断依鲁替尼治疗会导致癌症进展风险显著增加。肿瘤合并房颤的患者应进行个体化管理，心室率、节律的控制应以患者为中心、症状控制为导向。β 受体阻滞剂和非二氢吡啶类钙通道阻滞剂可控制房颤患者心室率并控制室上性心律失常。合并心力衰竭且不能耐受上述药物的患者，可考虑应用洋地黄类药物。

三、室性心律失常

（一）室性心律失常发生机制

在癌症治疗中，虽然室性心律失常（ventricular arrhythmias，VA）发生率较房性心律失常低，但预后较差，可导致心源性猝死（sudden cardiac death，SCD）。抗肿瘤治疗可诱发室速、室颤，甚至导致晕厥、猝死。如前所述，化疗药物（如三氧化二砷等）、电解质紊乱等因素可导致 QT 间期延长，进而诱发 TDP；TKIs 如舒尼替尼、尼罗替尼、凡德他尼等，可诱导 QT 间期延长的靶向药物也有诱发 TDP 和 SCD 的风险，但发生率低于 0.3%。另外，单克隆抗体西妥昔单抗、利妥昔单抗、帕妥珠单抗和曲妥珠单抗也会引起 VA 和 SCD；免疫检查点抑制剂可引起免疫介导的心包炎或心肌炎，引发室性心律失常并可能导致心搏骤停。此外，室性心律失常的发生还与放 / 化疗导致的急、慢性心血管毒性（主要是左心功能障碍和心肌缺血）相关。多种化疗药物可增加心绞痛、急性心肌梗死的风险，而急性冠脉综合征是临床中导致室性心律失常常见的原因。如顺铂可导致血管内皮损伤，并促进血栓素形成、血小板激活与聚集；氟尿嘧啶和卡培他滨可通过诱发血管痉挛导致急性冠脉综合征；血管内皮生长因子抑制剂可干扰斑块部位新生血管形成及完整性，致急性心血管事件风险增加 2 ～ 6 倍；放射治疗除作用肿瘤细胞外，还非特异性损伤正常细胞，其中内皮细胞是最易受损的，如霍奇金淋巴瘤放疗后 20 年的患者，约 20% 出现了左主干开口 / 右冠状动脉的严重狭窄；行左乳放疗的乳腺癌患者冠脉狭窄风险高，且狭窄事件在放疗后 5 年仍可发生。最后，某些可通过自分泌激素的肿瘤（如嗜铬细胞瘤分泌儿茶酚胺、类癌瘤分泌 5- 羟色胺）或通过直接机械刺激心脏或心包的原发性、继发性心脏肿瘤（如原发部位为心脏的血管肉瘤）均易引发室性心律失常；多发性骨髓瘤分泌的相关蛋白引起心肌淀粉样变性，可诱发顽固性充血性心力衰竭、心律失常、传导阻滞和猝死。

（二）恶性肿瘤患者室性心律失常治疗与管理

室性心律失常在肿瘤的治疗中并不常见。通常继发于其他心脏疾病或 QT 间期延长诱发的 TDP；其中 QT 间期延长诱发的 TDP 导致的 SCD 更为多见。建议对接受肿瘤治疗的患者，应定期进行心血管毒性的筛查，早发现、早干预。当发生室性心律失常时，诊疗流程参照《2020 室性心律失常中国专家共识指南》进行处理。

四、缓慢性心律失常和房室传导阻滞

（一）缓慢性心律失常和房室传导阻滞发生机制

目前研究认为放疗、某些化疗和靶向治疗药物和免疫治疗均可引起患者出现不同程度的心动过缓。放疗后可出现窦房结功能障碍和心脏传导系统异常，这种病变可能为永久性不可逆的，主要是由于胸部放疗可能造成放疗性心肌损伤及纤维化，导致房室结、希氏束等心脏传导系统受损；已有研究表明在放疗后早期即可出现房室传导阻滞、右束支传导阻滞。某些化疗药物，如沙利度胺等可导致窦房结功能障碍、缓慢性心律失常及心脏传导阻滞，沙利度胺导致的副交感神经系统过度激活和甲状腺功能减退，是其诱发缓慢性心律失常的可能机制。Fahdi 等回顾性分析了 96 例应用沙利度胺治疗的多发性骨髓瘤患者，52 例（53%）出现心率降低（＜ 60 次 /min），其中 10 例患者出现与窦性心动过缓相关的症状，沙利度胺减量后好转；另外，接近 30% 的患者在紫杉醇治疗中会出现无症状性心动过缓，多数患者发生在紫杉醇化疗开始后的第 1～2 周期，少数发生在 24h 内，但大多为自限性的，停药后 48～72h 可缓解。此外，窦性心动过缓在 TKIs 中也较为多见，在血管内皮细胞生长因子受体（vascular endothelial growth factor receptor，VEGFR）小分子抑制剂中，帕唑帕尼最易引发窦性心动过缓（发生率为 2%～19%），舒尼替尼可导致甲状腺功能减退从而也诱发心动过缓；克唑替尼［间变性淋巴瘤激酶（anaplastic lymphoma kinase，ALK）抑制剂］治疗的患者中约有 15% 发生过心动过缓。在接受免疫检查点抑制剂治疗的患者中，常发生严重的房室传导阻滞，其发生率仅次于心肌炎；据报道免疫治疗相关的心脏毒性中约 10% 是房室传导阻滞或心脏传导系统疾病，可造成其中近一半的患者死亡。

（二）恶性肿瘤患者缓慢性心律失常和房室传导阻滞治疗与管理

在癌症治疗中，存在心动过缓风险的患者常包含以下因素：先前已诊断存在心脏传导异常（束支或房室传导阻滞），长期服用负调控心脏变时性和变传导性的药物（β- 受体阻滞剂、地高辛和钙通道阻滞剂）或抗心律失常药，或对心动过缓耐受性差的患者。这些患者可能常合并缺血性心脏病、心肌病或充血性心力衰竭，当需使用与心动过缓相关的抗肿瘤药物，包括克唑替尼、紫杉醇、帕唑帕尼和沙利度胺时，应谨慎并密切监测患者心率和血压。对于出现症状的心动过缓患者，须暂停使用任何可能导致心动过缓的药物，直到症状消失可恢复使用；关于选择单独使用导致心动过缓相关抗肿瘤药物或心血管系统药物，还是二者联合使用但降低剂量，和是否植入心脏起搏器，须依据 2018 ACC/AHA/HRS 发布的《心动过缓和心脏传导延迟患者评估和管理指南》进行。任何危及生命的心动过缓需停止抗肿瘤治疗，除非与心动过缓相关药物可以停用或调整剂量（如 β 受体阻滞剂和钙离子通道阻滞剂），才可恢复抗肿瘤治疗且需密切监测，此时可联合使用心脏起搏器。整个过程中，电解质尤其是血清 K^+ 水平，以及肾和甲状腺功能需进行定期检查。在接受免疫检查点抑制剂治疗的患者中，若出现新的心脏传导异常，应尽早评估是否存在心肌炎。最后，对于缓慢型心律失常和房室传导阻滞的患者，应进行个体化管理，在考虑是否进行药物或起搏器治疗（包括临时起搏及永久起搏）前，应首先去除诱因。

五、总结与展望

心律失常可发生在抗肿瘤治疗的各个时期。针对心律失常的治疗应遵循个体化原则，尤其是在制订抗心律失常药物治疗方案或考虑心脏电子器械治疗（如植入型心律转变除颤器）时，应充分考虑心脏疾病相关的预期寿命、肿瘤相关预期寿命、生活质量和出现并发症的风险。对于恶性肿瘤合并心律

失常的管理与治疗，存在诸多难点与疑问。随着肿瘤心脏病学的发展以及相关指南的推出及更新，为恶性肿瘤合并心律失常患者的临床治疗与管理提供了一定的依据。但大规模流行病学调查及临床研究数据有限，尤其在我国，相关循证医学证据更为匮乏。我国恶性肿瘤患者基数庞大，未来需要通过多中心、多学科的通力合作，建立肿瘤心脏病患者数据库，强化相关基础与临床研究，为肿瘤合并心脏病患者的治疗与管理，提供确切的依据。

刘　莹（大连医科大学附属第一医院）

司金萍（大连医科大学附属第一医院）

附：恶性间皮瘤治疗致心律失常病例分析

病例摘要

患者，男性，73 岁。因咳嗽伴胸闷、气短 3 个月入院。诊断为恶性间皮瘤。行 3 周期培美曲塞＋铂类化疗后效果欠佳，后行阿替利珠单抗（atezolizumab）＋培美曲塞治疗 2 周期后，出现明显胸闷、气短等症状，急诊入心内科。住院期间反复出现房性心动过速（房速）、房扑等心律失常，先后予以普罗帕酮、维拉帕米、胺碘酮治疗心律失常得以控制。

病例简介

现病史：患者，男性，73 岁。因咳嗽伴胸闷、气短 3 个月入院。入院后行正电子发射计算机体层显像仪（PET/CT）：首先考虑右肺中叶肺癌伴多发转移，胸膜原发恶性肿瘤所致不除外。进一步行胸腔镜下右侧胸膜结节活检术。病理报告：恶性胸膜间皮瘤。诊为：恶性胸膜间皮瘤。化疗前 BNP、心脏彩超、心电图检查未见明显异常。前 3 周期化疗方案分别为培美曲塞＋顺铂；培美曲塞＋卡铂；培美曲塞＋洛铂；疗效评价为疾病稳定（stable disease，SD）。因前 3 周期化疗效果欠佳，第 4 周期调整为阿替利珠单抗＋培美曲塞治疗；1 周期后化验 NT Pro BNP 为 844ng/L（正常 0 ～ 125ng/L），心脏彩超示左室舒张功能减低；第二周期阿替利珠单抗＋培美曲塞治疗结束后第 2 天突发明显胸闷、气短，急诊入心内科治疗。住院期间反复出现心悸，多次行心电图提示房速、房扑（图 2-1-8）。先后予以普罗帕酮、维拉帕米、胺碘酮治疗。心电图显示：窦性心律 QT 间期延长。转复为窦性心律后，长期口服普罗帕酮控制心律失常，病情好转出院。

既往史：有高血压病史 6 年余，血压最高达 180/100mmHg，平素口服琥珀酸美托洛尔缓释片及培垛普利控制血压，血压控制在 120/80mmHg 左右；既往无胸痛、胸闷、气短等不适，偶有心悸发作。否认手术史及药物过敏。

个人史：否认吸烟、饮酒史。

婚育史：适龄结婚，配偶健在，育有 1 子 1 女。

家族史：否认家族遗传病、传染病史。

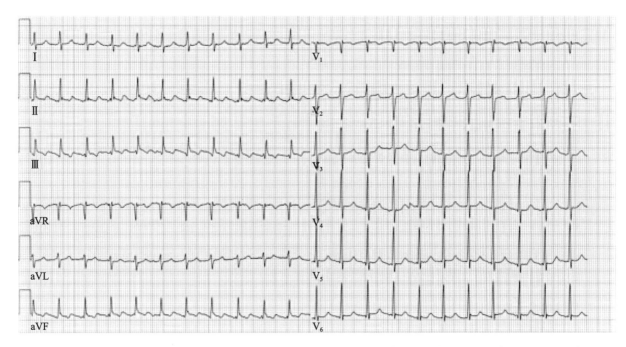

图 2-1-8　心电图示房扑（第二周期 PD-L1 单抗治疗后）、QTc（474ms）间期延长（胺碘酮治疗后）

体格检查

T 36.7℃，HR 148 次 /min，R 19 次 /min，BP 150/80mmHg。双肺呼吸音弱，未闻及干湿啰音。心律齐，心脏各瓣膜听诊区未闻及病理性杂音。腹平软，肝脾肋下未触及。双下肢无水肿。

辅助检查

超声心动图及实验室检查（表 2-1-20）。

表 2-1-20　治疗前后超声心动图相关指标对比

检查节点	化疗前	PD-L1 化疗 1 周期后	PD-L1 化疗 2 周期后	停用 PD-L1 化疗后 2 个月
左心房前后径 /mm	31	34	36	32
左心室舒张末期内径 /mm	46	46	47	45
左心室射血分数 /%	63	59	59	58
二尖瓣血流速度 E/（cm·s^{-1}）	87	80	82	61
二尖瓣血流速度 A/（cm·s^{-1}）	82	105	97	91
二尖瓣 E/A	1.1	0.76	0.84	0.67
二尖瓣心肌运动速度 e'/（cm·s^{-1}）		5	9	8.24
二尖瓣 E/e'		16	9	7.4
BNP/（ng·L^{-1}）	10.96		1100	41.6
NT-proBNP/（ng·L^{-1}）		844		

实验室检查：心肌酶、心肌标志物未见异常；甲状腺功能未检测。

诊疗经过

诊断：①恶性胸膜间瘤；②急性左心衰竭；③心律失常，房性心动过速，房扑；④高血压病3级，很高危组；⑤右侧胸腔积液。

治疗：

（1）急性左心衰竭：给予利尿、扩血管，改善心力衰竭症状。

（2）房速：普罗帕酮100mg，2次/d口服控制心律失常，心律失常控制不佳，故普罗帕酮加量为150mg，3次/d口服。心律失常控制5d后再发房速，予盐酸维拉帕米5mg静脉注射，心率减慢后复查心电图提示房扑，随后再发房速，考虑患者持续性房速不易转复，给予胺碘酮150mg静脉注射，继以胺碘酮1mg/min静脉泵入控制心律失常，同时予甲泼尼龙40mg静脉注射治疗。

治疗结果：经抗心律失常治疗后转复为窦性心律，后长期口服普罗帕酮控制心律失常。

专家点评

患者为老年男性，确诊为胸膜间皮瘤。3周期AP方案化疗后效果不佳，调整治疗方案为阿替利珠单抗+培美曲塞2周期后出现明显胸闷、气短等症状，诊断为急性左心衰竭、心律失常，经抗心律失常治疗后转为窦性心律，后长期口服普罗帕酮控制心律失常。经随访，患者出院1个月后再发心悸，急诊心电图示房扑，后自行转复窦性心律。后因胸闷、气短1周至肿瘤科行胸部CT提示胸膜结节、胸壁肿物较前增大；心电图未见明显异常。患者美国东部肿瘤协作组（Eastern Cooperative Oncology Group，ECOG）体力状况评分=3分，调整方案为阿帕替尼口服，服药1周后胸壁肿物较前缩小，但出现血压升高，最高达180/110mmHg。治疗期间多次复查心电图提示室性期前收缩、显著窦性心动过缓、一度房室传导阻滞、不完全性右束支传导阻滞（图2-1-9）。

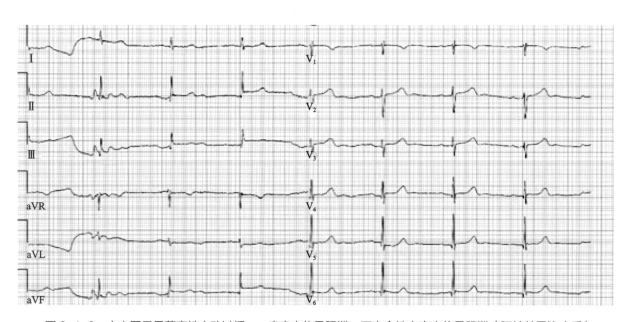

图2-1-9　心电图示显著窦性心动过缓，一度房室传导阻滞，不完全性右束支传导阻滞（阿帕替尼治疗后）

肿瘤免疫治疗被认为是近几年来癌症治疗领域最成功的方法之一。目前免疫检查点抑制剂可应用于多种恶性肿瘤，如黑色素瘤、非小细胞肺癌、肾细胞癌、霍奇金淋巴瘤、膀胱癌、胃癌及肝癌等的治疗，明显改善了恶性肿瘤患者的预后，提高了患者生存率。但与此同时也伴随着一系列免疫相关不良事件的产生，可涉及多个器官系统。其中，心脏毒性反应虽并不多见，但具有爆发性，且一旦发生严重心脏毒性反应，死亡率高达 46%。本例患者为恶性胸膜间皮瘤，使用阿替利珠单抗，目前无适应证，存在医疗隐患。在应用抗肿瘤药物治疗过程中出现心脏毒性反应，使用糖皮质激素及停用药物后，心脏毒性症状消失，糖皮质激素使用及减量应参考《CSCO 免疫检查点抑制剂相关的毒性管理指南（2021 版）》。免疫检查点抑制剂可引起甲状腺炎，导致甲状腺功能亢进或减退，对心脏功能产生影响，本例患者未对甲状腺功能进行监测，大多数免疫检查点抑制剂相关心脏毒性反应患者会出现心电图异常或肌钙蛋白升高，因此，应行连续心电图和肌钙蛋白监测，尤其是高危人群（如联合治疗）。因此早期防控、积极监测、早期诊断与治疗至关重要。未来更加需要肿瘤科、内分泌科和心内科医生密切合作，建立肿瘤心脏病学单元，在抗肿瘤治疗前进行心血管基线危险因素评估，针对患者的具体情况制订更加安全、合理的个体化诊疗方案及随访监测计划。

司金萍（大连医科大学附属第一医院）

刘　莹（大连医科大学附属第一医院）

第二章

呼吸系统急症

第一节　上呼吸道阻塞

上呼吸道阻塞（upper airway obstruction，UAO）多指由各种原因引起的上呼吸道（包括鼻、咽、喉）发生狭窄或阻塞而导致气流受阻的临床急症。临床以吸气性呼吸困难为主要特征，常出现吸气性喉鸣、呼吸不规则、点头或张口呼吸及三凹征等。上呼吸道阻塞的常见病因有炎症、肿瘤、水肿、外伤、异物等。对于小儿患者，引起上呼吸道阻塞主要原因为炎症和异物，而对于成年人，则主要是肿瘤直接阻塞或外部压迫引起。近年来，恶性肿瘤的发病率逐渐呈现上升趋势，而头颈部、上呼吸道的原发性或转移性肿瘤常可引起上呼吸道阻塞，甚至危及患者生命。因此，作为临床医生，快速准确判断阻塞原因及部位，并在最短时间内建立有效的人工气道解除阻塞，是挽救患者生命的关键。本文将主要针对肿瘤相关及其他常见原因引起的上呼吸道阻塞进行综述。

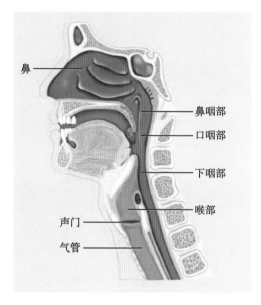

图 2-2-1　上呼吸道解剖结构图

一、解剖

正常呼吸途径指：吸气时，软腭松弛下垂，空气由鼻经鼻咽、口咽、下咽入喉，至气管、支气管达到肺部。上呼吸道则主要由鼻、咽、喉构成（图 2-2-1）。

（一）鼻

鼻由外鼻、鼻腔、鼻旁窦三个部分组成。它是呼吸道的起始部，也是嗅觉器官。外鼻由鼻骨和软骨做支架，被覆皮肤和少量皮下组织。鼻腔以骨和软骨为基础，内面覆以黏膜。鼻中隔将鼻腔分为左、右两腔，各腔经前鼻孔与外界相通，经后鼻孔与鼻咽相连。鼻旁窦是鼻腔周围颅骨内一些开口于鼻腔的含气空腔，共 4 对，即上颌窦、额窦、蝶窦和筛窦。

（二）咽部

咽位于鼻、口之后，向下与喉部、食管相通。是以黏膜衬里的一段肌性通道，为呼吸道和消化道的共同通道。咽上起颅底，下止于第 6 颈椎下面、环状软骨下缘，过渡入食管，上宽下窄形似漏斗，全长 12～14cm。咽部借由软腭和会厌上缘两个平面分为鼻咽、口咽和下咽。

（三）喉部

喉是呼吸道和发声的主要器官。它以软骨为支架，是由软骨间肌肉、韧带和纤维组织膜相连接所组成的管腔，上通下咽、下接气管，其内面被覆黏膜，与咽部及气管黏膜相连接。喉位于颈正中前部，舌骨之下，两侧有颈深部大血管（颈总动脉和颈内静脉等）和神经（迷走神经和交感神经等）。喉上端为会厌上缘，在成人相当于第 3 颈椎上缘或下缘平面，下端为环状软骨下缘，约相当于第 6 颈椎下缘平面。

二、病因

（一）肿瘤相关的上呼吸道阻塞

头颈部、上呼吸道的原发性或转移性肿瘤均可通过直接阻塞或外部压迫引起上呼吸道阻塞，主要包括喉癌、下咽癌等。

1. **喉癌**　喉癌是头颈部常见恶性肿瘤之一。占全身恶性肿瘤的 1%～5%。发病年龄集中在 50～70 岁，以男性多见。研究表明其与吸烟有明确相关性，即吸烟者与非吸烟者相比，喉癌的发生率及第二肿瘤的发生率均明显增加，且治疗后生存时间缩短。喉结构中，会厌和声带黏膜上皮为复层鳞状上皮，其余为假复层纤毛柱状上皮，因此喉内发生的恶性肿瘤 90% 以上为鳞状细胞癌，且其分化程度较高，其他还包括小涎腺来源的肿瘤、软组织肉瘤、淋巴瘤、小细胞内分泌癌、浆细胞瘤等。另外，喉上皮增生症，包括角化症、黏膜白斑、乳头状瘤、重度不典型增生等都有发生癌变的危险。根据肿瘤发生部位与声门的位置关系将其分为声门上型、声门型和声门下型，其中前两者较多见，而声门下型少见且多为前两者局部浸润所致。喉癌主要通过肿物的腔内生长而直接引起上呼吸道阻塞，另外也有病例报道部分喉癌患者在行外科手术治疗后，可因术区血痂形成从而引起上呼吸道阻塞。

2. **下咽癌**　较少见，占头颈部肿瘤 0.8%～1.5%，男性多见。下咽癌的病因学因素与喉癌相似，其发病与烟酒消耗量显著正相关，过量酗酒和每天吸烟 40～60 支或以上的人群，下咽癌的发病率是无此嗜好人群的 35 倍。下咽癌约 95% 为鳞状细胞癌，且其分化程度较低。比较而言，起源于咽后壁的下咽癌，其细胞分化程度最低，其次为梨状窝癌，而环后区癌细胞分化程度相对较好。少见的病理类型有小涎腺来源的腺癌，以及恶性黑色素瘤、恶性淋巴瘤和软组织肉瘤等，偶可见到转移性肿瘤。当肿瘤浸润至喉部引起喉前庭或声带活动受限时，可出现呼吸道阻塞的症状。

（二）炎症

感染性疾病如急性喉炎、急性会厌炎、喉脓肿等上呼吸道感染性疾病，以及邻近器官组织的感染如咽旁咽后脓肿、口底蜂窝织炎等均可能引起上呼吸道阻塞。

（三）水肿

非感染性疾病包括麻醉插管、变态反应、外伤、遗传血管性水肿、上腔静脉压迫综合征等，均可引起上呼吸道黏膜水肿，从而导致上呼吸道阻塞。

（四）异物

主要指喉异物直接阻塞上呼吸道。

（五）声带麻痹

如甲状腺手术损伤喉返神经或其他各种原因引起的双侧声带麻痹，导致声带固定于中线不能外展，则可导致上呼吸道阻塞。

（六）喉痉挛

喉气管异物的刺激、低钙所致的手足抽搐症、中枢神经系统疾病等都可引起喉痉挛，从而导致上呼吸道阻塞。

三、临床表现

上呼吸道阻塞的临床表现取决于阻塞的部位及程度，可因肿瘤直接阻塞管腔或外部压迫的程度不同而表现各异。

1. **吸气性呼吸困难**　吸气深而慢，表现为吸气运动加强，吸气时间延长，吸气费力，可见到吸气时鼻翼扇动。

2. **吸气性喉喘鸣**　吸入气流急速通过狭窄的声门裂时，气流的摩擦和声带颤动即可发出喘鸣音。气道小于 5mm 时可出现伴或不伴发绀的喘鸣。

3. **三凹征**　因吸气时气体不易通过声门进入肺部，胸腔负压增加而导致胸骨上窝、锁骨上下窝、肋间隙发生吸气期凹陷，即三凹征。

4. **声嘶**　声门或声门附近病变导致的喉阻塞，声音嘶哑多为首发症状，病变部位在声带或声门下者声音嘶哑出现晚或不出现，但在呼吸时可能产生喘鸣音。

5. **全身症状**　由于缺氧而出现烦躁、坐卧不安，严重缺氧则出现四肢发冷、面色苍白或发绀、大汗、血压下降，甚至出现窒息、呼吸循环衰竭、昏迷、死亡。

根据以上临床表现，一般将呼吸困难分为四度：

Ⅰ度：指安静时无呼吸困难表现，活动时可出现锁骨上窝、胸骨上窝、剑突下窝轻度内陷等吸气性呼吸困难，心率、脉搏正常。

Ⅱ度：指安静时有轻度呼吸困难表现，活动时加重，但不影响睡眠和进食，心率或脉搏快而有力，心律整齐。

Ⅲ度：指有明显呼吸困难表现，喉鸣音重，三凹征明显，有烦躁不安、躁动等缺氧症状。

Ⅳ度：指极度呼吸困难，表现为严重缺氧和二氧化碳潴留，出现嘴唇苍白或发绀、血压下降、大小便失禁、脉细弱等症状，进而可出现昏迷、呼吸循环衰竭，甚至死亡。

四、诊断

在患者早期就诊时，应详细询问患者有无肿瘤病史、异物误吸史及上呼吸道感染等相关病史。详细询问病史后，病情允许者经过间接喉镜、直接喉镜、纤维喉镜、X 线片、CT 平扫、肺功能等相关检查，诊断上呼吸道阻塞并不困难。但行纤维喉镜或电子喉镜要慎重，因喉黏膜表面麻醉后，痰液不易咳出，可加重呼吸困难，所以较重的患者要先进行急救处理，解除气道阻塞后再做进一步检查，明确病因。

五、治疗

（一）一般治疗

使患者平卧位或半卧位保持呼吸道通畅，监测生命体征，予持续高流量吸氧，呼吸机辅助呼吸，烦躁者可酌情给予镇静治疗。

（二）病因治疗

1．由肿瘤引起　①喉癌：喉癌患者上呼吸道阻塞明显时，可行全喉切除术和 / 或术后放射治疗，紧急情况需行气管切开术；②下咽癌：早期首选放射治疗，晚期患者出现上呼吸道阻塞症状为放疗禁忌证，可先行气管切开术后考虑放射治疗。

2．由炎症引起　轻度呼吸困难者，给予大量敏感抗生素抗感染治疗，同时给予适量糖皮质激素；中度呼吸困难者给予上述药物治疗，必要时手术治疗；重度呼吸困难者需紧急建立人工呼吸通道。

3．其他原因　主要应根据病因进行针对性治疗，但若出现严重的上呼吸道阻塞应立即解除阻塞，后再针对原发病积极治疗。

（三）手术治疗

当出现严重呼吸困难，经病因治疗或内科治疗后仍不能缓解者，应积极行手术治疗，临床以气管切开术最为常用。狭义的气管切开术是指胸骨上窝切口的常规气管切开术；广义的气管切开术包括常规气管切开术、环甲膜切开术、环甲膜穿刺术。

1．常规气管切开术

（1）适应证

1）喉阻塞：当患者出现Ⅲ～Ⅳ度呼吸困难，而病因又不能很快解除时，应该及时行气管切开术。

2）下呼吸道分泌物潴留：因各种原因引起的下呼吸道分泌物潴留，为了保持气道通畅、顺利吸痰等，可考虑行气管切开。如有重度颅脑损伤、呼吸道烧伤、颅脑肿瘤、昏迷等神经系统病变。

3）预防性气管切开：下咽癌和喉癌患者，拟行放射治疗前，为预防放射治疗中引起组织水肿而出现急性呼吸困难、窒息，可于放射治疗前行预防性气管切开。对于某些口腔、鼻咽、颌面、咽、喉等头颈部大手术，为了进行全身麻醉，防止血液流入下呼吸道，保持术后呼吸道通畅，也可施行预防性气管切开术。

4）其他：某些气管异物经内镜下钳取未成功，估计再取有窒息危险，或无施行气管镜检查设备和技术者，可经气管切开途径取出异物。

（2）手术方法：术前准备手术器械，备好氧气、吸引器、气管插管和各种抢救药物。简要步骤：一般取仰卧位，肩下垫枕，行局部麻醉，以 1% ～ 2% 利多卡因浸润麻醉。多采用纵切口，自甲状软骨下缘至接近胸骨上窝处，沿颈前正中线切开皮肤和皮下组织。分离气管前组织。确定气管后，一般于第 2 ～ 4 气管环处，用尖刀片自下向上挑开各气管环。插入气管套管，插入适当大小的带有管芯的气管套管，插入外管后，立即取出管芯，放入内管，吸净分泌物，并检查有无出血。将气管套管妥善固定于颈部。切口一般不过多缝合，以免引起皮下气肿。最后用一块开口纱布垫于伤口与套管之间。

（3）手术并发症

1）皮下气肿：是术后最常见的并发症。气管套管周围逸出的气体可沿切口进入皮下组织间隙，沿皮下组织蔓延，气肿可达头面、胸腹，但大多限于颈部。大多数于数天后可自行吸收，不需做特殊处理。

2）纵隔气肿：手术中过多分离气管前筋膜，气体沿气管前筋膜进入纵隔，形成纵隔气肿。对纵隔积气较多者，可于胸骨上方沿气管前壁向下分离，使空气向上逸出。

3）出血：术中伤口少量出血，可纱布压迫止血，若出血较多，可能有血管损伤，应检查伤口，结扎出血点。

4）拔管困难：对拔管困难者，应认真分析原因，行 X 线平片或 CT 检查，行喉镜、气管镜检查，根据不同原因进行处理。

5）气管食管瘘：很少见。在喉源性呼吸困难时，由于气管内负压状态，气管后壁及食管前壁向气管腔内突出，切开气管前壁时，可能损伤到后壁。较小的、时间不长的瘘孔，有时可自行愈合；瘘口较大或时间较长，上皮已长入瘘口者，只能手术修补。

（4）术后处理

1）床旁备用急救用品：氧气、吸引器、气管切开器械、导尿管及急救药品，以及另一副同号气管套管。

2）保持套管通畅：经常吸痰，每天定时清洗内管，煮沸消毒数次。术后 1 周内不宜更换外管，以免因气管前软组织尚未形成窦道，使插管困难而造成意外。

3）保持下呼吸道通畅：室内保持适当温度和湿度定时通过气管套管滴入少许生理盐水、糜蛋白酶等，以稀释痰液，便于咳出。

4）防止伤口感染：由于痰液污染，术后伤口易于感染，至少每天换药 1 次。如果已发生感染，给予抗生素治疗。

5）防止外管脱出：套管太短、固定带子过松、气管切口过低、颈部肿胀或开口纱布过厚等均可导致外管脱出，需密切监测套管是否在气管内，若套管脱出，又未及时发现，可引起窒息。

6）拔管：待喉阻塞解除或呼吸道分泌物吸除，全身状态好转后，可考虑拔管。创口一般不必缝合，只需用蝶形胶布拉拢创缘，数天可自行愈合。长期带管者，由于切开部位上皮长入瘘管内与气管黏膜愈合，形成瘘管，应行瘘孔修补术。

2. 环甲膜切开术和环甲膜穿刺术　对于病情危重、需紧急抢救的上呼吸道阻塞患者，如果不能迅速行常规气管切开术，可考虑先行环甲膜切开术或环甲膜穿刺术，待呼吸困难缓解后，再行常规气管切开术。

（1）环甲膜切开术：于甲状软骨和环状软骨间做一个长为 2～3cm 的横行皮肤切口，接近环状软骨处切开环甲膜，以弯血管钳扩大切口，插入气管套管或其他圆形管状物（如比较光滑的细小的塑料管等），随后将露出皮肤以外的部分妥善固定，以防通气管插管坠入气管内。手术时避免损伤环状软骨，以免术后引起喉狭窄。环甲膜切开术后的拔管时间，一般不应超过 24h。

（2）环甲膜穿刺术：对情况十分紧急者，也可用粗针头行环甲膜穿刺术，可暂时减轻喉阻塞症状。穿刺深度要掌握恰当，防止刺入气管后壁。具体方法：迅速摸清患者颈部两个隆起，第一个隆起是甲状软骨（俗称喉结），第二个隆起是环状软骨，在这两个之间的凹陷处就是环甲膜穿刺点。找到穿刺点后，用一个或几个较粗的注射针头，垂直刺入，当针尖入气管后（有突破感），再顺气管方向稍往下推行，让针的末端暴露于皮肤表面，用胶布固定。

上呼吸道阻塞是一种可由多种疾病引起的临床急症。急性的严重上呼吸道阻塞若不及时正确处理，可导致患者数分钟内急性缺氧，窒息死亡。因此，临床医生、护理人员均应对此有充分认识，掌握抢救的基本知识和技能，以挽救患者生命。解除急性上呼吸道阻塞的方法主要包括气管切开术、环甲膜切开术、环甲膜穿刺术等，对于慢性的上呼吸道阻塞，则还应针对不同的病因给予相应处理。

高嫦娥（昆明医科大学第一附属医院）

张　明（云南省肿瘤医院 / 昆明医科大学第三附属医院）

附：下咽鳞癌致上呼吸道阻塞病例分析

病例摘要

患者，男性，57 岁。因发现右颈肿物 3 个月余，呼吸困难进行性加重 10 余天就诊。辅助检查：喉镜：右侧梨状窝处可见不规则团块新生物，表面坏死组织覆盖，声带不可见。颈部 CT：右侧喉部占位性病变，右侧颈部淋巴结增大，考虑右侧喉癌（混合型）并淋巴结转移可能性大，其他待排查。患者入院后重度呼吸困难，遂予以气管切开治疗后，呼吸困难情况改善。

病例简介

现病史：患者，男性，57 岁。患者 3 个月余前自行触及右颈肿物，起初约蚕豆大小，后肿物进行性增大，伴疼痛，无呼吸困难，至当地医院就诊。予口服药物治疗（具体药物及剂量不详），感肿物无变化。10 余天前患者出现呼吸困难，呈进行性加重，伴咽部异物感，再至当地医院就诊。行喉镜检查显示右侧梨状窝处可见不规则团块新生物，表面坏死组织覆盖，声带不可见。CT 检查显示右侧喉部占位性病变，右侧颈部淋巴结增大，考虑右侧喉癌（混合型）并淋巴结转移可能性大，其他待排查。患者为进一步治疗至我院。行颈部 CT 检查显示下咽 – 喉腔右侧壁不规则软组织肿块。考虑恶性，下咽癌可能。以下咽肿物收住院。自发病以来患者精神、饮食、睡眠差，大小便正常，体重无明显改变。

既往史：否认肝炎、结核等传染病史。否认高血压、糖尿病、冠心病等慢性病史。否认手术、外伤史。否认输血史。否认食物、药物过敏史，预防接种史不详。

个人史：无疫区、疫情、疫水接触史。吸烟 40 余年，15 支 /d。饮酒 30 余年，100mL/d。

婚育史：21 岁结婚，配偶身体健康，育有两子。

家族史：否认家族遗传病史、传染病史、肿瘤病史。

体格检查

T 36.5℃，P 73 次 /min，R 21 次 /min，BP 143/89mmHg，经皮动脉血氧饱和度（percutaneous arterial oxygen saturation，SpO_2）76%（未吸氧）。一般情况差，意识清醒，烦躁不安，自动体位，查体尚合作。三凹征（＋），颈部可闻及喉鸣音，右侧颈部可触及一个 5.0cm×4.0cm 的肿块，质中，无压痛，边界清楚，活动度差。心肺腹未及异常。双下肢不肿，生理反射存在、病理反射未引出。

辅助检查

（1）影像学检查：喉镜（约 3 个月前当地医院）：右侧梨状窝处可见不规则团块新生物，表面坏死组织覆盖，声带不可见。CT（约 3 个月前当地医院）：右侧喉部占位性病变，右侧颈部淋巴结增大，考虑右侧喉癌（混合型）并淋巴结转移可能性大，其他待排查。颈部、锁骨上淋巴结超声（入院当天）：右侧颈部至右侧锁骨上（Ⅱ、Ⅲ、Ⅴ区）异常实性回声，性质待查，考虑转移性淋巴结肿大；左侧颈部、左侧锁骨上淋巴结未见异常肿大。CT（入院当天）：①下咽 – 喉腔右侧壁不规则软组织肿块，考虑恶性，下咽癌可能；右侧声带稍厚（图 2-2-2）。②颈部右侧多发肿大淋巴结，考虑转移。

颈部左侧显示多发淋巴结。

（2）病理检查：下咽部活检为癌，免疫组化结果：HCK（－），P63（部分＋），P40（－），CK5/6（－），LCX（灶＋），CK8/18（灶＋）。结合 HE 及免疫组化，支持低分化癌，倾向鳞状细胞癌。

诊治经过

诊断：①下咽低分化鳞癌伴颈多发淋巴结转移 pT2N2Mx；②颈部淋巴结继发恶性肿瘤；③三度呼吸困难。

治疗：①急诊行气管切开术，缓解呼吸困难症状；②行喉镜下肿物摘除及活检术。

治疗结果：患者呼吸困难症状缓解，后续进一步病因治疗。

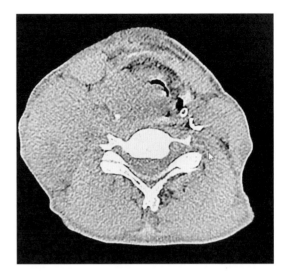

图 2-2-2　CT 结果示下咽 - 喉腔右侧壁不规则软组织肿块

专家点评

上呼吸道阻塞是较常见的临床急症之一。可由多种原因引起，如炎症、肿瘤、水肿、外伤、异物、分泌物潴留阻塞等。其临床表现取决于阻塞的部位及程度，应及时根据患者病情及生命体征，待明确病因后采取相应的治疗措施。本病例为咽喉部恶性肿瘤导致呼吸困难，如不及时行气管切开治疗，患者可能出现症状进一步加重，甚至窒息、猝死，临床上应密切监测患者生命体征及临床症状，避免出现恶性事件。

高嫦娥（昆明医科大学第一附属医院）

张　明（云南省肿瘤医院 / 昆明医科大学第三附属医院）

第二节　下呼吸道阻塞

下呼吸道阻塞定义为累及气管、主支气管、叶支气管、段支气管、细支气管（终末细支气管和呼吸性细支气管）、肺泡管、肺泡囊及肺泡的损伤所导致的呼吸功能障碍，通常分为感染因素、肿瘤因素、手术因素、遗传因素及其他因素。感染因素主要侧重由呼吸道炎症所诱发的炎性分泌物阻塞。肿瘤因素主要由肿瘤组织浸润、转移或外压等导致。手术因素则包括气管插管和气道支架并发症所导致的狭窄，以及肺切除术和肺移植术后所诱发的气道阻塞。气道反应性疾病和慢性阻塞性肺疾病（COPD）的发展也可导致下呼吸道阻塞。其他因素则包括吸入性损伤、异物以及先天发育异常。

一、下呼吸道的解剖与生理

气管、主支气管、叶支气管、段支气管、细支气管（终末细支气管和呼吸性细支气管）、肺泡管、肺泡囊及肺泡组成下呼吸道（图 2-2-3）。从气管到终末支气管仅为气体进出的通道，称为传导气道，不参与气体交换，为解剖无效腔。自呼吸性细支气管至肺泡囊都附有肺泡，参与气体交换，为膜性气道，是终末呼吸单位，它是肺的基本呼吸功能单位。肺泡则是气体交换的主要场所。

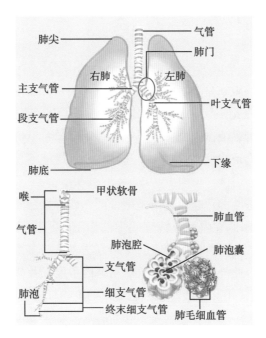

图 2-2-3 下呼吸道解剖图

（一）气管的解剖与生理

气管始于环状软骨的下缘，并延伸至隆突水平。成年男性气管平均长约 11.8cm（正常范围 10～13cm）。气管壁的厚度约为 3mm。它由形成前壁和侧壁的 C 形软骨环组成。后膜壁连接 C 形臂，形成卵圆形气管腔。气管软骨和后膜壁被呼吸道黏膜覆盖，该呼吸道黏膜由纤毛的假复层柱状上皮组成，杯状细胞存在于黏膜内。黏膜腺也存在于黏膜下层，并通过导管与黏膜表面相连。任何对黏膜有刺激性的物质（如烟雾）都可能引起鳞状上皮化生并损害纤毛。气管的主要功能包括气流进入肺部的通道、黏膜纤毛清除以及对空气的加湿和加温。黏膜纤毛清除是通过黏膜中的动纤毛和杯状细胞以及气管腺体实现的。

（二）支气管的解剖与生理

气管腔向着隆突方向逐渐变窄，在隆突处分成左右主支气管，分叉体表投影位于胸骨角水平，右侧主支气管整体较左侧粗短且陡直，因此异物多进入右主支气管，引起下呼吸道阻塞。主支气管是气管分出的第一级支气管。主支气管在肺门处分支为肺叶支气管，即为第二级支气管，经第二肺门入肺叶。肺叶支气管再分为肺段支气管，为第三级支气管。一般每侧肺有 10 个肺段支气管，每个肺段支气管再反复分支，管径越分越细，呈树枝样。支气管的功能与气管相似，部分有气体交换功能。

（三）肺的解剖与生理

肺结构有两种，非实质和实质结构。非实质结构由支气管树、肺血管和小叶间隔组成。肺实质主要由大量空气通道和居间的细微结构组成，分别对应于肺泡导管腔和肺泡，以及肺泡隔和小的肺血管。通常 7～8 个肺泡围绕肺泡导管腔，组织学图像显示肺泡管的数量远多于细支气管的数量。呼吸性细支气管被称为过渡区，因为细支气管壁的一部分被肺泡所取代。随着呼吸性细支气管分支的增加，肺泡的数量也随之增加（见图 2-2-3）。

二、下呼吸道阻塞的因素

（一）感染因素

下呼吸道感染导致的分泌物阻塞是下呼吸道阻塞的重要因素，如慢性支气管炎、支气管哮喘、过敏性肺曲菌病及结核等炎症性气道疾病。气管及支气管壁的软化、动态塌陷、气道狭窄、气道阻塞、气道瘘是主要病理改变。支气管黏液嵌塞是导致下呼吸道阻塞的常见机制。黏液的体积、成分和黏液弹性的变化可以不同程度地结合形成病理性黏液。这种病理性黏液不易被纤毛清除，并且会在气道中积聚，导致黏液阻塞气道。

据相关文献报道，致命性哮喘的尸检研究清楚地证明，病理性黏液阻塞气道在哮喘死亡的病理生理中起着重要作用，但对黏液阻塞在慢性重症哮喘中的作用尚不甚了解。近年来，肺部的多层螺旋CT已经成为可视化哮喘中的黏液栓塞的有价值的诊断方法。这些多层螺旋CT数据表明，黏液堵塞是严重哮喘形成中的常见现象。此外，黏液栓与气流阻塞的程度以及2型细胞因子（type 2 cytokines）（包括IL-4、IL-5、IL-9、IL-13等）和嗜酸性粒细胞炎症的生物标志物密切相关。

（二）肿瘤因素

胸部的原发或继发肿瘤可累及气管、主支气管或中间支气管等，由肿瘤浸润、压迫以及分泌产物释放介导的气道损害可导致中央气道的狭窄及阻塞。到目前为止，肿瘤患者支气管阻塞的最常见原因是原发性支气管肺癌。据世界卫生组织/国际癌症研究署发布的《2020全球癌症报告》相关研究数据表明，2018年全球肺癌发病率为11.6%，在肺癌中导致下呼吸道梗阻的发生率为30%。鳞状细胞癌是引起支气管阻塞的原发性支气管肿瘤中最常见的组织学类型。其他引起支气管内梗阻的原发性支气管癌包括类癌，偶尔也包括腺癌。其他部位的恶性肿瘤中也存在约5%的中央气道内转移和侵犯，如结肠癌、乳腺癌、甲状腺癌和肾癌以及黑色素瘤、淋巴瘤和肉瘤，原发性胃肠道类癌伴肝转移可引起严重的气道阻塞。

（三）手术、插管及支架损伤因素

术后并发症，气管插管所导致的气道狭窄，甚至治疗中央气道阻塞的气管支架并发症都难以避免对下呼吸道造成直接或间接损伤，而损伤因素则是导致下呼吸道阻塞的重要因素。

肺切除术后综合征是一种罕见的并发症，包括纵隔结构的旋转和突出，剩余的肺和相应的支气管进入对侧胸腔。这种情况可能会导致症状性气道阻塞，并且其表现形式和严重程度也会有所不同。

多种机械损伤可能导致气管和支气管狭窄，随后气道阻塞，包括插管后和气管切开术后创伤、支架相关损伤、异物吸入以及化学药品或烧伤引起的吸入伤害。插管后气管狭窄发生在1%～21%的插管患者中，发生狭窄的危险因素是插管时间延长，特别是插管时间超过7d。虽然气管插管的气囊通常压力低且体积大，但当气囊压力大于20cm H_2O 时，则可能导致气管缺血性损伤、坏死、肉芽组织形成和随后的狭窄。气管切开术后气管狭窄是由于气管的创伤而发生。异常的伤口愈合、形成过多的肉芽组织、软骨损伤和伤口败血症是导致这种疾病发生的因素。气管插管引起的呼吸道阻塞可能是多方面的，患者有既往病史特别是有慢性支气管炎病史，气管插管时导管可能将气管壁的炎性组织带入气管深部；常规吸痰深度不够，未能将其及时清除，加之插管时间过长，可继发呼吸道感染，使痰痂逐渐形成。另一方面导管气管放气前，口腔分泌物清理不彻底，放气后黏稠分泌物即沿导管周围流入气管深部，或导管壁的痰痂脱落，随呼吸机气压送入气管深部导致呼吸道梗阻。另外，气道支架置入也具有并发症，它们本身会引起气管支气管狭窄。回顾性分析15例行气道支架放置的气管支气管狭窄良性患者，所有患者均出现狭窄和肉芽组织。

（四）遗传因素

已知 COPD 的发展受遗传和环境因素的影响。尽管一般认为吸烟是主要的环境危险因素，但只有 25% 的吸烟者患上了 COPD，而 25%～40% 的 COPD 患者从未吸烟过。这表明个体易感性存在很大差异。全基因组关联研究已经确定了几种常见的遗传变异 [次要等位基因频率（minor allele frequency，MAF）> 5%] 会影响 COPD 的易感性，但这些仅解释了个别个体患 COPD 的风险。罕见的遗传变异（MAF < 1%）在很大程度上被忽略了，因为全基因组关联研究需要大量样本才能达到稀有变异的统计意义，因为它们在一般人群中的等位基因频率较低。与常见变体相似，罕见的遗传变体可能通过与环境因素（如吸烟）相互作用或独立于其影响 COPD。确定独立于环境因素的 COPD 罕见的遗传变异还有待进一步研究。另外，某些基因相关的遗传性疾病，如囊性纤维性变，由于囊性纤维化跨膜电导调节因子（cystic fibrosis transmembrane conductance regulator，CFTR）基因突变造成黏液分泌异常，而这些黏液不能自由排出呼吸道，而一再造成气道阻塞及肺部感染。

（五）其他因素

其他因素包括吸入性损伤、气道异物及先天发育异常等。吸入性损伤是气管狭窄的较少见原因。最初的伤害是由刺激性气体（如盐酸、氨气和醛类）以及局部热效应引起的。最初的损伤后发生严重的气管支气管炎和气道黏膜脱落，导致广泛的透壁损伤、肉芽形成和狭窄。另外，吸入药物引起的吸入性伤害，会导致严重气道炎症和支气管狭窄。因此，及时识别和处理药物吸入相关损伤，对于减少长期呼吸道并发症有重要意义。先天发育异常（如肺隔离症）是临床上相对多见的先天性肺发育畸形，占肺部疾病的 0.15%～6.4%，占肺切除病因的 1.1%～1.8%。其病理改变为部分肺实质与气道连接不完全或不相连，由来自主动脉或其分支的畸形动脉供血，分为叶内型和叶外型。前者与相邻正常肺组织共用正常脏胸膜；后者由自身胸膜包裹，与正常肺组织分离。患者常反复出现感染，而表现出咳嗽、咳痰、咯血等症状。

三、下呼吸道阻塞的治疗
下呼吸道梗阻时的缺氧及呼吸困难是致命的威胁，必须给予尽快缓解。

（一）一般处理

对于病情稳定的患者，必须行肺部影像学和肺功能检查，观察气管受压及肺部情况。如果患者气道阻塞严重，肺功能极差，则必须采取措施使病情稳定。

1. **吸氧**　呼气性呼吸困难及低氧血症是下呼吸道阻塞的常见症状，因此必须为患者提供加湿的氧气，可以通过鼻导管或面罩给氧，以达到 90% 或更高的指脉氧饱和度。如果用这些方法不能保持血氧饱和度，提示将出现呼吸衰竭，应给患者气管插管并进行机械通气。

2. **体位**　对于颈部气道梗阻者，可改变患者体位，使患者头偏向一侧，挺伸下颌向前，尽可能使梗阻减至最小。

3. **镇静**　呼吸道梗阻患者可因缺氧及呼吸困难产生焦虑及躁动，适当的镇静可减少额外的氧气消耗，从而减轻低氧血症介导的肺血管收缩。

4. **心电监测**　对于即将发生呼吸衰竭的患者，还应当进行监护，对动脉血气进行间断的检测以评估氧合及通气情况。

5．限制液体 为避免因气道阻塞产生负胸腔内压力而导致肺水肿，应避免液体超负荷。

（二）特殊治疗

尽早发现气道梗阻的病因并采取相应措施，可以降低气道阻塞患者的死亡率。

1．内科治疗 对于下呼吸道感染患者，显微镜检与培养手段在呼吸道感染尤其是免疫功能低下呼吸道感染者样本诊断中发挥很重要的作用，代表着传统病原体检测方法依然保持金标准的水平，在病原学检查结果未回示前，可根据患者所在地常见病原菌给予经验性治疗，待病原体培养回报后再根据病情需要决定是否更换抗生素。同时，对于慢性阻塞性肺疾病及哮喘等原发病可给予支气管扩张剂、糖皮质激素及祛痰药物治疗。

2．外科治疗 对于先天性发育异常疾病，如肺隔离症，手术是其主要的治疗手段。叶内型手术方式以肺叶切除为主，叶外型可行单纯隔离肺切除。手术过程中，应注意异常血管，避免出血；对于异常肿物导致的气管狭窄，手术适用于严重的、良性的、距离比较短的气道阻塞，常采用袖状切除和端对端的吻合。但由手术死亡率高及术后吻合口再狭窄并可能需要再次多种的介入性扩张、再手术和永久性的气管插管等并发症，限制了手术在气道阻塞中的应用。

3．介入治疗 介入性肺病学是一个相对较新的领域，它提供了先进的支气管镜技术来治疗气道内各种阻塞性病变。对于气管异物，儿童的发生率远高于成人，也容易导致突然且致死性的气道阻塞。针对气管异物可通过支气管镜进行摘除。现有的资料表明，硬质气管镜和纤维支气管镜在异物取出选择时没有差异。对于气道分泌物及出血、渗血，由于患者咳嗽无力、分泌物黏稠及排出道不畅等情况，可通过纤维支气管镜直视下进行清除；对于良恶性疾病引起的气道梗阻及狭窄，在紧急情况下，可以在全身麻醉后对阻塞气道行硬质气管镜、球囊扩张或气管支架置入，通过取出或把阻塞组织挤压到气管边解除梗阻，在进行操作前，提供100%的氧气以及紧密贴合的面罩，以优化体内氧气的储存，由于需要中度左右的麻醉，可能对一部分呼吸功能较差的患者存在一定风险，指脉氧饱和度不能很好地反映气道损害，动脉血氧饱和度降低是低氧血症的迹象。值得注意的是，与硬质气管镜治疗相比，虽然球囊扩张对气管内肿瘤或外压型狭窄能取得立竿见影的效果，但由于球囊扩张对黏膜损伤大，治疗后的黏膜破坏引起的肉芽和组织增生很快引起再狭窄，导致效果不能持久，而气管支架虽然持久性很好，但往往需要定期随访，且由于材质不同，价格也有所差异。另外，由于球囊扩张及厚壁气管支架会降低气道的管腔内径并干扰局部黏膜纤毛清除，因此，抑制气道的分泌是一个普遍的问题。在非紧急情况下，对于气道狭窄，还可经过支气管镜行激光治疗、氩气刀治疗、光动力学治疗、冷冻治疗及气管内近距离放射治疗。激光治疗是一种通过支气管镜导入光纤并电离激活激光而烧蚀支气管内病变，以达到治疗目的的治疗方法。主要使用的激光类型是钇铝石榴晶体激光（neodymium-doped yttrium aluminium garnet，Nd：YAG），常在硬质气管镜下进行，由于其卓越的穿透深度、组织汽化及可靠的止血作用，非常适合消融近端支气管内病变。并发症包括出血、低氧血症和气胸。此外，还有报道发生心律不齐、致命的肺水肿和空气栓塞等。另外，对紧邻血管或食管的组织进行激光消融后，可能导致瘘管形成。在激光治疗过程可引起支气管内组织燃烧，尤其是在高流量吸氧的情况下，因此，在激光发射过程中，氧气流量应保持最小，最好低于40%。由于组织穿孔和气道破裂的风险增加，激光支气管镜检查是外源性压缩引起的气道阻塞的禁忌证。通常，激光支气管镜检查似乎相对安全。总体并发症发生率小于0.1%，直接归因于激光支气管镜检查的致命并发症小于0.5%。氩气刀治疗是一种通过高频电流电离氩气产生氩等离子束，将高频电流导入靶组织，使组织凝固坏死的治疗方法。这种治疗方式可以在软支气管镜下进行，从而避免增加风险和全身麻醉的费用。另外，与Nd：YAG激光治疗相比，其穿透深度更小，因此，采用这种治疗方式减少了组织穿孔和破裂的风险。

由于与不导电的气道设备的热反应极小，与 Nd：YAG 支气管镜检查相比，氩气刀治疗时支气管内火灾的风险要低得多，但是，在发射探针期间，仍应将氧浓度保持在最低水平（小于 40% FiO_2）。光动力学治疗是一种在氧元素存在的情况下，利用特定波长的光激活光敏剂造成细胞损坏，引起肿瘤组织坏死的治疗方法，适用于激光治疗效果欠佳的管腔内肿瘤患者，后续可用纤维支气管镜取出坏死物质和清除分泌物。其不良反应是治疗可能会引起长达 6 周的皮肤光敏。冷冻疗法是利用液氮冷冻机、高压氧气"冷刀"或热电制冷设备，将冷冻头接触或插入肿瘤，或直接用液氮灌注癌腔或喷洒在肿瘤表面，通过冻结的细胞毒作用来破坏细胞的生物学物质，还可使细胞内的水结晶成冰，细胞停止分裂并溶解，以及血流停止、微血栓形成，进而发生凝固性坏死的治疗技术。当不能选择手术，激光或放射治疗时，冷冻疗法是支气管内病变亚急性治疗的绝佳选择，其可通过纤维支气管镜进行。由于治疗需要反复进行，并需要反复取出坏死组织，所以冷冻治疗耗时比激光治疗要长得多，且作用有延迟现象，故不推荐用于病情危重或急诊患者。另外，虽然在低温下其止血控制效果得到公认，严重气道出血的风险低于 3%，但效果不如激光支气管镜检查。冷冻疗法的优势包括：与激光疗法相比，安全性更高；在治疗更多远端病变时，气道穿孔的风险更低。气管内近距离放射治疗是把密封放射性核素源置于患者气道中，对其邻近靶区进行照射以达到治疗目的的一种治疗方法。其治疗距离短，高剂量区局限于施源管周围，周边剂量迅速跌落，适合于任何不能手术切除的中心阻塞性支气管内肿块，其主要目的为缓解呼吸道梗阻，内照射的并发症发生率为 0～42%。不良反应可分为早期（咳嗽、支气管痉挛、气胸、感染、出血、导管移位）和晚期（瘘管形成、放射诱发的支气管炎和狭窄）事件。咯血可能是大规模的，特别是与上肺叶和主干支气管的肿瘤密切相关时。在开始近距离放射治疗之前，应在这些患者中进行 MRI 或 CT 成像，以排除肿瘤通过支气管壁侵袭主要肺血管。与气管内近距离放射相关的放疗后水肿可能会暂时加重气道阻塞，因此，患有严重阻塞性气管内阻塞的患者应首先进行激光支气管镜检查，并可能在进行近距离放射治疗之前放置支架。气道介入方法种类较多，各种方式各有优缺点，在气道介入治疗时应根据患者个体情况进行选择，通常情况下可几种气道介入治疗联合应用，相互协同。

4. 气管外照射治疗　长期以来气管外照射被用作气管恶性肿瘤的辅助治疗。对于缓解肿瘤晚期气管狭窄，既解决了危及生命的呼吸窘迫症状，改善了晚期肿瘤患者的生活质量；同时，又能够控制局部肿瘤的进展，有助于后续治疗的进行。相关研究表明，单纯外照射治疗对于肿瘤引起的支气管狭窄取得较好的效果，将其与气管内近距离放射相结合，可弥补气管内近距离放射使周边肿瘤照射剂量偏低，甚至漏照的缺点，能达到较好的局部治疗和远期效果。另外，气管外照射也广泛应用于良性组织造成的气道梗阻。有研究表明，应用调强放射治疗良性病变引起的气道狭窄，治疗效果维持时间长，复发率小，可作为多种介入治疗效果不佳的气道良性病变狭窄的替代及补充治疗。但是由于肿瘤体积较大、肿瘤呈浸润性或偏心性生长，形态不规则者可能对胸腔内正常组织产生不期望发生的放射效果从而影响气体的交换。因此，在治疗之前充分了解患者个体情况，照射时仅包括 CT 所见压迫气管的肿物即可；在外放射治疗时，同样面对因为组织水肿导致的气道狭窄加重，可根据情况，提前给予激素及利尿药预防，一般 1 周后发生急性水肿的可能性下降，可考虑给予停用上述药物，并根据患者实际情况，逐渐提高单次照射剂量，但应注意肺组织及脊髓的保护。

段林灿（云南省肿瘤医院 / 昆明医科大学第三附属医院）

袁艺萧（云南省肿瘤医院 / 昆明医科大学第三附属医院）

附：纵隔弥漫性大 B 细胞淋巴瘤致下呼吸道梗阻病例分析

病例摘要

患者，中年女性。因咳嗽、咳痰 1 个月，加重伴胸闷、吞咽困难 10d 入院。完善相关检查。诊断：①纵隔弥漫性大 B 细胞淋巴瘤（非生发中心型）nGCB 型；②下呼吸道梗阻。对症处理：予以吸氧治疗、行气管内支架置入术 + 硬质气管镜下气管内硅酮支架置入解除下呼吸道梗阻。病因治疗：行来那度胺 +R-CHOP 方案靶向联合化疗方案治疗。经对症、病因治疗后，临床症状明显缓解，影像学复查评价治疗有效。

病例简介

主诉：咳嗽、咳痰 1 个月，加重伴胸闷、吞咽困难 10d。

现病史：患者入院前 1 个月无明显诱因出现咳嗽、咳痰症状，咳嗽呈阵发性，夜间加重。无发热、盗汗、咯血、痰中带血，无胸闷、胸痛、气促、呼吸困难等症。入院前 10d 出现咳嗽、咳痰加重，胸闷、呼吸困难、吞咽困难，到医院就诊。自发病以来，患者精神状态、体力情况、食欲食量、睡眠情况欠佳。近 10d 体重减轻 2kg。大便、小便正常。

辅助检查

入院后 CT 检查显示纵隔内软组织占位灶，性质倾向恶性。支气管镜检查：①左侧声带麻痹；②气管中段声门下 5.0cm 及中下段气管管腔外压性狭窄，最狭窄处位于气管中段，狭窄约 90%；③左主支气管上段外压性狭窄，管腔狭窄约 50%。行 CT 引导下病灶穿刺活检。病理提示纵隔占位活检：HE 形态不除外淋巴造血系统肿瘤。免疫组化结果：恶性肿瘤，结合 HE 及免疫组化，支持 B 细胞系非霍奇金淋巴瘤，弥漫性大 B 细胞淋巴瘤，倾向纵隔大 B 细胞淋巴瘤诊断。

诊疗经过

诊断：①纵隔弥漫性大 B 细胞淋巴瘤（非生发中心型）nGCB 型；②下呼吸道梗阻。

对症治疗：①予患者吸氧治疗；②硬质气管镜下气管内硅酮支架置入解除下呼吸道梗阻。

病因治疗：给予患者来那度胺 +R-CHOP 方案靶向联合化疗 4 周期。

治疗结果：患者经对症治疗及病因治疗后，咳嗽、咳痰、胸闷、呼吸困难、吞咽困难症状明显缓解。其后复查评估病情：PR。支架置入术后 3 个月余后行气管内肿物切除术 + 气管硅酮支架取出术。

专家点评

原发性纵隔大 B 细胞淋巴瘤（primary mediastinal large B-cell lymphoma，PMBCL）起源于胸腺 B 细胞，占所有非霍奇金淋巴瘤（NHL）的 2%～3%、占弥漫大 B 细胞淋巴瘤的 6%～10%。PMBCL 多见于 30～40 岁女性。PMBCL 初诊时一般在局部区域扩散至锁骨上、颈部、肺门淋巴结以及纵隔和肺。临床通常表现为前纵隔巨大肿块导致的局部压迫症状，包括下呼吸道梗阻、呼吸困难、吞咽困难和上腔静脉综合征（发生率高达 50%）。本例患有原发纵隔弥漫性大 B 细胞淋巴瘤，引起了下呼吸道阻塞，行气管内支架置入术 + 硬质气管镜下气管内硅酮支架置后呼吸困难、胸闷明显缓解，下呼吸道梗阻得以解除。恶性肿瘤导致中央气道阻塞在临床常见。据文献报道，支气管肺癌患者中有 30% 在病程中可出现不同程度的中央气道阻塞，其他部位恶性肿瘤患者中有 5% 也可出现中央气道的侵犯和转移，故应予以警惕。恶性中央气道阻塞（malignant central airway obstruction，MCAO）属临床肿瘤学急症。针对恶性肿瘤导致的 MCAO 须进行准确、及时评估及抢救。MCAO 在镜下主要表现可分为腔内浸润型、外压型、混合型。首先，根据患者的病史、体征及影像学资料能比较容易判断患者是否引起 MCAO 或中央气道狭窄，而具体的病变类型则需根据气管镜下表现进行判断。对于因气道阻塞的急诊患者，应首先局部麻醉气管镜下迅速评估病情，如阻塞类型、狭窄程度、病变范围、是否容易引起出血等情况。再根据评估情况综合判断救治方法。

如果急症患者狭窄类型为外压型，或者镜下表现为混合型但以外压型表现为主的患者，金属支架植入是比较好的治疗方案。对于腔内阻塞型的急症患者来说，全身麻醉硬质气管镜下削瘤（如氩气、冻切、电烧、激光等）是比较好的治疗方法。采取治疗性支气管镜检查、支架置入术，可以使多达 93% 的 MCAO 患者恢复通畅。当呼吸道梗阻症状解除后，应尽快进行抗肿瘤等病因治疗。

张　超（曲靖市第一人民医院）

邓若语（曲靖市第一人民医院）

第三节　咯血

咯血（hemoptysis）是临床常见急症之一。约 5% 的咯血为大咯血，咯血的死亡率根据咯血量和出血速度的不同从 5%～71% 不等。支气管内出血和肺泡出血引起的死亡通常是由窒息引起的。肿瘤患者大咯血的主要原因是恶性肿瘤、感染和凝血功能异常，其中肺癌是 40 岁以上癌症患者大咯血最常见的原因。约 3% 的肺癌患者有发生致命性咯血的风险，以鳞状细胞癌更常见；转移性肺癌所致的咯血最常与黑色素瘤、乳腺癌、肾癌、喉癌和结肠癌相关；其他肿瘤，如食管肿瘤，可直接延伸到气管支气管束，引起大咯血；免疫功能低下（如恶性血液病、骨髓移植或长期中性粒细胞减少症）、坏死性、血管侵袭性真菌感染（曲霉菌病、毛霉菌病）可能导致大量肺出血。恶性肿瘤或其治疗可导致凝血功能异常，如严重的血小板减少可导致出血。另一个可能导致癌症患者大咯血的因素是放疗或化疗造成的肺损伤。导致咯血的病因是多系且复杂的，分析咯血病因及发病机制，对全面评估咯血病情、及时有效诊治具有重要临床意义。

一、咯血的定义

咯血是指喉及喉以下呼吸道包括气管、支气管或肺组织等任何部位的出血经口腔咯出的一种症状。多伴有咽痒、咳嗽、胸闷，通常是由呼吸系统、循环系统或全身其他系统疾病所引起。

二、咯血量的判定与致命性咯血

对于咯血量的规定，24h 内咯血量大于 500mL（或 1 次咯血量大于 100mL）为大量咯血，100～500mL 为中等量咯血，小于 100mL 为小量咯血。大量咯血定义并没有完全一致，在文献中有很大的不同，然而，几乎所有大量咯血的定义都依赖于咯血量，咯血患者的死亡率不仅取决咯血量的多少，同时还应当考虑咯血的持续时间、咯血的频度以及机体的状况，综合考虑咯血的预后和危险性，且在临床实际工作中咯血具体量化往往是困难的，因此建议使用"致命性咯血"定义：① 24h 内大于 100mL 的咯血；②引起气体交换异常 / 气道阻塞；③导致血流动力学不稳定。咯血致死原因主要包括两个方面：窒息及失血性休克。大量咯血时血液自口鼻涌出，常可阻塞呼吸道，造成窒息或严重失血，患者大多数死于窒息，临床工作中应予以重视。一般与下列因素有关：①每次咯血量；②咯血时患者常伴有恐惧、紧张、焦虑以及不敢咳嗽的状态；③反复咯血导致咽喉部受到刺激，加之患者情绪紧张，易引起支气管痉挛，从而导致血液淤滞，堵塞呼吸道；④不合理地应用镇咳药物抑制了咳嗽反射；⑤慢性纤维空洞性肺结核、长期慢性咯血导致性感染以及毁损肺导致呼吸衰竭；⑥咳嗽反射减弱，如老年、体弱患者；⑦当反复咯血患者处于休克状态再次咯血时，咯血量虽不大，但因患者无力将血咯出，容易造成窒息死亡。咯血最严重的并发症是气道阻塞窒息，其他还包括失血性休克、肺不张、继发性感染以及感染播散等。值得注意的是，咯血量与病因或病变性质有关，而与病变范围或病变的严重程度并不一定平行，除了关注咯血量，同时还应关注患者机体咯血后状态，如呼吸、循环、意识、咯血持续时间、咯血频率及咯血治疗后反应等。

三、咯血的病因、部位、发病机制

对咯血的病因、部位、发病机制做出全面且正确的评估及判断，有助于诊断与治疗。

（一）咯血的病因

1．根据解剖分类　咯血的病因目前有 100 余种。咯血病因根据解剖部位大体分为四大类：呼吸系统、循环系统、血液系统及全身其他系统疾病。

（1）呼吸系统病变：气管疾病（常见的如支气管扩张、支气管结核和慢性支气管炎等）；肺部肿瘤性疾病；肺部炎症性疾病，如肺炎、肺脓肿等；肺部血管性疾病，如肺栓塞；肺部免疫性疾病。

（2）循环系统病变：风湿性心脏病二尖瓣狭窄引起的心力衰竭；冠状动脉硬化性心脏病引起的心力衰竭；高血压心脏病等引起的心力衰竭。

（3）血液系统及全身其他系统疾病：原发性或继发性血小板量及功能异常；凝血机制及纤溶异常；其他包括药物性因素、医源性损伤及外伤损伤等。

2．根据临床出现频率高低分类　咯血病因根据临床出现频率高低可分为常见病因、少见或罕见病因。近年来病因学研究发现，支气管扩张症、结核病、支气管肺癌及各种肺部感染被认为是大咯血的常见病因。少见或罕见病因包括：①气管内异物；②血管与气管支气管间瘘管形成；③应用血管内皮生长因子抑制剂；④吸毒：约有 6% 的长期吸食可卡因者存在咯血，表现为弥漫性肺泡出血；⑤自身免疫性疾病；⑥支气管 Dieulafoy 病；⑦遗传性疾病，如血管型埃勒斯 – 当洛综合征；⑧内脏异位综合征；⑨隐源性咯血或特发性咯血。

（二）肺部血供与咯血关系

肺的血供为双重供血，一是来自压力较高的支气管动脉，二是压力相对较低的肺动脉。肺动脉将静脉血输送到肺实质，在肺泡壁完成气体交换；而支气管动脉来自体循环，血流量大约是左心室输出量的 1%，是给气道组织提供营养和形成肺动脉的滋养支。70% 支气管动脉从降主动脉发出，一般在第 4～7 胸椎水平，少数发自乳内动脉、肋间动脉、膈下动脉和锁骨下动脉。大约 90% 咯血来源于支气管动脉，5% 来自肺动脉循环，剩余 5% 为其他来源，如非支气管动脉的体循环、肺静脉、支气管静脉和毛细血管等。体循环常可为肺癌、肺结核、肺脓肿、坏死性肺炎病灶供血，而肺循环通常与肺血栓栓塞出血、肺动脉漂浮导管损伤、胸部外伤以及某些肺动静脉畸形出血有关。某些病灶的血液供应更为复杂，常涉及肺及支气管循环吻合或其他体循环双重或多重供血，如动静脉畸形、支气管扩张、肺隔离症及慢性感染。

（三）咯血发病机制

1. 支气管源性疾病

（1）病灶毛细血管通透性增加，如支气管炎或支气管扩张，由于支气管炎症及剧烈咳嗽使毛细血管通透性增加，发生出血，多为血丝痰。

（2）病变损伤支气管黏膜内血管，如支气管肺癌，咳血痰或血丝痰。

（3）病变损伤黏膜下动脉破裂，如支气管扩张咯血可由既往发生的细菌或病毒感染、囊性纤维化、结核病、免疫缺陷性疾病、慢性气道炎症、α_1-抗胰蛋白酶缺乏症或气道黏液纤毛清除功能受损（如 Kartagener 综合征、Young 综合征）所致。其中，慢性气道炎症引起支气管树伴行的支气管动脉肥大和扭曲，以及黏膜下和支气管周围血管丛扩张，一旦血管破裂均会引起迅速出血，主要原因是体循环中的支气管动脉循环需承受体循环的高压。

（4）血管遭到机械性破坏，气管和支气管结核或损伤、肺泡微石症等。通常一种疾病的咯血可以涉及上述多种出血机制。

2. 肺源性疾病 肺源性疾病所致咯血的主要原因，有毛细血管通透性增加、小血管破裂、小动脉瘤破裂、动静脉瘤破裂、肺-体循环交通支形成并出血。以肺结核为例，肺结核浸润期炎症仅累及毛细血管时为小量出血，如果肉芽肿组织中的小血管损伤则咯血量增加；肺结核愈合期如出现肺组织纤维化可因继发支气管扩张而咯血。肺结核大咯血，一是因为肺结核进展时发生干酪样坏死，组织崩溃，肺部血管受到侵蚀破坏，加上病变累及支气管血管，而支气管动脉来自体循环，压力比肺动脉高出6倍，因而咯血量大而迅猛；二是空洞型肺结核空洞壁中的动脉壁失去正常组织的支撑，逐渐膨出形成动脉瘤，这种动脉瘤的管壁弹力纤维被破坏，脆性增加，在剧烈咳嗽或过度扩胸时可导致血管内的压力突然改变或空洞壁的坏死，血管断裂造成致命性大咯血。另外，支气管扩张、先天性肺囊肿、结核等肺部慢性疾病造成肺动脉血运障碍、气体交换不良时，支气管动脉可增粗代偿肺动脉的作用；肺部病灶炎症过程造成局部供血增加，血流量大，血流速度增快；肺组织纤维化牵拉支气管及血管形成支气管动脉扩张，分支增多，扭曲紊乱，血管网和血管瘤形成，同时肋间动脉也可参与病灶供血，与肺内血管交通形成血管网。发生上述病理改变的血管网容易受到损害，从而发生咯血和大咯血。

3. 心肺血管疾病 咯血的主要原因为肺淤血导致肺泡壁或支气管内膜毛细血管充血破裂；支气管黏膜下层支气管静脉曲张破裂；静脉或右心房内血栓脱落，栓塞肺动脉，肺动脉组织缺血坏死出血；血管畸形。

风湿性心脏病二尖瓣狭窄咯血的原因为：

（1）大咯血：二尖瓣狭窄使肺静脉淤血曲张，肺静脉压突然升高，使支气管黏膜下小静脉破裂出现大咯血，出血量可达数百毫升。出血后肺静脉压下降，咯血常可自行停止，极少发生失血性休克。

（2）淤血性咯血：常为小量咯血，或痰中带血丝。常可发生在淤血性咳嗽、支气管炎时，这是由于支气管内膜微血管或肺泡间毛细血管破裂所致。

（3）急性左心衰竭导致肺水肿：常表现为咳粉红色泡沫样痰，这是由于血浆与空气相混合而成的。

（4）肺栓塞性咯血：肿瘤患者、长期卧床和房颤患者，因为静脉和右房内血栓脱落，引起肺动脉栓塞、肺梗死而产生咯血，痰常为暗红色。胸、肺血管发育障碍导致先天性肺血管畸形，这种畸形可表现为多种形式，如肋间肺动脉瘘、肺动脉缺失及特发性肺动脉高压等。咯血多因为畸形的肺血管瘘破裂、侧支循环血管破坏，以及肺动脉高压、肺动脉增宽破裂出血。

4．**药物及毒物**　常见药物有抗血小板药物，如阿司匹林、氯吡格雷；抗凝药物，如肝素和低分子量肝素、华法林、磺达肝癸钠和水蛭素；化疗药物，如吉西他滨、卡铂、环磷酰胺等导致血小板减少，化疗后骨髓抑制；肿瘤抗血管生成靶向药物，如贝伐珠单抗。其他还有某些灭鼠药物以及误食有毒野生菌等。

5．**各种有创性检查和治疗**　若各种有创性检查和治疗损伤了肺或支气管动脉，可导致咯血。

6．**血液系统疾病**　咯血的主要原因是原发性或继发性血小板的质和量发生变化，从而导致凝血功能障碍。常见的疾病为原发性血小板减少性紫癜、急性白血病、血友病等，通常除咯血外还伴有全身其他部位出血。

7．**血管炎疾病**　血管炎疾病多为特发性自身免疫性疾病的一部分，如非特异性系统性坏死性小血管炎、抗中性粒细胞胞质抗体（antineutrophil cytoplasmic antibody，ANCA）相关性肺小血管炎等。白塞病并大咯血机制为支气管动脉瘤形成并破裂，常为血管直接遭到破坏所致，如累及支气管或肺血管，即可出现咯血。

四、咯血与呕血、口腔和鼻咽部疾病导致出血的鉴别

咯血需与消化道出血经口呕出、口腔与鼻咽部疾病导致出血经口排出相鉴别。口腔与咽部出血容易观察到局部出血灶；鼻腔出血多从前鼻孔流出，常在鼻中隔前下方发现出血灶，有时鼻腔后部出血量较多，可被误诊为咯血，如用鼻咽镜检查见血液从后鼻孔沿咽壁下流，即可明确诊断。咯血和呕血的鉴别大多数情况下并不困难，两者的区别见表2-2-1。

表2-2-1　咯血与呕血鉴别

鉴别要点	咯血	呕血
出血方式	咳出	呕出
性状和颜色	泡沫状，色鲜红	无泡沫，呈暗红色或棕色
混杂内容物	常混有痰	常有食物及胃液
酸碱度	呈碱性反应	呈酸性或碱性反应
基础疾病	有肺或心脏疾病史	有胃病或肝硬化病史
出血前兆	咯血前有喉部瘙痒、胸闷、咳嗽	呕血前常上腹不适及恶心
出血后血便	除非咽下，否则无血便改变	粪便带黑色或呈柏油状

五、咯血诊断

首先明确是否为咯血；其次根据咯血问诊（咯血量、次数、颜色、性状、起病缓急）初步判断是否为大咯血或潜在致死性咯血；再根据年龄、病史、伴随症状、基础疾病、既往史、结合体格检查判定咯血病因，如肺源性及非肺源性、肺外血液系统或其他；最后完善常规必要的检查，如血常规、痰液检查、尿常规检查、凝血功能等；针对性检查包括胸部增强CT检查或CT血管成像（CT angiography，CTA）、支气管动脉造影、纤维支气管镜检查、心脏彩超等。

六、咯血治疗

（一）咯血的治疗原则

咯血的治疗原则是止血、病因治疗、预防咯血引起的窒息及失血性休克。

（二）一般治疗

1. 卧床休息，观察咯血量，大咯血者患侧卧位或头低脚高位。
2. 大咯血者就地抢救，禁忌搬动。
3. 吸氧、镇静，剧烈咳嗽加重咯血者给予镇咳治疗。
4. 流食或半流质清淡饮食，大咯血期间禁食、做好抢救工作，做好水盐电解质及能量补充。
5. 小量咯血可使用吗啡类中枢镇咳药物，但是这类药物可在大量咯血时引起呼吸道阻塞。
6. 停用抗凝药物和抗血小板类药物等。
7. 并发症的防治 咯血并发症主要有窒息、失血性休克、吸入性肺炎和肺不张等，应注意及时通畅气道、扩容、抗感染等。

（三）止血治疗

1. 药物止血治疗

（1）垂体后叶激素与酚妥拉明联合使用：垂体后叶激素联合酚妥拉明治疗支气管扩张咯血疗效与安全性优于单用垂体后叶激素。垂体后叶激素具有收缩支气管动脉和肺小动脉的作用，使肺内血流量减少，降低肺循环压力，从而达到止血的目的，是治疗咯血，尤其是大咯血的首选药物。对于同时患有冠心病、动脉粥样硬化、高血压、心力衰竭及妊娠妇女，应慎用或禁用垂体后叶激素（垂体后叶激素在欧美国家极少用于大咯血抢救治疗）。通常以 5～10U 垂体后叶激素加入 25% 葡萄糖溶液 20～40mL，缓慢静脉注射，继之以 10～20U 的垂体后叶激素加入 5% 的葡萄糖溶液 250～500mL 中，缓慢静脉滴注。直至咯血停止 1～2d 后停用。酚妥拉明为 α-受体阻断剂，可以直接舒张血管平滑肌，降低肺动静脉血管压力，达到止血目的，主要用于垂体后叶激素禁忌或无效时。可用 10～20mg 酚妥拉明加入 5% 的葡萄糖溶液 250～500mL 中静脉滴注，1 次/d，连用 5～7d。用药时需要患者卧床休息，严格掌握药物的剂量和滴速，严密观察患者有无头痛、面色苍白、出虚汗、心悸、胸闷、腹痛、便意、血压升高、心率和心律的变化等不良反应。如出现上述不良反应，应及时减慢输液速度，并给予相应处理。关注易被忽视的垂体后叶激素治疗咯血后出现严重低钠血症等电解质紊乱。

（2）抗纤维蛋白溶解药：氨甲环酸、氨甲苯酸（止血芳酸）、氨基己酸均属于抗纤维蛋白溶解药。氨甲环酸止血作用为三者中最强，可竞争性抑制纤维蛋白的赖氨酸与纤溶酶结合，抑制纤维蛋白凝块裂解，产生止血作用。

（3）凝血酶：是凝血机制中的关键酶，直接作用于血液凝固过程中的最后一步，促使血浆中的可溶性凝血因子 I 转变为不溶的纤维蛋白，促使出血部位的血栓形成和止血，临床常用如蛇毒凝血酶（立止血、巴曲亭）。

（4）作用于毛细血管的药物：酚磺乙胺（止血敏）、卡巴克洛等。酚磺乙胺降低毛细血管通透性，使血管收缩，出血时间缩短、增强血小板聚集性和黏附性。

（5）其他止血药物：其他包括纤维蛋白原、云南白药等。

2. 非药物治疗

（1）支气管动脉栓塞介入治疗：如药物保守治疗无法控制大咯血或因心肺功能不全不宜开胸手术者，支气管动脉栓塞术（bronchial artery embolization，BAE）是首选治疗。BAE 早在 1974 年应用于咯血的治疗中，经过不断的发展完善，现已成为治疗咯血较为有效的手段。BAE 是采用介入放射学行选择性支气管动脉造影术联合支气管动脉药物灌注和栓塞术治疗咯血，具有高效、安全、微创、可重复性高、快速止血等优点。BAE 的成功率为 80% ～ 100%。

BAE 治疗咯血主要适用于：①任何原因所致的急性大咯血，病因一时无法去除，为缓解病情，创造条件进行手术时；②不适合手术，或者患者拒绝手术，内、外科治疗无效者；③咯血量不大，但反复发生者；④咯血出血部位隐匿，需先行诊断性支气管动脉造影检查后再酌情进行栓塞治疗。

BAE 相关禁忌证包括：①导管不能有效和牢固插入支气管动脉内，栓塞剂可能反流入主动脉者；②肺动脉严重狭窄或闭锁的先天性心脏病，肺循环主要靠体循环供血者，在不具备立即手术矫正肺动脉畸形时；③造影发现脊髓动脉显影极有可能栓塞脊髓动脉者。

BAE 并发症包括：①脊髓损伤和截瘫，发生率为 1% ～ 3%；②发热、胸闷、胸骨后灼烧感、肋间痛、吞咽困难等症状；③穿刺部位血栓；④动脉内异物、栓子或血栓；⑤误栓，主要是由于栓塞时支气管动脉导管插入不牢，造影剂反流所致。加强支气管动脉的超选择性，同时把握恰当的栓塞剂推注压力与速度是可以预防的。

在支气管动脉栓塞后仍有咯血，需要考虑：①肺动脉出血可能，最多见的是侵蚀性假性动脉瘤、肺脓肿、肺动脉畸形和动脉破裂；②栓塞不充分。BAE 复发原因：①所有异常动脉栓塞不充分；②先前栓塞的动脉再通；③原发疾病进展而形成新的交通支及新生血管分支。复发率为 12% ～ 57%。

（2）肺动脉瘤的介入治疗：肺动脉瘤少见。易被漏诊，肺动脉瘤的血供可单独来源于肺循环或体循环，也可同时累及肺循环和体循环，肺动脉瘤破裂大咯血单纯体循环动脉栓塞难以控制。肺动脉瘤介入治疗的优势已成为肺动脉源性大咯血的首选治疗方案。肺动脉瘤的介入治疗取决于动脉瘤的位置，不同肺动脉段的动脉瘤治疗方式有所不同。对于左或右肺动脉主干的动脉瘤，覆膜支架是最好的选择；对于需要保护肺动脉远端血流通畅的病例，支架辅助弹簧圈栓塞动脉瘤瘤腔也是较好的选择；对于肺动脉小分支动脉瘤则选择载瘤的肺动脉分支栓塞和瘤腔栓塞两种方法，栓塞应尽可能靠近出血的肺动脉病变，采用出血靶点远端和近端动脉同时栓塞的夹心式栓塞；当动脉瘤发生在肺动脉末梢或是肿瘤瘤体内，单纯进行近端栓塞。

栓塞材料对咯血治疗效果及咯血复发发挥着关键作用。目前临床上所使用的栓塞材料种类繁多，可以适应不同的部位、不同的病因、不同的病变基础。种类包括弹簧圈、氰基丙烯酸正丁酯、吸收性明胶海绵和聚乙烯醇。介入科医生需根据弹簧圈、液体栓塞材料、颗粒、微粒、微球等常用栓塞材料的特性和用途，结合患者咯血责任血管部位、不同的病因、不同的病变基础选择合适栓塞材料。也可联合多种栓塞材料达到止血的满意效果。

（3）纤维支气管镜在咯血中的应用：纤维支气管镜检查对于具有肿瘤或慢性支气管炎危险因素（尤其是吸烟的老年男性）的患者是首选检查方法。纤维支气管镜在咯血中的应用针对咯血者行纤维支气管镜检查常可定位咯血部位并直视造成出血的支气管内病变，并可根据出血情况及部位行纤维支气管镜下止血治疗，故提倡在咯血时或咯血停止后 48h 内进行。紧急纤维支气管镜检查更能直视到活动性出血或出血部位。纤维支气管镜分有两种，硬质纤维支气管镜和软质纤维支气管镜（即电子纤维支气管镜）。两者各有优劣。硬质纤维支气管镜于 1897 年由 Gustav Killian 发明，在临床应用已有百年。其作为介入通道，允许纤维支气管镜及其他器械进行气道内，经纤维支气管镜观察定位，在直视下进行止血、支架释放、激光消融、取异物、冷冻、电切等操作。而软质纤维支气管镜于 1964 年由 Shigeto Ikeda 发明，可适用于 3 ～ 4 级支气管以上的下呼吸道气道内病变的检查及治疗。硬质纤维支气管镜对操作者的技术要求更高，作为介入通道有着不可取代的地位。介入后仍有部分患者难以止血，血管再通及侧支循环形成后复发率较高。

（4）手术治疗：针对以上止血效果无效者可考虑手术治疗。咯血手术治疗适应证：①医源性肺动脉破裂；②复杂的动静脉畸形；③曲菌瘤继发的顽固性咯血；④肺大脓肿；⑤胸部创伤相关的大咯血；⑥ BAE 治疗失败者。手术治疗联合 BAE 治疗反复支气管扩张大咯血或复杂性大咯血是安全、可行的，能够改善大咯血患者远期疗效。

（四）输血治疗

大咯血合并失血性休克，补液时可行红细胞输注；针对血小板减少者可行单采血小板输注；凝血功能异常者进行纤维蛋白原、凝血因子或新鲜冰冻血浆、冷沉淀输注。维生素 K 是肝脏合成凝血因子 II、VII、IX、X 所必需物质，但是，维生素 K_1 注射后起效时间长，不适用于大咯血的抢救治疗。若患者有口服抗凝药物如华法林，抢救时可使用新鲜冰冻血浆。

（五）窒息患者的抢救治疗

对于咯血导致窒息的患者可采用气管插管，将有侧孔的气管内导管插入气管内，边进边抽吸血液，必要时可使用支气管镜吸血，直至窒息缓解；在持续大量出血时，若知道病变部位，可在支气管镜引导下，把气管内导管直接插入健侧，以达到保护健侧肺部、防止血液溢入、保障气体交换的目的；同时可利用球囊直接对出血部位进行压迫，或将气管插管插过出血部位远端并对球囊进行充气，利用插管球囊保护远端气道不被血液阻塞；对于左右主支气管出血，或单侧大量出血，部位一时难以确定的，可在支气管镜引导下，插入双腔气管插管，隔离出血侧气道，保护健侧气道通畅，同时也可利用止血球囊对出血侧支气管进行压迫和阻塞，保证对侧气道畅通。遇到病情复杂、出血量大、窒息风险高的危急重症患者，介入治疗不足以处理，而双腔支气管插管对此类危急重症患者具有治疗优势。

综上所述，大咯血是一种呼吸系统危急重症。患者可因气道阻塞窒息或大出血休克死亡，应进行快速准确的病因诊断并积极采取急救措施。在应用 BAE 或外科干预前，应尽可能早地保持气道通畅，同时进行多学科有效处理，以保证患者生命安全。咯血是症状，不是诊断，无论使用什么治疗方法，最重要的是咯血原因的确定和对原发病的治疗。

杨润祥（云南省肿瘤医院 / 昆明医科大学第三附属医院）

罗春香（云南省肿瘤医院 / 昆明医科大学第三附属医院）

鲍明亮（云南省肿瘤医院 / 昆明医科大学第三附属医院）

附：左肺腺癌致咯血病例分析

病例摘要

男性患者，49 岁。反复咳嗽、咳痰 1 年余。确诊为左肺腺癌合并脑、双肺、纵隔及颈部淋巴结转移 $T_4N_3M_{1c}$ IV B 期。入院后行贝伐珠单抗＋紫杉醇＋卡铂方案治疗，治疗第 3 天出现大咯血，并于次日急诊行左侧支气管动脉数字减影血管造影（digital subtraction angiography，DSA）联合经支气管动脉栓塞术（BAE），联合内科垂体后叶激素等止血处理。患者咯血逐渐控制。但同时患者出现严重顽固性低钠血症，经大剂量补钠，停用垂体后叶激素等综合治疗后，患者病情好转出院。

病史简介

现病史：男性患者，49岁。诊断为：左肺腺癌合并脑、双肺、纵隔及颈部淋巴结转移 T4N3M1c ⅣB 期。为进一步治疗就诊。入院后给予贝伐珠单抗 + 紫杉醇 + 卡铂方案治疗，治疗第 3 天出现咯血 10 次，呈鲜红色，每次量约 2mL。咯血前伴有咽喉部不适、咳嗽，给予氨甲苯酸注射液、注射用白眉蛇毒凝血酶、酚磺乙胺注射液、口服云南白药胶囊止血治疗。经上述治疗后，患者再次出现咯血，量较前增多，白天共计 12 次，每次量 5～10mL，均为鲜红色；夜间咯血 6 次，每次量 60mL。请微创介入医学科会诊后有行支气管动脉 DSA+BAE 术指征。

既往史：否认肝炎、结核病病史，否认糖尿病、冠心病、高血压病史，否认输血史，否认有药物及食物过敏史，无外伤及手术史。

个人史：否认吸烟、饮酒史。

家族史：无肿瘤等相关家族史。

体格检查：T 36.5℃，BP 98/70mmHg，R 20 次 /min，P 91 次 /min。ECOG 1 分。全身浅表淋巴结未扪及肿大，左肺呼吸音粗，双肺未闻及干湿啰音，无胸膜摩擦音。心律齐，心率 91 次 /min，各瓣膜听诊区未闻及病理性杂音。腹软，无压痛及反跳痛，肝脾肋下未触及，移动性浊音阴性。肠鸣音正常。生理反射存在，病理反射未引出。

辅助检查

（1）影像学检查：CT 检查双肺占位性病变并周围结构广泛受累，性质恶性，较抗肿瘤治疗前（7d 前）上述病灶均有缩小，左肺下叶后基底段病灶内出现积气；纵隔淋巴结肿大，考虑转移，部分淋巴结较前缩小；双肺肺气肿，双肺间质结构增多，双肺小结节，较前片部分结节稍有缩小。

（2）实验室检查

血常规：抗肿瘤治疗第 3 天白细胞 13.84×10^9/L $[（3.5～9.5）\times 10^9$/L$]$；中性粒细胞百分率 83.9%（40%～75%），中性粒细胞绝对值 11.61×10^9/L $[（1.8～6.3）\times 10^9$/L$]$；血小板 430×10^9/L（$125～350 \times 10^9$/L），血红蛋白 145g/L（130～175g/L）。支气管动脉 DSA+TAE 术后第 1 天：红细胞 3.99×10^{12}/L$[（4.3～5.8）\times 10^{12}$/L$]$；血细胞比容 33.1%（40%～50%）；血红蛋白 110g/L（130～175g/L）；术后第 3 天：红细胞 3.01×10^{12}/L $[（4.3～5.8）\times 10^{12}$/L$]$；血红蛋白 86g/L（130～175g/L）。

血生化：支气管动脉 DSA+TAE 术后第 1 天：C 反应蛋白 54.28mg/L（0～5mg/L）；钠 128mmol/L（137～147mmol/L）；术后第 5 天：钠 119mmol/L。

凝血检验：输注血浆后第 1 天：凝血酶原时间 15.7s（11～14.5s）；凝血酶原时间比值 1.21（0.85～1.15）；纤维蛋白（原）降解产物 6.58μg/mL（0～5μg/mL）；血浆 D- 二聚体（D-Dimer）测定 0.86μg/mL（0～0.55μg/mL）。

（3）病理检查

支气管镜病理诊断：左肺活检腺癌。VG：纤维组织阳性。

EGFR+ALK+ROS-1 驱动基因检测示：未见基因突变。

诊治经过

诊断：①咯血；②左肺腺癌 $T_4N_3M_{1c}$ ⅣB 期；③低钠血症。

治疗：①咯血后 2d 急诊行左侧支气管动脉 DSA 联合 BAE 治疗，术中发现左侧支气管动脉增粗，纡曲，实质期可见左肺肿瘤染色及造影剂外溢，未见动静脉脉分流。使用 SP 微导管，顺利超选择至肿瘤供血靶动脉合适位置，以尖吻蝮蛇血凝酶 1U 经皮选择性动脉置管药物治疗术，再以明胶海绵颗粒栓塞剂（710～1 000μm）1 支进行栓塞肿瘤供血动脉。②术前术后联合内科垂体后叶激素（2U～3U/h）微量泵入等止血处理、补充凝血因子，输注悬浮红细胞纠正贫血处理、预防性抗感染治疗。③ DSA 联合 BAE 治疗后第 1 天患者再次出现咯血 1 次，量约 50mL，呈鲜红色，微创介入科评估无再次行支气管动脉 DSA+BAE 术指针，建议暂时继续静脉止血治疗，给予白眉蛇毒血凝酶 1kU 静脉推注治疗，继续垂体后叶激素维持泵入。ICU 会诊后建议予以加用酚磺乙酰 2 支、氨甲苯酸 2 支、去氨加压素 30mg，并 600mL 血浆输注。4d 内共计申请悬浮红细胞 13.0U 输注改善贫血。④止血治疗第 6 天患者乏力明显，伴有意识淡漠。复查生化发现严重低钠血症，钠 119mmol/L，经继续深静脉微量泵补钠及口服补钠治疗。

治疗结果：止血治疗第 5 天后咯血逐渐减少，仅有血痰表现，停用垂体后叶激素，补钠治疗 8d 后患者血钠恢复正常（血钠 143mmol/L），2d 后患者痰中无血丝，无咯血，好转出院。

专家点评

本病例系中年男性，确诊为左肺腺癌合并脑、双肺、纵隔及颈部淋巴结转移 $T_4N_3M_{1c}$ ⅣB 期。在进行抗肿瘤治疗中并发大咯血。在多学科协助下，经内科药物科垂体后叶激素及 DSA+BAE 介入治疗后咯血好转，评估治疗有效，但同时患者出现因垂体后叶激素治疗导致的严重低钠血症，经停用该药及补钠治疗后患者逐渐恢复。

支气管肺癌是咯血的常见病因之一，但出血量差异很大；7%～10% 的患者起病时就存在咯血，约 20% 的患者在病程中期出现咯血，仅 3% 的患者晚期出现大咯血。出现大咯血者通常为肺中央型较大肿瘤患者，以鳞状细胞癌多见。其中 80% 的患者在大咯血前数周即可出现少量的前驱性咯血。肿瘤合并大咯血为肿瘤科危急重症，临床医师快速做出反应，正确判断是抢救成功的关键。

同时，肿瘤合并咯血与其他非肿瘤性疾病合并的咯血有所不同，肿瘤合并大咯血者易反复，内科止血疗效差，DSA+BAE 止血也同样存在止血不彻底，易复发情况。由微创介入科、肿瘤内科、纤维支气管镜室、放射科、胸外科、重症医学组合多学科协助在处理肿瘤合并大咯血棘手问题具有独特优势。

在肿瘤治疗过程中，除详细评估肿瘤导致咯血风险，如肿瘤病灶部位与血管之间关系，还需评估抗凝药物、抗血管生成药物，如贝伐珠单抗、安罗替尼导致出血风险等。贝伐珠单抗与肿瘤相关的出血主要在非小细胞肺癌患者进行的研究中观察到了严重的咯血，可能的危险因素，包括肿瘤组织学类型为鳞状细胞组织、抗风湿药物治疗、抗凝治疗、既往接受过放射治疗、贝伐珠单抗治疗、有动脉硬化症病史、中央型肺癌以及在治疗前或治疗中肿瘤形成空洞，与出血具有统计学显著相关性的变量是贝伐珠单抗治疗和鳞状细胞癌组织。本例为晚期肺腺癌患者，入院后行贝伐珠单抗＋紫杉醇＋卡铂方案治疗，治疗第 3 天出现大咯血，不能排除是由贝伐珠单抗引起的咯血，在临床工作中，在应用抗血管生成药物治疗时，临床医师应结合患者病变特征，全面评估患者出血风险。另外，针对咯血进行内科治疗时，应关注垂体后叶激素止血时对患者心血管基础疾病产生的影响以及后续出现的严重顽固性低钠血症。

垂体后叶激素是由猪、牛脑垂体后叶中提取的一种水溶性成分，包含加压素（又称抗利尿素）和催产素，欧美国家没有应用垂体后叶激素，主要由于垂体后叶激素已被分离提纯。垂体后叶激素在发挥止血效果的同时也增加肾小管对水分的重吸收并产生利尿效果，且不影响尿钠的排出，从而导致稀释性低钠血症。低钠血症的发生可能会导致中枢神经系统损害；垂体后叶激素的收缩作用也会导致胃肠系统损害、心血管系统损害等，由于垂体后叶激素治疗过程中无法避免的不良反应使其极少用于欧美国家的止血治疗。通过联合应用垂体后叶激素与酚妥拉明可预防不良反应的发生，降低不良反应的严重程度，两者通过不同的作用机制发挥止血作用，酚妥拉明通过扩张周围血管与平滑肌的作用拮抗垂体后叶激素收缩血管的作用，而垂体后叶激素升高体循环血压的作用拮抗酚妥拉明的降压作用，有利于减轻治疗过程中的一系列不良反应，垂体后叶激素联合酚妥拉明治疗支气管扩张咯血疗效与安全性优于单用垂体后叶激素。

杨锡铭（宾川县人民医院）

杨培丽（宾川县人民医院）

第四节　恶性胸腔积液

任何病理因素使胸膜腔内液体产生增多和 / 或吸收减少时，都会出现胸腔积液（pleural effusion）。胸腔积液常见的原因有恶性肿瘤、胸膜炎症、心力衰竭等。恶性胸腔积液（malignant pleural effusion，MPE）是指胸膜原发或继发的恶性肿瘤所致的胸膜腔积液，是晚期肿瘤的常见并发症之一。在所有肿瘤患者中的发生率为 15%，最常见于肺癌、乳腺癌、淋巴瘤、妇科恶性肿瘤及恶性胸膜间皮瘤。MPE 常见症状包括呼吸困难，咳嗽和胸痛，症状的严重程度则取决于胸腔液的形成速度、积液量及患者的心肺状态，大量胸腔积液治疗不及时可危及生命。随着对恶性胸腔积液形成机制的深入研究以及治疗手段的逐渐改进，临床疗效得到了很大提高。恶性胸腔积液治疗手段的选择由多个因素决定，包括症状、行为状态、原发肿瘤的类型及其对全身治疗的敏感性、排空胸腔积液后肺复张的程度等，旨在缓解进行性加重的呼吸困难和 / 或胸痛、有效清除胸腔积液，并防止其再次蓄积，改善生活质量，延长生存时间。

一、恶性胸腔积液产生的机制

在正常生理情况下，胸腔内有 5 ～ 10L 的液体产生，但以每小时 35% ～ 75% 的速率被重吸收，仅留下 0.26mL/kg 液体在胸膜腔内起润滑作用，减少呼吸过程中壁层和内脏胸膜之间的摩擦，同时维持负压状态避免肺部塌陷。大量胸腔积液的产生通常是液体产生增多和吸收减少的共同结果。

一般认为恶性胸腔积液主要是直接或间接由以下几种途径产生的：①胸膜的原发或转移性病变及伴有的炎症，可使毛细血管通透性增高，引起胸腔积液，多为血性的，约占 75%；②侵犯淋巴结造成淋巴管的破坏，这种积液常为浆液性或乳糜性的，而非血性的；③某些肿瘤患者可能有营养不良性低蛋白血症，可出现漏出性胸腔积液；④癌栓脱落引起肺栓塞可导致胸腔积液；⑤胸腔内肿瘤接受治疗后对胸膜的刺激或损伤。

某些分子也可能参与胸腔积液的产生，如白细胞介素 -2（interleukin 2，IL-2）、肿瘤坏死因子（tumor necrosis factor，TNF）、干扰素（interferon，INF）可介导胸膜炎症；血管生成素 1（angiopoietin 1，ANG-1）、血管生成素 2（angiopoietin 2，ANG-2）可刺激肿瘤血管生成；血管内皮生长因子（VEGF）、基质金属蛋白酶（matrix metalloproteinase，MMP）、CC 类趋化因子配体 2（CC chemokine ligand 2，CCL-2）、骨桥蛋白和血管转化生长因子 β（transforming growth factor-β，TGF-β）可影响血管通透性。此外，研究表明，肥大细胞对 MPE 的形成有显著影响，其释放的类胰蛋白酶 α/β$_1$（tryptase alpha/beta 1）和白细胞介素 -1β（interleukin 1 beta，IL-1β）可增加肺血管的通透性并诱导胸膜肿瘤细胞中核转录因子 κB（nuclear factor κB，NF-κB）的活化，从而促进肿瘤生长，加快恶性胸腔积液的形成。其他的免疫细胞，如淋巴细胞和巨噬细胞，在恶性胸腔积液形成过程中也发挥着调节作用。此外，有相关研究报道称 SiSo 细胞表达的受体结合肿瘤抗原（receptor-binding cancer antigen expressed on SiSo cells，RCAS1）、瘦素及水通道蛋白（aquaporin，AQP）也可参与胸腔积液的形成。

二、临床表现

患者常出现气短、咳嗽以及活动受限等症状。临床表现可作为诊断 MPE 的重要线索，大部分 MPE 患者有临床症状，但约 25% 患者可无症状，经体检或胸部 X 线检查偶然发现。

1．**症状** 主要表现为呼吸困难、胸痛、咳嗽，症状的轻重与胸腔积液产生的速度和积液量的多少有关。呼吸困难是最常见的症状，与胸壁顺应性下降、同侧膈肌运动受抑、纵隔移位以及肺容积下降有关。胸痛相对少见，通常与恶性肿瘤细胞壁层胸膜种植转移、肋骨和其他肋间结构转移有关。大多数来源腺癌的 MPE 无胸痛，而 60% 的胸膜间皮瘤患者伴有持续性胸部钝痛或局限性胸痛。恶性胸腔积液多见于中年以上患者，同时呈进行性消瘦，还可伴有贫血和低蛋白血症。

2．**体征** 少量积液时可无明显体征，中至大量积液时，可见患侧胸廓饱满，呼吸运动减弱，呼吸加快，触诊语颤减弱，叩诊实音，患侧呼吸音减弱或消失。恶性胸腔积液时气管常向健侧移位。

三、诊断

MPE 的诊断一般通过患者的病史、体检、胸腔积液的生化检查、细胞病理学检查以及影像学检查来确定。"金标准"乃是在胸腔积液细胞沉淀中找到恶性细胞，或在胸膜活检组织中观察到恶性肿瘤的病理变化。

1．**X 线检查** 少量的胸腔积液，表现为患侧的肋膈角变钝，积液线上缘位于第 4 前肋骨以下；如果是中等量的胸腔积液，表现为均匀一致的密度增高影，上缘呈反抛物线状位于 2、4 前肋之间；如果是大量胸腔积液表现为患侧均匀一致的密度增高影，达全肺野，大量胸腔积液还可能伴有纵隔及主支气管向健侧移位。包裹性的胸腔积液，不会随体位的运动而改变，边缘光滑、饱满，多局限于肋间。还有就是肺底积液，表现为膈肌的最高点在中外侧 1/3。

2．**超声检查** 对胸腔积液可提供准确的定位诊断，对于积液量大小判断、是否为包裹性积液、穿刺进针方向和深度等提供指导意义。同时可鉴别胸腔积液、胸膜增厚、液气胸等。

3．**CT 检查** 有助于发现少量 MPE，判断有无胸部肿瘤、肿瘤部位、是否伴有纵隔淋巴结转移，对潜在肺实质病变进行评估。

4．**MRI 检查** 对 MPE 的诊断价值有限，但可能有助于评估肿瘤侵袭纵隔或胸壁范围。

5．**诊断性胸腔穿刺术** 行胸腔穿刺无绝对禁忌证，相对禁忌证包括胸腔积液量过少（单侧卧位胸腔积液平面距离胸壁＜1cm）、出血倾向、正在接受抗凝治疗和机械通气等。绝大多数 MPE 为渗出液，细胞分类以淋巴细胞为主，比重＞1.018，蛋白含量＞30g/L，LDH＞500U/L；但也有极少数是漏出液。胸腔积液细胞学是诊断 MPE 的最简单方法，多次检查可提高阳性率。血清及胸腔积液肿瘤标志物联合应用对良恶性胸腔积液鉴别诊断具有临床指导价值。某些肿瘤标志物如癌胚抗原（carcinoembryonic antigen，CEA）、糖类抗原 CA125、CA15-3 及 CA19-9、神经元特异烯醇化酶（NSE）联合应用等有助于 MPE 诊断。联合测定多项标志物在血清及胸腔积液中水平，进行对比分析。如癌胚抗原（CEA）在恶性胸腔积液中早期即可升高，且比血清更显著。若胸腔积液 CEA 升高或胸腔积液/血清 CEA＞1，常提示为恶性胸腔积液。Topolcan 等研究表明，恶性胸腔积液组血清与胸腔积液的 CYFRA21-1 值均高于良性胸腔积液组，且胸腔积液值均大于血清值，检测胸腔积液肿瘤标志物比血清更有诊断价值。

6．**胸膜活检** 当细胞学检查无法确诊时，必要时可行胸膜活检。主要有超声或 CT 引导下行经皮闭式胸膜活检、胸腔镜下活检和开胸活检。闭式胸膜活检术对 MPE 诊断的敏感度（40%～75%）低于细胞学检查（62%～90%）。

四、治疗

MPE 一旦出现，需对患者的症状、一般情况及预期生存时间进行全面评估，然后再制订治疗方案。治疗的主要目的是减轻呼吸困难症状，延长患者的生命。一般来说，对于原发肿瘤已明确但无症状的 MPE 患者，针对积液本身可不做任何治疗干预；对于有临床症状且胸腔积液不断生成的患者，留置胸腔引流导管优于反复胸腔穿刺；对于 MPE 导致呼吸困难并影响生活质量的患者，英国胸科学会推荐首选胸膜固定术治疗，其次为持续胸腔引流；对于恶性淋巴瘤、小细胞肺癌及激素受体阳性的乳腺癌产生的胸腔积液患者，应以全身化疗为主；对于以多发粟粒状胸膜转移结节为主的胸膜积液患者，可采用放射治疗。需要注意的是，随着治疗手段和药物不断改进，胸腔内灌注治疗逐渐成为主流。

（一）局部治疗

1. 胸腔穿刺术和胸腔置管术　大量胸腔积液的患者易出现呼吸困难，需及时行胸腔穿刺术缓解症状。胸腔穿刺术放液简单、快速、安全，医源性气胸和脓胸风险小，但积液易复发。胸腔穿刺术应在超声引导下实施。但对晚期肿瘤患者来说，此法只能缓解症状约 72h，且需重复穿刺。如患者预期生存期较长，推荐置入肋间小口径引流管引流，即在胸腔穿刺的基础上，将引流管置入胸腔，外接引流袋引流积液。这种方法可减少穿刺次数，是目前临床上常用的方法，同时利于后续胸腔内局部注药。另外，也可使用隧道胸膜导管（tunneled pleural catheter，TPC）替代胸膜固定术治疗复发性MPE。大量胸腔积液应梯度式增量引流，首次引流不超过 600mL，以后每次引流量不超过 1L，如患者出现胸部不适、持续咳嗽或血管迷走神经表现，应立即停止引流。有研究表明，经过 2～6 周的引流后约有 46% 的患者可以引起自发性胸膜固定。但同时反复引流导致大量蛋白质的丢失，促使恶病质形成，需注意监测，加强营养。

2. 胸腔内灌注　胸腔积液引流彻底后，可行胸腔局部灌注治疗。目前常见的药物包括硬化剂、抗肿瘤药物及生物制剂，不论注入何种药物，均可能引起不同程度的胸痛、发热，甚至呼吸困难和休克，应及时对症处理。

（1）硬化剂：抽尽胸腔积液后向胸膜腔注射相应的硬化剂也称为胸膜固定术。可引起炎症反应、促进纤维蛋白沉积，使脏壁层胸膜粘连，从而控制胸腔积液生长。较为常见的硬化剂有滑石粉、四环素。滑石粉是目前最有效的胸膜固定硬化剂，相对非均粒滑石粉，均粒滑石粉引起低氧血症的风险较少。因目前国内无医用滑石粉的来源，所以在很大程度上限制了它的使用。四环素是一种简便、有效的胸膜硬化剂，尤适合化疗效果不佳者，有效率为 65%～76%。腔内注入硬化剂会引起严重胸痛，可同时腔内注入利多卡因（最大剂量 3mg/kg）。需要强调的是，胸腔内灌注硬化剂后患者不必翻身。

（2）细胞毒性药物：通过产生化学性胸膜炎，在促进胸腔粘连的同时直接杀伤肿瘤细胞，从而达到治疗的目的。胸腔内注射细胞毒性药物可以治疗肿瘤本身，也可以减少胸腔积液渗出。目前常见的有铂类、博来霉素、氟尿嘧啶、阿霉素等。铂类药物水溶性好且胸膜吸收好，需注意其造成的全身毒性反应。

（3）抗血管新生药物：VEGF 在恶性胸腔积液形成中起着重要的作用，报道称腔内应用抗 VEGF抗体即贝伐珠单抗联合顺铂或单用顺铂治疗非小细胞肺癌（non-small cell lung carcinoma，NSCLC）引起的恶性胸腔积液，贝伐珠单抗联合顺铂有效率为 83%，而顺铂组为 50%。重组人血管内皮抑制素通过对 VEGF 及其信号通路的抑制以及抑制基质金属蛋白酶（MMPs）的表达可降低肿瘤血管的高通透性，从而发挥对 MPE 的治疗作用。

（4）生物制剂：近年来，胸腔内注射生物制剂的报道较多，主要是通过激活机体的免疫系统来杀灭肿瘤，同时刺激胸膜炎性渗出，使脏层、壁层胸膜粘连，达到封闭胸膜的目的。目前常用的有干扰素、白细胞介素 –2、肿瘤坏死因子、淋巴因子激活的杀伤细胞、生物反应调节剂等。

（5）热灌注：是一种胸腹腔恶性肿瘤辅助治疗手段。是指将含化疗药物的灌注液精准恒温、循环灌注、充盈胸腹腔并维持一定时间，预防和治疗胸腹膜的种植转移。热灌注化疗使化疗药物直接作用于肿瘤细胞，局部加热进一步使蛋白质凝固，促进肿瘤细胞的坏死、凋亡，减少药物进入血液循环，减少不良反应。

（6）中药治疗：腔内灌注榄香烯、华蟾素、鸦胆子油乳、康莱特等。研究表明采取联合运用顺铂和中药注射剂可提高治疗效果。不同中药注射剂的治疗效果各有侧重，在不良反应方面也尚无定论，应慎重选择。

3．外科治疗　胸膜切除术，主要用于恶性胸膜间皮瘤的治疗。是一种侵入性手术，具有较高的病死率，并发症包括脓胸、出血、呼吸循环衰竭，手术病死率为 10%～19%。恶性肿瘤引起胸膜转移属于临床晚期，预后差，患者预计生存期短，故目前该术式基本失用。电视辅助胸腔镜外科手术（VATS）在胸膜固定术中均已广泛应用。多项研究表明，通过胸腔镜喷洒滑石粉剂治疗 MPE 的成功率在 77%～100%。

（二）全身治疗

治疗原发病，对化疗敏感的恶性肿瘤，使用全身化疗以控制原发肿瘤及胸腔积液。但对于全身治疗效果不佳的肿瘤，以及既往多次全身治疗不再有效的患者，需局部对症治疗以缓解症状。

（三）一般治疗

注意休息，吸氧，高蛋白饮食，出现低蛋白血症时，可静脉输注人血清白蛋白。

（四）预后

LENT 评分（L—LDH 水平；E—ECOG 评分；N—中性粒细胞与淋巴细胞之比；T—肿瘤类型）是一种临床上重要的预后方法，可帮助预测患者生存率并指导患者治疗。根据计算出的分数，将患者分为低危组（0～1分），中危组（2～4分）或高危组（5～7分）。低危组的中位生存期为 319d，而中危组的中位生存期为 130d，高危组的中位生存期为 44d（表 2-2-2）。

表2-2-2　LENT 评分

	变量	分数
L	胸腔积液中 LDH 水平（IU/L）	
	＜1 500	0
	＞1 500	1
E	ECOG 评分	
	0	0
	1	1
	2	2
	3～4	3

续表

变量			分数
N	血清中性粒细胞 / 淋巴细胞		
	＜9		0
	＞9		1
T	肿瘤类型		
	低危肿瘤类型	恶性胸膜间皮瘤、血液系统恶性肿瘤	0
	中危肿瘤类型	乳腺癌、妇科恶性肿瘤、肾细胞癌	1
	高危肿瘤类型	肺癌、其他类型肿瘤	2
风险类别			总分
低危			0～1
中危			2～4
高危			5～7

杨润祥（云南省肿瘤医院 / 昆明医科大学第三附属医院）

曾佳佳（云南省肿瘤医院 / 昆明医科大学第三附属医院）

附：左肺腺癌致胸腔积液病例分析

病例摘要

患者，男性，71岁。因呼吸困难、左侧胸闷2个月余，加重2周就诊。完善检查，血液及胸腔积液肿瘤标志物（CEA、CA125）升高，胸腔积液查见腺癌细胞。影像学诊断：①左肺上叶前段纵隔胸膜下结节，性质考虑恶性；②左侧胸膜广泛增厚，双肺及左侧胸膜多发结节，考虑转移；③左侧胸腔少量积液，伴左肺下叶大部分组织实变、膨胀不全；④纵隔及双肺门多发淋巴结肿大，考虑转移。基因检测：表皮生长因子受体（EGFR）18外显子G719X突变、EGFR 20外显子S768I突变。给予阿法替尼口服治疗后13个月，疗效评估部分缓解。目前仍靶向治疗维持中。

病例简介

主诉：呼吸困难、左侧胸闷2个月余，加重2周。

现病史：患者入院前2个月无明显诱因出现呼吸困难、左侧胸闷，可耐受，无咳嗽、咳痰、胸痛、咯血等不适。未予特殊诊治。入院前2周患者感呼吸困难加重、左侧胸闷难以耐受，就诊于当地医院。CT检查发现左肺上叶前段可疑病灶及左侧大量胸腔积液。行左侧胸腔穿刺引流积液，累积引流淡血性胸腔积液2 600mL。细胞学检查：可疑腺癌细胞。拟诊"左肺上叶癌"，收入院。自发病以来，患者精神、体力、饮食、睡眠尚可，体重无明显变化，大、小便正常。

既往史：10余年因外伤致肋骨骨折。无吸烟史及煤烟接触史，余无特殊。

个人史、婚育史、家族史：无特殊。

体格检查

浅表淋巴结未及肿大，慢性病容。气管无偏移。双肺呼吸动度大致正常，肋间隙无明显增宽或缩窄；右肺语颤无明显增强或减弱，左侧语颤减弱，胸膜摩擦感未触及，皮下捻发感未触及；右肺叩诊呈清音，左下肺叩诊呈浊音。肺下界（肩胛线：左 8 肋间，右 10 肋间），移动度：左 4cm，右 6cm；右肺及左上肺呼吸音清晰，左肺下叶呼吸音消失，双肺未闻及干湿啰音，无胸膜摩擦音。

辅助检查

入院第 2 天血液肿瘤标志物：CEA 20.62µg/L（参考值：5 ≤ µg/L），CA125 136.7kU/L（参考值：0 ～ 35kU/L），其余肿瘤标志物无明显异常。

入院第 3 天，胸腔积液肿瘤标志物：CA125 1697kU/L（参考值：0 ～ 35kU/L），CA15-3 54.54kU/L（参考值：≤ 25kU/L），CA19-9 126.8kU/L（参考值：≤ 27kU/L），其余肿瘤标志物无明显异常。

病理检查：入院第 3 天，胸腔积液检出腺癌细胞。

基因检测：EGFR 18 外显子 G719X 突变、EGFR 20 外显子 S768I 突变。

影像学检查：入院第 1 天，CT 显示：左肺上叶前段纵隔胸膜下见一软组织结节，分叶，形态不规则，边缘多发毛刺，牵拉、粘连纵隔胸膜，大小为 2.4cm×1.5cm×1.4cm，密度不均，增强中度不均匀强化。左侧胸膜广泛不规则增厚，双肺及左侧胸膜多发实性结节，以左肺为著，大者位于左肺上叶下舌段，大小为 1.4cm×1.3cm，增强强化不均。左侧胸腔少量积液；左肺下叶胸膜下肺组织广泛实变不张，其内见空气支气管征，增强明显尚均匀强化。纵隔及双肺门多发淋巴结肿大，大者位于 1L 区，大小为 2.9cm×2.1cm，增强环形不均匀强化。影像学诊断：①左肺上叶前段纵隔胸膜下结节，性质考虑恶性；②左侧胸膜广泛增厚，双肺及左侧胸膜多发结节，考虑转移；③左侧胸腔少量积液，伴左肺下叶大部分组织实变、膨胀不全；④纵隔及双肺门多发淋巴结肿大，考虑转移。入院第 3 天：头颅 MRI：双侧额叶散在脱髓鞘改变。

诊疗经过

诊断：①左肺上叶腺癌伴双肺、左侧胸膜、纵隔及双肺门淋巴结转移 T4N3M1a Ⅳa 期；②左侧恶性胸腔积液。

治疗：①左侧胸腔穿刺，引流胸腔积液；②根据基因检测结果：EGFR（+），给予阿法替尼胶囊 40mg，1 次/d，口服，靶向治疗；③左侧胸腔灌注治疗：重组人血管内皮抑制素 45mg+ 顺铂 40mg，胸膜腔内灌注。

治疗结果：患者经靶向治疗、胸腔灌注治疗，1 个月后返院复查 CT 显示原发、继发病灶明显缩小。B 超显示左侧胸腔少 – 中量积液。其后继续靶向治疗，每两个月复查评估病情，病灶缩小，疗效部分缓解。

专家点评

本病例系典型的左肺上叶腺癌伴双肺、左侧胸膜转移（$T_4N_3M_{1a}$ ⅣA 期）合并恶性胸腔积液，且 EGFR 驱动基因阳性患者。根据基因突变精准靶向治疗及胸腔内化疗联合抗肿瘤血管生成药物重组人血管内皮抑制素灌注后，患者病情控制满意。生存时间及生活质量均改善。

胸腔积液在肺癌中的发生率为 7% ～ 23%，其中恶性胸腔积液占 90% ～ 95%。恶性胸腔积液是因恶性肿瘤直接侵犯或转移至胸膜从而累及和阻塞毛细血管和淋巴管所致，是晚期肺癌的标志，也是患者晚期最常见的并发症之一，严重影响患者的生活质量。以往肺癌合并恶性胸腔积液患者的中位生存期＜ 6 个月。肺癌领域的研究不断深入。IPASS 研究显示，*EGFR* 突变阳性的患者接受吉非替尼治疗效果远远优于化疗，而经典 EGFR 敏感突变 *19del* 和 *L858R* 突变是预测一代酪氨酸酶抑制剂（TKI）疗效的标志物，由此开启了肺癌的精准治疗时代。还有一部分是非经典突变（*G719*、*L816Q*、*S768I* 等）。在 LUX-LUNG2/3/6 研究中，携带 *G719*、*L861Q* 和 *S768I* 的患者，接受阿法替尼治疗的中位无进展生存期（progression-free survival，PFS）分别为 13.8 个月、8.2 个月和 14.7 个月。针对肿瘤病因治疗，肺癌的精准及个体化治疗提高了患者的总生存期。对症治疗同样备受重视，并驾齐驱，胸腔内灌注化疗药物、抗肿瘤血管生成药物、生物制剂、硬化剂等单独和 / 或联合使用，除直接杀灭癌细胞，同时可以刺激胸膜造成化学性胸膜炎致胸膜粘连的内科胸膜固定术在肿瘤科广泛使用，从而达到消除胸腔积液的目的。同时外科胸膜切除术及胸膜的放疗及热灌注技术在控制恶性胸腔积液上发挥了一定作用。

施　伟（云南省肿瘤医院 / 昆明医科大学第三附属医院）

李　莹（云南省肿瘤医院 / 昆明医科大学第三附属医院）

第五节　气胸

肿瘤患者特别是肺癌患者并发气胸，包括医源性气胸或自发性气胸。多数患者为医源性气胸，在肿瘤诊断和治疗过程中，许多有创性操作如经皮肺穿刺活检、经支气管活检、中心静脉和肺动脉置管等均可能引发气胸。其中经皮肺穿刺活检并发气胸的发生率最高（约占 60%），而经支气管活检的气胸并发症发生率较低；也可发生于肺切除术后残留的肺组织存在持续性漏气的情况。自发性气胸最常见的原因是慢性阻塞性肺疾病，在肿瘤患者中由于肿瘤浸润或化疗后肿瘤组织坏死形成支气管胸膜瘘，也可导致自发性气胸的发生，原发性和转移性肺肿瘤均可能引起气胸。恶性肿瘤并发气胸是一类易被忽视的急危重症，早诊断、早治疗对提高患者生存预后有着重要的意义。

一、临床特点

自发性气胸（spontaneous pneumothorax）可以根据发病原因的不同分为原发性气胸（primary pneumothorax）和继发性气胸（secondary pneumothorax）。肺部恶性肿瘤引起的自发性气胸属于继发性气胸，临床上较为罕见，据文献报道发病率为 0.65% ～ 1.13%。而以气胸为首发临床症状的肺癌病例更为罕见，占所有肺癌病例的 0.03% ～ 0.05%。肿瘤并发气胸多见于肿瘤肺转移晚期，也可出现于疾病的较早阶段。

从发病年龄看，肺癌伴发气胸多见于老年患者或重度吸烟的患者，少部分发生于不吸烟者或者 40 岁以下的青年患者。

从肿瘤发生的位置看，无论是中央型还是周围型肺癌都可伴发气胸。

从肿瘤的病理类型看，原发性肺癌中鳞状细胞癌、腺癌、大细胞肺癌以及小细胞肺癌伴发气胸的病例都有报道，有文献表明鳞癌并发气胸者最常见，可能与支气管堵塞有关。但也有文献认为腺癌并发气胸的发生率比其他类型的肿瘤更高，可能是由于腺癌多位于外周更易侵犯胸膜所致，也可能与近年来腺癌的发病率升高有关。而继发性肺癌中成骨肉瘤、淋巴瘤、横纹肌肉瘤、Wilm 瘤以及 Ewing 瘤都有报道，其中以成骨肉瘤最为常见。

从合并气胸的类型看，闭合型、交通型以及张力型气胸都有报道，肺部压缩多在 50% 以内。气胸多发生于肿瘤同侧，少部分见于对侧，原发性肺癌合并的气胸常伴有胸腔积液，而转移性肺癌合并气胸的患者伴发胸腔积液的少见。

二、发病机制

肿瘤引起气胸的机制尚不明确，可能与以下因素有关：①肿瘤直接侵袭脏胸膜形成支气管胸膜瘘；②癌性空洞坏死破入胸膜腔；③胸膜因肿瘤压迫发生缺血坏死；④肿瘤引起的阻塞性肺炎或由真菌或细菌感染引起的足分支菌病导致炎症坏死破入胸膜腔；⑤肿瘤结节形成活瓣结构，远端肺组织过度通气，膨胀破裂导致气胸；⑥肿瘤堵塞支气管，引起其他正常肺组织代偿性肺过度充气，肺大疱破裂而致气胸。此外，放化疗及靶向治疗后都有可能引发气胸（pneumothorax associated with treatment for pulmonary malignancy，PATPM），可能与治疗后引起的肿瘤坏死或肺纤维化有关。此类药物包括博来霉素、卡莫斯汀和洛莫斯汀等。

三、诊断要点

如果气胸发生在确诊恶性肿瘤之后，诊断较容易；而以气胸为首发症状入院的患者，肺部肿瘤的诊断则容易被忽视。肿瘤并发气胸的患者症状往往不明显且不典型，可表现为胸闷、气促、胸痛、呼吸困难、心悸和发绀等。体格检查可发现患侧呼吸音降低，呼吸活动度降低，叩诊呈鼓音。气胸的发生常会掩盖肿瘤的症状，或易被误诊为其他可能引发气胸的疾病（如肺结核、COPD）。

以气胸为首发症状入院的患者可能通过影像学检查偶然发现有肺部肿瘤，但部分患者因肺的压缩萎陷常常会干扰对肺部占位性病变的判断。当患者在行胸腔闭式引流术等手段促使肺复张以后，如果再次行影像学检查仍然有持续存在的高密度影，应高度怀疑合并肺部肿瘤的可能，但也有部分患者即使肺复张以后复查胸部 X 线片或 CT 也难以发现明显占位，可能仅仅表现为肺大疱，这些患者通过术中病理检查才得以确诊，因此很容易漏诊或误诊。若肺复张时间超过 10d 则被认为是肺复张困难，肺的不完全复张或肺复张困难是另一个提示可能合并肿瘤的重要线索。

所以对以气胸入院的高危人群（老年患者或重度吸烟的患者）应仔细检查，首选影像学检查为 CT，而不是 X 线片。如果通过胸腔闭式引流术等手段积极治疗后肺部仍未完全复张，或持续出现肺部密度增高的影像，应该考虑到肿瘤合并气胸的可能性。此时，应积极地进行痰液细胞学检查、气管镜的检查，甚至开胸探查，同时结合血清学检查、肿瘤标志物等指标综合判断。当合并有胸腔积液的患者需多次留取胸腔积液送细胞病理学检查。容易忽视的一点是，除了外周型肺部肿瘤可以引起气胸外，中央型气管内的肿瘤也会引发气胸。

四、治疗

气胸可以发生在肿瘤确诊前、确诊后或治疗过程中，是不能被忽视的危及生命的并发症。一旦确诊，应以"首先稳定呼吸循环，肿瘤和气胸治疗并重"为治疗原则。气胸的发生不利于肿瘤的诊断及治疗，而肿瘤的存在亦可导致肺复张困难和气胸反复发生。行胸腔穿刺抽气的方式常常效果较差，因此这类患者的治疗均应积极进行胸腔闭式引流术促进肺的复张以稳定呼吸循环，然后根据患者未来长期的肿瘤治疗目标做出诊断和治疗决定，当有继发感染时需同时进行抗感染治疗。

有手术指征的患者及时安排手术进行诊断或治疗，切除肿瘤的同时也能治疗气胸。对于无手术指征或暂时没有手术机会而将来可能有的患者（比如部分患者通过放化疗降期后），可通过纤维支气管镜、CT 引导穿刺术、EBUS 术（endobroncheal ultrasonography，EBUS）、Lung-pro 导航、开胸活检术等手段明确诊断。

如果行胸腔闭式引流持续治疗后，水封瓶漏气仍然严重，考虑到长期的胸腔闭式引流可能增加感染风险、降低患者生活质量以及对将来的手术造成不便，可采用支气管内活瓣置入术（endobronchial valve placement）进行临时性封堵，为后续的治疗提供条件。也有文献报道向胸腔内注射粘连剂的方式来缩小或消灭含气残腔。

化疗过程中发生的气胸往往肺压缩较轻，甚至完全无症状，对于这类患者无需特殊的干预，维持性化疗仍可继续进行，并不会对气胸的愈合造成影响。但也有文献认为 PATPM 患者需要更长时间的胸腔闭式引流，放化疗损害了机体的修复过程，使气胸的治疗复杂化，有时甚至需手术干预。化疗过程中发生的气胸被认为是肿瘤对化疗药物的间接反应，提示该化疗药物可能对肿瘤有一定治疗效果。

另有部分肿瘤患者因一侧主支气管堵塞造成全肺萎陷，患侧胸腔充满气体，有文献将之称为"肺自截"。因其临床表现、体征及影像学检查和自发性气胸有相似之处，但病理生理却存在区别，患者已完全耐受适应了一侧全肺不张，如果此时贸然进行胸腔闭式引流术反而会造成人为的交通性气胸，引起纵隔摆动，加重呼吸困难症状。

五、预后

有学者认为，大部分（约 75%）合并自发性气胸的肺癌患者与不合并气胸的肺癌患者有着相似的预后，肿瘤合并气胸只是一个随机事件，它仅反映肺的状况，和患者的预后并不关联，在肿瘤的早期或晚期阶段都有发生气胸的可能。但也有部分文献认为肿瘤伴发气胸的患者有着更低的生存率，可能与以下因素有关：①肿瘤伴发气胸多见于老年人群，这类患者心肺功能更差；②以气胸为主要表现的患者可能只会接受普通 X 线片检查，容易发生漏诊或误诊，延误最佳的治疗时期；③累及胸膜引发气胸的肿瘤通常侵袭力较强，较早发生转移；④肿瘤侵袭胸膜引起胸膜的破裂，导致肿瘤在胸腔播散。因此肿瘤合并气胸的患者存在侵犯胸壁和术中播散的可能性，对于肿瘤合并气胸的患者应严格地进行病理学检查（包括胸腔灌洗液）和术后的随访。肿瘤并发气胸是一类易被忽视的危急重症，疾病的早期诊断和治疗对生存预后有着重要的意义。

叶联华（云南省肿瘤医院 / 昆明医科大学第三附属医院）

饶孙银（云南省肿瘤医院 / 昆明医科大学第三附属医院）

附：右肺腺癌合并气胸病例分析

病例摘要

患者，男性，44 岁。因发现肺占位 10d，气促、呼吸困难 1d 入院。10d 前患者体检发现右肺占位病灶，至医院门诊就诊。2d 前行支气管镜检查，检查后出现咳嗽，逐渐加重，并伴有胸闷、气促、呼吸困难，急诊入院。完善胸部 X 线片提示气胸，压缩肺部占 50%，给予吸氧、胸腔闭式引流后症状缓解。

病例简介

现病史：患者，男性，44 岁。10d 前体检发现右肺占位病灶，至当地医院就诊。行胸部 CT：右肺上叶前段病灶，肿瘤性病变可能，右肺下叶斑点状，结节状病灶，转移待排，右侧大量胸腔积液并右肺下叶压迫性肺不张，右侧叶间胸膜增厚。当地医院未予治疗，建议上级医院就诊。2d 前行支气管镜检查：双肺主支气管及分支各叶、段、亚段支气管管腔通畅，黏膜光滑，未见新生物及出血，右肺上叶后段支气管黏膜刷检及右肺灌洗。检查后当天出现咳嗽，逐渐加重，并伴有胸闷、气促、呼吸困难，予超声引导下胸腔穿刺术并留置引流管，引流胸腔积液，患者症状缓解不明显，急诊入院。完善胸部 X 线片提示气胸，压缩肺部占 50%。

既往史：有高血压病史 2 年，血压最高为 190/120mmHg，口服氨氯地平片控制血压，血压控制在 120 ～ 150mmHg /90 ～ 115mmHg。否认冠心病、糖尿病病史。无外伤、手术、输血史、无药物过敏史。

个人史：否认吸烟，偶有饮酒。

婚育史：22 岁结婚，育有 1 子 1 女。

家族史：无肿瘤等相关家族史。

体格检查

T 36.1℃，P 95 次 /min，R 22 次 /min，BP 150/115mmHg，氧饱和度：90%（静息状态，未吸氧）。急性病面容，意识清醒，对答切题，全身浅表淋巴结未触及肿大，右肺呼吸音低，呼吸活动度降低，左肺呼吸音清，双肺未闻及干湿啰音。心律齐，心脏各瓣膜听诊区未闻及杂音，无心包摩擦音。腹平软，无压痛，肝脾未触及，移动性浊音（－）；双下肢无水肿。

辅助检查

影像学检查：胸部 X 线正位片显示右侧液气胸，部分包裹，右肺压缩 50%，右肺软组织样密度影，建议待肺复张后复查，左肺、左膈未见异常；术后 2d 复查胸部 X 线正位片：右侧胸腔积气基本吸收，右侧胸腔少量积液。治疗前后对比见图 2-2-4。

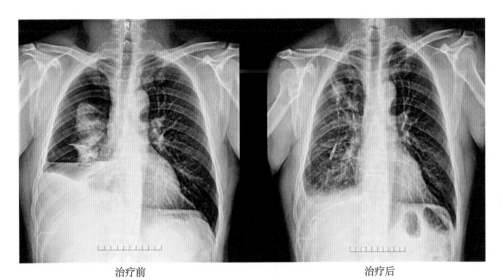

治疗前　　　　　　　　　　　　　　　治疗后

图 2-2-4　胸腔穿刺术前后胸部 X 线正位片

实验室检查：血常规、肝肾功能、凝血功能等抽血化验未见明显异常。

病理检查：①（右肺上叶后段支气管刷片）检出可疑非小细胞癌；②（胸腔积液细胞蜡块）：腺癌，来源于肺。

基因检测：EGFR（－），ALK（＋），ROS1（－）。

诊治经过

诊断：①右侧气胸；②右肺上叶腺癌并胸膜转移Ⅳ期；③右侧胸腔积液；④高血压3级很高危组。

治疗：予吸氧、胸腔闭式引流后症状缓解；术后2d复查胸部X线片：右侧胸腔积气基本吸收，右侧胸腔少量积液。

专家点评

患者为中年男性，右肺占位性病变性质不明确，行支气管镜检查及灌洗。胸腔穿刺术引流胸腔积液后出现咳嗽、胸闷、气促、呼吸困难。胸部X线检查、胸腔积液细胞学检查后诊断为：①右侧气胸；②右肺上叶腺癌并胸膜转移Ⅳ期；③右侧胸腔积液；④高血压3级很高危组。

气胸可分为创伤性气胸和自发性气胸，又可分为闭合性气胸、开放性气胸和张力性气胸。肺癌合并气胸包括医源性气胸和自发性气胸。多数患者为医源性气胸，在肺癌诊断和治疗过程中，许多有创性操作包括经皮肺穿刺活检、经支气管活检、中心静脉和肺动脉置管等均可能引发气胸，其中经皮肺穿刺活检并发气胸的发生率最高，而经支气管活检的气胸并发症发生率较低；也可发生于肺切除术后残留的肺组织存在持续性漏气的情况。自发性气胸多见于男性青壮年或患有慢性支气管病、肺气肿、肺结核者。本例患者行支气管检查及胸腔穿刺术后出现气胸，可能为支气管检查所致，可能为胸腔穿刺引流所致，也可能为支气管镜检查后剧烈咳嗽所致，因胸腔穿刺术前未完善胸部X线检查，因而不能明确气胸原因。

气胸的患者可表现为胸闷、气促、胸痛、呼吸困难、心悸和发绀等。本例患者主要表现为咳嗽、胸闷、气促、呼吸困难，因合并患侧中－大量胸腔积液，首先考虑为胸腔积液所致，引流胸腔积液后患者症状仍不能缓解，考虑可能出现气胸。本例患者胸腔积液细胞学检出腺癌细胞，明确诊断为右肺上叶腺癌并胸膜转移Ⅳ期。肺癌合并气胸可以发生在肺癌确诊前、确诊后或治疗过程中，一旦确诊，应以"首先稳定呼吸循环，肿瘤和气胸治疗并重"为治疗原则。在临床工作中，对于肺占位患者，进行有创操作后应注意观察有无胸闷、呼吸困难等表现，一旦出现上述症状，应尽快完善检查，做出诊断，及时救治。

叶联华（云南省肿瘤医院／昆明医科大学第三附属医院）

饶孙银（云南省肿瘤医院／昆明医科大学第三附属医院）

第六节　弥漫性实质性肺疾病

近年来，随着抗肿瘤治疗的快速发展，传统的手术治疗、化疗、放疗寻求新的突破，而靶向治疗、免疫治疗的研究势如破竹，受到广泛关注和应用。治疗方案逐渐趋于规范化基础上的个体化、综合化，患者的生存期也显著延长。然而在治疗的同时，不可避免地会产生各种相关的不良反应，有些严重的不良反应会影响患者的生活质量甚至危及患者的生命。肺毒性是放疗、化疗、靶向及免疫治疗的主要不良反应之一，其中弥漫性实质性肺疾病（diffuse parenchymal lung disease，DPLD）是致命的不良反应。DPLD 是一组主要累及肺间质、肺泡和细支气管的肺部弥漫性疾病。其基本病理改变包括弥漫性肺实质、肺泡炎和间质纤维化，随疾病发展机体逐渐丧失肺泡 – 毛细血管功能单位，最终发展为弥漫性肺纤维化和蜂窝肺，导致呼吸衰竭而死亡。DPLD 的临床表现有活动性呼吸困难、胸部 X 线片示弥漫阴影、限制性通气障碍、弥散功能降低和低氧血症等。其范围可包含良性浸润到致命性急性呼吸窘迫综合征。系统评估 DPLD 的相关致病因素、并加以预防、诊断及治疗是必要的。

一、抗肿瘤治疗导致的 DPLD

（一）化疗

作为传统的抗肿瘤治疗手段，化学治疗在杀伤肿瘤细胞的同时，也会损害正常细胞及组织。一些肿瘤患者会在抗肿瘤化疗期间或之后出现气管、支气管、肺泡等肺部损伤，损伤主要累及肺间质，导致间质性炎症、肺泡出血及肺泡弥漫性损伤等，病情往往变化迅速，可短期进展至呼吸衰竭或急性呼吸窘迫综合征。大多数化疗相关 DPLD 发生时的中位化疗数为 3 周期，化疗后至 DPLD 的中位时间为 17d。

与化疗引起 DPLD 相关的因素主要包括以下几个方面：

1. 化疗药物的种类　最为典型的化疗药物如博来霉素，肺毒性是其给药的主要剂量限制因素，发生间质性肺炎后可能发展为慢性纤维化。其发生率随药物总剂量、给药途径、高浓度氧疗、同步放疗或既往放疗史、年龄 > 70 岁等因素而不同，为 3% ～ 40%；丝裂霉素诱导的肺毒性发生率为 3% ～ 12%，最常见的 DPLD 纤维化，通常发生在化疗后 2 ～ 4 个月；其他化疗药物如环磷酰胺、吉西他滨、多西他赛也有不同程度发生 DPLD 的风险，在一项最新的 392 例患者参与的多西他赛单药化疗的临床试验中，18 例患者化疗后发生 DPLD（4.6%）。

2. 化疗药物的剂量及方案的选择　大多数发生 DPLD 的化疗药物，与剂量相关。尽管有报道博来霉素所致的致命性 DPLD 仅含有 50U，但总剂量超过 400U 时，其发生风险急剧增加。同时，相比单独使用博来霉素，联合放疗或联合其他化疗药物时，其发生频率、严重程度更高，在某些研究中高达 43%。另外也有研究发现虽然单周紫杉醇方案相比 3 周 1 次的紫杉醇方案毒性有所减低，但是频率更高，发生 DPLD 的概率反而要比 3 周 1 次的用药方案更大。

3. 既往有无放疗史　之前有过肺部放疗史的患者，再次接受化疗时，其 DPLD 发生率明显增高。

4. 既往有无肺纤维化　之前有肺纤维化的患者化疗后发生间质性肺炎的概率明显增加，研究发现之前有肺纤维化的患者化疗后发生 DPLD 的风险与之前没有肺纤维化的患者相比大约为 4 ∶ 1。

（二）放疗

放射性肺损伤是胸部恶性肿瘤患者接受放疗或同步放化疗后最常见的剂量限制性毒性之一，其限制了临床医生使用更高、更有效的照射剂量以及联用其他方法治疗肿瘤，且严重的放射性肺炎可危及生命。肺是对射线敏感的器官之一，其中最敏感的肺组织毛细血管网，即便给予小剂量射线治疗，亦可破坏血管内皮细胞及肺上皮细胞，导致细胞炎性物质的积累，造成肺组织血气交换功能障碍，从而引起缺氧，加重细胞损害，如此恶性循环最终造成肺纤维化。放射性肺损伤包括早期（< 6 个月）的放射性肺炎和晚期（> 6 个月）的放射性肺纤维化。

与放射性肺炎相关的因素主要包括：

1. 患者自身因素　老年患者、一般情况差及肺功能差的患者易发生放射性肺炎且临床反应重。但也有研究提供了不同的观点，即肺功能差的患者一般患有肺气肿、慢性阻塞性肺疾病，这些患者在一定体积内正常肺泡细胞减少，射线的吸收降低。合并肺气肿的患者比没有肺气肿的患者放射性肺炎发生率低，肺气肿越严重，发生放射性肺炎的概率越小。

2. 放射野的大小及放疗的总剂量 V20 是用于评定正常肺组织接受的放疗剂量，因此在制订放疗计划的时候，医师通常要勾画出左右两侧正常肺区，即全肺体积减去肿瘤体积，然后再看接受大于 20Gy 肺体积占正常肺体积的百分率。V20 是公认的引起放射性肺损伤的独立相关因素，当 V20 > 23%，放射性肺损伤的发生率就明显增加；当全肺照射 24.5Gy、1/3 ~ 2/3 肺体积照射 40Gy、< 1/3 肺体积照射 65Gy 时，放疗后 5 年内将有 50% 的患者出现放射性肺损伤；单次剂量每增加 0.1Gy，放射性肺炎发生的风险增加 11.7%；同时同步化疗或序贯化疗可能增加放射性肺损伤的风险。

（三）靶向治疗

肺癌靶向治疗的相关研究已经达到一定水平，然而治疗时，DPLD 仍是一个不可忽视的不良反应。DPLD 一般在使用表皮生长因子受体酪氨酸激酶抑制剂（epidermal growth factor receptor-tyrosine kinase inhibitor，EGFR-TKI）治疗后 3 ~ 7 周内发生，发生机制尚不明确，可能与 EGFR-TKI 通过抑制 EGFR 表达、减少组织中 EGFR 含量、降低 EGFR 的活性、抑制气道上皮细胞的生长和修复从而干扰肺部损伤的修复有关。

多因素分析显示男性、吸烟、既往有肺纤维化、化疗史和一般状况差均是使用 EGFR-TKI 治疗患者发生 DPLD 的高危因素。美国食品药品监督管理局在 2003 年随访了 5 万例接受吉非替尼治疗的晚期非小细胞肺癌患者，引起的 DPLD 全球发生率约为 1%，病死率约为 30%。另有研究发现，厄洛替尼相关 DPLD 发生率为 1% ~ 8%，发病中位时间为用药后 47d。其导致肺间质纤维化的影像学表现、组织学特征及死亡率与吉非替尼相近。我国患者间质性肺炎不常见，发生率在 1% 左右，但一旦发生，如未及时处理，很可能导致患者死亡。

除 EGFR-TKIs 外，其他靶向治疗药物，如西妥昔单抗、贝伐珠单抗、索拉非尼相关的 DPLD 相对罕见，可能与样本量少有关，尚需要进一步探索。

（四）免疫检查点抑制剂治疗

近年来，以程序性死亡受体 1（PD-1）/ 程序性死亡受体配体 1（PD-L1）抑制剂等免疫检查点抑制剂（ICIs）为代表的新型免疫治疗改变了肿瘤治疗的格局。然而，在显示出惊人疗效的同时，免疫相关的毒副作用也带来新的挑战。目前研究显示，总免疫相关性肺炎发生率和 3、4 级肺炎发生率分别为 < 5% 和 1% ~ 2%；PD-1 单抗的肺炎发生率较 PD-L1 单抗高。其发生危险因素尚未完全揭示，可能与性别、吸烟史、肺部基础疾病、有无放疗史、瘤种等有关。与黑色素瘤患者使用抗 PD-1 药物所致免疫相关性肺炎相比，非小细胞肺癌患者更易发生免疫相关肺炎（4.1% vs. 1.6%）及 3 级以上免疫相关肺炎，且发生时间更早（中位时间 2.1 个月 vs. 5.2 个月）。免疫相关性肺炎在使用帕博利珠单抗治疗后 0.3 ~ 84 周发生，中位时间是 19 周，纳武利尤单抗则发生在治疗后 4 ~ 26 周发生，中位时间是 9 周。

二、临床表现

DPLD 的症状主要表现为胸闷、气短、干咳、发热。典型的特征为逐渐加重的、不可逆的肺纤维化。临床上如果遇到肿瘤患者治疗期间突发的发热、干咳应警惕间质性肺炎的发生，如果呼吸困难突然加重应警惕间质性肺炎致突发气胸的可能，及时监测胸部及各项生命体征，以免延误病情。

1. 典型症状 呼吸困难是最常见的首诊症状，多为隐匿性，在较剧烈活动时开始，渐进性加重，常伴浅快呼吸。很多患者伴有明显的易疲劳感。多数 DPLD 患者有咳嗽症状，多以干咳为主，个别病例有少量白痰或白泡沫痰。

2. **早期症状** 活动时感到呼吸困难，呼吸功能逐渐衰竭，丧失劳动能力。

3. **晚期症状** 肺部功能和结构发生破坏，出现杵状指、呼吸急促、发绀，甚至心力衰竭与呼吸衰竭。

4. **其他症状** 胸痛较少见，个别结节病患者诉胸骨后隐痛，亦可见于弥漫性实质性肺疾病合并胸膜病变的患者。咯血也较少见，主要见于弥漫性肺泡出血综合征、肺血管病变及肺部恶性病变。发热、发力、体重减轻也为非特异症状，其他可伴有反流性疾病症状、结缔组织病相关症状、神经系统症状、皮疹、眼部症状等。

三、诊断

根据病史、上述临床表现一般诊断不难。临床多通过常规胸部 X 线检查发现双肺弥漫性阴影，再结合全身系统检查，以及病理学和病因学检查之后可诊断本病。

（一）影像学检查

绝大多数 DPLD 患者胸部 X 线片或 CT 显示双肺弥漫性阴影，阴影的性质可以是网格条索状、弥漫磨玻璃状、结节状，亦可呈现多发片状或大片状等，也可以混合存在。多数 DPLD 可以致肺容积减少，后期可见区域性囊性病变（蜂窝肺），常伴肺容积的进一步减少。高分辨率 CT 有利于发现早期病变，如肺内呈现不规则线条网格样改变，伴有囊性小气腔形成，最早在胸膜下出现，小气道互相连接可形成胸膜下线等，可以更细致地显示肺组织和间质形态的结构变化和大体分布特点，现已成为诊断 DPLD 的重要手段。

（二）肺功能检查

多数 DPLD 患者多提示为限制性通气功能障碍和弥散量减少。

（三）支气管肺泡灌洗

对支气管肺泡灌洗液进行细胞学、病原学、生化和炎症介质等的检测，根据炎症免疫效应细胞的比例，可将弥漫性实质性肺疾病分类为淋巴细胞增多型和中性粒细胞增多型，同时可送灌洗液行细菌培养、真菌培养及病毒 PCR 检测，进一步排除感染性肺炎。

（四）病理学检查

肺活检是诊断 DPLD 的金标准，当病史、影像学检查及支气管肺泡灌洗等检查得不出推断性的诊断，必要时可以进行肺活检。肺活检分为两种，一种是应用纤维支气管镜或 CT 引导下穿刺肺活检，其优点为操作简便，安全性高，可作为常规检查，且便于复查，但因所取的肺组织过小，误诊率及漏诊率较高。另一种外科肺活检（包括胸腔镜或开胸肺活检），虽可全面观察肺泡炎的类型和程度，但此方法是有创性检查手段，对于肺癌患者来说是不必要的，所以临床很少应用。通常单一的检查办法很难确诊，需要结合病史、影像学及病理学综合考虑。

四、鉴别诊断

由于 DPLD 的症状并没有特异性，肿瘤进展、肺部感染、心脏疾病、肺栓塞、慢性阻塞性肺疾病（COPD）同样可出现上述症状，如何与上述疾病鉴别也是临床工作中需要注意的问题。主要通过以下方法进行鉴别：

（一）肿瘤进展

首先评价肿瘤标志物的水平，观察肿瘤标志物有无增高；其次进行影像学检查，通常影像学检查均能排除肿瘤是否进展，尤其注意有无胸腔积液或心包积液的出现；取材行病理学检查是排除肿瘤进展的重要方法。

（二）肺部感染

首先进行血常规检查，观察白细胞及中性粒细胞百分率等炎症指标是否高于正常值；其次进行痰培养及血培养，明确有无感染；另外 C 反应蛋白水平、降钙素原水平等也有一定参考意义；送检肺泡灌洗液行病原微生物培养和病毒聚合酶链反应检测可进一步协助诊断。

（三）心脏疾病

首先检测氨基末端前体脑钠肽、心肌酶、心肌损伤标志物水平有无异常升高，同时进行心电图检查，观察是否有心肌缺血或心肌梗死等；其次进行超声心动图检查观察心脏射血功能是否异常；最后观察有无心力衰竭、心肌缺血等相应症状及体征。

（四）肺栓塞

首先进行血浆 D-2 聚体检测，若其含量 < 500μg/L 可基本排除肺栓塞；其次若 D-2 聚体有异常升高，可进一步行影像学检查，肺动脉 CTA 或肺部增强 CT 检查会显示肺动脉内低密度的充盈缺损，若患者对 CT 造影剂过敏，可选择行肺通气 / 灌注显像或磁共振肺动脉造影检查；再次可进行动脉血气分析，肺栓塞常表现为低氧血症、低碳酸血症，肺泡 – 动脉血氧分压差增大；最后，如以上检查不能确诊，可行肺动脉造影，属有创性检查。

（五）COPD

首先 COPD 患者多有长期慢性病史，其次可进行肺功能检查，DPLD 肺功能检查以限制性通气障碍为主，肺活量及肺总量降低，残气量随病情进展而减少，换气功能往往在 DPLD 早期可显示弥散功能明显下降。而在 COPD 患者通常表现为第一秒用力呼气容积减小，换气量减少，肺总量、残气量增高。

五、治疗

对于抗肿瘤治疗合并 DPLD 患者的治疗，目前主要有药物治疗，目的在于减轻炎症反应，终止或减轻肺纤维化的进展速度。

（一）一般治疗

针对肿瘤治疗引起的间质性肺病尚无固定的治疗方案，早期识别尤为重要，大多数患者在停止使用导致 DPLD 的相关治疗后，间质性肺病的症状便会有所减轻。若静息状态下出现低氧血症，则可进行氧疗。

（二）药物治疗

对于原因未明的弥漫性实质性肺疾病，目前糖皮质激素是治疗的主要方法。如果患者 DPLD 症状较轻，可给予患者口服地塞米松片或泼尼松片，或者静脉滴注糖皮质激素。如果患者症状较重推荐使用 1～2mg/（kg·d）泼尼松的等效剂量激素治疗，可选择口服或静脉用药（泼尼松或甲泼尼龙），病情严重者首选静脉用药，起始剂量激素起效后 48～72h，继续维持原剂量使用 1～2 周，随后可逐步减量，总疗程一般不超过 2 个月，最长不超过 3 个月。如减量过程中病情复发加重，应再重新加大剂量控制病情，仍然有效。因特殊原因不能接受激素及不能耐受激素者可改用免疫抑制剂，或减少皮质激素量加用免疫抑制剂。合并有细菌性肺炎的患者可应用抗生素，若发展为肺纤维化，则加用抗纤维化药物。

综上所述，DPLD 是抗肿瘤治疗所引起的严重不良反应之一。因导致 DPLD 的机制多样化及临床症状与其他呼吸系统疾病相似，往往干扰病情的诊断，所以很多时候不能及时诊断，加之病情变化迅速，常常危及患者生命。病情较急较重者两周内可能死亡，合并肺纤维化的患者无法治愈。但有效且规范的治疗，能够减轻或消除 DPLD 患者的症状，维持正常的生活质量。因此，在临床工作中针对抗肿瘤治疗导致的肺毒性要提高警惕，早预防、早诊断、早治疗，从而进一步提高患者的生活质量及预后。

温林俏（昆明医科大学第二附属医院）

夏成兴（昆明医科大学第二附属医院）

附：右肺小细胞肺癌免疫检查点抑制剂治疗致间质性肺炎病例分析

病例摘要

患者，男性，56 岁。诊为右肺小细胞神经内分泌癌 5 个月余，行 5 周期免疫联合化疗治疗。3d 前患者出现咳嗽、咳痰、气短进行性加重，考虑免疫检查点抑制剂相关性肺炎，予以类固醇抗炎、抗生素抗感染治疗后肺部感染灶吸收，呼吸道症状好转，治疗有效。

病史简介

现病史：患者，男性，56 岁。患者 8 个月前无明显诱因出现咳嗽、咳痰伴右侧肩背部针刺样疼痛，7 个月余前就诊当地医院。行胸部 CT 显示右肺上叶占位，考虑恶性。患者遂就诊上级医院。行 PET/CT 示：①右肺中叶支气管开口旁代谢增高软组织肿块，约 4.5cm×5.7cm，考虑肺癌；②纵隔、右肺门、右膈上后组、中腹腹膜后多发淋巴结，考虑转移；③右侧胸膜、右锁骨区、右前胸壁肌间隙、右胸壁代谢增高淋巴结及软组织灶，最大约 10.8cm×5.9cm，考虑转移；④右侧第 1、2 前肋骨及右侧肾上腺代谢增高软组织影，考虑转移。7 个月前上级医院行 CT 引导下肺占位穿刺活检，病理显示:（右肺上叶）小细胞神经内分泌癌。确诊后我院行 5 周期免疫（PD-L1 单抗）联合化疗（依托泊苷＋卡铂）治疗。3d 前患者出现咳嗽、咳痰、气短进行性加重急诊入院。患者自发病以来，精神、食欲、睡眠较差，大小便正常，体重未见明显改变。

既往史：否认肝炎、结核等传染病病史，否认高血压、糖尿病、冠心病等慢性病史。否认手术、外伤史，否认输血史。否认食物、药物过敏史。预防接种史不详。

个人史：吸烟 30 年，20 支 /d；饮酒 10 年，150mL/d，戒酒 1 年。

婚育史：22 岁结婚，育有 1 子 1 女。子女及配偶均身体健康。

家族史：否认家族遗传病史、传染病史、肿瘤病史。

体格检查

T 36.8℃，P 123 次 /min，R 21 次 /min，BP 88/56mmHg，SpO_2 80%（未吸氧）。神清语利，查体合作。右侧锁骨上及右侧颈部多个不规则肿物，大小为 3.0cm×4.0cm，融合固定，质中，边界欠清。胸廓对称，右侧胸壁见不规则肿物，大小为 4.0cm×4.0cm，融合固定，质中，边界欠清，无破溃出血。胸壁未见静脉曲张，呼吸运动度右侧减弱，右侧语音震颤减弱。右侧胸部叩诊呈浊音，双肺呼吸音粗，双肺闻及明显湿啰音。心率快，其余心脏及腹部查体未及异常。右上肢活动受限，肌力 4 级，其余肢体活动无异常。

辅助检查

影像学检查：增强 CT（入院当天）：右侧胸腔积液并右肺大部膨胀不全，右肺多发渗出改变，左肺弥漫磨玻璃及云絮状影。

实验室检查（仅列出异常结果，括号内为正常参考值范围）：

感染指标：C 反应蛋白：212.43mg/L（0～5mg/L）；降钙素原测定：8.42ng/mL（＜0.05ng/mL）。

血气分析：pH：7.28（7.35～7.45），PO_2：57mmHg（80～100mmHg），PCO_2：36mmHg（35～45mmHg），氧合指数：163（400～600），BE：–8.6mmol/L，Na：119mmol/L。

血常规：白细胞 $13.63×10^9/L$［（3.5～9.5）$×10^9/L$］，中性粒细胞百分率 93%（40%～75%），中性粒细胞绝对数 $12.66×10^9/L$［（1.8～6.3）$×10^9/L$］，血红蛋白 113g/L。

血生化：白蛋白 36g/L（40～55g/L），谷草转氨酶 2 325U/L（15～40U/L），谷丙转氨酶 2 031U/L（9～50U/L），肌酐 120μmol/L（59～104μmol/L），Na^+ 123mmol/L（135～155mmol/L），K^+ 3.9mmol/L（3.5～5.5mmol/L），Cl^- 97mmol/L（95～100mmol/L）。

诊治经过

诊断：①右肺小细胞肺癌广泛期；②败血症；③间质性肺炎（免疫相关性）；④肺部感染；⑤Ⅰ型呼吸衰竭；⑥肝功能不全（败血症致或免疫相关性、药物性）；⑦胸腔积液；⑧电解质紊乱（内分泌性或肾功能性）；⑨肾功能不全（败血症致或免疫相关性、药物性）。

治疗：

（1）患者入院时测 SpO_2 80%，急查动脉血气分析示Ⅰ型呼吸衰竭。给予氧疗、加强气道管理、无创呼吸机辅助呼吸、雾化吸入糖皮质激素治疗。

（2）患者入院时测 BP 88/56mmHg，立即调整为休克体位，予以心电监测并开放静脉通路补液治疗。急查感染指标、血常规、血生化、电解质、凝血等相关化验。

（3）结合患者既往病史及用药史、CT 新增表现及临床症状，考虑患者为免疫检查点抑制剂相关肺炎，根据患者体重给予甲泼尼龙（120mg，3 次 /d，静脉注射，5d；减量至 60mg，3 次 /d，静脉注射，5d；后续口服维持）治疗。

（4）患者入院查感染指标、白细胞及中性粒细胞明显高于正常，结合生命体征、临床症状及 CT 炎性病灶，考虑肺部感染合并败血症。急查血培养、痰培养、尿培养，并根据经验给予美罗培南抗感染（1g，1 次 /8h，静脉注射，7d）后降级给予左氧氟沙星治疗。

（5）患者肝功能不全，考虑败血症所致或由免疫药物、化疗药物所致，予保护肝功能、降低肝酶及对症治疗。

（6）其他给予胸腔积液穿刺引流、低分子量肝素抗凝、维持水电解质平衡、保护肾功能及营养支持等对症治疗。

治疗后患者临床症状明显改善，氧饱和度正常，感染指标（CRP、PCT）下降，入院 14d 后复查 CT 炎症病灶较前吸收（图 2-2-5），生命体征平稳后出院。

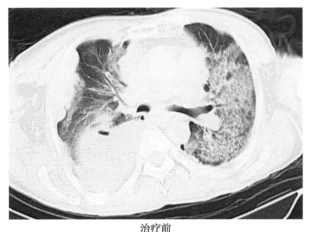
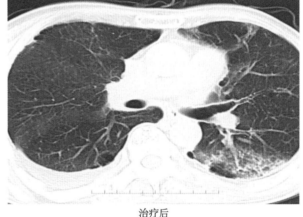

治疗前　　　　　　　　　　　　　　　　　　治疗后

图 2-2-5　治疗前后 CT 对比

专家点评

近年来，随着免疫检查点抑制剂的广泛应用，免疫检查点抑制剂相关肺炎（checkpoint inhibitor pneumonitis，CIP）发生率逐渐增高，且其是免疫治疗相关死亡的独立危险因素。但 CIP 缺乏典型临床症状及影像学表现，目前尚无统一的诊断标准，需要临床医生根据患者病史及用药史、临床表现、影像学检查及实验室检验进行综合判断。当怀疑 CIP 时，胸部 CT 为首选影像学检查，同时进行血常规、血生化、感染指标、电解质等相关化验，推荐常规进行动脉血气分析，如条件允许建议行肺功能检查。当诊断不明确或 CIP 与肺部感染、肺癌进展及其他相关疾病鉴别诊断困难时，应进行支气管镜活检、肺泡灌洗液分析或肺穿刺活检以明确诊断。本例病例中患者病情较重且应用糖皮质激素及抗生素治疗后会影响病理活检结果，未行取材活检。

当考虑诊断为 CIP 后，应尽早评估严重程度并进行分级治疗，大部分患者可通过停用免疫检查点抑制剂或应用糖皮质激素治疗得到缓解或治愈，如不能除外合并感染者，建议加用抗感染治疗。本例病例结合患者 PD-L1 单抗用药史、CT 表现及临床症状，考虑为重度 CIP（≥ 3 级），给予患者氧疗、呼吸机辅助呼吸、激素治疗及对症支持治疗。如上述治疗无效或病情进展可加用丙种免疫球蛋白［静脉注射免疫球蛋白（intravenous immunoglobulin，IVIG）］和 / 或免疫抑制剂治疗，但目前免疫抑制剂的应用尚无统一的推荐方案，根据既往文献报道及临床实践，可考虑以下药物。①托珠单抗（tocilzumab）：该药物可阻断炎症瀑布反应，减少全身炎症反应和肺部损害；②英夫利昔单抗（infliximab）：抗肿瘤坏死因子抗体在多指南中被推荐用于肠炎、肾炎等疾病，但是在肺炎中还缺乏有力的数据；③其他免疫抑制剂：包括吗替麦考酚酯、环磷酰胺等，均可用于免疫相关的肺间质性疾病，作为激素起效后的长期免疫抑制维持治疗，但其起效慢，对于急性病程的 CIP 治疗作用有限。

本例病例中患者感染指标、白细胞及中性粒细胞均明显高于正常，结合生命体征、呼吸道感染史高度怀疑败血症可能。由于败血症缺乏特异性临床表现，易造成漏诊或误诊，血培养是败血症最可靠的诊断依据，因此一旦怀疑败血症时应尽快完善血培养或骨髓培养，其他如痰、尿、胸腔积液、脓性分泌物等培养均有参考意义。但因临床中获得病原学结果时间较长，应先给予经验性抗生素治疗。本例病例中患者临床表现考虑败血症，仅行痰培养及尿培养阴性，未予血培养，先给予经验性抗生素治疗有效。

此外，该患者 ALT、AST 均异常升高（＞ 1 000U/L），首先排除了肝炎、脂肪肝、酒精性肝病、自身免疫性肝炎、肿瘤肝转移等疾病，排除这些因素后，考虑该患者肝功能不全由败血症所致或由免疫药物、化疗药物所致。给予病因治疗、保护肝功能、降低肝酶及对症治疗后肝功能恢复正常。当临床中出现肝功能异常时应查明病因，针对不同表现和病因采取不同的治疗方法。当诊断不明或病情需要时可行肝脏穿刺活检。

该患者入院急查血电解质，结果提示重度低钠血症（＜ 125mmol/L），应考虑患者是否为缺钠性低钠血症或肿瘤所致的特发性低钠血症，另外，还应考虑该患者是否为免疫检查点抑制剂的内分泌毒性所致的低钠血症。应完善肾上腺皮质功能、甲状腺功能等相关检查化验。

综上所述，应掌握系统地评估疾病的发病因素及严重程度、早期预防、及早识别诊断并进行分级治疗是至关重要的，对药物不良反应的监测和随访也应贯穿治疗的全程。

弓　勋（云南省肿瘤医院 / 昆明医科大学第三附属医院）
钱丽美（云南省肿瘤医院 / 昆明医科大学第三附属医院）

第三章

消化、泌尿及生殖系统急症

第一节　出血

出血是肿瘤患者的常见并发症，随着抗肿瘤相关治疗引起的血小板抑制、抗凝药物的使用，肿瘤患者的出血风险增加。因出血的量、部位和临床表现不同，治疗存在较大差异。消化与泌尿生殖系统肿瘤导致的出血，是肿瘤患者临床常见的急症之一，处理不当将危及患者生命，应引起高度重视。

一、出血的分类及表现

（一）消化系统出血

消化道出血（gastrointestinal bleeding）有下列五种表现方式。①呕血（hematemesis）：呕吐红色血液或咖啡样物；②黑便（melena）：黑色柏油样便；③便血（hematochezia）：直肠排出鲜红色或暗红色血液；④隐性消化道出血（occult gastrointestinal bleeding）：粪便隐血试验阳性，可伴有或不伴有缺铁性贫血；⑤仅有血液丢失或贫血症状：头晕、晕厥、心绞痛或呼吸困难等。这些表现可单独或合并存在。一般将呕血、便血和黑便定义为显性出血（overt bleeding），粪便隐血试验阳性定义为隐性出血（occult bleeding）。

根据美国胃肠病学院（American College of Gastroen-terology，ACG）于2006年制定的新的肠道划分标准，消化道出血部位也可重新定义为十二指肠乳头以上的上消化道出血，十二指肠乳头至回盲瓣的中消化道出血以及回盲瓣以下的下消化道出血。既往文献报道，上消化道出血以消化性溃疡、食管-胃底静脉曲张破裂出血、上消化道肿瘤、应激性溃疡、急慢性上消化道黏膜炎症常见。中消化道出血的常见病因包括小肠血管畸形、克罗恩病、钩虫感染、小肠肿瘤、缺血性坏死性肠病、肠系膜动脉栓塞。下消化道出血根据国家地区及人种不同有较大差异，西方国家研究多以肠道憩室出血、炎性肠病最常见；我国多数报道以结直肠癌、炎性肠病、结肠息肉为主要病因，免疫检查点抑制剂导致的结肠炎也可引起下消化道大出血（图2-3-1）。

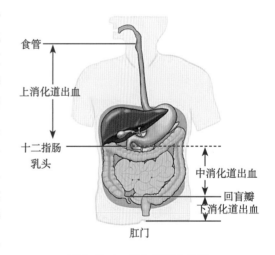

图2-3-1　消化道出血分类

（二）泌尿系统出血

1. **血尿分类方式**　血尿常按下列方式进行分类。

（1）根据尿液颜色及是否含有血凝块，分为可见性血尿和不可见性血尿。

（2）根据是否来源于肾小球，分为肾小球性血尿、非肾小球性血尿和混合性血尿。

（3）根据持续时间长短，可分为持续性血尿和间歇性血尿。

（4）根据发生的原因分为感染性血尿、运动性血尿和癌性血尿。

2．泌尿系统出血的临床表现　因患病原因和部位不同而表现多样。

（1）感染性血尿：泌尿系统与外界相通，易出现逆行感染。女性的尿路感染比男性普遍得多。经皮肾穿刺活检、尿管留置常引起泌尿系统感染，感染性血尿可伴有腰部酸胀、尿频、尿急等局部症状，发热、寒战、无力等全身症状。血尿伴尿频、尿急、尿痛等下尿路症状，常见于膀胱炎和尿道炎。而肾盂肾炎则表现为血尿伴下尿路感染的同时伴有腰痛、高热、畏寒等，慢性肾盂肾炎往往还合并有乳糜尿。

（2）肿瘤性血尿：泌尿系统肿瘤是临床常见的恶性肿瘤，发病率高。泌尿系统任何部位的恶性肿瘤或邻近器官的恶性肿瘤侵及泌尿道时均可引起血尿，而且多以间歇无痛性肉眼血尿为第一症状。

1）肾脏良恶性肿瘤引起的出血：肾错构瘤是肾脏最常见的良性肿瘤，由成熟的脂肪组织、平滑肌及血管组成，由于肿瘤内血管丰富，血管管壁厚薄不均，无完整的弹力板，且血管行径纤曲成动脉瘤样改变，容易造成出血。当较大体积的错构瘤突然破裂时，患者会出现腰腹疼痛和血尿等症状，严重的大出血患者可以在腹部触及包块，甚至休克。很小的肾错构瘤也会引起瘤内出血，可无或有轻微症状。肾癌是肾脏常见的恶性肿瘤，肾癌患者以间歇性无痛肉眼血尿为常见症状，肿瘤生长牵张肾包膜或侵犯腰大肌时多有腰部钝痛或隐痛；出血形成的血块通过输尿管时引起梗阻，可发生肾绞痛。肾癌终末期患者可能发生肾脏肿瘤破裂，引起急性大出血。

2）膀胱癌是第二大常见的泌尿生殖系统恶性肿瘤。发病年龄通常为 65～84 岁。血尿、排尿疼痛、腰痛，无痛性血尿是最常见、最主要的临床症状。膀胱血供十分丰富，其血供来自髂内动脉的膀胱上动脉和膀胱下动脉。由于肿瘤血管生成后不再进一步分化或改建成相应的动脉和静脉，即新生的肿瘤血管无平滑肌成分，不具有收缩功能，因此，一旦发生膀胱癌出血，无论是慢性或急性都将严重影响患者的生存质量，甚至危及生命。

3）外伤性血尿：肾脏和膀胱是外伤性血尿常见的发生部位。外伤性血尿一般具有明确的外伤史，再结合明显的体征（皮肤发绀、腰腹部肿块等）基本就能确诊。虽然确诊简单，但是医务人员应该更加注重患者全身状况的评估，保证在能维持患者生命体征及血流动力学稳定的情况下完善相关的各项检查。如肾组织活检、膀胱镜检查、输尿管镜和活检是医源性外伤血尿的常见原因。

4）药物相关性出血：抗肿瘤药物如大剂量环磷酰胺、异环磷酰胺引起出血性膀胱炎的主要发病机制是其体内代谢产物，如丙烯醛和 4-羟基异环磷酰胺类损伤泌尿道及膀胱黏膜上皮，导致出血性膀胱炎。

5）放射性血尿：行盆腔肿瘤以及子宫颈癌的放射治疗时，膀胱是不可避免的受照射器官之一。膀胱黏膜的放射敏感性虽然低于肠道黏膜，但经大剂量照射后，放射性膀胱炎仍属难免，发生率为 2.48%～5.6%。放射性膀胱炎主要是放射线引起的血管损伤、小血管闭塞、黏膜充血水肿以致形成溃疡，常合并感染、出血。溃疡愈合后残留有白色瘢痕，其周围可见有网状血管扩张，血管破裂造成反复出血，甚至放疗后 10 多年还可出现血尿。

（三）生殖系统出血

生殖系统肿瘤出血原因大致分为两类：一是疾病发展引起的出血，二是治疗引起的出血。男性最常见的三种类型的癌症，包括前列腺癌、阴茎癌和睾丸癌均可出现上述两种情况的出血。妇科恶性肿瘤出血原因大致分为三种：①肿瘤本身出血，常见的有宫颈癌和子宫内膜癌癌灶出血；②肿瘤转移病灶出血，如绒癌阴道转移灶出血；③肿瘤放疗并发的出血，多数表现为阴道出血，较特殊的是恶性滋养细胞肿瘤穿破宫体并发腹腔内出血或阴道出血。

由于女性生殖系统的生理构造特点，阴道出血可来自生殖道任何部位的出血，其出血表现形式可分月经过多、经期延长、不规则性出血或接触性出血等，其出血量可多可少。青中年女性阴道出血，多见于子宫肌瘤。中年或绝经后妇女接触性或不规则出血多见于宫颈癌、子宫内膜癌、卵巢肿瘤等。绝经后阴道出血（postmenopausal bleeding，PMB）是指自然绝经 1 年以上的出血，是老年妇女器质性疾病常见症状之一，作为一种癌症的危险信号。据研究报道，妇科恶性肿瘤占 PMB 的 13%～15%，以子宫内膜癌常见。有报道 PMB 患者中 10% 首次发现为子宫内膜癌，宫颈癌、卵巢癌次之。

二、辅助检查

（一）消化系统

1．**一般检查**　包括血常规、血型、出凝血时间、大便或呕吐物的隐血试验（有条件可做放射性核素或免疫学隐血测定法），肝功能及血肌酐、尿素氮等。有条件者应测血细胞比容。

2．**特殊检查**　内镜检查是消化道出血病因诊断的关键。内镜检查前需对患者进行风险评估，多项研究已经证实（Glasgow-Blatchford score，GBS）评分（表 2-3-1）对低危患者的内镜检查治疗有较理想的预测和指导作用。2015 年欧洲胃肠内镜学会（European Society of Gastrointestinal Endoscopy，ESGE）指南推荐 GBS 评分为 0～1 分的患者再出血风险非常低，不需急诊内镜检查和住院治疗。

表 2-3-1　GBS 评分

指标	参数	得分
收缩压 /mmHg	100～109	1
	90～99	2
	＜90	3
血尿素氮 /（mmol·L⁻¹）	6.5～7.9	2
	8.0～9.9	3
	10.0～24.9	4
	≥25	6
血红蛋白 /（g·L⁻¹）		
男性	120～129	1
	100～119	3
	＜100	6
女性	100～119	1
	＜100	6
其他表现		
脉率	≥100 次 /min	1
黑便	存在	1
晕厥	存在	2
肝脏疾病	存在	2
心力衰竭	存在	2

注：最高分为 23 分。

（1）常规食管、胃、十二指肠镜和结肠、乙状结肠、直肠镜检查可发现大多数上消化道和下消化道出血病变，技术成熟。而且可以在内镜下开展微创手术治疗，2015年报道经超声内镜引导下双气囊闭合胃空肠旁路吻合术治疗胃癌流出道梗阻，是胃癌流出道梗阻的最常用姑息治疗方法，不仅不影响功能，也可以长期缓解梗阻的症状。

（2）胶囊内镜是一种无创性的全胃肠道检查方法，尤其是对于中消化道的病变检查具有重要价值，ACG推荐胶囊内镜为小肠出血首选检查方式。相对于有创的双气囊小肠镜检查，胶囊内镜检查明显减轻患者痛苦和不良反应。缺点是普通胶囊内镜在患者体内观察视角不能人为控制，不能进行病变部位活检等操作治疗；对于一些梗阻和胃肠道狭窄的患者，有发生嵌顿和体内滞留风险，甚至需要手术取出。近年来，磁控胶囊内镜的临床运用，使胶囊内镜在体内观察视角可以人为控制，大大提高了胶囊内镜对胃和中消化道病变无创性诊断率。结肠胶囊内镜可对无法完成传统结肠镜检查的患者，进行有效检查。

（3）X线气钡双重造影对判断病因有一定的作用，但一般被内镜技术所取代。

（4）放射性核素扫描：经内镜及X线检查阴性的病例，可做放射性核素扫描。其方法是采用核素（如 ^{99m}Tc）标记患者的红细胞后，再从静脉注入患者体内，当有活动性出血，而出血速度能达到0.1mL/min，核素便可显示出血部位。

（5）血管造影：对于严重的出血，血管造影是首选的方法。对于内镜检查仍未确诊的上消化出血，可行腹腔动脉或肠系膜上动脉的造影，其灵敏度为急性出血速率＞0.5mL/min，且可进一步以血管栓塞等介入方法止血。对于显性出血和隐匿性下消化道出血，常在出血停止并做肠道准备后行血管造影。

（二）泌尿系统

1．一般检查　包括血常规、出凝血时间、尿常规、血尿素氮和肌酐等。

2．尿三杯试验

（1）初血尿：血尿仅见于排尿的开始，病变多在尿道。

（2）终末血尿：排尿行将结束时出现血尿，病变多在膀胱三角区、膀胱颈部或后尿道。

（3）全程血尿：血尿出现在排尿的全过程，出血部位多在膀胱、输尿管或肾脏。

3．常规检查

（1）尿沉渣管型：特别是红细胞管型，表示出血来自肾实质，主要见于肾小球肾炎。

（2）尿蛋白测定：血尿伴有蛋白尿（尿蛋白定量＞500mg/24h）几乎都是肾小球性血尿。

（3）尿中含有免疫球蛋白（IgM）的颗粒管型。

（4）尿红细胞形态：用位相显微镜检查尿沉渣，是目前鉴别肾小球性血尿或非肾小球性血尿最常用的方法。当尿红细胞数＞8×10^6/L，其中异形红细胞（环形、靶形、芽孢形等）＞30%，应视为肾小球性血尿。如肾盂、输尿管、膀胱或尿道出血（即非肾小球性出血），其红细胞的形态、大小绝大多数是正常的，仅小部分为畸形红细胞。

（5）尿液培养：如果在有脓尿的情况下检测到显微镜下血尿。则应进行尿液培养以排除尿路感染。如果存在感染，应适当治疗，并应在6周内重复进行尿液镜检以评估血尿的消退情况。如果血尿消失，则无需进一步检查。如果发现微观血尿持续存在，建议进一步检查。

4．特殊检查

（1）尿脱落细胞学检查：该方法是传统的尿路上皮肿瘤定性诊断手段，它的特点是简便无创、诊断特异性高但敏感性低。许多研究表明，与尿液脱落细胞学检查相比，荧光原位杂交技术

（fluorescence in situ hybridization，FISH）具有更高的敏感性和特异性。因此尿脱落细胞 FISH 检测逐渐广泛被应用于泌尿系肿瘤的筛查。FISH 是一种分子遗传技术，使用与单链核苷酸特异性结合的荧光标记探针形成杂交双链核苷酸。在尿路上皮癌中比较 FISH 和尿液脱落细胞学检查，发现 FISH 的总敏感性和特异性分别为 76.7% ~ 87.5% 和 80% ~ 100%。相对于尿液脱落细胞学检查中分别为 23.8% ~ 60% 和 80% ~ 100%，FISH 诊断增加了膀胱肿瘤的特异度和灵敏度。

（2）上尿路成像检查

1）静脉肾盂造影：静脉肾盂造影曾是上尿路成像的首选，但随着医疗相关技术的不断更新，静脉肾盂造影已被计算机断层扫描（CT）尿路造影所取代。在一项前瞻性研究中，比较了同一名患有镜下血尿的患者的 CT 尿路造影和静脉肾盂造影，结果显示 CT 的敏感性和准确性均较静脉肾盂造影的高。

2）多相 CT 尿路造影：多相 CT 尿路造影是血尿检查的金标准，此项检查包括对比和不对比的三个阶段：用于鉴定结石的非对比阶段、用于评估肾脏肿块的肾生成阶段和用于评估收集系统（输尿管和膀胱）充盈缺损的排泄阶段。

3）磁共振尿路造影：CT 尿路造影不建议用在对辐射敏感的人群（如孕妇）和对造影剂过敏或有肾功能不全的人群中。在这些患者中，建议行磁共振成像尿路造影（有或无静脉对比），是因为它在肾实质成像中具有很高的诊断敏感性和特异性。磁共振尿路造影明显比 CT 尿路造影昂贵，并且在发现结石（血尿的常见原因）方面也较差。此外，磁共振尿路造影在使收集系统可视化中的作用是不确定的。因此，在有 CT 禁忌证的患者中必须收集详细的系统信息，建议将磁共振尿路造影与逆行肾盂造影相结合。如果患者有 MRI 的禁忌证（如体内有金属制品）以及 CT 造影剂过敏的禁忌证，则可使用带逆行肾盂造影的非对比 CT 或带逆行肾盂造影的肾脏超声检查。中度至重度肾脏疾病中也使用这种方法，由于肾源性系统性纤维化的危险，建议这些患者也避免使用增强的 MRI。

（3）膀胱镜检查：膀胱镜检查可直接观察膀胱并可以检测出恶性肿瘤或其他出血源。应该注意的是，在血尿检查中膀胱镜检查优于尿液细胞学检查，因为与尿液细胞学检查相比，膀胱镜检查的敏感性更高。

（4）输尿管镜检查：输尿管镜多应用于结石的治疗，也可用于判断血尿的来源。输尿管软镜能发现传统影像学检查不能发现的早期较小肿瘤，有望成为诊断上尿路上皮肿瘤常规的检查方式。随着各项技术的发展，输尿管镜相关的检查手段不断增加，输尿管镜活检可协助对上尿路上皮癌患者进行危险分层。

（三）生殖系统

1. 一般检查　血常规、尿常规、凝血功能、肿瘤标志物、肝功能、性激素六项（卵泡生成激素、雌二醇、催乳激素、睾酮、孕酮以及黄体生成素）、人绒毛膜促性腺激素（human chorionic gonadotropin，HCG）检查，测基础体温等检查。

2. 影像学检查　超声检查、X 线检查、CT、MRI 检查，必要时行 PET/CT 等检查。

3. 内镜检查　阴道镜、宫腔镜、腹腔镜、膀胱镜等检查。

三、治疗

（一）消化系统

1. 手术治疗　诊断明确但药物和介入治疗无效，诊断不明确、但无禁忌证的上消化道出血，可考虑手术结合术中内镜止血治疗。急诊外科手术控制曲张静脉出血和预防再出血的效果确实，但围手术期病死率高，术后肝性脑病发生率高。仅在药物和内镜治疗无效、无法施行经颈静脉肝内门腔静脉分流术（transjugular intrahepatic portosystemic stent-shunt，TIPS）的情况下方可使用。

反复或持续性下消化道肿瘤出血患者15%～25%需要手术治疗，包括选择性切除一段已知病变，结肠镜或血管造影证实的活动性出血、不能确切定位推测来源于结肠时的次全切除。对于术前已明确出血部位及病因的小肠肿瘤伴出血。可根据病灶的性质行不同术式：小的单发良性肿瘤可连同周围的肠壁组织一起做局部切除，大的或多发的良性肿瘤可行小肠部分切除吻合术。恶性肿瘤应仔细探查病变部位、大小、浸润转移情况、与周围脏器的关系等。将病变肠管连同肠系膜及区域淋巴结做根治性切除术。对于诊断不明者应及时行剖腹探查术，术中应认真逐段检查全部小肠，仔细观察小肠壁和肠系膜血管网，对于高度可疑的部位可切开肠壁观察有无病灶及出血点。术中可借助内镜和选择性肠系膜动脉造影检查发现小的或并发病灶。

2. **内镜治疗**   多指南推荐Forrest分级（表2-3-2）指导内镜下治疗，Ⅰa、Ⅰb和Ⅱa类病变，药物止血困难，再出血风险高，强烈推荐内镜下止血治疗。研究显示：与药物治疗相比，内镜治疗上消化道出血不仅有效率高而且复发率显著降低。内镜止血起效迅速，指南推荐为首选止血措施。内镜诊疗需注意把握时机，以出血内24～48h为佳，过早过迟均会影响治疗效果。ACG推荐对有高风险和持续出血患者内镜检查治疗应在入院24h内进行。目前内镜治疗方法主要为注射疗法、热凝治疗、机械止血。局部药物注射法通过直接向出血血管内或出血病灶周围注射止血药物达到止血效果；药物喷洒法对局部创面渗血疗效佳；金属钛夹止血法可直接夹闭出血血管进行止血，但需保证夹子与出血血管垂直，对操作者技术有一定的要求，金属钛夹与注射药物相比，患者再出血率低，且恢复更快；内镜注射套扎联合治疗法可快速对动脉出血进行止血；内镜微波凝固法、热探头凝固法则是通过使蛋白凝固而止血，具体疗效目前尚不明确。

表2-3-2   Forrest分级

Forrest分级	溃疡病变的内镜下表现	再出血概率/%
Ⅰa	喷射样出血	55
Ⅰb	活动性渗血	55
Ⅱa	血管裸露	43
Ⅱb	血凝块附着	22
Ⅱc	黑色基底	10
Ⅲ	基底洁净	5

3. **介入治疗**   对于由肝硬化食管－胃底静脉曲张导致的出血情况，选择经皮经肝穿刺门静脉行胃冠状静脉食管静脉栓塞术（percutaneous transhepatic variceal embolization，PTVE）及TIPS可取得良好的治疗效果，而非静脉曲张性消化道大出血则可以采取动脉血管造影栓塞进行介入治疗，结合当前的内镜治疗技术，可以起到迅速的止血效果。非静脉曲张消化道出血介入治疗方法主要有经导管动脉灌注缩血管药物和经导管动脉栓塞术（transcatheter arterial embolization，TAE）。消化道大出血时，通过常规治疗难以止血的患者应行肠系膜血管造影，造影阳性可在术中行TAE治疗。最新《ACG急性非静脉曲张性上消化道出血诊治指南（2020版）》推荐：病情不稳定的急性显性出血患者，应紧急进行血管造影检查及治疗。TAE对止血有立竿见影的作用，文献报道其成功率达70%以上。

TIPS主要用于食管－胃底静脉曲张破裂出血的微创治疗。近年来，一些研究证实TIPS较静脉曲张套扎术和非选择性 β 受体阻滞剂能明显减少出血，降低再出血风险。英国胃肠病学会（British Society of Gastroenterology，BSG）和中华医学会先后于 2015 年发布《肝硬化门静脉高压食管胃静脉曲张出血的防治指南》，较以前指南，均肯定了 TIPS 对急性静脉曲张出血的作用，推荐 TIPS 可作为药物或内镜治疗失败的再出血治疗手段，并建议使用聚四氟乙烯（polytetrafluoro ethylene，PTFE）覆膜支架。但是因为肝性脑病、支架狭窄、介入医师水平等限制，未将 TIPS 推荐作为一级预防，仍主要用于二线治疗方案选择。但指南也同时推荐静脉曲张出血患者应尽量转到有条件行 TIPS 治疗的医疗中心治疗。有报道称早期行 TIPS 治疗（内镜诊断后 72h 内）较药物联合内镜治疗组能明显提高止血成功率，降低再出血风险，提高早期及 6 周存活率。

胃冠状静脉栓塞术（gastric coronary vein embolization，GCVE）：胃冠状静脉是肝硬化时主要的自然门体分流通道之一，在 TIPS 成功建立分流通道后沿 TIPS 路径插管至胃冠状静脉造影，发现曲张静脉后推入弹簧圈等进行栓塞断流，直到曲张静脉消失。由于堵塞了食管胃底静脉的上游来源，能明显降低食管胃底静脉压力，对止血和预防再出血有积极作用。有报道称，TIPS 联合 GCVE 的安全性及有效性较单纯 TIPS 增强，且 TIPS 途径联合 GCVE 能进一步降低再出血风险。综上所述，在具备放射介入治疗条件的医院，对于消化道大出血患者，可以将放射介入治疗作为首选治疗方法。

4．药物治疗

（1）质子泵抑制剂（proton pump inhibitors，PPI）和 H_2 受体阻滞剂：PPI 直接作用于质子泵抑制胃酸分泌，而 H_2 受体抑制剂阻断壁细胞上组胺的作用。酸性环境抑制血小板的聚集，这两类药物作为抗分泌治疗可迅速提高胃的 pH，促进血小板聚集，对上消化道出血患者止血治疗及预防再出血至关重要。PPI 仍然是内镜的重要辅助手段。欧洲胃肠内镜学会（ESGE）推荐上消化道大出血患者静脉滴注奥美拉唑，起始剂量 80mg，继续静脉滴注 8.0mg/h 至 72h，序贯大剂量口服 PPI 的治疗方案。对于长期服用非甾体抗炎药（non-steroid anti-inflammatory drugs，NSAIDs）或抗血小板聚集类药物，特别是双联抗血小板治疗的患者，应长期联合使用 PPI 类药物降低消化道出血风险。前瞻性随机试验研究表明，长期使用 PPI 是安全的。

（2）生长抑素及其类似物：生长抑素及其类似物奥曲肽能抑制腺体组织外分泌功能的多肽，能够减少胃酸和胃蛋白酶的分泌，减少胃十二指肠黏膜血流（与减少胃酸产生协同）。已证实奥曲肽与内镜结合起来能够减少静脉曲张破裂出血。推荐剂量为初始 50 ～ 100μg 冲击量，继而以 50μg/h 维持。抗生素与促动力药：多达 50% 的严重的肝病和上消化道出血的住院患者容易受到细菌感染，包括自发性菌血症、自发性细菌性腹膜炎、肺炎和尿道感染。推荐肠外使用头孢菌素（如头孢曲松）或肠内使用喹诺酮类（如诺氟沙星）作为预防性抗感染治疗。对于幽门螺杆菌（HP）感染，由于克拉霉素等药物的耐药性增高，HP 清除率逐渐下降，治疗方案也由以前的标准三联疗法（包括 PPI、阿莫西林、克拉霉素或甲硝唑）逐渐过渡到四联疗法。据报道，在中国人群中包含多西环素或四环素的四联治疗方案有较低的耐药性和较高的有效性。

（3）新型钾离子竞争性酸阻滞剂：富马酸沃诺拉赞片是全新机制的抑酸药物——钾离子竞争性酸阻滞剂，最早于 2014 年 12 月 26 日在日本批准上市。2019 年 12 月 18 日正式批准国内上市。钾离子竞争性酸阻滞剂通过以钾离子竞争性的方式、可逆性地结合于 H^+-K^+-ATP 酶，从而快速抑制胃酸的分泌，首剂即可达到最大抑酸效果。

5．输血　原国家卫生部颁布的输血指南采用患者的血红蛋白浓度作为输注红细胞的指标。认为患者一般情况良好，血红蛋白（hemoglobin，Hb）> 100g/L，不必输血；Hb < 70g/L 的急性贫血，应考虑输注浓缩红细胞。当 Hb 在 70 ～ 100g/L 之间时，应根据患者的代偿能力、一般情况和其他脏器的病变程度考虑输血指征。机体大量失血后，在低灌注状态下会出现凝血功能障碍。失血性休克发

生时，促炎因子会对凝血系统产生两方面的影响：①释放组织因子，导致凝血因子消耗，大量凝血酶产生；②产生大量组织型纤溶酶原激活剂，导致纤溶亢进，引起凝血功能障碍。用于治疗的主要血液成分有血浆及其制品、血小板制品。而当出现静脉曲张性上消化道出血时，指南强推荐非选择性 β 受体阻滞剂，如普萘洛尔和卡维地洛用于一级预防和二级预防。

（二）泌尿系统

1. **手术治疗**　包括传统手术及腹腔镜手术。由于泌尿系统脏器在腹膜后位置相对较深，并且肾脏等器官受到肋骨的保护，所以手术的切口相对较大，术后患者的恢复时间较长、痛苦较大，腹腔镜设备能够深入到病变部位进行操作，手术结束后借助小切口取出病变组织。最近几年伴随腹腔镜技术的持续发展，术中止血等操作越来越简单，术野较为清晰，手术时间缩短，所以腹腔镜技术已广泛应用于泌尿系统肿瘤的治疗。目前在局限性前列腺癌治疗过程中，腹腔镜前列腺癌根治术已经成为标准手术方式之一。腹腔镜技术也已应用于上尿路尿路上皮癌的治疗，根据在近 10 年发布的试验，经腹腹腔镜（laparoscopic nephroureterectomy，LNU）和开放式（open nephroureterectomy，ONU）之间的 5 年或 2 年生存率变量没有差异。也有研究指出，腹腔镜手术是膀胱内复发的独立危险因素，因为高压可能触发肿瘤扩散，亦有手术方式不影响术后复发或生存的报道。

2. **介入治疗**　血管介入栓塞治疗泌尿生殖系统出血在明确出血部位和性质、手术创伤性、止血效果、保护脏器功能及控制肿瘤方面均具有明显优势。泌尿系统肿瘤的介入治疗采用的主要是 Seldinger 技术及其改良技术。

3. **放射治疗**　有研究表明，放射疗法可以减少血尿患者的出血，多在首次给药后的 24 ～ 48h 内有效。减轻出血的放疗方案多种多样，包括单次放疗（总剂量 8 ～ 10Gy）、3 ～ 5 次放疗（总剂量 4 ～ 8Gy）、10 ～ 15 次放疗（总剂量 30 ～ 45Gy）。虽然用于减轻出血时，没有一种治疗方案被证明比另一种方案更有效，但是一项随机试验表明，短疗程的治疗在改善出血的同时均不太可能产生不良反应。患有晚期和转移性癌症的患者可通过较短的放射疗程获得同等或更好的缓解，从而提高便利性并降低成本。

4. **其他治疗**　常规治疗虽然是血尿主要的治疗手段，但肿瘤患者通常年纪较大，患有各种基础疾病。同时急性出血常有生命危险，内科保守治疗一般不被采纳。

（三）生殖系统

针对妇科肿瘤慢性出血，一般治疗包括化疗、内分泌治疗、靶向治疗等全身治疗、放疗或者手术治疗以控制原发病来达到治疗目的。妇科肿瘤急性大出血常比一般妇产科疾病的大出血凶险，处理更困难，静脉输注止血药物、阴道填塞、压迫止血等保守治疗只能做到临时止血，且血管破裂处如无有效的止血方式，即使反复输血也难以纠正贫血。此时，运用介入、动脉结扎或内镜下止血的治疗方式处理可达到较为理想的止血效果，有报道选择性子宫动脉栓塞疗效理想，其控制出血率达 75% ～ 100%。

四、小结

综上所述，消化、泌尿、生殖系统出血是肿瘤科常见的急症及致命的合并症，作为肿瘤专科医生应该保持警惕，快速识别，并根据出血的量和出血部位，再出血风险评估，选择合适的急救止血和治疗方法，如内镜治疗、介入治疗、放射治疗、手术、内科保守治疗。注意原发及转移性肿瘤破坏血管导致的出血，肿瘤合并血栓治疗，抗肿瘤药物所致血小板抑制、血小板危象，抗肿瘤药物烷化剂如环磷酰胺、异环磷酰胺导致的出血性膀胱炎等。还需关注基础疾病合并用药如抗凝剂、抗血小板药物、活血化瘀类中成药等。

张 灏（暨南大学）

骆奕辰（暨南大学基础医学与公共卫生学院）

孔国强（河南科技大学第一附属医院 / 河南科技大学临床医学院）

附：膀胱癌致血尿病例分析

病例摘要

患者，男性，63 岁。农民。因无痛性全程肉眼血尿半个月，加重伴排尿困难 1d 入院。患者半个月余前无明显诱因突然出现无痛性全程肉眼血尿，伴血凝块，无发热、尿痛等症状。当地给予云南白药及多饮水等处理后症状有所改善。未做进一步处理，就诊当日突然出现血尿加重伴血凝块较多，并逐步出现下腹憋胀及排尿困难等症状，遂急诊入院。入院时表情痛苦，下腹膨隆，叩诊浊音。彩超检查发现膀胱充盈明显，伴实性占位及前列腺增大。患者急诊行膀胱镜检查，清除膀胱内血凝块，留置三腔尿管行膀胱持续冲洗。病情稳定后行尿道膀胱肿瘤电切术。术后病理为低级别尿路上皮癌，肌层未见癌浸润，后续行膀胱灌注治疗并定期复查。

病例简介

现病史：患者，男性，63 岁。因无痛性全程肉眼血尿半月，加重伴排尿困难 1d 入院。患者半个月余前无明显诱因突然出现无痛性全程肉眼血尿，伴血凝块，无发热等症状，当地给予云南白药及多饮水等处理后症状有所改善。未做进一步处理，就诊当日突然出现血尿症状加重伴血凝块较多，并逐步出现下腹憋胀及排尿困难等症状，遂急诊入院。自发病以来，患者精神、饮食、睡眠尚可，体重无明显变化。

既往史：高血压病 20 余年，服用马来酸依那普利 10mg/d，血压控制可。否认手术、外伤史及药物过敏史。

个人史：吸烟 35 年，平均 30 支 /d，未戒烟。无嗜酒等不良生活嗜好。

婚育史：结婚 40 年，婚后育有 1 子 1 女，均身体健康。

家族史：父亲患食管癌去世，母健在。同胞 5 人，1 兄 2 姐 1 妹均身体健康，无家族遗传病史。

体格检查

入院生命体征 T 37.1℃，P 105 次 /min，R 26 次 /min，BP 155/96mmHg，ECOG 评分 1 分。患者急性病容，一般情况可，精神可，意识清醒，查体配合。结膜稍苍白，口唇干燥。心、肺查体无明显异常。下腹膨隆饱满，叩诊浊音。余查体未见明显异常，生理反射存在，病理反射未引出。

辅助检查

影像学检查：彩超检查发现膀胱充盈呈球形，右侧壁伴实性占位，约 3.0cm×2.5cm，不随体位变动，基底部伴血流信号，前列腺增大，约 4cm×5cm×4cm。CT 检查见膀胱右侧壁约 3.2cm×2.5cm 占位性病变，周围伴密度不均实性病变。考虑膀胱肿瘤伴出血。

实验室检查（括号内为就诊医院正常值参考范围）：电解质未见明显异常；血常规：血红蛋白 10.2g/dL（14.0～18.0g/dL），中性粒细胞百分率 76.6%（42%～66%）；肝、肾功能未见明显异常。

诊治经过

诊断：①血尿查因；②膀胱占位，膀胱癌（$T_1N_0M_0$ Ⅰ期）；③急性尿潴留；④前列腺增大查因；⑤高血压病；⑥轻度贫血（失血性贫血）。

治疗：急诊行膀胱镜检查，清除膀胱内血凝块，留置三腔尿管行膀胱持续冲洗。病情稳定后行经尿道膀胱肿瘤电切术，术后病理为低级别尿路上皮癌，肌层未见癌浸润，多点活检未见癌。后行膀胱灌注治疗并定期复查。

治疗结果：患者排尿困难症状改善，肿瘤切除完整。

专家点评

无痛性肉眼血尿是泌尿系肿瘤出血的典型表现，严重者可出现失血性休克，甚至危及生命。临床中应高度重视肿瘤合并出血的治疗，尤其是出血合并梗阻后的急症处理，需尽快控制出血，必要时急症手术，迅速缓解患者的症状。再根据出血的具体原因，择期或限期处理出血的原发病因。本病例是膀胱癌合并出血，是泌尿系肿瘤出血的常见病因，而无痛性血尿也为膀胱癌的典型表现。膀胱癌治疗前的基本诊断手段包括内镜及影像学检查。在本病例中，彩超提示膀胱右侧壁室性占位并前列腺增大；CT 检查提示膀胱右侧壁占位性病变，未提到区域淋巴结及其他部位是否有转移情况；止血治疗后通过经尿道膀胱肿瘤电切术活检，术后病理示低级别尿路上皮癌，肌层未见癌浸润，多点活检未见癌。综合上述情况，该患者的诊断为膀胱低级别尿路上皮癌 $T_1N_0M_0$ Ⅰ期。根据《CSCO 尿路上皮癌诊疗指南 2020》，Ⅰ期（T_1，低级别尿路上皮癌患者）患者主要行经尿道膀胱肿瘤电切术（transurethral resection of bladder tumor，TURBT），可以采用分块切除和整块切除，具体采用哪种技术则取决于肿瘤的大小、位置及术者的经验。该患者在出血控制后进行了 TURBT，但未说明为分块切除还是整块切除。该患者为高危型非肌层浸润性膀胱癌，术后辅助治疗Ⅰ级推荐 SI（单次膀胱灌注化疗）+ 全剂量 BCG 灌注 3 年。SI 药物包括表柔比星、吡柔比星、吉西他滨、丝裂霉素及羟基喜树碱类。该患者行膀胱肿瘤电切术后进行膀胱灌注治疗，但具体药物及灌注时间不详，并且需密切监测术后出血情况，若术后仍有明显血尿，则禁忌行 SI 治疗。非肌层浸润性膀胱尿路上皮癌（NMIBUC）患者在治疗后需要进行随访。随访则应基于当前疾病的危险度分组选择检查方式及随访时间。结合该患者情况，其随访检查方式包括膀胱镜检查（术后前 2 年每 3 个月 1 次，第 3～5 年每 6 个月 1 次，5 年以后每年 1 次至终身）、上尿路影像及腹盆腔影像（术后 1 次，术后第 12 个月 1 次，以后每年 1 次直至第 10 年）、尿液检查和尿液细胞学检测（术后前 2 年每 3 个月 1 次，第 3～5 年每 6 个月 1 次，5 年以后每年 1 次至终身）。

本病例中患者彩超检查提示前列腺增大，但 CT 未提到前列腺具体情况，结合患者情况，需要明确是否为前列腺癌，根据《NCCN 前列腺癌临床实践指南（2020 版）》，初始前列腺癌诊断需进行直肠指检（DRE）确认临床阶段，进行和 / 收集前列腺特异性抗原（PSA），进行前列腺活检明确诊断。因膀胱癌晚期也可转移至前列腺，因此，若确定为前列腺恶性肿瘤后，需对原发性或继发性进行鉴别。

此外，前列腺癌、宫颈癌及直肠癌患者进行盆腔放疗后会出现膀胱填塞，此为肿瘤急症，伴有剧烈疼痛，需予止疼药治疗，同时需及时处理膀胱填塞，否则容易出现肾衰竭。

王青兵（河南省安阳市肿瘤医院）

第二节　穿孔

肿瘤相关穿孔是肿瘤疾病发展过程中出现的严重并发症之一。其中以消化系统肿瘤穿孔最为常见，急性穿孔常以急腹症起病，病情进展快，临床上需迅速诊断及处理。无论是否为肿瘤性疾病，单纯生殖系统穿孔都不常见，通常伴随囊肿、异位妊娠、瘢痕子宫等。子宫为一空腔脏器，也可出现病理性或医源性操作所致穿孔，故本节主要对消化系统穿孔及子宫穿孔进行讨论。

一、消化系统穿孔

消化系统穿孔（perforation of digestive system）的发生通常情况紧急。在肿瘤患者中最常见的原因是继发于肿瘤（原发或转移性）的穿孔，以及继发于内镜或癌症治疗后的医源性穿孔。胃肠道穿孔约占腹部急症的 0.2%，其中食管癌穿孔的发生率报道不一，差异很大；胃和大肠肿瘤穿孔的发生率比小肠肿瘤高；胃癌穿孔占胃肠道肿瘤穿孔的 2.1% ~ 5.3%，小肠肿瘤穿孔占 1.5%，大肠癌穿孔为 3% ~ 6.9%。故对消化系统肿瘤穿孔进行正确的处理，对于提高中晚期患者的生存率具有十分重要的临床意义。

（一）病因

1．**肿瘤生物学行为**　恶性程度越高，癌肿的侵蚀能力就越强，因此，细胞分化程度低、增生活跃等生物学行为被认为是胃肠道癌并发穿孔的主要病理基础。如胃部的未分化癌或印戒细胞癌增殖速度快，已浸润胃壁的癌组织中心部位血管稀疏，周边血管相对密集，因而易引起中心部分癌瘤供血不足、组织软化、溃疡坏死而并发穿孔。

2．**肿瘤破溃出血**　瘤体破溃出血及穿孔的发生，可因年龄、地区的不同而异，其所占百分率各地报道也有较大的差别。胃癌可合并癌肿破溃出血，另有少数小肠肿瘤（如小肠平滑肌肉瘤、小肠腺癌等）因肿瘤溃烂或瘤灶局部黏膜溃疡导致大出血，最后并发穿孔。

3．**医源性因素**

（1）对化疗敏感的消化道肿瘤治疗期间，如果胃肠道壁被明显浸润，放疗或化疗引起的肿瘤坏死可能导致肠穿孔。因此，高度恶性的消化肿瘤在使用化疗药物或含激素化疗方案时，应警惕肿瘤并发穿孔。抗血管生成药物，如贝伐珠单抗和小分子抑制剂；如伊马替尼和索拉非尼已被证实与肠穿孔有关。

（2）胃癌经胃网膜右动脉或胃左动脉灌注化疗术后并发急性胃穿孔病例并不少见。一般认为，上述并发症多由于分化程度低的胃癌细胞对化疗药物敏感所致。

（3）腹腔及盆腔恶性肿瘤接受照射后，部分患者可并发放射性肠炎及肠道其他非特异性损伤，其中就有消化道肿瘤穿孔；食管癌的放射性治疗可促进肿瘤组织崩溃溶解，癌细胞坏死脱落而形成瘘孔。放疗后的穿孔一般在治疗剂量接近或达到根治剂量时发生。此外，临床上有的食管癌患者在给予较小的放射剂量后也可发生穿孔，这可能与这类肿瘤组织对放射线高度敏感、瘤组织坏死脱落溶解过速有关；或有可能患者放疗前癌肿已明显外侵，病灶已浸润支气管。

（4）检查：钡餐透视：胃肠道内压增加，可诱发和加重胃肠道肿瘤穿孔。临床观察结果显示，胃癌穿孔部分是因为胃肠道钡餐透视所致，同时认为钡餐检查诱发穿孔的原因可能是该项检查直接或间接导致胃肠内压增加。内镜检查：活检和内镜治疗等机械操作的刺激易导致胃肠道内压增加，从而诱发穿孔。故胃肠道肿瘤穿孔的医源性诱发因素不容忽视。

4. 饮食因素　据相关统计分析指出，胃癌和结肠癌穿孔发生率相对较高的地区是我国南方及沿海地区。其主要原因可能是经常进食大米及其他易于发酵的食物等，从而导致胃肠道内压力增加。

（二）好发部位

胃肠道恶性肿瘤穿孔的好发部位基本上与癌瘤生长好发部位一致。研究表明，肿瘤细胞具有自黏膜向浆膜方向浸润的特性，在其向胃肠壁深肌层浸润穿透过程中，增殖迅速的瘤组织相对缺氧、缺血面逐渐软化、溃疡糜烂及坏死出血；穿过浆膜后可累及邻近组织器官，引起腹膜炎、内瘘等并发症。多数资料显示，胃癌并发穿孔几乎均发生在癌灶处，而小肠及大肠肿瘤穿孔除发生于癌灶处外，也可发生在癌灶近端的小肠管及大肠管。其中，结肠癌穿孔几乎 70% 发生在肿瘤部位，大约 30% 发生在肿瘤部位近端。

食管癌穿孔可发生在食管上端至贲门的任何水平，中段居多，约占食管癌病例的半数，多见于食管前壁。食管癌穿孔可能与食管前壁和气管、支气管膜部、主动脉弓及肺门下部相邻等因素有关。临床观察表明，并发食管气管（支气管）瘘或气管（支气管）食管瘘的原发病灶多见于食管。

（三）临床表现

1. 胃肠道肿瘤并发穿孔　胃肠道肿瘤穿孔一般都具有腹膜炎的表现，如腹痛及腹胀等。临床上则按病情进展快慢，分为三种类型。

（1）急性穿孔：突然发病，腹痛加剧，呈急性弥漫性腹膜炎表现。

（2）慢性或隐性穿孔：起病较缓慢，腹痛表现为渐进性加剧，可有局限性压痛或包块。

（3）穿孔贯通邻近脏器：胃癌可穿通横结肠，反之，结肠癌也可穿通至胃，可表现为呕粪嗳气，伴有粪臭以及腹泻等。如肠道肿瘤相互穿通，即可有类似消化功能紊乱样表现。大肠肿瘤穿孔主要表现为慢性病变，有时与腹腔及盆腔内各种空腔脏器互相穿通而形成内瘘。此外，个别大肠癌甚至可以穿透皮肤，形成大肠皮肤外瘘，直肠癌可穿透阴道形成直肠阴道瘘。

（4）胃肠道肿瘤穿孔体征：急性痛苦面容，常呈屈体姿态，不敢翻动，腹式呼吸减弱或消失。伴腹胀、全腹压痛、反跳痛及腹肌紧张等腹膜炎表现。另有部分患者可表现为胃肠道相应位置有局限性腹膜炎体征，可扪及包块，肝浊音界缩小或消失，肠鸣音减弱或消失。

2. 食管癌并发穿孔　不同部位食管癌并发穿孔的临床表现差异较大。

（1）食管气管（支气管）瘘：特征性表现为饮食时呛咳，尤其进食流质时更为明显，不少患者夜间睡眠中常因唾液漏入气管（支气管）而引起严重呛咳而影响入睡；因吸入性感染而反复发生肺炎，患者常伴有发热、咳脓痰、痰中带血、气短等症状，肺部可闻及啰音。另外，若穿孔并发肺脓肿或脓胸者，厌氧菌感染可咳出大量带有臭味的脓性痰，呼吸时也有臭味气体呼出。此时，患者体重逐渐下降，体质虚弱。

（2）食管纵隔瘘：胸背痛较多见，且呈持续性，亦可形成纵隔脓肿或气肿，多因纵隔内器官受压而出现胸闷、呼吸困难、发绀、颈静脉怒张等；颈部可出现皮下气肿，少数患者因胸内大静脉受压而发生循环衰竭，若穿入主动脉则会导致致命性大呕血。无论穿入气管（支气管）或纵隔等处均以发热、呛咳、胸背痛为主要表现，其次是脓痰、血痰或呕血等。

（3）食管胸膜瘘：患者常感胸骨后或背部疼痛，短时间内可并发液气胸。患者可出现胸闷、气急、不能平卧、呼吸困难；气管偏向健侧者，患侧肺部呼吸音降低，严重者出现发绀、休克乃至死亡。

（四）实验室及器械检查

1. **血常规**　恶性肿瘤所致穿孔及出血患者血红蛋白量明显降低；若合并感染，白细胞总数则升高，中性粒细胞增多以及比例增高。

2. **X线及消化道造影检查**　食管癌疑并发穿孔者宜口服碘油或其他碘剂做食管造影摄片。气管（支气管）瘘者可见造影剂分流支气管树显影和肺门阴影增宽；纵隔瘘者侧位或正位片可见漏出食管的碘剂影，此时多为一侧纵隔增宽，边缘模糊，可见附近肺野透明度降低和食管外的不规则碘滞留区；合并胸膜瘘者，可见漏出食管的碘剂进入胸膜腔。立位腹部X线平片是急腹症辅助诊断主要项目之一，但是腹部X线容易受肠腔内气体干扰，不能明确病灶部位和原因。其局限性之一是存在气腹假阴性的风险，多发生在存在少量腹腔内游离空气时，如在肿瘤部位早期穿孔的情况下。个别肠道肿瘤穿孔，尤其是结肠癌，可以穿透后腹膜引起纵隔或皮下气肿。消化道造影检查有助于发现胃肠道穿孔或内瘘形成。

3. **腹部超声**　是临床诊断穿孔所致急腹症常用、便捷的检查手段，可以动态观察病灶，对病灶进行定位诊断，可以初步与良性胃肠道疾病穿孔相鉴别，个别可以做定性诊断参考。缺点是易受肠腔内气体干扰，受操作者技术的影响较大。

4. **CT扫描**　可清晰显示食管与邻近纵隔器官之间的关系，显示病变的大小、外侵范围、程度以及食管旁淋巴结有无转移等。同时，CT是诊断恶性肿瘤相关急腹症的可靠方法，其受肠管内气体干扰较小，能够显示腹腔脏器的细节，明确病灶的位置和原因，其中腹盆腔平扫和增强扫描更有利于急腹症的诊断，如果腹部超声诊断为穿孔或腹部X线片显示病情稳定的患者，应考虑腹部CT扫描以便查明穿孔的原因和位置。如果有明显的弥漫性腹膜炎征象，不应延误治疗。

5. **内镜**

（1）食管癌：可在纤维支气管镜下口服亚甲蓝观察穿孔；可直接看到气管侧和食管侧瘘口部位，更可确诊食管穿孔和食管气管（支气管瘘）。

（2）胃肠道肿瘤：如为亚急性或慢性穿孔，可行纤维胃镜、肠镜检查，可帮助鉴别相应部位穿孔是否为肿瘤所致。

6. **CT或超声引导下腹腔穿刺**　胃肠道肿瘤如穿孔大且时间稍长者，一般可以抽出胃肠道浆膜渗液及粪水等，亦可以有血性腹水（肿瘤破裂出血所致）。

（五）鉴别诊断

消化道肿瘤穿孔中胃肠道肿瘤穿孔应与下列临床其他急腹症鉴别：

1. **胃十二指肠溃疡穿孔**　胃溃疡急性穿孔多见于幽门窦部，胃癌穿孔亦多见于幽门窦部，但胃体及胃底贲门部穿孔较胃溃疡多见。胃体、胃底部癌的穿孔发生率较胃溃疡在该部位穿孔的发生率高。肿瘤穿孔一般在穿孔部位或周围有溃疡和/或肿块。如探查术中发现穿孔周围病灶区有灰白色肿块，结节状表面高低不平，质硬，呈侵袭性生长等，临床即可诊断为胃肠道肿瘤穿孔，尤其是胃癌及结肠癌更多见。

2. **急性肠梗阻**　晚期肿瘤并发的急性肠梗阻，可因肠管的血运障碍出现腹膜炎体征，容易误诊为溃疡病穿孔。急性肠梗阻可能有腹部手术史，腹痛为阵发性，发生绞窄时则为持续性，而且呕吐较明显。在诊断有困难时，CT 或立卧位 X 线照片有助于鉴别。

3. 卵巢肿瘤破裂或蒂扭转　女性患者胃肠道肿瘤穿孔应与卵巢肿瘤破裂或蒂扭转相鉴别。虽卵巢肿瘤破裂或蒂扭转也有腹部突然疼痛等许多类似症状，但通过询问妇科病史，如月经、阴道流血等临床表现，再结合腹部及盆腔超声检查，鉴别并不困难。

（六）预防与治疗

首先消化道系统肿瘤穿孔患者应该从肿瘤学和外科学两个维度进行综合评估。肿瘤学评估是要明确诊断，从而为判断手术利弊、制订整体治疗策略及全程管理计划以及最大限度改善治疗结局提供依据；影像学评估在其中扮演着必不可少的重要角色。外科学评估则是在术前评估患者的器官功能与储备能力，从而确定手术目标和操作流程，预测手术风险和完成情况，制订预案处理可能出现的并发症和器官功能不全；营养状况评估在此具有重要的指导意义。由于恶性肿瘤一旦发生穿孔，出现急腹症，治疗会十分被动，预后较差，应该在肿瘤治疗的全程管理中动态评估，选择合适的预防性手段防止发生急腹症。因此，疾病初始就应充分评估患者病情，警惕出现急腹症的风险。特别是原发灶较大、溃疡较深、累及范围较广或腹膜转移风险高的患者，治疗策略的选择尤应慎重。对于需全身系统治疗的患者，应判断原发灶是先行局部治疗（手术、放疗、支架等），还是密切监测下先行全身治疗。而对于抗肿瘤治疗后的患者，即便在治疗有效、疾病控制阶段，亦应预测急腹症发生的风险。

肿瘤相关的消化道穿孔由原发性或转移性肿瘤导致，或与新辅助化疗、辅助化疗及姑息治疗相关。病因分为肿瘤相关及非肿瘤相关两种。前者包括原发肿瘤或继发性种植转移肿瘤直接浸透肠壁坏死引起穿孔；后者为由于诊断和治疗因素导致的穿孔，如肠镜检查或肠梗阻支架放置中出现的肿瘤部位肠管破溃穿孔、盆腔恶性肿瘤放射性损伤导致的消化道穿孔等。病情评估应通过多学科综合诊治模式（MDT）协同进行。诊疗方法如下：

1. 食管癌穿孔的治疗

（1）一般处理：应用大剂量广谱抗生素，控制感染；禁食，鼻胃管吸引，加强支持疗法，输血补液，纠正水电解质平衡失调；胸腔积液或液气胸者，则应行肋间插管水封瓶引流；非放疗或化疗引起穿孔者，鼻饲条件下行姑息性放疗，以延长生存期，提高生存质量，为进一步施行综合治疗创造条件。必要时可先做空肠造瘘，维持营养，择期手术治疗。

（2）手术治疗：食管癌穿孔保守治疗大多疗效差，在一定条件下选择外科切除手术是一种积极可行的治疗方法，食管癌穿孔行切除手术，技术难度高，手术危险性大，须进行充分的术前准备、正确的术中判断和积极的术后处理。术式选择主要依探查所见穿孔部位及累及器官决定。手术径路从食管穿孔侧开胸，选用胸部后外侧切口，有利于胸腔暴露，争取彻底切除病灶，重建消化道。对胸腔污染严重者，尽可能行颈部吻合，并根据肺部受累情况采用不同术式进行肺切除，甚至一侧肺切除。如果癌瘤较大且固定、不能手术切除者，则可行食管胃转流吻合术。对极晚期患者，不能切除肿瘤，又不能行转流术，可以单纯修补瘘口，做胃（空肠）造瘘和胸腔引流术，以延长生存时间。

（3）介入治疗：有带膜支架、鼻饲管两种方式。放置带膜食管支架后再进行局部放射治疗，能延长生存期，提高生存质量。带膜支架对放射治疗剂量有影响，同时大出血风险可能比鼻饲管高。

2. 胃癌穿孔的治疗

（1）围手术期处理：在进行手术干预前应积极进行液体复苏，使患者血流动力学趋于稳定，以保证器官灌注水平；同时予以抗感染，药物必须具有抗革兰阴性杆菌及抗厌氧菌疗效。对于出现感染性休克的重症患者，必须应用广谱抗生素。

（2）手术治疗：胃恶性肿瘤合并消化道穿孔时，手术方式包括穿孔部位单纯修补或大网膜覆盖修补、全胃切除或胃大部分切除（D2 或 D3 根治术）以及肿瘤姑息切除，也可采用分期手术即一期行单纯修补、二期行肿瘤根治性手术；若患者身体情况允，应尽量行肿瘤根治性手术；也可考虑风险相对更小的分期手术；单纯修补建议用于生命体征不稳定者。

3. **小肠肿瘤穿孔的治疗** 围手术期处理同胃癌穿孔基本一致。原发性小肠恶性肿瘤并发穿孔以恶性淋巴瘤最多，平滑肌肉瘤次之，再次为小肠腺癌。小肠肿瘤穿孔诊断明确后，一般需要采用手术治疗。手术方式取决于肿瘤性质、穿孔类型及患者全身情况，可以采用不同手术方法。小肠肿瘤穿孔处理相对较为简单，如为良性肿瘤穿孔，将原发病灶的肠管以及穿孔近、远端肠管连同肿物一起切除，行一期肠吻合，但注意应将污染部位严格处理。如十二指肠癌患者，若患者一般情况好，周围淋巴结转移不明显者，尚可考虑行胰十二指肠切除或肠段切除术。切除范围要遵循肠道恶性肿瘤治疗原则，切除范围要足够，同时应注意有无肠系膜淋巴结、肝脏、后腹膜及邻近器官转移，或腹内他处有无转移。如有转移病灶，尤其是肿大淋巴结应常规清扫根治。目前认为，胃肠道恶性肿瘤在穿孔切除术后给予化疗或其他综合治疗措施，其疗效并不比非穿孔胃肠道癌差。尤其是恶性淋巴瘤及其他对于化疗和放疗均敏感患者，术后辅助治疗可清除残留的癌细胞，对 5 年生存率有益。

4. **大肠恶性肿瘤穿孔的治疗** 大肠恶性肿瘤穿孔大部分已属晚期，但经积极治疗仍可获得较好疗效。大肠癌穿孔诊断明确后一般需要手术治疗，手术方式取决于穿孔类型、时间长短、病情及患者的全身情况。必须强调在挽救生命的外科手术和尊重肿瘤患者意愿之间取得适当平衡的重要性。右半结肠恶性肿瘤合并消化道穿孔时，建议行右半结肠切除 ＋ 回肠末端造口；若患者情况相对稳定，病灶切除后行回肠结肠吻合不会增加手术时间；吻合口血运良好时，可考虑恢复肠道的连续性。左半结直肠恶性肿瘤合并消化道穿孔时，建议行肿瘤切除远端肠管封闭、近端结肠造口（Hartmann 手术）。建议结肠襻式造口用于原发肿瘤病灶难以切除或需行新辅助治疗的患者。恶性肿瘤腹腔种植转移引起的消化道穿孔手术方式，包括穿孔部位单纯修补、肠管切除伴或不伴肠造口等，根据具体情况而定。但最佳的选择取决于患者的全身状况、穿孔后感染的局限化程度、原发病变的情况以及外科医生的经验。按病情及临床类型，具体处理方法如下：

（1）急性腹膜炎：当癌性结肠穿孔发生弥漫性腹膜炎时，首要任务是控制脓毒症的源头，建议及时多学科会诊。急性穿孔后除可以引起弥漫性腹膜炎外，癌细胞还可能在腹腔内种植扩散。因此，应争取在短时间内做好术前必要准备，根据患者实际情况选择手术方法：①穿孔小、时间短及腹腔内污染不严重者，争取切除癌肿，行一期吻合；②一期切除癌肿，远、近端造口，或近端造口远端缝闭，然后再行二期吻合；③一期缝合穿孔，近端结肠造口，能否再做二期手术切除癌肿，视具体情况而定。需要特别指出的是，梗阻引起的近端结肠穿孔易使结肠高度扩张，发生缺血性结肠炎以致糜烂坏疽。结肠的黏膜及黏膜下层对缺氧较为敏感，因此首先受损，但肌层与浆膜外观尚可正常，以致术中容易忽视，术后已经损伤的黏膜层由于细菌侵入发生感染可能继续发生肠壁坏死。因此，对已有缺血改变的结肠进行修补或造瘘均是不可靠的，此种病例一般主张行结肠次全切或全结肠切除术。

（2）脓肿形成：结肠癌穿孔伴脓肿形成的病例，如局部炎症尚在发展，应先做引流再行切除术。右侧大肠癌及近端横结肠癌穿孔的脓肿行一期肿瘤切除吻合是可行的，左侧大肠癌及远端横结肠癌穿孔所致脓肿多主张分期手术。

（3）结肠癌性内瘘：结肠癌性内瘘形成往往需要静脉高营养纠正全身状况后，才能进行手术。一般应争取一期根治性切除吻合，但由于已形成内瘘，提示肿瘤已属晚期，根治术后 5 年生存率远比无内瘘者低。由于大肠癌穿孔后腹腔有粪便和癌细胞污染，在通过以上处理后还必须彻底清洗腹腔并行腹腔内化疗，有利于消灭腹腔游离癌细胞，防止局部复发。

目前临床较一致的意见是对于病灶大、细胞分化程度差、病变侵及深肌层或浆膜层甚至穿孔或淋巴管血管内有癌栓或淋巴结活检阳性者，应给予术后辅助化疗。

5. 胃及大肠良性肿瘤穿孔的处理　胃良性肿瘤引起穿孔者较少见。如在术中经检查或冰冻切片病理检查证实为胃良性肿瘤，可按胃良性肿瘤处理原则，单纯行肿瘤切除，胃缝合修补；如胃肿瘤较大可行近侧或远侧胃大部切除、胃空肠吻合术；如确定该肿瘤有恶性变潜在性，可行较大范围的胃切除，必要时可行胃次全切除术，同时加腹腔清洗。

大肠良性肿瘤在临床上少见，能引起穿孔者罕见。大肠良性肿瘤穿孔，只要术中明确肿瘤属良性，即可按如下方法处理：将原发病灶的肠管与穿孔近、远端肠管连同肿物一同切除，如污染不严重，严格处理腹腔及肠管断端，行一期肠吻合。如污染严重，可以做双腔造瘘，行二期吻合。

（七）预后

消化道肿瘤穿孔的预后，与其良恶性程度和手术时机以及手术方式有关。在急诊穿孔病例中，右结肠切除术吻合口漏的发生率从 0.5% ～ 4.6% 不等，择期手术为 0.5% ～ 1.4%；急诊左半结肠切除术后的吻合口漏发生率为 3.5% ～ 30%，而择期病例为 5% ～ 10%。一般良性肿瘤穿孔，经过手术切除后，多可痊愈；如为恶性肿瘤穿孔，若诊断及时，且能一期根治性切除吻合者，虽预后效果比良性肿瘤穿孔差，但是 5 年生存率还是比较可观。积极发现和积极治疗是治疗的关键。

二、子宫穿孔

（一）定义

子宫穿孔指各种原因引起的子宫壁全层损伤，致使宫腔与腹腔或其他脏器相通。偶可见于恶性肿瘤性疾病，亦可见于医源性操作，如宫内节育器放置或取出、人工流产、诊刮术、宫腔镜手术等。不同操作带来的子宫穿孔风险不一，如在产后手术中，发生率高达 5%；在宫腔镜手术中约为 1.6%；在人流术中约为 0.5%；而在宫颈癌的后装治疗中，可达到 4.6%。穿孔部位可发生于宫底、子宫峡部或宫颈管。大部分穿孔较小，不会导致子宫出血或相邻器官损伤。但宫颈侧壁或子宫下部出血可导致子宫静脉损伤及阔韧带血肿，子宫前壁穿孔可损伤膀胱后壁。而外科器械如吸引器则可造成肠管、膀胱、尿道及大血管损伤，亦可表现为术中拉出大网膜等。

（二）临床表现

病程中或宫腔手术过程中出现下腹部突发性疼痛；发觉所用器械进入宫腔的深度明显超过检查时所预计的宫腔深度，且无阻力，感觉不到宫壁的抵抗；下腹压痛、反跳痛；如穿孔损伤大血管，短时间内即可有内出血的典型表现，并迅速发生休克；如从子宫峡部穿入阔韧带损伤血管，可在阔韧带内形成血肿。

（三）治疗原则

对有可疑及确诊的小穿孔患者，如自觉症状轻，出血不多，可注射缩宫素及抗生素，观察治疗；如穿孔较大，伤及腹腔脏器，或伴大出血及休克，应立即剖腹探查，修补穿孔部位；未得到及时诊治者，首先要积极控制感染，输血、补液，待病情稳定再行剖腹探查。

（四）预防

1. 对于生殖系统肿瘤患者，在病程中应及时观察患者生命体征及局部体征变化。对于侵袭性强、化疗敏感的肿瘤如滋养细胞肿瘤，可考虑于化疗间歇期及时清宫，避免子宫穿孔、大出血等并发症。

2. 肿瘤患者如宫颈癌患者需进行近距离腔内放疗时，超声引导下的施源器植入，可有效降低子宫穿孔概率，对临床工作有一定的指导意义。

张　灏（暨南大学）

张怡湜（深圳市人民医院）

林宇晟（荷兰格罗宁根大学医学中心）

/附：食管胸中段鳞癌致纵隔瘘病例分析/

病例摘要

患者，男性，53 岁。诊断：胸中段食管鳞癌 $cT_4N_1M_1$。吞咽梗阻、吞咽痛伴胸背痛加重，发热达 39℃，白细胞及中性粒细胞绝对数明显升高；食管钡餐示相当于胸椎 $_{7\sim9}$ 水平长约 6.6cm 食管狭窄，充盈缺损，黏膜中断破坏，龛影形成。CT 示病灶与胸主动脉分界不清，左心房受压，隆突下、右上气管旁、左锁骨上淋巴结肿大。行食管支架置入术后，予以姑息放疗：IMRT5 野，6MV-X，DT50Gy/25F。食管支架置入后、放疗后进食改善，无发热，但持续难以忍受胸背痛将近 1 年，持续应用强阿片类镇痛药，生活质量差，预后差。

病例简介

现病史：患者，男性，53 岁。诊断为胸中段食管鳞癌 $cT_4N_1M_1$。患者自觉吞咽梗阻、吞咽痛伴胸背痛加重，为持续性刺痛，伴有发热，体温达 39℃。无饮水呛咳、咳嗽、呼吸困难、咯血等症状。来院就诊，以食管恶性肿瘤收住院。

既往史：否认高血压、糖尿病等慢性病病史；否认肝炎、结核等传染病病史；否认手术、外伤史及药物过敏史。

个人史：吸烟 30 余年，20 支 /d；饮酒 30 年，500mL/d。

婚育史：结婚 20 余年，育有 1 子 1 女。

家族史：否认肿瘤相关家族性遗传病。

体格检查

T 39.0℃，P 110 次 /min，R 18 次 /min，BP 108/64mmHg。意识清醒。肺部呼吸音粗，双下肺可闻及少许湿啰音，未闻及哮鸣音。心律齐，未闻及杂音。腹肌软，无压痛、反跳痛，肝脾肋下未触及，肠鸣音 4 次 /min。双下肢无水肿。

辅助检查

影像学检查：食管钡餐：相当于胸椎$_{7\sim9}$水平长约 6.6cm 食管狭窄，充盈缺损，黏膜中断破坏，龛影形成。CT：病灶与胸主动脉分界不清，左心房受压，隆突下、右上气管旁、左锁骨上淋巴结肿大。

实验室检查：确诊恶性食管瘘之前血常规：白细胞 $12.4 \times 10^9/L$，中性粒细胞百分率 67.3%，中性粒细胞绝对数 $8.3 \times 10^9/L$。

诊治经过

诊断：食管鳞癌并纵隔瘘 $cT_4N_1M_1$。

治疗：①首先建立静脉输液通道，维持生命体征稳定；②禁食，可含漱复方氯己定溶液保持口腔卫生，并吞服 1/2 000 氯己定冲洗瘘口；③行食管支架置入术修复食管；④采用广谱抗生素联合应用抗感染，重点针对革兰阴性杆菌及厌氧菌；⑤予以姑息放疗：IMRT5 野，6MV-X，DT50Gy/25F；⑥治疗过程中动态监测食管造影（图 2-3-2）、血常规、肝肾功能等指标，评估患者恢复情况。

治疗结果：食管支架置入后、放疗后进食改善，无发热，但持续难以忍受胸背痛将近 1 年，持续应用强阿片类镇痛药，生活质量差，预后差。

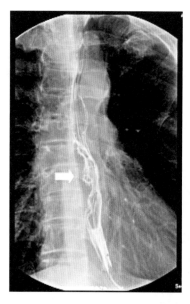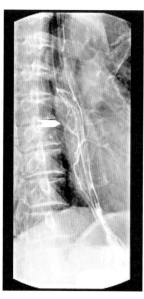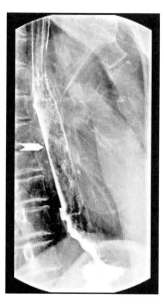

图 2-3-2　治疗前后食管钡餐造影对比

注：从左至右依次为胸中段食管鳞癌治疗前（后正位）、食管支架置入前（右前斜位）、食管支架置入后放疗 DT50Gy/25F 后（右前斜位）食管钡餐造影。左图箭头显示患段食管充盈缺损、管壁僵硬、黏膜破坏中断，其中可见较宽不规则深龛影；中间图像燕尾显示病灶处有深龛影形成，结合临床症状及检查诊断形成纵隔瘘；右图燕尾示食管支架置入后放疗后影像。

专家点评

食管癌是全球十大致死恶性肿瘤之一。死亡率排名第 6 位，在世界食管癌发病及死亡病例中，中国患者约占 1/2。传统的抗肿瘤治疗技术进展，食管癌患者的 5 年生存率虽有提高，但仍仅为 15% ～ 25%。放疗作为不可切除肿瘤的根治性治疗及术后患者的辅助治疗，在食管癌的治疗中扮演着重要的角色。而食管瘘是食管癌放疗过程中的严重并发症。5% ～ 15% 食管癌患者可发展为恶性食管瘘，以食管气管瘘最常见。预后凶险，确诊后通常仅有数日至数周生存期。传统观念认为恶性食管瘘是放疗禁忌证。恶性食管瘘患者迅速致死原因有：

（1）抗肿瘤治疗中断：肿瘤恶化，加重恶病质、营养不良、免疫力低下，感染、出血风险加剧。

（2）感染加剧：恶性瘘口无法自愈，炎症反应加剧局部缺血缺氧，口腔、食管等外界细菌入侵，进入纵隔、胸腔、支气管形成严重感染致死或窒息而亡。

（3）大出血风险增高：恶性肿瘤侵犯大血管，如胸主动脉等，易引起血管破裂大出血致死。

（4）恶病质和营养不良致死。

以上多重致死途径虽有急缓，但相互交织、彼此强化，形成恶性循环，纵然全力阻止单一致死通路亦无法改变结局，故而仍是致命的肿瘤急症。所以，针对食管癌恶性瘘，应防胜于治，辨别轻重缓急，及时综合施治。若患者不幸发生食管瘘，应尽早识别，在保障瘘口及全身不发生感染风险加重，建立充分营养摄入替代途径（如及时的胃造瘘术结合禁止经口进食，或食管支架置入术，胃肠外营养）及防治大出血的前提下，坚持给予放疗等有效抗肿瘤措施，瘘口才可能修复，改善部分患者的预后及生活质量。

陆源远（汕头大学医学院附属肿瘤医院）

第三节　梗阻

梗阻是临床常见的急症，主要包括消化道梗阻及泌尿系统梗阻。各种原因引起的消化道内容物通过障碍均称为消化道梗阻，泌尿系统梗阻则主要是指各种原因引起的尿液排出受阻。消化道梗阻在临床上非常常见，过去多认为其与消化道溃疡、肠粘连等良性疾病有关，现在随着人们生活水平的提高以及寿命的延长，肿瘤逐渐成为主要原因。泌尿系统梗阻是大部分泌尿外科原发疾病的并发症，其中以肿瘤引起的上尿路梗阻的发病率占总上尿路梗阻发病率的比例也越来越高。无论是消化道还是泌尿系统的梗阻，尤其是恶性肿瘤引起的梗阻，均会带来一系列的病理生理学改变，严重危害患者的生命健康。因此作为临床医生熟悉和掌握梗阻的原因、诊断及处理原则，将有助于提高肿瘤患者的整体治疗效果。

一、梗阻的分类及病因

（一）消化道梗阻的分类及病因

1. 食管梗阻

（1）按照梗阻的病因分类：①先天性，如食管闭锁、先天性狭窄等。②痉挛性，如贲门失弛缓症等。③肿瘤，如食管癌、纵隔恶性肿瘤、肺癌等。④损伤，如食管化学性烧伤等。⑤其他，如食管异物等。

（2）按照梗阻的程度分类：可分为完全性梗阻和不完全性梗阻。

（3）按照梗阻的部位分类：可分为咽部食管梗阻、颈部食管梗阻和胸部食管梗阻。

2. 胃肠道梗阻

（1）按梗阻的病因分类

1）机械性肠梗阻：最为常见，主要是由于肠管本身的病变导致，如肠管粘连（如肠道术后改变、肠道炎症等）、压迫（如腹腔内肿瘤、大量腹水等）和肠腔内容物（如肠道肿瘤、肠结核、肠内异物等）。

2）动力性肠梗阻：指由于各种原因引起的肠壁神经麻痹、平滑肌收缩无力（如低钾血症、弥漫性腹膜炎等）、肠系膜血管病变（如肠系膜血管栓塞或血栓形成等）。

（2）按梗阻的部位分类：可分为贲门梗阻、幽门梗阻、高位小肠（空肠）梗阻、低位小肠（回肠）梗阻、结肠梗阻。其中，结肠梗阻由于回肠与结肠交界处有回盲瓣结构，小肠内容物进入结肠后便不能反流，致其梗阻两端闭塞，故称其为闭袢性肠梗阻。

（3）按肠壁血运分类：可分为单纯性肠梗阻、绞窄性肠梗阻。后者主要是指肠道存在血运障碍，严重者可导致肠道穿孔、坏死。

（4）按发病的急缓分类：可分为急性肠梗阻、慢性肠梗阻。

（5）按梗阻的程度分类：可分为完全性肠梗阻、不完全性肠梗阻。

3．胆道梗阻

（1）按照梗阻的部位分

1）肝内胆管梗阻：如硬化性胆管炎、转移癌、肝癌等。

2）肝外胆管梗阻：如胆管癌、转移癌、结石等

3）胰管梗阻：如胰腺癌、结石、壶腹癌等。

（2）按照梗阻的病因分类

1）结石：胆道原发性结石或继发性结石致胆道梗阻。

2）炎症：胆道本身或胆道周围炎症致胆道狭窄而产生胆道梗阻。

3）肿瘤：包括胆道及胰腺的恶性肿瘤，以及其他恶性肿瘤直接侵犯胆道或肝门部淋巴结转移压迫胆道，致胆道梗阻。

4）瘢痕：胆道本身及胆道周围手术治疗或胆道周围病变等产生的瘢痕挛缩致胆道狭窄。

（二）泌尿系统梗阻的分类及病因

1．按照梗阻的病因、部位及程度分类

（1）按照梗阻的病因分类

1）机械性泌尿系统梗阻：指尿路由于机械性因素受到压迫或者阻塞所致的梗阻（如尿路肿瘤、结石、前列腺增生等）。

2）动力性泌尿系统梗阻：指由于神经病变或尿路动力不足所致的梗阻（如先天性巨输尿管症、神经源性膀胱功能障碍等）。

（2）按照梗阻的部位分类：可分为上尿路梗阻和下尿路梗阻。上尿路梗阻即输尿管及以上部位发生的梗阻，下尿路梗阻即膀胱及以下包括尿道发生的梗阻。

（3）按照梗阻的程度分类：可分为完全性梗阻和不完全性梗阻。

2．泌尿系梗阻的具体部位及相应原因　上尿路梗阻多为单侧，也可以是双侧，对肾功能影响发生快；下尿路梗阻时，由于膀胱的代偿及缓冲作用，对肾功能的影响较慢，但均为双侧性。梗阻部位不同，具体原因如下：

（1）肾脏：最常见原因是结石、肿瘤、炎症、结核等，均可引起肾积水；肾损伤、肾乳头坏死、有时也可成为引起梗阻的原因。

（2）输尿管：结石引起输尿管梗阻常发生于输尿管的3个狭窄部；炎症、结核、肿瘤（包括转移癌、盆腔肿瘤、腹膜后肿瘤及髂血管旁淋巴结转移等）为多见的原因；先天性疾病有输尿管囊肿、膀胱输尿管反流、输尿管瓣膜症、重复肾、巨输尿管症、输尿管异位开口症等；盆腔手术意外、放射线照射等也可致输尿管损伤从而引起梗阻。

（3）膀胱：膀胱颈部病变，包括良性前列腺增生症、膀胱癌、前列腺癌等，常引起梗阻。临床中膀胱肿瘤引起的尿路梗阻并不少见，特别是肿瘤位于输尿管开口处或膀胱三角区，多合并输尿管扩张或肾积水，可伴血尿症状等。部分肿瘤出血后的血凝块可阻塞输尿管或尿道内口致急性梗阻发生，需急诊处理。神经源性膀胱功能障碍可引起动力性梗阻。

（4）尿道：各种原因引起的尿道狭窄，如结核、外伤、炎症、憩室以及尿道、阴茎肿瘤、息肉均可引起尿道梗阻。

二、梗阻的临床表现

（一）消化道梗阻的临床表现

不同类型的消化道梗阻临床表现各不相同，食管、胃肠道梗阻可简单概括为吞咽困难、腹痛、呕吐、腹胀、肛门停止排便排气。胆道系统梗阻主要表现为 Charcot 三联征，即腹痛、寒战高热和黄疸，严重者还同时伴有休克、神经中枢系统受抑制表现，称为 Reynolds 五联征。若为恶性肿瘤所致梗阻则还可能出现肝大等临床表现。

1. 食管梗阻　早期吞咽食物时感到不适，有食物停滞和噎塞于食管中的感觉，当病情发展至食管受损明显且持续较久时，患者常常哽噎感加重，并可伴有前胸和后背持续性隐痛。晚期可出现呃逆、吞咽困难等症状。晚期由于患者进食困难可导致营养不良而出现消瘦、贫血、失水或恶病质等体征。当肿瘤转移导致颈部食管梗阻时，可触及肿大而坚硬的颈部浅表淋巴结。

2. 胃肠道梗阻

（1）症状

1）腹痛：当机械性肠梗阻（如肿瘤导致的机械性肠梗阻）发生时，梗阻部位以上的肠管蠕动增强，导致腹痛，之后由于肠管肌过度疲劳呈暂时性弛缓状态，腹痛可有所减缓，故肿瘤导致的机械性肠梗阻多数呈现阵发性绞痛性质。由于肿瘤发生的部位不同，腹痛的大致位置也各不相同。一般来说，十二指肠悬韧带以上的梗阻，腹痛常常位于剑突下；受肠系膜上动脉支配的空肠、回肠和右半结肠梗阻时，腹痛多位于脐周；左半结肠梗阻引起的腹痛主要出现在耻骨联合上方；直肠下端梗阻时，腹痛多半出现在会阴区。

2）呕吐：呕吐的严重程度与呕吐物的性质、梗阻的部位及是否为完全性梗阻相关。若肿瘤性肠梗阻梗阻部位越高，肠管阻塞越完全，呕吐也就越频繁。胃癌导致的呕吐，呕吐物大多数是胃内容物，高位小肠梗阻时，呕吐物可有胃液、胆汁、胰液，低位小肠梗阻时，呕吐物呈粪水样。结肠发生梗阻时，因为有回盲瓣的作用，呕吐并不明显，但当肠管膨胀严重时，回盲瓣关闭不全，也可以出现频繁呕吐。

3）腹胀：大多数发生在腹痛之后，其严重程度也与梗阻部位相关，胃癌和上段空肠出现的梗阻一般不会出现明显的腹胀，而低位的肠梗阻腹胀明显，可出现全腹部对称性膨胀。

4）肛门停止排便排气：大多发生在完全性肠梗阻中，由于肠内容物无法通过梗阻部位，梗阻以下的肠管处于空虚状态，肛门便停止排便排气。但在梗阻早期，不论梗阻位置高低，其远端肠管残留气体及内容物仍可排出。如果腹痛后排出的为血性液状粪便，则应高度警惕是否为结肠癌或者肠套叠，或将进展为绞窄性肠梗阻。

（2）体征：单纯性肠梗阻早期体征不明显，晚期患者多出现脱水表现，可出现唇干舌燥、眼窝凹陷等体征。腹部视诊：肿瘤性肠梗阻常在腹部视诊时可见肠型及蠕动波，但出现动力性肠梗阻时腹胀均匀。触诊：机械性肠梗阻因肠管膨胀，因此触碰时仅有低度的压痛，很少出现腹膜刺激征；绞窄性肠梗阻时，可有固定压痛点及腹膜刺激征，若为肿瘤性肠梗阻时，触诊时可触及包块。叩诊：若腹腔内肠管渗液增多，可有移动性浊音的出现。听诊：机械性肠梗阻时肠鸣音活跃、亢进，有气过水声或金属音，若为动力性肠梗阻，则肠鸣音减弱，甚至消失。

3．胆道梗阻

（1）黄疸：黄疸是胆道梗阻的主要临床表现。胰腺癌患者出现黄疸者占 80%～90%，且常是进行性加深，偶可有暂时波动；壶腹癌绝大多数患者黄疸出现相对较早，且大多为无痛性黄疸，常有波动性特征；胆管癌并发黄疸常呈进行性加深；而胆囊癌却仅有 1/3～1/2 患者出现黄疸，其原因为癌转移至胆总管周围及肝门淋巴结或直接蔓延到肝门胆管引起梗阻。

（2）肝及胆囊肿大：肝大、质硬常是癌性胆道梗阻的共同体征。胆囊是否肿大也是与胆管梗阻的位置有关，主要见于低位胆道梗阻，如胆总管及胆囊管梗阻。

（3）腹痛：腹痛可因癌肿不同，其性质、程度和位置也不同。胰腺癌患者腹痛 50%～90% 发生在右上腹，如肿瘤侵犯神经时可出现剧烈而持续的腰背痛；壶腹癌患者多数有上腹或右上腹胀痛、隐痛或闷胀感，疼痛一般不向其他部位放射，且常发生于黄疸出现之后；胆管癌多为上腹胀痛；胆囊癌患者 30%～50% 有右上腹痛史。

（4）畏寒发热：出现寒战、发热常提示胆道梗阻合并感染，重症胆管炎的发热常突然发生，多高达 39～40℃，呈弛张热，发热前常有畏寒或寒战。当合并有胆管炎时常常提示病情严重，需及时处理。

（5）其他：除上述临床表现之外，恶性胆道梗阻患者常可伴有食欲缺乏、恶心、呕吐、消化道出血及体重减轻等症状。

（二）泌尿系统梗阻的临床表现

上尿路梗阻的临床表现为患侧腰痛，并发感染时可有发热、脓尿等，有时可出现尿频、尿急等症状；并发肾积水且积水明显时，上腹部可触及肿块；肿瘤患者或并发有结石时，还可出现血尿。双侧上尿路梗阻时，可出现无尿。下尿路梗阻的临床表现主要为进行性排尿困难，表现为尿线细小，尿无力，排尿滴沥不尽，进而出现尿潴留及充盈性尿失禁等。长期下尿路梗阻亦可导致两侧肾积水及肾功能不全，双侧严重肾积水可出现慢性肾功能不全症状，如食欲缺乏、恶心、呕吐、贫血等。

三、梗阻的诊断

（一）消化道梗阻的诊断

消化道梗阻的诊断需通过询问病史、临床表现、辅助检查等方面综合判断。

1．食管梗阻　根据病史、食管梗阻的表现及伴发症状，结合 X 线片、CT、内镜、病理等检查可明确诊断。

（1）影像学检查：X 线钡餐检查可观察食管的蠕动状况、食管充盈缺损和梗阻的程度以及是否存在外压的情况等。食管蠕动停顿或逆蠕动，食管壁局部僵硬不能充分扩张，食管黏膜紊乱、中断和破坏，食管管腔狭窄，不规则充盈缺损，溃疡或瘘管形成及食管轴向异常等，均为食管癌的重要征象。X 线片检查有助于诊断贲门失弛缓症及先天性食管狭窄。CT 检查可清晰地显示食管与邻近纵隔器官的关系，可较好地分辨外源性或内源性食管梗阻。CT 检查还可充分显示食管癌病灶大小、肿瘤外侵范围及程度。同时，CT 检查结果还有助于确定手术方式、制订放疗计划等。

（2）其他检查：电子胃镜为诊断食管癌的首选检查。食管测压是检查食管运动功能的直接方法，常用于评价有吞咽困难、胃灼热的患者。

（3）病理检查：组织病理学检查可鉴别食管病变的性质，是诊断食管肿瘤的金标准。

2. 胃肠道梗阻　首先通过腹痛、腹胀、呕吐、肛门停止排便排气四大临床症状可做出初步诊断，然后再通过实验室检查、X 线或 CT 等相关辅助检查来进一步明确诊断。

（1）实验室检查：单纯性肠梗阻早期变化不明显。晚期肠梗阻，由于失水和血液浓缩，白细胞计数、血红蛋白和红细胞比容都增加，尿比重也增加；严重脱水时肾功能可下降，当出现肠道坏死时可出现乳酸升高，血中 K^+、Cl^-、Na^+ 等相关离子与其他电解质均可发生改变。

（2）影像学检查：对于肠梗阻的患者，X 线检查往往是比较简便的手段，直立位的腹部 X 线平片可显示肠襻胀气，空肠的环形皱襞在充气时多成鱼骨刺状，结肠胀气则显示结肠袋，当小肠完全性梗阻时，结肠不显示。典型的 X 线表现是出现多个肠襻内含有呈阶梯状气液面。当怀疑有其他原因导致的肠梗阻，如肿瘤性肠梗阻、肠套叠等时，可用钡剂灌肠或 CT 进一步明确诊断。CT 可提供梗阻的位置、程度等信息，有时还可明确梗阻的病因，同时有助于早期手术的选择等。

（3）其他检查：纤维结肠镜适用于临床表现及影像学检查判断为肿瘤性梗阻的患者和结肠扭转的早期患者，可直接观察肿瘤位置、大小和形状等，并可获取组织行病理学检查，进一步明确性质。

3. 胆道梗阻

（1）实验室检查：血常规检查可见白细胞计数、中性粒细胞比例升高，如果中性粒细胞计数异常升高则需考虑胆管炎；肝功能检查可见胆红素增高，严重肝功能损伤时肝酶亦可升高；肿瘤标志物可见癌胚抗原、CA125、CA19-9 等升高；梗阻严重至全身症状明显时可出现酸碱、电解质平衡紊乱。

（2）影像学检查

1）B 超检查：可显示肝内外胆管有无扩张，胆囊是否增大，是鉴别外科黄疸或内科黄疸的最重要依据。目前，B 超是诊断外科胆道梗阻的首选方法。

2）CT 检查：其优点是除能发现胰胆管扩张外，还能较客观地显示病变的部位、形状、大小及与周围的关系，准确性较高，也有利于治疗方案的选择。

3）内镜下逆行胰胆管造影术检查（endoscopic retrograde cholangiopancreatography，ERCP）：能准确了解十二指肠乳头情况，对确诊壶腹癌以及胰头癌、胆管癌是否浸润有重要作用。

4）经皮肝穿刺胆管造影检查（percutaneous transhepatic cholangiography，PTC）：能清楚显示胆管分支，根据胆道扩张和梗阻末端的影像，可判断梗阻的平面和初步确定梗阻的原因。PTC 与 ERCP 联合应用能确定肝外胆管癌的部位和梗阻范围。

（二）泌尿系统梗阻的诊断

泌尿系统梗阻诊断的依据主要是患者具有泌尿系统梗阻的病因、相应症状及不同程度肾功能障碍。

1. 发病情况　是否伴有尿路刺激症状；疼痛的部位及性质；是否伴有发热及发热程度和规律等，如肾结核多表现为低热，急性肾盂肾炎则多表现为高热；是否伴有血尿及血尿程度，有无血凝块及形状；是否伴有肾功能损害及程度等。

2. 实验室检查　如血常规及尿常规、尿相对密度、尿渗透压、尿培养及药敏、尿脱落细胞学检查、肾功能、肿瘤标志物等。并发肿瘤或结石时尿内有红细胞。

3. 超声检查　B 超是诊断泌尿系统梗阻的首选方法。可清楚显示肾实质、肾盂及输尿管的状态。对梗阻性肾积水、膀胱肿瘤、前列腺肿瘤等 B 超诊断敏感性较高。

4. 腹部 X 线平片和静脉尿路造影（intravenous urography，IVU）　腹部 X 线平片上可显示不透光的结石阴影。输尿管积水可显示扩大、纤曲等。膀胱肿瘤可显示膀胱充盈缺损。腹部 X 线平片还可观察有无骨骼转移肿瘤、有无前列腺及精囊钙化等。静脉尿路造影可了解泌尿系统梗阻的部位及性质，是尿路梗阻的常规检查方法。此外还有逆行肾盂造影、顺行性尿路造影（穿刺肾盂造影）、排尿期膀胱尿道造影等相应的检查方式，但均为有创操作，要严格掌握适应证和无菌技术。

5．**核医学检查**　单侧上尿路梗阻常导致患侧肾功能减退，可由靛胭脂试验、核素肾图及静脉尿路造影检查诊断。核素肾图可显示患肾功能受损或梗阻性肾图。

6．**膀胱镜或输尿管镜检查**　膀胱镜检查可发现膀胱肿瘤、前列腺增生、膀胱颈挛缩、膀胱结石及膀胱内小梁、小室、憩室等病变。输尿管镜检查则可发现输尿管肿瘤、息肉等病变，并可进行活检明确性质。

7．**CT/MRI**　CT/MRI 均能清楚显示肾脏大小、肾实质、肾积水、输尿管扩张情况以及泌尿系统外的病变（如腹膜后肿瘤、盆腔肿瘤）。CT 强化造影，可了解肾脏功能、测定患肾皮质的厚度，有时亦可发现肾盂及输尿管肿瘤。对 CT 造影剂过敏患者可行 MRI 泌尿系统造影，对梗阻的部位及性质诊断也有很大帮助。

四、梗阻的治疗

（一）消化道梗阻的治疗

消化道梗阻的治疗的主要原则是纠正梗阻导致的全身生理病理紊乱和解除梗阻，主要有非手术治疗及手术治疗。对于消化系统肿瘤来说，梗阻算是比较常见的并发症，本节主要讲述消化系统肿瘤性梗阻。

1．**食管及胃肠道梗阻**

（1）非手术治疗

1）静脉补液，补充丢失的水电解质；应用质子泵抑制剂或 H_2 受体阻滞剂行抑酸治疗，保护胃黏膜，应用生长抑素或奥曲肽等减少肠液分泌。

2）胃肠减压，持续鼻胃管吸引减压及间断胃冲洗，以解除胃扩张，减轻胃黏膜水肿及恢复胃张力。近年有经介入放置带气囊减压管，其可随肠道蠕动到达肠梗阻近端进行减压，快速缓解梗阻症状，减轻水肿。

3）支持治疗：梗阻患者合并严重营养不良，条件允许时可置入经鼻胃或十二指肠营养管给予鼻饲营养，若无置管条件则给予肠外营养，待改善患者营养后再行手术会明显降低风险，提高治疗效果。肠外营养包括静脉输入脂肪乳、氨基酸等营养物质，必要时输入白蛋白、血制品等。

4）内镜下或 X 线下扩张术、支架置入术：对于食管癌患者，可置入胃管或十二指肠管提供营养，对于胃癌患者，可置入胃管减压，同时置入十二指肠管提供营养。如患者已属晚期，手术及放化疗均已无法耐受，可放置支架或留置营养管改善营养状况，提高患者生活质量。

5）对于肿瘤性食管及胃肠道梗阻者，如暂无外科手术指征则可选择化疗、放疗、抗血管生成药物等内科治疗。

（2）手术治疗：手术是治疗消化系统梗阻的一个重要手段，目的是解除梗阻、去除病因。在临床上，对于不同类型的肿瘤性消化道急性梗阻处理的方式各不相同。其中肿瘤引起梗阻的手术方式主要有根治性外科手术切除、短路手术、姑息性胃-肠造瘘术等。若肿瘤无远处转移，肿瘤可完整切除且营养状况尚可的患者首选外科手术根治性切除；如患者已属晚期，放化疗均已无法耐受，往往选择行短路或造瘘手术解决梗阻后行内科保守治疗。

2．**胆道梗阻**　治疗原则是尽快恢复胆道通畅，排出胆汁，防止感染，可以通过非手术治疗、手术治疗等方法来缓解症状，改善生活质量。

（1）非手术治疗

1）纠正水、电解质和酸碱平衡紊乱，同时给予保肝、降黄等对症处理。

2）若患者并发严重胆管炎，必须尽早应用足量有效的抗生素抗感染治疗；如已发生脓毒症，则需立即采用抗生素进行紧急救治，一般可先使用广谱抗生素，待血液检查结果出来后可选用针对特定细菌的敏感抗生素。若出现血压较低者应给予静脉输液或升压药物治疗以稳定患者血压。

3）行 ERCP 可同时置入支架引流胆汁，若无支架置入条件或引流效果不佳时可选择行经皮穿刺引流。

（2）手术治疗：手术以切开减压并引流胆汁、抢救生命为主要目的，故应力求简单有效，但同时也要尽可能探查胆管梗阻的病因及部位。根治性手术是目前解除恶性胆道梗阻最有效的治疗手段。在引起胆道恶性梗阻的肿瘤中，胰头癌、壶腹周围癌和胆管癌最常见，对于这些肿瘤，要争取行根治性肿瘤切除。若已失去根治性手术机会，可行姑息性手术，如内引流术和置管引流术。

（二）泌尿系统梗阻的治疗

泌尿系梗阻的治疗目的是去除病因，排出尿液，防治并发症，最大限度地保护肾脏功能。需结合患者的情况、梗阻原因、肾功能情况等选择药物治疗、尿液引流、手术治疗等。若患者肾功能严重受损，应立即解除梗阻，恢复肾功能，以后再针对病因进行治疗。对于急性梗阻者，应早做诊治，以保护肾功能。

1．非手术治疗

（1）泌尿系统梗阻后常见的并发症是感染，可选用敏感抗生素进行抗感染治疗。

（2）对于梗阻引起的肾积水，尿潴留等症状应根据梗阻病因，发病缓急以及肾功能损害情况等综合考虑，可行超声引导下经皮肾穿刺造瘘，导尿管引流等尽快解除梗阻。

（3）对于由前列腺增生引起的泌尿系统梗阻，如梗阻症状较轻或不能耐受手术者可采用药物治疗（如特拉唑嗪）。

（4）合并恶性肿瘤且一般情况较差不能耐受手术者，可采取放疗、化疗等手段减轻患者梗阻症状，改善患者生活质量。

2．手术治疗 对症状严重、存在明显梗阻或有并发症者应选择手术治疗。

（1）先天性肾盂输尿管狭窄所致梗阻可行输尿管支架植入术、球囊扩张术、腔内输尿管切开术等。

（2）良性前列腺增生所致的泌尿道梗阻可行经尿道前列腺切除术。

（3）肾脏、膀胱、尿道肿瘤导致的梗阻，需去除肿瘤部分的组织或行根治性切除术。如肾盂输尿管肿瘤可行输尿管部分切除术、膀胱肿瘤可根据肿瘤位置行膀胱肿瘤电切术或全膀胱切除术、尿道肿瘤可选择尿道切除或膀胱造瘘术等。

（4）肾盂膀胱皮下分流装置适用于内引流失败同时又无法接受肾造瘘的肿瘤患者。

（三）导管相关感染的治疗

在消化道及泌尿系统梗阻的治疗中，置管治疗是常用治疗手段，因此在处理消化道及泌尿系统梗阻时，对导管相关感染的治疗也应格外重视。主要以手术治疗和药物治疗为主。经过治疗，大部分患者可以治愈。

1．药物治疗

（1）广谱抗生素：指能够抵抗大部分细菌的药物，目的是控制感染。在细菌培养结果获得之前使用广谱抗生素。

（2）特异性药物：细菌培养结果获得之后，针对不同感染病原体使用相应敏感的药物。如感染金黄色葡萄球菌，常使用万古霉素等药物。

2. 手术治疗 对患者情况进行评估，必要时应实施导管拔出术。如果情况不允许拔出导管，可考虑进行导管补救或导管更换。经过正规治疗，大多数患者可得以痊愈。

五、小结

梗阻是临床上较为常见的急症，肿瘤是引起消化、泌尿系统梗阻的重要病因。而肿瘤引起的梗阻，其病理机制往往是错综复杂的，因此作为临床医生应对肿瘤相关的消化道及泌尿系统梗阻更加重视。由于梗阻的出现会引起机体一系列严重的病理生理变化，加上肿瘤患者病情发展迅速，且治疗过程中常常出现相关并发症，如导管相关感染等，所以梗阻应及早发现，及早治疗，争取尽快帮助患者解决梗阻，提高患者生存质量。

张 灏（暨南大学）

潘运龙（暨南大学附属第一医院）

潘京华（暨南大学附属第一医院）

附：食管胸上段鳞癌致食管梗阻病例分析

病例摘要

患者，女性，77岁。因进行性吞咽困难3个月，体重明显下降在当地医院行胃镜检查。显示食管胸上段癌，胃镜未能通过食管狭窄处。病理：中分化鳞癌。患者因进食困难住院。住院后询问病史患者仅能进清流食。食管造影显示食管胸上段癌合并食管梗阻。X线下放置经鼻胃管行营养支持治疗1周后，患者营养状况基本改善。因食管胸上段鳞癌临床分期为 $T_{4a}N_1M_0$，ⅢB期，给予紫杉醇（180mg）＋顺铂（90mg）方案化疗2周期，肿瘤明显缩小（疗效评价PR），但食管梗阻症状无明显改善。重新评估临床分期 $T_3N_1M_0$，ⅢB，行食管癌根治术。术后恢复顺利，术后7d开始进流食，10d进半流食后出院。

病例简介

现病史： 患者，女性，77岁。3个月前，患者无明显诱因出现进行性吞咽困难，粗糙食物明显。无嗳气、返酸、进食呛咳、声音嘶哑、胸背痛、咳嗽、胸闷等不适。在当地医院行胃镜检查显示食管胸上段癌。病理为中分化鳞癌。因进食困难就诊入院。发病以来，进食减少过半，体重下降4kg，精神可，睡眠正常，大小便正常。

既往史： 糖尿病2年，口服二甲双胍，血糖控制在6.1mmol/L左右。白内障术后2年。否认输血、外伤史。否认药物过敏史。

个人史： 自幼聋哑，长期生活在河南，以面食为主，平时进食情况良好。

无烟酒等不良嗜好。

月经史及婚育史：15 岁月经初潮，既往月经规律，月经周期 28 ～ 30d，50 岁绝经，结婚 57 年，配偶身体健康，育有 3 子 1 女，均身体健康。

家族史：父亲死于食管癌，母亲自然死亡，其兄长患食管癌。

体格检查

T 36.8℃，P 80 次 /min，R 14 次 /min，BP 109/60mmHg，BMI 18.3kg/m^2，血氧饱和度 99%。患者体质消瘦，意识清醒，需人搀扶走路，皮肤干燥，心率 80 次 /min，律齐，各瓣膜听诊区未闻及杂音。双肺呼吸音清，未闻及干湿啰音。腹平软，未触及肿块及淋巴结，无压痛及反跳痛。四肢肌力正常、肌张力正常，生理反射存在，病理反射未引出。

辅助检查

（1）影像学检查：①正位胸部 X 线片：右肺陈旧性结核。②食管造影：食管胸上段壁僵硬管腔狭窄，黏膜破坏中断，可见充盈缺损及龛影，钡剂通过缓慢，病变长约 5.5cm。③胸部及上腹部 CT：食管胸上段管壁增厚，最大截面径线约 3.0cm×3.7cm，局部脂肪间隙消失，管腔狭窄，其上方食管扩张，右肺上叶见钙化影，余双肺未见异常，纵隔内未见明显肿大淋巴结，上腹部未见异常。④化疗后胸部及上腹部 CT：食管胸上段管壁增厚，轻度强化，最大截面径 1.8cm×1.9cm，局部脂肪间隙消失，管腔狭窄，其上方食管扩张。右肺上叶见钙化影，右肺上叶絮状影，考虑炎症，余双肺未见异常。纵隔内未见明显肿大淋巴结，上腹部未见异常。⑤心脏、双下肢深静脉彩超：未见异常。⑥颈动脉彩超：见右侧颈动脉粥样硬化斑块形成。⑦脑部磁共振：脑白质变性。⑧骨扫描：未见异常。⑨胃镜：距门齿 20cm 后壁见菜花样肿物、糜烂、坏死、僵硬，管腔狭窄，内镜不能通过。内镜诊断：食管胸上段癌。病理：中分化鳞癌。⑩气管镜：未见异常。⑪心电图：正常。

（2）实验室检查（括号内为正常值参考范围）

生化检测：血糖 7.6mmol/L（3.9 ～ 6.1mmol/L），白蛋白 40g/L（35 ～ 55g/L），白 / 球比值 1.0（1.2 ～ 2.4），甘油三酯 0.54mmol/L（0.90 ～ 1.72mmol/L），钾 3.6mmol/L（3.5 ～ 5.5mmol/L），钠 137mmol/L（135 ～ 145mmol/L），氯 105mmol/L（96 ～ 106mmol/L），阴离子间隙 18mmol/L（8 ～ 16mmol/L），钙 2.2mmol/L（2.1 ～ 2.6mmol/L）。

血常规：白细胞 6.5×10^9/L，中性粒细胞百分率 67%，淋巴细胞百分率 42.5%（20% ～ 40%），红细胞计数 3.4×10^{12}/L［（3.8 ～ 5.1）×10^{12}/L］，血小板计数 200×10^9/L［（100 ～ 300）×10^9/L］，血红蛋白 106g/L（115 ～ 150g/L），红细胞比容 33%（15% ～ 45%）。

诊疗经过

诊断：①食管胸上段鳞癌合并食管梗阻 T$_3$N$_1$M$_0$ ⅢB 期；②2 型糖尿病；③右肺炎症？④白内障术后。

治疗：①静脉营养支持［部分静脉营养支持，应用脂肪乳氨基酸（卡文 1 440mL，热量 1 000 大卡，内含 11% 葡萄糖 885mL，氨基酸 300mL，20% 脂肪乳 255mL）］。②放置经鼻胃管行胃肠营养支持，先少后多，由慢及快，逐渐停用静脉营养。③营养改善后 1 周，给予紫杉醇 + 顺铂方案化疗（紫杉醇 180mg，d1，顺铂 30mg，d2 ～ d4）2 周期。化疗期间给予止吐、升白等治疗。化疗后 BMI：19.2kg/m^2。④化疗肿瘤缩小后行右侧三切口，食管癌根治术（右颈胸腹三切口，食管胃部分切除，食管胃颈部吻合 + 三野淋巴结清扫术），术中放置经鼻十二指肠营养管，经口进食后拔除营养管。

治疗结果：切除食管疾患，可以经口进半流食。

专家点评

食管癌是我国常见的消化道恶性肿瘤。患者往往食管梗阻加上肿瘤消耗，存在较为严重的营养不良。如果患者肿瘤病期较晚，需要先行放化疗等转化治疗，但严重营养不良往往造成失去转化治疗的机会。所以尽快改善患者营养是进行肿瘤治疗的第一步，入院肿瘤患者先进行营养风险筛查，高危患者进一步进行营养评分，根据营养评估结果针对性进行干预。静脉营养存在很多弊端，放置经鼻营养管是一个不错的选择。如果经鼻营养管插入不成功，可经皮置入胃造瘘胃空肠饲养管，通过胃肠营养支持治疗，待患者营养状况恢复，再进行抗肿瘤治疗。如果肿瘤在放化疗后降期，患者可重新获得了手术机会。因此肿瘤治疗时不应忽视营养的重要性，营养是抗肿瘤治疗的基础，食管癌因其造成食管梗阻而影响进食，解除食管梗阻是改善营养的第一步。患者入院后肺部 CT 显示右肺陈旧性结核；化疗后复查 CT 发现右肺上叶絮状影，考虑慢性炎症，但患者无肺炎症状，考虑化疗后抵抗力下降，结核复发可能性大，请呼吸科会诊。

曹建伟（河南省安阳市肿瘤医院）

第四节　腹泻

腹泻（diarrhea）是指排便次数增多（＞ 3 次 /d），或粪便量增加（＞ 200g/d），或粪质稀薄（含水量大于 85%）。通常患者对腹泻的表述各不相同，因此医务人员需适当评估予以鉴别。腹泻是常见于癌症患者及长期癌症幸存者的症状，也是对生活质量影响最大的症状之一。

癌症患者腹泻的原因主要有副肿瘤综合征、抗肿瘤治疗（包括化疗、放疗、靶向治疗、免疫治疗等）引起的不良反应等。此外，非肿瘤因素，如食物中毒、感染性（包括艰难梭菌）胃肠炎，也应纳入考虑。需注意的是，癌症患者大多中性粒细胞缺乏，免疫功能低下，因此回肠炎、斑疹伤感和结肠炎都伴随潜在致命风险。治疗上，除支持性临床治疗外，明确诊断何种原因导致的腹泻从而指导治疗十分重要。

一、病因和发病机制

（一）副肿瘤综合征

腹泻可作为肿瘤本身伴随的症状，如肿瘤发病位于胃肠道或肿瘤细胞异常激素分泌等。常见引起腹泻的肿瘤有：小细胞肺癌、神经内分泌肿瘤（伴随类癌综合征）、结直肠癌、淋巴瘤（肠道）、甲状腺髓样癌、胰腺癌（尤其是胰岛肿瘤）、胃泌素瘤（Zollinger-Ellison 综合征）、胰腺血管活性肠多肽分泌瘤、嗜铬细胞瘤等。

（二）化疗

细胞毒性化疗药物在杀伤肿瘤细胞同时也影响其他生长较快的细胞，如肠道上皮。一些化疗药物会扰乱小肠肠道上皮正常的吸收和分泌功能。与严重腹泻相关的化疗药物有氟尿嘧啶、卡培他滨、伊立替康、紫杉醇、多西他赛、长春瑞滨等。

1. **氟尿嘧啶（5-fluorouracil, 5-FU）** 被磷酸化为 5-FdUMP 或者 5-FUMP 后，对增殖较快的

细胞较敏感，能导致小肠黏膜损伤，并干扰肠细胞的分裂，引起肠壁细胞坏死及肠壁的广泛炎症，造成吸收和分泌细胞数量之间的平衡发生变化，导致腹泻。5-FU 相关的腹泻可能是水样或者血性的，肠壁完整性的破坏可导致肠道微生物入血从而引起严重的败血症，尤其当粒细胞缺乏与腹泻同时发生，不良反应可能是致命的。氟尿嘧啶引起的腹泻与同时应用亚叶酸相关，尤其应用大剂量亚叶酸（≥ 500mg/m²）。在最初的每周氟尿嘧啶、亚叶酸方案中，腹泻在 50% 的患者中发生，其中 1/2 需要住院补液，有研究报道可能导致 5% 的患者死亡。5-FU 导致腹泻的其他危险因素，包括未切除的原发肿瘤、既往化疗引起过腹泻以及女性等。在代谢酶二氢嘧啶脱氢酶（dihydro pyrimidine dehydrogenase，DPD）缺陷的患者中应用 5-FU 可能导致威胁生命的并发症，包括严重腹泻、黏膜炎和三系减少。卡培他滨是 5-FU 的口服前体药物，通过提高肿瘤细胞内 5-FU 的浓度增加疗效。在常规剂量下，卡培他滨导致腹泻的风险是 30% ～ 40%，其中严重腹泻占 10% ～ 20%。替吉奥含 5-FU 的前体药物，在常规剂量下，替吉奥导致腹泻的风险是 18.7% ～ 37.3%，其中严重腹泻发生率 2.9% ～ 6.8%。首次使用 5-FU 类药物建议住院观察，避免患者因 DPD 缺乏，发生致死性腹泻。

2．伊立替康（irinotecan，CPT-11） 可导致急性腹泻或延迟性腹泻。急性腹泻是指在药物输注期间或输液结束后 24h 内开始的腹泻，由急性的胆碱能过剩引起，同时伴随有其他症状例如抽搐、鼻炎、泪流及流涎。用药至症状发生时间平均约为 30min。延迟性腹泻是 CPT-11 的剂量限制性毒性反应，通常发生在用药 24h 后，并且有潜在致命风险，尤其当联合大剂量的氟尿嘧啶和亚叶酸静脉用药时。CPT-11 在体内主要由组织、血清和肝细胞内的羧酸酯酶催化，快速水解为有活性的代谢物 7- 乙基 -10- 羟基喜树碱 SN-38，其活性比 CPT-11 强 100 ～ 1 000 倍。研究表明，SN-38 在肠道内的浓度及其与肠道上皮接触的时间是导致延迟性腹泻的关键。SN-38 能引起肠上皮细胞坏死、凋亡，导致小肠吸收水、电解质障碍及小肠液过度分泌，引起腹泻。肠道内的羧酸酯酶参与 CPT-11 向 SN-38 转化，活性 SN-38 可通过肝脏 UGT1A1 转变为无活性的葡萄糖醛酸化 SN-38（SN-38G），随粪便排出体外。UGT1A1 是决定肠内 SN-38 浓度的重要指标，继而影响肠毒性的大小。UGT1A1 基因多态性和 CPT-11 毒性反应相关。CPT-11 引起的迟发性腹泻不可预测，非累积性，并且在所有剂量均可发生。在 3 周剂量方案的患者中相较更低频剂量更为常见。延迟性腹泻用药至发病中位时间是 6 ～ 14d。

3．紫杉烷类药物

（1）紫杉醇：不同的紫杉醇方案有不同的腹泻发生率。从其开始用药到肠炎症状发生的中位时间约 31d。研究发现，24h 以上用药剂量 175 ～ 225mg/m² 会导致的各级腹泻约 39%，其中 3 ～ 4 级腹泻占 3%。而每周方案可能导致 3% ～ 7% 的 3 级以上腹泻。

（2）根据临床试验研究结果，中国人群白蛋白结合紫杉醇的腹泻发生率 15%，重度腹泻发生率＜ 1%。

（3）多西他赛在接受新辅助治疗的乳腺癌中，腹泻发生率高达 47%，但其中 3 ～ 4 级腹泻发生率较低。然而，在妇科恶性肿瘤中，多西他赛导致的各级腹泻发生率为 19% ～ 47% 不等，其中 3 级以上腹泻占 0 ～ 27%，在年龄大于 65 岁患者中有显著更高的发生率。

（4）脂质体紫杉醇腹泻发生率 43%，一般为轻中度。

（5）卡巴他赛在前列腺癌中引起各级腹泻的概率是 47%，其中 6% 患者为≥ 3 级的腹泻，高达 10% 的患者为需要住院治疗的腹泻。

4．蒽环类药物 腹泻在常规剂型的蒽环类药物中不常见，全级发生率约为 15%。相反，在阿霉素脂质体用药患者中，腹泻发生率高达 45%，3/4 级腹泻发生率 3%，且大多数在老年患者中发生。

5．铂类 含铂类药物的化疗方案可导致腹泻和结肠炎，从给药到肠炎的中位发生时间是 66d，中位持续时间是 20d。肠镜检查显示 1/3 的患者有溃疡，另有 1/3 的患者为肠黏膜非溃疡性炎症。大约 1/2 铂类引起的腹泻患者需要住院治疗。尽管顺铂及卡铂腹泻发生率在静脉给药时很低，但在腹腔给药时相对较高。铂类的高温腹腔灌注与严重且持久的腹泻相关。奥沙利铂很少单药使用，大多数研究报告的奥沙利铂胃肠道毒性归因于联合使用的其他潜在导致腹泻的药物，如氟尿嘧啶、伊立替康。

此外，抗肿瘤化疗通常为多药联合方案，常见化疗方案引起 3 ~ 4 级腹泻的概率见表 2-3-3。

表 2-3-3　常见化疗方案引起 3 ~ 4 级腹泻概率

化疗方案	3 ~ 4 级腹泻发生率 /%
大剂量氟尿嘧啶、亚叶酸、奥沙利铂	10
氟尿嘧啶、亚叶酸、伊立替康	14
多西他赛、卡培他滨	14
伊立替康、氟尿嘧啶、亚叶酸	15
大剂量氟尿嘧啶、亚叶酸	16
伊立替康、大剂量氟尿嘧啶	19
氟尿嘧啶、亚叶酸、奥沙利铂、伊立替康	20
卡培他滨、伊立替康	47

（三）靶向治疗

腹泻是靶向治疗药物常见的不良反应，常见引起腹泻的靶向药物有酪氨酸激酶抑制剂（TKIs）以及单克隆抗体等其他靶向药物。腹泻在应用血管内皮生长因子受体（VEGFR）抑制剂、表皮生长因子受体（EGFR）抑制剂、多靶点 TKI、哺乳动物西罗莫司靶点（mammalian target of rapamycin，mTOR）抑制剂、细胞周期激酶（cell cycle dependent kinase，CDK4/6）以及多腺苷二磷酸核糖聚合酶（poly-ADP-ribose polymerase，PARP）抑制剂中均可发生。泛靶点的酪氨酸激酶抑制剂相对于高选择性抑制剂导致腹泻的比例显著更高（如二代 EGFR-TKI 阿法替尼及达克替尼的腹泻发生率显著高于埃克替尼、奥西替尼等）。化疗联合 EGFR-TKI 相比 EGFR-TKI 单药的腹泻发生率未显著提高，但 3/4 级腹泻发生率升高。据报道，靶向治疗联合抗血管治疗或联合免疫检查点抑制剂导致更高的腹泻发生率见表 2-3-4。

表 2-3-4　国内常用靶向治疗引起腹泻的发生率

药物分类	药物名称	腹泻发生率 /%	3 ~ 4 级腹泻发生率 /%
抗 EGFR	阿美替尼（almonertinib）	17	0
	奥希替尼（osimertinib）	32 ~ 43	1
	吉非替尼（gefitinib）	26 ~ 52	1 ~ 5
	厄洛替尼（erlotinib）	18 ~ 57	3 ~ 6
	埃克替尼（icotinib）	9.5 ~ 22.0	0 ~ 7.4
	达克替尼（dacomitinib）	73	8
	帕尼单抗（panitumumab）	21	8 ~ 20
	阿法替尼（afatinib）	87 ~ 95	14 ~ 22
	西妥昔单抗（cetuximab）	13 ~ 28	4 ~ 28

续表

药物分类	药物名称	腹泻发生率/%	3～4级腹泻发生率/%
抗 HER-2	曲妥珠单抗（trastuzumab）	2～63	2～6
	帕妥珠单抗（pertuzumab）	67	5～8
	拉帕替尼（lapatinib）	47-75	3～14
	吡咯替尼（pyrotinib）	96.9	15.4
抗 BRAF	维莫非尼（vemurafenib）	5～6	0
	达拉非尼（dabrafenib）	1	0
抗 MEK	考比替尼（cobimetinib）	45～50	4
	曲美替尼（trametinib）	45～50	4
抗 ALK	克唑替尼（crizotinib）	50～60	0
	恩沙替尼（ensartinib）	3	0
	劳拉替尼（lorlatinib）	21	1
	阿来替尼（alectinib）	19～45	0～1
	赛瑞替尼（ceritinib）	57～86	4～6
抗 VEGF	安罗替尼（anlotinib）	27～33	0～0.6
	布加替尼（brigatinib）	19～49	0～1
	贝伐珠单抗（bevacizumab）	20	2～7
	阿帕替尼（apatinib）	20～19	0～8
	阿柏西普（aflibercept）	58～69	13～19
抗 mTOR	西罗莫司（sirolimus）	27	1
	依维莫司（everolimus）	30	1～3
抗 CDK4/6	瑞博西尼（ribociclib）	35	1.2
	帕博西尼（palbociclib）	21～26	1～4
	阿贝西尼（abemaciclib）	86～90	13～20
抗 PARP	奥拉帕尼（olaparib）	11～18	0
多靶点 TKI	伊马替尼（imatinib）	20～26	1
	帕唑帕尼（pazopanib）	52	4
	索拉非尼（sorafenib）	43～55	2～8
	瑞戈非尼（regorafenib）	34～40	5～8
	舒尼替尼（sunitinib）	44～55	5～8
	乐伐替尼（lenvatinib）	59	8
	凡德他尼（vandetanib）	74	10
	阿昔替尼（axitinib）	55	11
	卡博替尼（cabozantinib）	64	12

注：毒性统计基于单药用药或联合其他用药的情况。HER-2：表皮生长因子受体2；BRAF：苏氨酸蛋白激酶；MEK：丝裂原活化蛋白激酶；EML4-ALK：间变淋巴瘤激酶融合；PARP：聚腺苷二磷酸-核糖聚合酶。

（四）免疫治疗

免疫检查点抑制剂常导致特异性的免疫相关不良事件，类似自身免疫失调，因此需要特殊的管理。腹泻是最常见的免疫不良事件，不同的免疫检查点抑制剂，不同的瘤种，免疫性肠炎的发生率及严重程度不同。总体而言，双免疫检查点抑制剂联合使用，腹泻发生率显著增高。在抗细胞毒性 T 淋巴细胞相关抗原 4（cytotoxic T-lymphocyte antigen 4，CTLA-4）治疗中，27%～54% 肿瘤患者发生腹泻。胃肠道毒性是抗 CTLA-4 治疗中最常见且最严重（3 级及以上）的免疫不良反应之一，也是导致终止 CTLA-4 治疗的首要原因。在接受伊匹单抗（ipilimumab）治疗的黑色素瘤患者中 1%～1.5% 的患者发生结肠穿孔，在肾癌中该比例上升至 6.6%，1.1% 的患者因伊匹单抗介导的小肠结肠炎相关并发症死亡，其发病特征与炎症性肠病有相似之处。相比之下，抗程序性死亡受体（PD-1）抗体相关的胃肠道免疫毒性报道较少。接受纳武单抗（nivolumab）或帕博利珠单抗（pembrolizumab）的 3～4 级胃肠道毒性的比例为 1%～2%。中位发生时间为自用药起始的 3 个月，最常见的症状为腹泻，其次是恶心、呕吐及腹痛。腹泻和肠炎在 CTLA-4 联合 PD-1 治疗的患者中相比单用抗 CTLA-4 或 PD-1 的患者发生更早也更常见。同时也可能伴有其他胃肠道不良事件，如胰腺炎、小肠炎。3 级或 4 级的免疫性肠炎需要终止免疫检查点抑制剂用药，并启动免疫抑制治疗。

（五）内分泌治疗

内分泌治疗在乳腺癌、前列腺癌及子宫内膜癌等癌种中广泛应用。芳香化酶抑制剂引起胃肠道反应较少见，如阿那曲唑，腹泻发生率为 4%～6%。应用于乳腺癌和前列腺癌的新型内分泌治疗药物常引起轻度的腹泻：雄激素合成抑制剂阿比特龙，腹泻发生率为 18%，3～4 级腹泻发生率为 1%；抗雄激素药物恩杂鲁胺、阿帕鲁胺，腹泻发生率分别为 21%、8%～11%，3～4 级腹泻发生率分别为 1%、0；抗雌酮药物氟维司群，腹泻发生率为 6%，3～4 级腹泻发生率为 0。需要注意的是，接受系统性药物治疗的患者也可能由于其他原因发生腹泻，如胆盐吸收障碍、胰腺功能不足等。因此，准确地评估和治疗引起腹泻的原因对改善症状较为关键。

（六）放射治疗

放疗在盆腔肿瘤（原发或转移癌）治疗中的广泛应用引起相关不良反应增加。宫颈癌、结直肠癌、前列腺癌、转移癌等患者的体外放射治疗聚焦于胸腰椎、腹主动脉旁淋巴结、腹部和骨盆时，可能会使部分肠道暴露于射线，从而引起腹泻。放疗诱导的损伤可能是胃肠道吸收辐射能量的直接结果，也可能是辐射与细胞内的水相互作用产生的自由基的影响。此外，在复制或分化过程中，肠隐窝内的干细胞损伤会导致黏膜完整性降低，以及肠绒毛的扁平化，肠道吸收表面积的减少和肠道内容物通过时间的减少，胆汁酸吸收不良，以上原因共同导致辐射引起腹泻。此外，肠道菌群的改变和消化酶活性的减退也与放疗损伤有关。放疗辐射所致腹泻的总患病率高达 35%。与放疗导致腹泻严重程度相关的因素，包括患者低体重指数（BMI），并存其他疾病如糖尿病、高血压、血管疾病和炎症性肠病。既往肠道手术史也导致患者更易发生放疗后急性腹泻。治疗相关因素则有总放射剂量、剂量分割、暴露于辐射下的肠道体积等。此外，不同放疗方式以及是否同步化疗也影响腹泻发生。在临床实践中，当个体小肠体积＜ 120cm³ 时接受＜ 15Gy 剂量时，3 级毒性的发生率＜ 10%。低位直肠癌同步放化疗，腹泻发生率为 59%～66%，3～4 级腹泻发生率为 10%～17%。

急性腹泻可发生在大约 10Gy 剂量（总剂量）的放疗后并可能持续到治疗后的 3 个月。放疗所致急性腹泻并常常伴有恶心、呕吐、腹痛、里急后重，需评估患者是否伴随血流动力学损害。胃肠道消化及吸收功能的损害可能会导致脂肪、乳糖、胆盐及维生素 B_{12} 的吸收障碍。约 1/4 的患者可能会因为肠道细菌过度生长甚至入血而加剧急性腹泻。

慢性放射性肠炎可能在治疗数月甚至数年后开始。接受盆腔放射治疗的患者中约有 90% 在治疗后出现排便习惯的永久性改变，其中 50% 的患者生活质量受到影响。慢性腹泻只是盆腔辐射病的一种症状，是胃肠道生理变化的表现。事实上，在放疗期间和之后立即出现的炎症几乎完全被进行性缺血和纤维化所取代，而这在很大程度上不是发生在黏膜，而是发生在黏膜下层。随后，肠道黏膜萎缩，血管硬化，进行性肠壁纤维化。正常的组织反应也受到剂量积累和其他放疗计划相关因素的影响。严重慢性腹泻与放疗特性（即总放疗剂量和肠道辐射量）密切相关。基于《ESMO 临床实践指南：癌症患者腹泻（2018 版）》，50% 的患者在 5 年后发生晚期肠道毒性的剂量分别为小肠体积的 1/3，60Gy 和全体积小肠 55Gy。大肠的耐受性稍高：1/3 容量为 65Gy，整个结肠为 60Gy。但需要注意的是，亚洲人种危及器官剂量要低于欧美人群（小肠及结肠 D_{max} < 50Gy），因此引起毒性的剂量要更低。接受肠道放疗后约 5% 的患者表现为持续性乳糖吸收不良，引起慢性腹泻。相比之下，胆盐吸收不良比较常见，但在大多数患者中很少引起症状（如高脂肪餐后出现轻度腹泻）。胆汁、盐和碳水化合物吸收不良在慢性腹泻中的作用机制尚不清楚。

（七）手术

癌症患者的外科治疗包括对胃肠道或具有内分泌功能或消化功能的器官等进行切除，这种解剖学上的变化可能会限制胃肠道吸收某些营养物质（如脂肪）的能力，从而导致腹泻。肠切除会减少食物中水分重新吸收的表面积。胰腺癌本身或其手术治疗可损害胰腺外分泌功能，导致消化不良和吸收不良。手术改变胆道解剖也会影响胆汁盐乳化脂肪，从而影响脂肪食物的消化和吸收。此外，腹泻也是倾倒综合征的一部分，这是由于未消化的食物快速进入小肠。倾倒综合征与胃切除术、胃肠造口术、胃空肠造口术、迷走神经离断术、胰十二指肠切除术和食管切除术有关。对于食管和胃切除术，腹泻的发生率约为 15%。在右半结肠切除术后约 20% 的患者因胆盐吸收不良或小肠细菌过度生长而发生慢性腹泻。这是由于末端回肠功能障碍导致吸收不良、更多胆汁通过并流动到结肠。直肠癌患者接受括约肌保留的直肠前切除术后可能出现低位前切除术综合征（low anterior resection syndrome，LARS），其症状可能伴随失禁、高频排便和排空障碍。此外，同时接受新辅助放化疗及胰腺切除术和神经丛切除的胰腺癌患者腹泻发生率更高。

（八）其他原因

1. **骨髓干细胞移植** 在自体外周血干细胞移植中，除了化疗和放疗的不良反应外，应用抗生素和并发其他感染（包括难辨梭状芽孢杆菌），也可引起腹泻。移植物抗宿主病（graft-versus-host disease，GVHD）引起的腹泻通常发生在移植后 10 ～ 100d，其转归可能为症状消失或变为慢性腹泻。异体造血细胞移植后，腹泻是常见的严重并发症。如果同时伴随皮疹、黄疸、恶心和呕吐，则腹泻可能是急性移植物抗宿主病直接引起。然而，如果患者仅出现腹泻，诊断可能不甚明确。此外，在给移植物抗宿主病的患者使用免疫抑制药物治疗之前，必须排除感染性腹泻（病毒、细菌和寄生虫）。自体移植前 7d 至移植后 30d，艰难梭菌感染最常见，其发生率为 15%。

2. **感染性肠炎** 癌症患者易患感染性腹泻。细菌、病毒和寄生虫都可能是罪魁祸首。中性粒细胞减少、免疫抑制剂、抗生素的使用以及对微生物自然防御系统的破坏都是增加癌症患者腹泻风险的因素。艰难梭菌腹泻或结肠炎是常见的问题。在中性粒细胞减少症患者中，腹泻、腹痛和发热是中性粒细胞减少性小肠结肠炎的症状。盲肠常受累，常延伸至回肠，也可累及升结肠和横结肠。中性粒细胞减少症患者的免疫抑制和抗生素的频繁使用可改变正常菌群，导致耐药菌或少见细菌种类的感染。菌血症常见，其中革兰氏阴性杆菌（大肠杆菌、铜绿假单胞菌、克雷伯菌、肠杆菌）、革兰氏阳性球菌（链球菌、肠球菌）、真菌（念珠菌、曲霉菌或接合菌）和病毒（巨细胞病毒）是常见病原体。

3. **肠内营养**　管饲配方可能影响腹泻风险，患者腹泻发生率为 10% ～ 60%。高喂养频率和高渗透压会增加腹泻。选择管饲的患者通常伴有低白蛋白血症。有资料表明，低蛋白血症可降低肠内渗透压，引起肠黏膜水肿，从而使患者易于腹泻。含纤维配方是否能控制管饲引起的腹泻，目前尚无定论。如果不注意洗手卫生、配方的清洁混合、混合配方的冷藏和喂养设备的正确处理，也会导致鼻饲污染和食物中毒从而引起腹泻。

4. **腹腔神经丛阻滞**　通常与自限性急性腹泻有关。偶见持续性腹泻。这种腹泻可用阿托品治疗。

5. **紧张焦虑**　与癌症和治疗相关的压力和焦虑也可能导致腹泻。

6. **其他药物**　非用于癌症治疗的药物比如过量服用泻药或含镁的抗酸剂通常会导致腹泻。

二、临床表现

腹泻临床表现为排便量及频率改变，或者造瘘口排出物与往常相比有所增加，常伴粪便的性状改变（稀便、非常稀便、水样便）。根据不同腹泻的成因，还会伴随腹痛、发热、里急后重、贫血、失水等症状。头晕、腹痛和发热是评价腹泻严重程度的指标。这些伴随症状有助于区分简单或者复杂腹泻，有助于指导治疗。

根据症状持续的时间，病程 2 周以内为急性腹泻；病程在 2 周～ 2 个月为迁延性腹泻；病程在 2 个月以上为慢性腹泻。病史方面，医生应仔细询问患者手术史、治疗用药史、膳食摄入情况、近期旅游史等，以期获得更多关于病因的线索。体重减轻和排尿量减少可能表明体液丢失。带血或黏液的粪便，严重的痉挛或腹痛，可能提示小肠结肠炎。

美国国家癌症研究所《不良事件评价标准 4.03 版本（Common Toxicity Criteria for Adverse Events v4.03，CTCAE v4.03）》是评估腹泻严重程度的常用标准工具（表 2-3-5），但该标准不包括评估腹泻持续时间、粪便体积以及预示腹泻危及生命的后果特征或其他共存症状。这些严重程度参数和其他可预测严重并发症的共存症状在临床实践指南中有所阐述。

3 级或 4 级腹泻也被称为复杂性腹泻。在合并以下情况时，1 级或 2 级腹泻也可能是复杂性腹泻或潜在严重的腹泻，如稀便 6 次 /d，至少 2d；血便或直肠出血；在 12h 内没有尿量；1d 不能喝水；由于腹泻体重下降；腹泻后几天的便秘、腹胀或发热。此外，中度到严重的痉挛、恶心、呕吐、中性粒细胞减少和全身炎症反应综合征的出现都预示着潜在的严重并发症。

表 2-3-5　腹泻的 CTCAE 4.03 分级标准

分级	症状
1 级	排便次数较前增加，少于 4 次 /d；相比基线有轻度增加的造瘘口排出物
2 级	排便次数较前增加，4 ～ 6 次 /d；相比基线有中度增加的造瘘口排出物
3 级	相比基线每天增加≥ 7 次排便；失禁；住院治疗；相比基线有重度增加的造瘘口排出物；日常生活自理能力受限
4 级	危及生命，需要紧急干预治疗
5 级	死亡

三、诊断

（一）临床症状

1. 近期腹泻的发展情况，特别是过去 24h 内排便的频率，对腹泻进行分级。

2. 注意大便的性状，如稠度、是否有黏液脓血便等。根据大便的性状，区分腹泻和脂肪痢。

3. 询问包括肿瘤本身和肿瘤治疗在内的腹泻原因（食物和液体摄入量，近期外出旅游史，抗生素、质子泵抑制剂应用情况，是否接触其他感染者，使用泻药和其他非处方药）和先前发生腹泻情况。

4. 询问胃肠道疾病的既往病史，尤其在抗肿瘤治疗开始之前，评估是否有炎症性肠病。

5. 除腹泻本身外，应该询问患者是否失禁，以作为症状分级的因素。

6. 关注发热、腹部痉挛、疼痛、恶心和呕吐、头晕和口渴等症状。当癌症患者腹泻伴多个合并症状（如呕吐或发热）时，提示腹泻与治疗引起的毒性相关。

7. 当患者合并以上症状，或者对治疗不理想和一般状态差（高龄、免疫功能不全和并发多个基础疾病）均提示需要多学科管理，如胃肠病学专家、传染病专家、营养学家和重症监护专家的共同介入。

（二）体格检查

1. 卧位和站立时的血压、心率、氧饱和度、皮肤肿胀和黏膜干燥程度可以帮助评估脱水程度。

2. 一般营养状况如体重指数（BMI）和整体外观（严重失代偿或仍代偿）可以预测患者对腹泻并发症的抵抗力。

3. 测量体温，评估患者是否发热。

4. **腹部查体**　腹部听诊应确定肠音活跃、正常或无。触诊压痛（局部或全腹性）和反跳痛可诊断为腹膜炎或腹膜受累。腹部或直肠肿块可引起溢流腹泻（液体粪便绕过梗阻），应进行影像学检查。直肠指诊可以帮助检测血便或黏液便，特别是当患者不确定大便性状时。

（三）实验室检查

1. **血液检查**　血常规、肝肾功能、电解质、凝血功能、感染指标、血气分析及乳酸、促甲状腺素、促肾上腺皮质激素检测。低钾血症和非阴离子间隙酸中毒是严重腹泻的主要诊断特征。严重脱水可引起肾前氮血症或肾衰竭。低钾、低镁、低钙可引起心电图改变和心律失常（实验室检查有助于评估病情、指导治疗，详见表 2-3-6）。

表 2-3-6　临床生化指标及血细胞实验室检查

实验室检测	评估内容	意义
白细胞计数及分化	化疗后中性粒细胞减少	发热的风险分层（低/高风险并发症）
	白细胞增多	潜在发热的原因
血红蛋白	失血，骨髓功能	输血
	血液浓缩	补液
钾、钠、钙、镁离子	电解质紊乱	提示输注液体的成分
肌酐，尿素氮	（继发性）肾损伤	替代治疗预后
		尿素氮/肌酐＞20，提示脱水，建议补液（文献支持）

续表

实验室检测	评估内容	意义
凝血功能	出血风险（炎症）	进一步鉴别
C反应蛋白，降钙素原	感染	抗生素治疗
	炎症	C反应蛋白高，降钙素原不高，高度考虑免疫性肠炎
血气分析及乳酸	酸中毒	需要特殊照护
促甲状腺素	甲状腺功能亢进	罕见导致腹泻
促肾上腺皮质激素	肾上腺功能减退	罕见导致腹泻

2．粪便检查　通过粪便样本培养可鉴别致病性细菌如沙门菌、志贺杆菌、弯曲杆菌、鼠疫杆菌、酵母菌、梭状芽孢杆菌（酶联免疫分析法检测梭状芽孢杆菌毒素A和B，PCR法检测芽孢杆菌DNA）。通过标准的实验室方法，可发现隐孢子虫和其他寄生虫。在癌症治疗过程中，许多癌症患者会出现感染并发症，并使用过抗生素。对于最近接受过抗生素治疗的患有腹泻的癌症患者，应该先排除艰难梭菌相关腹泻。病毒病原体可以通过培养（肠病毒和腺病毒）、酶联免疫检测（轮状病毒和腺病毒）或多重PCR来检测。通过血液进行巨细胞病毒早期抗原检测，以检测巨细胞病毒抗原。

粪便分析可将腹泻分为水样腹泻、脂肪性腹泻和炎性腹泻。水样腹泻可能有功能性病因、分泌性病因或渗透性病因。慢性腹泻常见的有肠易激综合征和功能性腹泻等功能障碍；分泌性腹泻可由胆汁酸吸收不良、副肿瘤综合征、显微镜下结肠炎、内分泌紊乱和一些术后改变引起；渗透性腹泻可能是由于滥用泻药或非脂质营养吸收不良。脂肪性腹泻反映脂肪吸收不良，可由多种原因引起，如消化酶缺乏、胆道功能不足、腹腔疾病或回肠炎。炎症性腹泻需要进一步评估，可由炎症性肠病、免疫性结肠炎和感染性肠炎引起。粪便乳铁蛋白和钙卫蛋白有助于区分感染和非感染性炎症病因，并可用于监测疾病活动性和对治疗的反应。

在发热患者（尤其是中性粒细胞减少的情况下），必须至少进行两次血培养，包括对留置静脉导管进行培养，以指导治疗。

（四）影像学

1．腹部X线检查　有助于快速排除腹腔内游离空气和肠积气。

2．CT检查　警惕胃肠并发症（如穿孔、梗阻），可根据病情放宽进行腹部和盆腔CT成像的适应证。中性粒细胞减少、腹部压痛和腹泻三联征应怀疑中性粒细胞性肠炎。由于中性粒细胞减少，尽管存在明显的感染，但是患者腹部疼痛或压痛可能不太明显。腹部和盆腔的CT（平扫＋增强）可以诊断中性粒细胞减少性回肠炎、盲肠炎和结肠炎（图2-3-3）。

3．MRI检查　如果存在CT检查禁忌证（如碘造影剂过敏），可以使用MRI。

4．超声检查　肠壁厚度可提供快速诊断依据，小肠壁增厚至4mm，长度达30mm时，提示小肠炎。

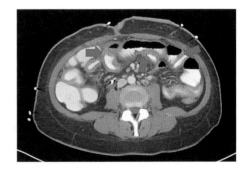

图2-3-3　中性粒细胞减少性回肠炎癌症患者的腹部CT

注：中性粒细胞减少的白血病患者，临床表现为重度腹泻和轻微腹痛，不伴发热。CT显示回肠壁明显增厚（箭头所示），符合回肠炎。

（五）内镜检查

对于有明显腹泻症状的癌症患者，结肠镜检查和活检对明确诊断及鉴别诊断有重要意义。内镜检查通常没有主要适应证，但对于难治性病例或慢性腹泻患者，肠镜可提供必要的病理学诊断。

1. 感染性 ①十二指肠活检可为诊断巨细胞病毒、其他病毒感染及蓝氏贾第鞭毛虫感染等诊断提供依据；②艰难梭菌感染可在乙状结肠或结肠镜检查时表现出典型的形态；③感染性结肠炎（如巨细胞病毒结肠炎）也可以作为免疫缺陷患者的鉴别诊断。

2. 免疫性 ①异体干细胞移植腹泻患者，移植物抗宿主病是需鉴别诊断的重点；②免疫检查点抑制疗法的病史或正在进行的免疫治疗应提示免疫介导性结肠炎（内镜检查或活检可确诊）；③PI3K抑制剂也可引起免疫结肠炎。

注意：对于中性粒细胞缺乏性小肠、结肠炎，不推荐行肠镜检查，因为发生肠穿孔的风险增加。

四、治疗

虽然很多原因可能导致肿瘤患者发生腹泻并且需要特别的治疗，但减少液体丢失和离子丢失是最首要治疗目标。

（一）饮食

无论腹泻原因，饮食的调整都有助于减轻腹泻的症状。控制饮食，减少胃肠道压力，以流食或者半流食为主，同时应少吃多餐。

1. 可减轻腹泻的食物 ①每天 6 ~ 8 顿，少吃多餐，摄入充足的常温液体；②低脂高钾饮食与含有可溶性纤维的食物，如藕粉、米粉、稀饭、小米粥、不加油的面汤、热苹果泥等；③适当吃含纤维较多的食物，如蔬菜、豆类、水果；④脱脂饮食。

2. 应该避免食用可能加重腹泻的食物及其他 ①高脂肪，油腻的或油炸食品；②不可溶性纤维含量高的食物；③产气的食物；④含高糖的食物；⑤热的液体；⑥乳制品或主要由乳制品制作的食物；⑦添加了糖醇的食物，如山梨糖醇、木糖醇、甘露醇；⑧刺激消化道的食物，如咖啡、浓茶、碳酸饮料、番茄汁、柑橘类果汁和乙醇；⑨烟草。

3. 益生菌的应用 在化疗前或化疗期间使用益生菌可预防化疗引起的腹泻。益生菌的使用有助于提高患者对治疗和辐射相关腹泻的耐受性。益生菌的来源包括酸奶、奶酪等食物。大多数临床研究涉及乳酸菌和双歧杆菌对肠道菌群的调整。然而，对于免疫功能低下的中性粒细胞减少症患者，不推荐使用益生菌。在免疫功能低下的患者中，食物可引起潜在的侵袭性感染，有报道发现 1 例干细胞移植的黏膜炎患者食用酸奶后，发生嗜酸乳杆菌血症的情况。

（二）药物调整

泻药、大便软化剂和促进剂（如甲氧氯普胺）等药物应停止使用。口服镁补充剂可能导致腹泻。如果存在明显的低镁血症，可能需要肠外镁置换。

（三）纠正脱水和电解质失衡

具体治疗参照外科学电解质紊乱治疗。对严重腹泻的初步治疗是通过静脉注射生理盐水、氯化钾和碳酸氢钠来纠正任何容量、电解质和酸碱异常，如果酸中毒严重，则使用碳酸氢钠。具体治疗参照外科电解质紊乱治疗。

（四）药物治疗

治疗目标包括减缓肠道蠕动，减少肠道分泌物，促进肠道吸收。其他缓解腹泻的药物治疗则针对特定的潜在机制。

1. 阿片类药物 阿片类药物通过结合在胃肠道的 μ 受体可降低胃肠运动和增加食物运输时间。常用药物有洛哌丁胺（每腹泻 1 次后服 4mg，随后每 2h 再加服 2mg，直至腹泻停止）、地芬诺酯、可待因、阿片酊剂。

2. 抗胆碱能类药物 如阿托品［CPT-11 引起的急性腹泻症状对阿托品治疗（0.25 ～ 1mg 皮下注射或静推）反应迅速］、颠茄、莨菪碱等。

3. 吸附剂 如高岭土、黏土和活性炭常用，通常较为安全。以上吸附剂使粪便成形，但潜在的药物相互作用是它将结合并抑制肠道对其他口服止泻药物的吸收：糊精、车前草纤维。

4. 生长抑素类似物 生长抑素有多重抗腹泻机制，包括抑制胰岛素、胰高血糖素、血管活性肠肽和胃酸的释放，降低胃肠蠕动和胰腺外分泌功能；调节胃肠道对水、电解质和营养的吸收。奥曲肽的具体用法 100 ～ 150μg，q8h 皮下注射或 25 ～ 50μg/h 持续静脉注射，奥曲肽治疗腹泻的效应有一定的剂量反应关系，若症状明显可加量至 500μg，q8h。其他常用药有兰瑞肽、帕西雷肽。

5. 黏膜前列腺素抑制剂 也具有抗肠道分泌效果。如阿司匹林（对放射引起的腹泻有用）、碱式水杨酸铋。

6. 糖皮质激素 可减少水肿、梗阻和放射性结肠炎，降低某些内分泌激素影响的肿瘤和治疗免疫介导性结肠炎。常用药有布地奈德（是一种口服类固醇药物，在胃肠道局部活跃。它有 90% 的首关消除效应，因此，肝脏代谢后全身可利用性较低）、德沙美松、甲泼尼龙。

7. 胆汁酸隔离剂 如患者因为胆盐吸收不良引起腹泻，可选择胆汁酸隔离剂，如考来烯胺、考来替泊、考来维仑进行辅助治疗。

8. 抗生素 喹诺酮抗生素对沙门氏菌病是有效的。根据免疫损害的程度，抗生素治疗可能需要持续几个月。一些 β- 内酰胺类抗生素（如头孢噻肟、头孢曲松）和磺胺甲噁唑 – 甲氧苄啶是可选的。弯曲杆菌病可以用阿奇霉素或喹诺酮类抗生素治疗，严重者可加用万古霉素。志贺氏菌病可以用喹诺酮类抗生素治疗，其他选择包括磺胺甲噁唑 – 甲氧苄啶和阿奇霉素。艰难梭菌可用甲硝唑或口服万古霉素治疗。肠毒素大肠杆菌经常对氨苄西林和磺胺甲噁唑 – 甲氧苄啶耐药，喹诺酮类抗生素通常有效。产肠毒素的脆弱拟杆菌是引起腹泻的一种新型致病菌，甲硝唑对该致病菌具有很好的抗菌活性。

9. 输血 患者如果存在血性腹泻，在评估失血情况后，需酌情考虑输血治疗。

（五）手术治疗

对于腹泻患者进行手术治疗前需充分完善相关检查，尽量明确诊断，评估病因。在评估内科治疗无法控制的情况下积极手术干预。手术治疗的适应证，包括血小板减少或凝血功能障碍引起的胃肠持续出血（需输注血小板及凝血因子）；游离的腹膜内穿孔，形成脓肿，经积极治疗后病情仍恶化，通过影像检查排除其他腹内病变，如肠梗阻或急性阑尾炎；在免疫系统严重受损的患者中，必须清除坏死病灶，否则有致命风险。通过手术切除治疗，有助于避免渐进性肠坏死、穿孔，控制脓毒症。

（六）具体临床情况的管理

1. **化疗导致的腹泻**　洛哌丁胺（初始剂量 4mg，随后 2mg/2h）是腹泻的标准一线治疗。如一线洛派丁胺口服后，腹泻未控制，可增加奥曲肽（100～150μg，sc/iv，q8h）。化疗所致复杂性腹泻是指轻～中度腹泻并中～重度痉挛、恶心和呕吐的患者，体力评分（PS score）状态下降、发热、败血症、中性粒细胞减少、出血或脱水，或患有严重腹泻。复杂性腹泻患者应该得到进一步的评估，密切监测和积极治疗。对复杂病例应进行静脉输液，奥曲肽的起始剂量为 100～150μg（25～50μg/h），3 次/d，按病情需要，剂量可增加至 1 500μg/d，直到腹泻得到控制，同时使用抗生素（如氟喹诺酮）。患者应进行全血细胞计数、电解质和大便检查，以评估血液、粪便白细胞、艰难梭菌、沙门菌、大肠杆菌、弯曲杆菌和传染性结肠炎。《ESMO 临床实践指南：癌症患者腹泻（2018 版）》强调了识别复杂腹泻的早期预警信号和早期干预（如开始抗生素治疗）的重要性。

2. **靶向治疗导致的腹泻**　目前尚无针对腹泻的具体指导方针。由于最常见的原因是药物针对肠道分泌的机制，一线治疗是洛哌丁胺等阿片类药物，其次是奥曲肽。

3. **放疗导致的腹泻**　对于放疗导致的急性腹泻而言，对症状和体征的密切评估十分关键。腹泻症状常在放疗疗程结束后得到缓解，因此治疗的目的是及时对症支持治疗以保证患者完成放疗计划。推荐患者在治疗期间进行饮食咨询有助于缓解症状。对于盆腔放疗导致的慢性腹泻，虽然发生率相对较高，但是目前尚缺乏高级别证据支持的治疗方式。有研究表明，以下药物可以带来获益：硫糖铝、氨磷汀、皮质类固醇灌肠、胆汁酸螯合剂、法莫替丁。而使用氨基水杨酸盐（美沙拉秦、奥沙拉秦）、米索前列醇栓剂、口服氧化镁和奥曲肽静脉注射可能会加重胃肠道症状，如腹泻或直肠出血。

4. **粒细胞减少性小肠、结肠炎**　中性粒细胞缺乏性小肠、结肠炎如未得到及时治疗，死亡率很高。非急诊手术并发症时，最主要是使用广谱抗生素，应覆盖肠革兰氏阴性菌、革兰氏阳性菌和厌氧菌。抗生素的选择基本上与中性粒细胞缺乏性发热相同。

5. **免疫介导结肠炎**　免疫检查点抑制剂相关不良反应的管理是基于腹泻分级进行的。1 级：洛哌丁胺对症治疗，口服补液，推荐美国饮食协会溃疡性结肠炎饮食，必要时补充电解质。2 级：地芬诺酯/阿托品可替代洛哌丁胺，布地奈德（或甲泼尼龙）可开始使用。1 级、2 级腹泻伴出血或持续性 2 级腹泻者，应行内镜检查及活检。皮质类固醇通常是 2 级及以上的一线治疗，也是急诊医生主要采用的治疗方法。3 级或 4 级：应开始静脉注射皮质类固醇和静脉注射补液和电解质。皮质类固醇治疗 72h 后腹泻症状没有改善的情况下，推荐英夫利西单抗为二线治疗。

6. **移植物抗宿主病**　除了止泻剂、糖皮质激素（如布地奈德）和免疫抑制药物外，饮食疗法、奥曲肽均对 GVHD 相关的腹泻有一定疗效。

7. **副肿瘤性腹泻**　最主要的治疗是针对纠正容量和电解质异常。生长抑素类似物（如奥曲肽）可控制高达 90% 的腹泻。糖皮质激素可减轻 50% 的症状。肿瘤切除是长期控制症状的首选治疗方法。在疾病晚期，减轻肿瘤负荷可缓解症状，但并非所有病例都有效。可尝试肝动脉放射栓塞（transarterial radioembolizaion，TARE）、应用顺铂或阿霉素经导管化疗栓塞（transcatheter arterial chemoembolization，TACE）、放疗、经皮或术中射频肿瘤消融术来减轻肿瘤负荷。

五、小结

癌症患者腹泻是一种对生活质量和社会功能有高度影响的症状。临床应正确识别该症状的发病机制，根据其根本原因对其进行针对性治疗。预防相关并发症是治疗策略要点之一。通过识别在特定治疗后发生腹泻风险较高的患者，选择个体化治疗方案，以减少腹泻症状的严重程度和持续时间。

彭文颖（云南省肿瘤医院／昆明医科大学第三附属医院）

刘　坤（云南省肿瘤医院／昆明医科大学第三附属医院）

附：左乳癌术后合并腹泻病例分析

病例摘要

患者，女性，36 岁。左乳癌术后 10d，腹泻 3d 就诊。既往确诊左乳腺癌，Ⅱ 期，HER-2 阳性，激素受体阴性。于 10d 前行左乳房切除术及左腋窝淋巴结清扫术。术后出现轻度伤口红肿，口服 7d 克林霉素治疗。自 3d 前（克林霉素治疗第 7d）开始出现水样腹泻，后接受甲硝唑经验治疗。1d 前，患者诉腹泻加重，出现腹部绞痛并排便 10 次，伴乏力、恶心。粪便样本分析报告提示艰难梭菌毒素阳性，接受静脉补液和补充电解质，口服万古霉素，治疗数日后病情好转。

病例简介

现病史：患者既往确诊左乳腺癌，Ⅱ 期，HER-2 阳性，激素受体阴性，完成新辅助化疗 3 周后，于 10d 前行左乳房切除术及左腋窝淋巴结清扫术。患者术后出现轻度伤口红肿，随后口服 7d 克林霉素治疗。患者自 3d 前（克林霉素治疗第 7d）开始出现水样腹泻。2d 前，于当地医院行粪便样本艰难梭菌毒素分析，接受甲硝唑 500mg 口服 q8h 的经验治疗。1d 前，患者诉腹泻加重，出现腹部绞痛并排便 10 次，便中无脓血，伴乏力和恶心，无发热、寒战、呕吐。患者自起病，精神差，饮食差，睡眠差，小便次数减少。

体格检查

T 37.2℃，P 108 次／min，R 24 次／min，直立性低血压（卧位 BP 116/78mmHg，HR 108 次／min；站立位 BP 86/50mmHg，HR 118 次／min）。左乳缺如，伤口无明显红肿，无渗液。腹部听诊示过度活跃的肠鸣音，腹部无其他阳性体征。

辅助检查

影像学检查：腹部 X 线片显示未见气液平面。

实验室检查：粪便样本分析报告显示艰难梭菌毒素阳性。血常规无明显异常，血清钾 3.0mmol/L（3.5 ～ 5.5mmol/L），BUN 14.3mmol/L（3.2 ～ 7.1mmol/L），肌酐 123μmol/L（44 ～ 97μmol/L）。

诊治经过

诊断：①左乳腺癌术后，Ⅱ 期，HER-2 阳性，激素受体阴性；②感染性腹泻（艰难梭菌），3 级；③低钾血症；④肾前性急性肾功能不全。

治疗：静脉补液和补钾。停用甲硝唑，给予患者口服万古霉素125mg溶液，4次/d。

治疗结果：患者万古霉素治疗数天后，生病体征平稳，腹泻、腹痛等症状改善，肾功能恢复正常，血钾正常，血培养阴性。

专家点评

该病例为癌症患者使用克林霉素后出现艰难梭菌相关性腹泻的典型病例。艰难梭菌是一种革兰氏阳性厌氧芽孢杆菌，是引起院内肠道感染的主要致病菌之一。临床上，15%～25%的抗菌药物相关性腹泻、50%～75%的抗菌药物相关性结肠炎和95%～100%的假膜性小肠结肠炎是由艰难梭菌引起。艰难梭菌相关性腹泻绝大多数病例为抗生素应用者、肿瘤放化疗者或免疫抑制剂应用者，其发生率随年龄增长而增加。几乎所有抗菌药物均可成为致病因素，最常见于长期暴露于广谱抗菌药物（尤其克林霉素、氟喹诺酮类和第三代头孢菌素）的患者。

大部分艰难梭菌感染患者在开始使用抗菌药物期间或停药后3周内出现腹泻，症状可由单一腹泻到中、重度感染包括发热、恶心、腹痛、腹胀，腹泻初期为水样便，常多于3次/24h，后期可发展为脓血便。重症患者血常规提示白细胞增多（癌症化疗患者若存在骨髓抑制，白细胞可低于正常）。严重感染表现为水样便伴有脱水、肠梗阻、中毒性巨结肠和脓毒血症，粪便中可有黏膜状物存在。对于轻度的艰难梭菌感染患者的体格检查一般为非特异性。

治疗的首要原则是尽可能停止或更换正在使用的抗菌药物；其次，口服有效药物来治疗艰难梭菌感染性腹泻。对于临床疑似严重或者复杂艰难梭菌感染的患者，在等待粪检结果的过程中应当根据其病情尽早进行抗生素经验性治疗。甲硝唑治疗艰难梭菌感染性腹泻的无效率约为20%，3个月内的复发率约为30%。尽管治疗反应率不理想，在全球许多国家，甲硝唑仍是流行的一线治疗方法，可能是因为其安全且经济。对于艰难梭菌感染首次发作患者，2017年美国传染病学会（Infectious Diseases Society of America，IDSA）和美国卫生保健流行病学会（Society for Healthcare Epidemiology of America，SHEA）推荐使用万古霉素或非达霉素（fidaxomicin，Dificid），剂量为万古霉素125mg，4次/d，口服，连续10d或非达霉素200mg，2次/d，连续10d。如无上述药物可供选择，建议甲硝唑500mg，3次/d，口服10d。对于存在肠梗阻的严重病例，建议治疗采取联合静脉使用甲硝唑和口服万古霉素。

值得注意的是，在癌症治疗过程中，患者多伴发感染，并使用抗生素。若最近使用过抗生素治疗的癌症患者出现腹泻，应先排除艰难梭菌感染。

刘　林（云南大学附属医院）

第四章

神经系统急症

第一节　癫痫

一、概述

癫痫是脑肿瘤最常见临床表现之一，可为首发症状或在病程中出现。理论上说，所有脑肿瘤（包括原发和继发）都可有癫痫发作，但不同类型的脑肿瘤伴发癫痫的概率不同。研究显示，高达25%～60%的脑肿瘤患者以癫痫为首发症状，或在脑肿瘤诊断后发生癫痫，同时癫痫也是脑肿瘤开颅术后常见的严重并发症之一。

（一）癫痫发作和癫痫的定义

癫痫发作是指具备突发突止、短暂一过性、自限性等特点，脑电图存在异常过度同步化放电的临床发作。癫痫是以反复癫痫发作为共同特征的慢性脑部疾病状态。

（二）癫痫发作形式的分类

2017年国际抗癫痫联盟（International League Against Epilepsy，ILAE）对癫痫发作形式进行了修订（图2-4-1）。

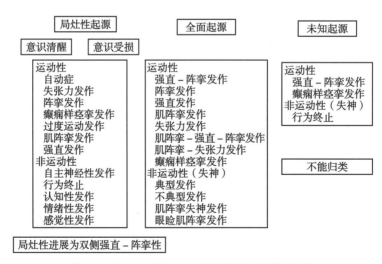

图 2-4-1　ILAE2017 癫痫发作形式分类扩展版

（三）癫痫发作类型的分类

2017年ILAE将癫痫发作类型分为：①局灶性；②全面性；③全面性合并局灶性；④不明分类的癫痫。许多癫痫患者会包括多种类型的癫痫发作。

癫痫综合征是指合并癫痫发作类型、脑电图和影像学特征的一系列特征。ILAE从来没有正式的综合征分类，但特别提出了两种癫痫综合征。①特发性全面性癫痫：属于全面性癫痫。其中特发性指未发现明确病因，考虑与基因相关，包括 4 种确定的癫痫症状，即儿童失神癫痫、青少年失神癫痫、青少年肌阵挛性癫痫、单独的全面性强直阵挛性癫痫。②自限性局灶性癫痫：多于儿童期起病。最常见的是伴有中央颞区棘波的儿童良性癫痫，其他包括自限性儿童枕叶癫痫、自限性额叶癫痫、自限性颞叶癫痫、自限性顶叶癫痫等。

二、脑肿瘤相关癫痫发病机制

不同类型的癫痫发病机制不同，但神经元兴奋性的增加和过度同步化是产生癫痫的基本条件。癫痫灶内的神经元兴奋性改变，导致异常电活动，然后通过相应的轴突联系，在多种促同步化因素的参与下，经局部反复兴奋环路的增益作用，转变为高度同步化的动作电位，形成一个大的去极化电位，叫作发作性去极化漂移（depolarization drift，DD）。由于轴突的抑制作用，病灶中心产生一个超极化电位（hyperpolarization potential，HP）。如果这种神经元的异常活动不能被 HP 抑制，就会向他处传播。此外，痫性发作终止的原因还不清楚，可能与钠离子、钙离子以及一些神经递质等有关。

导致癫痫发作的脑肿瘤可分为两类：一类为中枢神经系统常见肿瘤（如高级别胶质瘤、继发性脑肿瘤等），其病史较短，肿瘤生长迅速，侵袭性明显，早期即可出现神经系统症状及定位体征，而癫痫往往不是其主要表现，影像学可见明显的占位效应及瘤周水肿，手术后常需要进一步放化疗；另一类为癫痫相关脑肿瘤（epilepsy-associated tumor，EAT），是一类特殊的脑肿瘤，一般生长缓慢，临床病史较长，以癫痫（绝大多数为药物难治性）为主要甚至唯一临床表现，影像学见病灶多位于皮质或者近皮质区，常无明显占位效应，多可伴有囊性变及钙化，世界卫生组织（World Health Organization，WHO）分级多为 Ⅰ～Ⅱ 级，手术切除后多可治愈。EAT 根据组织学特点可进一步细分为混合性胶质 - 神经元起源肿瘤和胶质起源肿瘤，即胶质神经元肿瘤（glioneuronal tumor，GNT）和低级别胶质瘤（low-grade glioma，LGG）。脑肿瘤所致癫痫是多方面因素共同作用的结果，其病理生理机制目前尚不清楚。肿瘤组织学类型、所在部位、遗传学因素、血脑屏障完整性、瘤周形态学改变（胶质增生、组织坏死或合并发育不良等）以及微环境如神经递质变化、离子浓度异常和组织缺氧等均与癫痫发生有关。有研究发现，EAT 患者肿瘤标本中谷氨酸水平升高，γ - 氨基丁酸（γ-aminobutyric acid，GABA）浓度下调，兴奋性与抑制性氨基酸平衡破坏可能与癫痫发生有关，氯离子代谢异常导致 GABA 信号通路改变可能发挥了重要作用。目前，从分子生物学角度认为，PI3K-mTOR 通路激活可能参与了胶质神经元肿瘤的生长与癫痫形成。脑转移瘤所致癫痫发作的发病机制尚不清楚。与原发肿瘤相比，脑转移瘤范围更广且浸润性更强，这种生物学行为差异可能解释了为什么脑转移瘤的癫痫发作比原发肿瘤少。脑转移瘤导致脑皮质周围微环境改变，包括炎症、缺氧和酸中毒，致细胞肿胀和损伤，钠、钙内流减少和异常放电产生，从而导致癫痫发作。

三、脑肿瘤相关癫痫临床特点

（一）胶质神经元肿瘤

患者早期出现临床症状，癫痫为首发或唯一表现，癫痫发作类型以复杂部分性发作（愣神、自主神经或精神症状先兆、自动症等）最为常见（约 80%）；其次为部分继发全面性强直 - 阵挛发作（约 50%）。仅少数患者可出现与肿瘤部位相关的神经功能缺损症状，如肢体麻木无力、视觉障碍、言语不利、共济失调等；若肿瘤影响脑脊液循环，还可出现头痛、头晕、恶心呕吐等颅内压（intracranial pressure，ICP）升高症状。

（二）低级别胶质瘤

以 WHO Ⅱ 级肿瘤居多，部分有潜在恶性变可能，确诊年龄通常为 30～45 岁。LGG 同样有较高的癫痫发生率（65%～90%）。尽管癫痫是最常见的主要临床表现，但也可在病程后期出现。癫痫发作类型通常为继发全面发作。术前 50% 以上的患者有抗癫痫药物（antiepileptic drugs，AEDs）抵抗现象，岛叶受累、诊断延迟以及位于功能区的肿瘤是耐药性癫痫的相关因素。LGG 其他神经系统症状较 GNT 多见，如头痛、头晕和 ICP 升高体征，局灶性神经功能缺失，认知功能下降或精神症状等。

（三）继发性脑肿瘤

脑转移瘤是其他系统恶性肿瘤晚期常见问题，肿瘤转移至颅内，进一步引起癫痫发作，如肺癌、乳腺癌和黑色素瘤等。癫痫发作在脑转移患者中不常见，发病率因原发肿瘤病理而异。在一个包括 470 例脑转移瘤患者在内的大型回顾性病例研究中，24% 的脑转移瘤患者发生过与肿瘤相关的癫痫发作。肺癌患者脑转移后癫痫发作，软脑膜播散与癫痫发作显著相关。而迄今为止最大样本量的尸检表明，8% 的肿瘤患者有脑膜转移，主要见于小细胞肺癌、乳腺癌和黑色素瘤。脑转移患者出现头痛、认知功能障碍、颅内转移病灶 ≥2 个、颞叶位置、枕叶位置、骨肿瘤是癫痫发作高危因素。

（四）抗肿瘤治疗所致癫痫

有研究报道抗肿瘤药物如多柔比星、长春新碱、氨甲蝶呤、紫杉醇、顺铂等可降低患者惊厥阈值导致局部性或全身性癫痫发作。此外有研究报道替莫唑胺可通过血脑屏障在脑组织高浓度聚集引起癫痫样症状。免疫相关性神经系统毒性不常见，有个案报道纳武利尤单抗可诱发癫痫，考虑由免疫性脑炎和 / 或无菌性脑膜炎所致，患者出现中枢神经系统症状，如癫痫、精神错乱、共济失调甚至失忆；据报道，接受抗程序性死亡受体 1（PD-1）抗体的患者发生率为 6.1%，接受抗细胞毒性 T 淋巴细胞相关蛋白 4（CTLA-4）抑制剂的患者发生率为 3.8%。颅脑放疗可诱发癫痫，可能与放射治疗导致神经元损伤有关。目前抗肿瘤治疗所致癫痫发作具体机制不明确，仍需要深入研究。

四、脑肿瘤相关癫痫诊断与鉴别诊断

结合患者原发疾病及 CT 或 MRI 检查异常结果，脑肿瘤所致癫痫诊断并不困难，但对于难治性癫痫患者，需考虑 EAT 的可能，主要与其他癫痫病因（如皮质发育不良、炎症性病变等）鉴别。脑电图（electroencephalogram，EEG）有助于致痫灶的定位，指导手术切除，还可判断病情的严重程度，预测癫痫复发的风险，对调整 AEDs 方案也有意义。EAT 患者发作间期 EEG 无明显特异性，常表现为棘波或尖波，有时夹杂有慢波，常位于肿瘤同侧，部分患者 EEG 可完全正常。因 EAT 各亚型间的临床与影像学表现特异性不强，确诊需要病理检查，免疫组织化学染色可区分神经元和胶质成分，有助于 EAT 的组织学分型。

五、脑肿瘤相关癫痫的治疗

（一）抗癫痫药物治疗

围手术期或无法手术者，AEDs 是控制癫痫的重要方法，部分患者在肿瘤术后仍需要继续服用。无癫痫发作的脑肿瘤患者，不推荐预防性药物干预。但在第一次癫痫发作后即可考虑开始服药。绝大多数脑肿瘤相关癫痫为部分性发作伴或不伴继发全面发作，可考虑根据发作类型选药。在脑瘤相关癫痫发作的治疗中，左乙拉西坦和丙戊酸被认为是最合适的，但需要注意药物间相互作用，特别是肝酶诱导剂（如卡马西平、苯妥英钠等）应避免与化疗药物合用。关于脑转移瘤所致癫痫药物治疗相关研究很少，仅有两个小样本回顾性研究发现对脑转移所致癫痫使用左乙拉西坦的疗效和耐受力，中位剂量为1 000mg/d，100%患者的发作频率减少到50%以下，77%完全缓解，最常见的不良反应是嗜睡、头痛。另一项研究提示脑转移患者使用左乙拉西坦、奥卡西平、托吡酯3种不同药物的疗效和耐受性相似。

有研究发现，丙戊酸除了能有效控制癫痫，还可延长胶质母细胞瘤患者的生存期，其与化疗药物合用时需警惕血小板减少的风险。左乙拉西坦是一种广谱有效，耐受性好，药物相互作用少的新型AEDs。有学者发现，左乙拉西坦或也有一定的抗肿瘤疗效，但仍需要更多研究证实。

癫痫持续状态的定义是持续发作超过30min，或连续发作两次或两次以上，但两次发作之间没有完全恢复。它可以导致破坏性的神经和全身后果，如神经元损伤和细胞死亡，神经源性肺水肿，横纹肌溶解伴肾衰竭。

如果引起癫痫发作的原因不明确，则应进行诊断性检查，包括电解质、血糖、钙和镁，以及肝功能和肾功能，血细胞计数、血培养、血气分析、心电图等；CT或MRI是必要的。根据癫痫诱发因素、患者的病情和影像学检查结果来决定是否需做腰椎穿刺检查。癫痫持续状态是医学急症，当患者出现癫痫持续状态时，应立即评估气道、呼吸和循环情况。应使用短效苯二氮䓬类药物（劳拉西泮或地西泮）静脉注射抗惊厥治疗，以阻止癫痫发作。癫痫持续状态患者需要加用其他抗惊厥药物，通常选择苯妥英钠。苯妥英和苯巴比妥可作为二线和三线药物。新的静脉抗惊厥药物，如左乙拉西坦在治疗癫痫持续状态中的作用尚未明确。如果患者在接受抗惊厥治疗后仍有癫痫发作，则需要在完全镇静的情况下进行联合抗惊厥治疗。这些患者需要插管、重症监护和脑电图监测。

对于因可逆性原因引起的癫痫，应进行病因治疗，这些患者很可能不需要长期抗惊厥治疗。对于其他原因引起的癫痫持续状态，抗惊厥药物需长期使用。在癫痫发作时，应将患者侧卧，以防止误吸并及时开放呼吸道，患者需要吸氧或呼吸机辅助呼吸。

综上，推荐丙戊酸和左乙拉西坦为一线治疗癫痫药物。如单药控制效果欠佳，可考虑合用，甚至加用拉科酰胺、拉莫三嗪、吡仑帕奈和唑尼沙胺等。尽管有多种药物选择，但大部分患者症状控制仍欠佳。如出现癫痫持续状态，急性期首选仍为苯二氮䓬类药物，后续可给予丙戊酸或左乙拉西坦。

（二）手术治疗

对于脑肿瘤相关癫痫患者，建议早期手术，不仅能根治肿瘤，也是控制癫痫发作最有效的方法，对改善患者的认知功能，提高日常生活能力大有裨益。术前应进行全面评估，包括临床病史、脑电图（推荐长程视频脑电监测，必要时行立体定向脑电图）、神经影像学和神经心理学评估，准确定位致痫灶，手术时应尽可能将其完整切除。位于功能区的肿瘤或肿瘤预计难以完全切除的病例，可通过术中皮质脑电图（electrocorticogram，ECOG）监测指导手术，行最大安全范围切除。肿瘤部位、是否合并海马硬化等均可能影响手术策略。普遍认为，非颞叶或颞叶外侧面肿瘤一般只需切除病灶即可，而对于颞叶内侧面肿瘤尚有争议，部分学者建议应扩大切除范围，包括杏仁核和海马，因后者常与肿瘤构成复杂的致痫网络。有研究提示颞叶肿瘤如位于非优势半球，无论内侧面是否受累都可行前颞叶联合海马杏仁核切除术，但对于优势半球的颞叶肿瘤，则应尽可能保存未受累的颞叶内侧结构。

六、结语

脑转移所致癫痫日渐突显，这也是由于越来越多的实体癌患者长期生存期延长，脑转移概率增大。与神经胶质瘤相比，脑转移患者的癫痫发作风险较低，但发病机制可能不同，需要进行临床前和临床研究。多数 EAT 相关的癫痫对药物治疗反应差，建议早期予手术干预，不仅可明确诊断，避免肿瘤进一步生长和恶性变，也可降低癫痫带来的危害（如癫痫猝死、外伤、认知功能下降、药物不良反应等）。应该进行更多的随机试验研究新型 AEDs 对于癫痫发作风险较高肿瘤（如出血性或多发性转移的黑色素瘤）的作用。此外，放射治疗、靶向药物和免疫治疗与癫痫发作的关系应该进一步探索。

范耀东（云南省肿瘤医院 / 昆明医科大学第三附属医院）

冯利明（云南省肿瘤医院 / 昆明医科大学第三附属医院）

朱榆红（昆明医科大学第二附属医院）

附：右额叶少突胶质细胞瘤致癫痫病例分析

病例摘要

患者，男性，29 岁。因渐进性头痛 1 个月，突发意识丧失伴四肢抽搐 1 次入急诊科。立即给予地西泮静脉缓慢注射，继以丙戊酸钠静脉滴注抗癫痫治疗。患者 25min 后清醒，对答切题，四肢活动如常。急诊头颅 CT 示：右额叶巨大占位病变，少突胶质细胞瘤可能。遂以"右额叶巨大占位病变，少突胶质细胞瘤可能；继发性癫痫"收住神经外科。

病史简介

现病史：患者 1 个月前无明显诱因出现头痛，渐进性加重。10min 前至医院门诊待诊，突发意识丧失并抽搐，四肢僵硬阵挛，呼之不应，口吐白沫，眼球向上凝视，无呕吐及大小便失禁，持续约 2min，立即由医护人员送入急诊科。自发病以来，患者精神状态较平时稍变差，饮食、大小便、睡眠均正常。

既往史：有荨麻疹史。否认肝炎、结核等传染病病史，否认高血压、糖尿病、冠心病病史，否认手术、外伤史，否认输血史，否认食物、药物过敏史。

个人史：偶有饮酒，无吸烟史。

婚育史：未婚未育。

家族史：父母、弟弟健在。无家族遗传性病史、肿瘤病史。

体格检查

生命体征平稳，一般情况可，精神稍差，神清语利，对答切题。无明显记忆力障碍、书写障碍及精神障碍。双侧眼睑无下垂，双侧瞳孔等大等圆，直径约 2.5mm，对光反射存在，眼球活动自如，外展到边，无眼颤。悬雍垂居中，双侧鼻唇沟对称，伸舌居中，颈软无抵抗。四肢活动可，四肢肌力5级，肌张力正常，生理反射存在，病理反射未引出。

辅助检查

（1）实验室检查

肿瘤标志物：神经元特异性烯醇化酶（NSE）：21.56μg/L（0～16.3μg/L），其余未见异常。

血常规：红细胞 6.4×10^{12}/L［（3.8～5.1）$\times 10^{12}$/L］；血细胞比容52.2%（35%～45%）；嗜酸性粒细胞百分率12.4%（0.4%～8.0%），嗜酸性粒细胞绝对值 0.74×10^9/L［（0.02～0.52）$\times 10^9$/L］。

血生化及电解质：尿酸453μmol/L（155～357μmol/L）。

凝血功能：未见异常。

（2）影像学检查：头颅CT（图2-4-2）检查提示：右额叶巨大占位病变，约6.4cm×4.9cm×5.4cm，肿瘤内有斑片状钙化。考虑少突胶质细胞瘤可能。

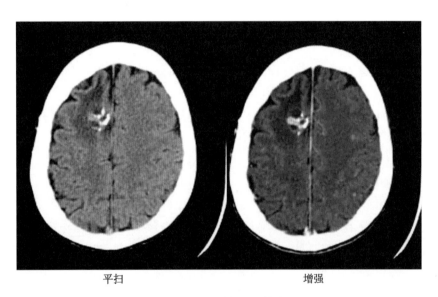

平扫　　　　　　　　　　增强

图2-4-2　头颅CT检查

诊治经过

诊断：①右额叶巨大占位病变，少突胶质细胞瘤可能；②继发性癫痫。

治疗：急诊科给予地西泮10mg，静脉注射，丙戊酸钠静脉滴注控制癫痫。转入神经外科后：①予口服丙戊酸钠缓释片500mg/次，1次/12h；②控制颅内压：予以甘露醇静脉滴注降低颅内压处理；③术前检查确认无手术禁忌证，行右额叶巨大占位病变切除术。术后病例检查示少突胶质细胞瘤（WHO Ⅱ级）；基因检测示IDH1野生型，1p/19q联合缺失。

治疗结果：术后给予Stupp标准方案（替莫唑胺同步放化疗联合替莫唑胺辅助化疗）治疗，术后随访半年，未再发癫痫。

专家点评

癫痫是肿瘤患者常见临床急症之一。癫痫持续状态是危急重症，可导致大脑缺氧性损害、意外伤害、残疾、丧失独立生活能力甚至窒息死亡等问题。治疗目的是中止和预防癫痫发作，从而降低癫痫的发病率、致残率及死亡率，改善患者的生存质量。本例患者明确诊断为少突胶质细胞瘤，以头痛为首发症状，就诊过程中出现癫痫发作，急诊予抗癫痫治疗后恢复意识，经手术及术后抗肿瘤治疗，癫痫未再发作，达到终止癫痫发作目的。

　　脑肿瘤患者常可出现癫痫发作，颅内占位及周围组织水肿是引发癫痫重要因素。糖皮质激素是减轻组织水肿的首选药物。本例患者脱水治疗仅使用甘露醇，未使用糖皮质激素。脱水降低颅内压治疗过程中应注意监测电解质及肾功能。癫痫可以出现在脑肿瘤疾病进展过程中的任何时期，癫痫发作与多个因素相关，并严重影响患者的日常生活质量。目前临床治疗中主要以手术切除肿瘤为主，同时根据病理结果规范术后肿瘤治疗，并联合抗癫痫药物治疗。因此，充分评估患者的个体情况，选择合适的治疗措施以改善预后及控制癫痫，是治疗脑肿瘤相关癫痫的关键所在。对于癫痫患者，应注意陪护，避免意外伤亡发生。

范耀东（云南省肿瘤医院 / 昆明医科大学第三附属医院）
陈　军（云南省肿瘤医院 / 昆明医科大学第三附属医院）

第二节　脑出血

一、概述

　　脑卒中即脑血管病，一般分为出血性脑卒中和缺血性脑卒中两大类。缺血性脑卒中包括血栓性脑梗死与栓塞性脑梗死。出血性脑卒中又称为脑出血或颅内出血。蛛网膜下腔出血也属于这一类。脑出血（intracerebral hemorrhage，ICH）是指颅内任何出血，包括脑实质和周围脑膜间隙出血，是一种严重危害身心健康的脑血管疾病。全世界 ICH 的总发病率为每年 24.6/10 万人，中低收入国家的 ICH 发生率是高收入国家的 2 倍。30d 内死亡率为 35%～52%，只有 20% 的幸存者预计在 6 个月后功能残疾有所恢复。大约 1/2 患者在发病后 24h 内死亡。在癌症患者中，大约 15% 患有脑血管疾病，脑梗死的发生频率与 ICH 相似。研究表明，癌症诊断后前 6 个月发生出血性和缺血性脑卒中的风险［用标准化发病率（standardized incidence rate，SIR）表示］分别为 2.2 和 1.6，其中 20%～50% 的转移性脑瘤病例报告有颅内出血。ICH 可能发生在最初的癌症诊断之后或之前。ICH 的高死亡率和高病残率造成了沉重的社会经济负担及医疗纠纷隐患，因此更多关注 ICH，早期诊断和治疗对脑出血预后有重要意义。

二、ICH 分类

　　ICH 根据病因可分为外伤性 ICH 与自发性 ICH。自发性 ICH 可再分为高血压性 ICH（原发性 ICH）与继发性 ICH。高血压性 ICH 占所有 ICH 的 80%～85%。继发性 ICH 一般指有明确病因的脑出血，多由脑动静脉畸形、脑动脉瘤、使用抗凝药物、溶栓治疗、抗血小板治疗、凝血功能障碍、肿瘤、脑血管炎、硬脑膜动静脉瘘等引起，占 ICH 的 15%～20%。其中，脑部肿瘤是继发性 ICH 的主要原因，6% 的 ICH 与脑肿瘤有关，主要包括血管瘤直接导致血管破裂和脑组织瘤压迫血管导致血管破裂，其中脑转移瘤和多形性胶质母细胞瘤占大多数。

　　在肿瘤相关 ICH 研究中，约 15% 肿瘤患者合并脑血管疾病，脑梗死的发生频率与 ICH 相似。血液恶性肿瘤患者中，ICH 的发生率更高（白血病占脑卒中的 72%，淋巴瘤占脑卒中的 36%）。ICH 可发生在最初的癌症诊断之后或之前。发生 ICH 最常见的机制是高血压出血、颅内肿瘤内出血（intracranial tumor hemorrhage，ITH）和凝血功能障碍。药物相关血管炎多罕见（见个案报道），可为局部性或全身性，如果发生在颅内可导致 ICH。

三、危险因子

1. ICH　普通人群的最重要危险因子包括男性、老龄和亚洲种族、高血压（多达 60% 的病例）、酒精摄入、血清总胆固醇水平低、遗传学等。

（1）男性、老龄和亚洲种族：最近的一项基于大数据的 meta 分析表明，ICH 的危险因素包括男性、老龄和亚洲种族。

（2）高血压：自发性脑出血的发生与高血压密切相关。根据流行病学统计数据，脑出血患者急性期收缩压升高发生率近 80%，且收缩压＞ 185mmHg 的患者占全部脑出血患者的 20% 以上。此外，脑出血患者急性期血压升高，会导致血肿量增加、神经功能预后不良等危害。积极控制脑出血患者的高血压对降低再出血风险、改善患者预后具有重要意义。

（3）酒精（乙醇）摄入：酒精摄入的危险性具有剂量依赖性，每天酒精摄入量较高的人患 ICH 的风险较高。其机制可能与摄入和戒断期间血压的急剧变化、对血小板功能和凝血的影响以及血管内皮功能障碍有关。

（4）胆固醇：血清总胆固醇水平低是 ICH 的危险因素（与缺血性脑卒中相反，对于后者，高胆固醇水平是一种风险）。

（5）遗传学：与 ICH 最密切相关的基因是载脂蛋白 E 基因。

2. 肿瘤患者伴脑出血的危险因子

（1）直接的肿瘤效应：①原发性脑肿瘤，如胶质母细胞瘤、脑膜瘤、脉络丛乳头状瘤、脊索瘤等。②血液恶性肿瘤，如白血病（如急性髓性白血病）、淋巴瘤和多发性骨髓瘤。③转移性脑肿瘤，如甲状腺癌、黑色素瘤、生殖细胞肿瘤、肺癌、前列腺癌。如果癌症不明，也可能被误诊为原发性脑内出血。

（2）血小板减少

1）肿瘤化疗相关性血小板减少症（chemotherapy-induced thrombocytopenia，CIT）：抗肿瘤化疗药物对骨髓巨核细胞产生抑制作用，导致外周血中血小板计数＜ 100×10^9/L。当血小板计数＜ 20×10^9/L 时，CIT 会导致高度危险性的自发性出血；当血小板计数＜ 10×10^9/L 时，CIT 会导致极高危险性的自发性出血，包括自发性 ICH。

2）免疫介导的血小板破坏：肿瘤患者基于各种原因，肝素广泛应用，可引发肝素诱导性血小板减少症（heparin-induced thrombocytopenia，HIT）。HIT 是一种接触肝素后发生的罕见免疫介导药物不良反应。患者血小板通常呈中度减少［为（50 ～ 60）× 10^9/L］，常在开始使用肝素后 5 ～ 10d 开始下降。

3）血栓性微血管病（thrombotic microangiopathy，TMA）：如血栓性血小板减少性紫癜等。肿瘤相关 TMA 的原因与肿瘤本身（初诊或疾病进展期）、治疗及肿瘤并发症相关。肿瘤相关 TMA 常见于实体肿瘤，如胃癌、肺癌、乳腺癌和前列腺癌，印戒细胞癌也易出现，血液系统肿瘤中淋巴瘤合并 TMA 可高达 8%。

4）其他：如肿瘤的骨髓侵犯、肿瘤相关性脾功能亢进、急性白血病等因素。

（3）癌症患者的血管危险因素：包括高血压、心房颤动、冠状动脉疾病、吸烟、糖尿病和高胆固醇血症、血栓事件等。

（4）肿瘤相关弥散性血管内凝血（diffuse intravascular coagulation，DIC）：患者凝血因子和血小板耗竭，导致出血风险增加。肿瘤相关 DIC 在临床上可表现为血栓或出血或二者同时发生。纤维蛋白溶解亢进型主要见急性早幼粒白血病、转移性前列腺癌,神经系统、肺、胃肠道及外伤部位出血导致急性早幼粒细胞白血病患者死亡的最常见原因。

(5)外伤性危险因子:肿瘤患者因一般情况差、食欲缺乏、脑转移、脊椎压迫、癫痫、抗肿瘤治疗毒副作用(如恶心、呕吐、腹泻、电解质紊乱等)、体位性低血压等,易发生跌倒,导致外伤性 ICH。

四、出血性脑卒中的病因及分类

出血性脑卒中的原因多为高血压、脑淀粉样血管病、颅内动脉瘤或血管畸形破裂、外伤、肿瘤、血管炎、凝血功能障碍诱导、药物治疗相关因素以及外伤等。

(一)高血压性 ICH

高血压仍然是成人自发性颅内出血的主要原因,主要见于深部灰质核团、小脑和脑桥,也可涉及脑叶白质。

(二)脑淀粉样血管病

脑淀粉样血管病(cerebral amyloid angiopathy,CAA)的病因是由于脑实质和脑膜内中小型动脉壁的淀粉样蛋白沉积,引起血管壁脆性增强,导致破裂和出血。CAA 相关性出血占老年患者非创伤性颅内出血的 5%～20%,是第二大常见出血原因。与高血压性脑出血不同,淀粉样血管病导致的脑出血以皮质多见,伴或不伴高血压病,高龄患者多见。

(三)缺血性脑卒中的出血性转化

缺血性脑卒中的出血性转化与脑卒中的严重程度、高血糖、高血压、高龄、使用溶栓剂和抗凝剂有关。肿瘤患者进行头颈部放疗及全身化疗均增加脑卒中的发生风险。在美国东部肿瘤协作组(Eastern Cooperative Oncology Group,ECOG)4599 研究中,非小细胞肺癌患者接受贝伐珠单抗治疗 6 个月的高血压累积发生率为 6.2%。高血压是血管内皮生长因子(vascular endothelial growth factor,VEGF)靶向药物最常出现的心血管不良反应,机制可能与一氧化氮合成酶减少、纤溶酶原激活物抑制剂 -1 的活性增加相关,血管内皮的一氧化氮生成减少,导致患者血压升高。另外,作用于 VEGF 的靶向药物还能降低体内微血管的密度,减少微循环的血管总量,导致人体内外周血管阻力增加,动脉血压升高。药物相关高血压可增加脑卒中发生风险以及缺血性脑卒中的出血性转化风险。导致高血压的靶向药物还有达可替尼(发生率 5%)、布加替尼(发生率 5%)、安罗替尼(发生率 55%)、卡博替尼(发生率 7%)等。

(四)血管畸形、实质内破裂的动脉瘤、感染性假性动脉瘤

血管畸形包括动静脉畸形、硬脑膜动静脉瘘和海绵状血管畸形。动脉瘤或假性动脉瘤破裂主要见于蛛网膜下腔出血,不常见于脑实质内出血。与动脉瘤破裂相关的脑实质出血可能是该病灶先前的亚临床少量前哨出血与上覆的皮层形成黏附,将动脉瘤破裂后出血引至上覆的脑实质所致。远端假性动脉瘤通常是感染引起的,在没有前哨出血的情况下也可能出现实质性血肿。

(五)肿瘤相关 ICH

原发性颅内肿瘤或转移瘤可能伴有急性颅内出血,原发脑肿瘤颅内出血最常见于胶质母细胞瘤。

肺癌和乳腺癌是引起出血的最常见转移瘤。其他常见转移瘤包括绒毛膜癌、黑色素瘤、甲状腺癌和肾细胞癌。ICH 也常发生于白血病、淋巴瘤和多发性骨髓瘤患者。如果肿瘤原发灶不明，也可能被误诊为原发性 ICH。肿瘤患者本身的化疗后骨髓抑制或恶性肿瘤本身骨髓转移导致血小板严重减少引起 ICH。肿瘤合并动静脉血栓形成会增加抗凝及抗血小板治疗概率，同时增加颅内出血风险。

（六）血管病变、血管炎、可逆性脑血管收缩综合征和后部可逆性脑病综合征

血管病变可能导致颅内出血，包括蛛网膜下腔和脑实质，出现头痛、癫痫发作和局灶性神经功能缺损等症状。活检是诊断脑血管炎的金标准。可逆性脑血管收缩综合征（reversible cerebrovascular constriction syndrome，RCVS）的特征是多个脑动脉的可逆性血管收缩，通常表现为霹雳性头痛，可能导致脑缺血或出血，MRI 或 CT 血管成像显示多个脑动脉狭窄、扩张交替出现，类似于血管炎症的表现。逆性脑病综合征（reversible encephalopathy syndrome，PRES）是脑血管自动调节失败的现象。自动调节失败导致内皮损伤和血脑屏障通透性增加。PRES 常见于患有严重高血压，移植后（骨髓和实体器官）状态，先兆子痫或子痫以及大发作的患者。PRES 最常伴有枕叶分布的血管源性水肿，还可能引起凸面蛛网膜下腔出血。

（七）凝血功能异常障碍 ICH

凝血功能异常障碍 ICH 的病因包括药物治疗相关、血小板减少、高黏滞和弥散性血管内凝血（DIC）、高白细胞综合征等。①药物相关 ICH：口服抗凝剂广泛用于心房颤动和其他心血管和血栓前状态患者的预防。服用华法林者每年发生 ICH 的风险为 0.3% ～ 1.0%，当国际标准化比值（INR）> 3.5 时风险显著增加。对于癌症患者的恶性肿瘤静脉血栓栓塞症的抗凝治疗，使用抗凝剂预防深静脉血栓形成或肺栓塞的并发症也可能导致 ICH 的发生。除上述已提及抗凝及抗血小板药物可增加 ICH 风险外，溶栓药物也会增加 ICH 风险。②血小板减少：包括特发性血小板减少性紫癜；血栓性血小板减少性紫癜。③弥散性血管内凝血（DIC）；遗传性凝血功能障碍，如因子Ⅶ、Ⅷ、Ⅸ、Ⅹ和ⅩⅢ缺乏。在 DIC 中，高凝状态和出血性疾病可合并出血。

五、病理生理学

高血压性 ICH 通常是潜在小血管病变的具体表现，其病理生理机制是小动脉内平滑肌细胞反应性增生，随后平滑肌死亡导致血管扩张，使微动脉瘤破裂风险增加。

CAA 的特征是淀粉样蛋白 β 肽沉积在脑实质和脑膜内中小动脉壁，引起血管壁脆性增强，导致破裂和出血。尽管导致淀粉样蛋白积累的机制仍然未知，但最终结果是血管壁退行性改变，其特征是平滑肌细胞丢失、血管壁增厚、管腔变窄、微动脉瘤形成和微量出血。

缺血性脑卒中出血性转化发生的潜在机制是血脑屏障的破坏。缺血 – 再灌注损伤发生后，在缺氧、剪切力、活性氧等因素共同作用下，刺激炎性细胞的激活与趋化，并释放炎性因子，共同导致血管壁和血脑屏障的破坏等。

中枢神经系统血管炎由脑血管壁的炎症组成，可能与全身血管炎有关，也可能是中枢神经系统的原发性疾病。

肿瘤患者在许多情况下都可以观察到 ICH。它们可由实质内出血（如白细胞增多、凝血功能障碍）、继发于静脉闭塞、原发性脑肿瘤出血或转移、肿瘤动脉瘤破裂或硬膜下血肿引起。①实质内出血似乎更常出现在血液恶性肿瘤，特别是急性髓系白血病和其他凝血功能低下的情况。淋巴瘤和多发性骨髓瘤可由于血小板减少、高黏滞和其他原因而发生脑出血。②直接的肿瘤效应：肿瘤肿块浸润软

脑膜，进而侵犯动、静脉窦，形成肿瘤栓子随后扩张导致脑动脉瘤，肿瘤生长或肿瘤水肿压迫血管，以及 ITH。ITH 是肿瘤患者脑出血最常见的原因。出血机制是多因素的，包括肿瘤内扩张的薄壁血管增加、新生血管破裂、原有血管肿瘤侵袭和肿瘤坏死。ITH 可作为症状出现，从而影响对脑肿瘤的诊断。③任何肿瘤的脑转移都有可能导致出血。肺癌、黑色素瘤和生殖细胞肿瘤最常见，因为它们有出血倾向。

在最初的血管破裂后，血肿会对脑实质造成直接的机械损伤。血肿周围水肿在症状出现后的前 3h 内发生，并在 10～20d 达到峰值。接下来，血液和血浆成分将介导继发性损伤过程，包括炎症反应、凝血级联激活和血红蛋白降解引起的铁沉积。在发病后 24d 内，多达 38% 的患者的血肿会继续扩大。

不同 ICH 患者的病因不尽相同，治疗有别。综合不同病理生理、病史、患者年龄、CT 出血部位、伴发水肿以及 MRI 不同磁共振序列的改变等信息，可为临床医生的进一步判断提供依据。

六、临床表现和诊断

（一）临床表现

在普通人群中，ICH 发生于 50 岁以后，多有高血压病史。多数患者在情绪激动或活动中突然起病，少数患者在安静状态下发病。患者一般无前驱症状，少数人可有头晕、头痛及肢体无力等症状。发病后病情常于数分钟至数小时内达到高峰。血压常明显增高，并出现头痛、呕吐、肢体瘫痪、意识障碍、脑膜刺激征和癫痫发作等。临床表现的轻重主要取决于出血量和出血部位。肿瘤发生脑转移可以表现出各种各样的神经症状，最常见的是头痛、精神状态受损和局灶性无力，通常是偏瘫模式。肿瘤影响所在脑半球，可发生相应感觉丧失和肢体偏瘫。肿瘤相关出血的部位取决于肿瘤的位置，可以是实质内、蛛网膜下腔、脑室内、硬膜外或硬膜下。

（二）局限性定位表现

1. 基底节区出血　占 ICH 的 60%～70%。主要包括壳核、丘脑和尾状核出血。壳核出血是最常见的高血压脑出血，占 50%～60%，丘脑出血占 24%，尾状核出血较少见。主要表现为"三偏"，即对侧不同程度的中枢性偏瘫、偏身感觉障碍和偏盲。意识障碍轻或无，优势半球可有失语，病情相对较轻，可获一定程度恢复。肿瘤性 ICH 少见。

2. 脑叶出血　又称皮质下出血，占 ICH 的 5%～10%。患者发病年龄较轻。血肿常局限在一个脑叶内，也可同时累及相邻的两个脑叶。主要表现为头痛、呕吐等颅内压增高症状及各局灶体征，如单瘫、失语、偏盲、抽搐或精神症状、智能障碍等。脑转移瘤多发生在灰质和白质交界处。ICH 常表现为脑叶出血。

3. 脑干出血　约占 ICH 的 10%。绝大多数是脑桥出血。轻者表现为单侧脑桥损害体征，即相应的交叉性瘫痪和双眼凝视瘫痪肢体侧。重症则迅速进入昏迷，出现四肢瘫痪、双侧病理征阳性、双瞳针尖大小、中枢性高热、呼吸障碍、去大脑强直，多在数小时至 48h 内因呼吸循环衰竭而死亡。

4. 小脑出血　约占 ICH 的 10%。最常见的出血动脉为小脑上动脉的分支，病变多累及小脑齿状核。患者发病突然，眩晕和共济失调表现明显，可伴有频繁呕吐及后脑疼痛等症状。

肿瘤患者局限性定位表现根据出血部位不同而不同。大脑半球最常见的原发性肿瘤出血是胶质母细胞瘤，而脑室内最常见的出血肿瘤是中央神经细胞瘤，垂体腺瘤是鞍区最常见的出血性肿瘤，桥小脑角肿瘤中最容易出血的是神经鞘瘤，小脑最常见的出血则为血管母细胞瘤所致。

肿瘤细胞能经肺循环至左心，最终经动脉血流至脑内，形成脑转移瘤。男性以肺癌最多见，女性以乳腺癌最多见。脑转移瘤（如黑色素瘤、肺癌脑转移、乳腺癌脑转移等）也是容易出血的肿瘤。脑转移瘤部位以顶叶为多。顶叶属于颅脑动脉供血部位，血流量大，这可能是此部位转移瘤发生率最高的原因之一。基底节区转移瘤发生最少，占2.57%，这是因为该部位属于深穿支动脉血液供应处，血管细小、血流慢。

肿瘤伴发ICH的死亡率极高，且预后较差，因此临床医师及研究者应予以重视。

（三）诊断

对急骤起病的局灶性神经系统功能障碍伴呕吐、收缩压＞220mmHg、剧烈头痛、昏迷或意识程度下降以及数分钟至数小时内出现症状进展者，均应首先考虑ICH，必须进行紧急头颅CT检查，立即明确诊断。转移性脑肿瘤可通过CT或MRI确诊，通常表现为圆形、边界清楚、非浸润性、伴有大量水肿。但在某些情况下，需要活检才能得到明确的诊断。

（四）鉴别诊断

需要与如下疾病鉴别：①其他类型脑血管疾病，如缺血性脑卒中；②发病突然、迅速昏迷的全身性疾病，如中毒（一氧化碳中毒、酒精中毒、镇静催眠药中毒、阿片类药物中毒等）及代谢性疾病（低血糖、肝性脑病、尿毒症等）。

七、辅助检查

（一）神经影像学

1. **计算机断层扫描（CT）**　是诊断ICH最快速和最容易获得的工具，是急诊中最常用的技术。除了提供明确的诊断外，CT还可以显示颅内血肿基本特征，如血肿位置、是否扩展到脑室系统、周围水肿情况、血肿占位效应和是否存在中线移位。

2. **CT血管造影（CTA）**　作为急性情况下的诊断方法，目前被广泛接受，可用于排除作为ICH继发性原因的血管异常。多达15%的ICH患者可在CTA上显示潜在血管病因，这可能会改变脑出血急性期的治疗方案。在CTA图像上看到的对比剂外渗（也称为"点征"）被认为代表持续出血，标志着血肿扩大、预后不良和死亡率升高的风险。

3. **磁共振成像（MRI）**　在检测急性ICH方面与CT等效。随着血红蛋白在病理过程中经历的不同阶段，ICH的影像特征随时间而变化。MRI可以检测ICH的潜在继发性病因，如肿瘤和缺血性脑卒中的出血性转化。最后，对于肾功能差或造影剂过敏的患者，可以使用磁共振血管造影术（MRA）在没有造影剂的情况下查看脑血管系统。

（二）脑脊液检查

ICH患者禁止进行腰椎穿刺检查，以免诱发脑疝形成。如果需要排除颅内感染，可请神经外科医师会诊，收集脑脊液样本。

（三）其他检查

床旁微量血糖测定、血气分析、血常规、血液生化、凝血功能、心电图和胸、腹部摄片等检查，有助于了解患者的全身状态。

八、脑出血管理

ICH 管理主要分为两部分：①院前处理与病因学评估；② ICH 的治疗。

院前处理与病因学评估重点包括气道管理、循环支持、迅速转运，有重点地询问发病情况、既往史、用药史和家属联系方式。

ICH 的治疗包括常规治疗及手术治疗。其中，对于大多数患者常规治疗包括一般治疗及呼吸道管理、血压管理、血糖管理、体温控制、颅内压管理、药物治疗、病因治疗、并发症治疗、出血再评估及康复治疗。

（一）常规治疗

1. 一般治疗　常规予以持续生命体征监测、神经系统评估、持续心肺监护，包括袖带血压监测、心电图监测、氧饱和度监测。

2. 呼吸道管理　ICH 患者通常无法自行保持气道通畅，气管插管是必要的。快速气管插管通常是急性情况的首选方法。插管后进行过度通气是为了减少二氧化碳吸入，从而降低颅内压（因二氧化碳扩张脑血管，增加头部血量，导致颅内压升高）。

3. 血压管理　ICH 发生后常见血压升高，并且血压升高与血肿扩大和预后不良有关。一般保持收缩压在 180mmHg 以下，避免突然降至正常。在选择治疗高血压的药物时，应考虑将半衰期短的静脉内抗高血压药物作为一线治疗，如静脉注射拉贝洛尔、尼卡地平、艾司洛尔、肼屈嗪、硝普钠或硝酸甘油等。

4. 血糖管理　血糖值可控制在 7.8 ～ 10.0mmol/L。应加强血糖监测并给予相应处理：血糖超过 10mmol/L 时，可给予胰岛素治疗；血糖低于 3.3mmol/L 时，可给予葡萄糖口服或注射治疗。目标是达到正常血糖水平。

5. 体温控制　ICH 患者早期可出现中枢性发热，特别是在大量脑出血、丘脑出血或脑干出血者中出现。

6. 颅内压管理　颅内压（ICP）升高可能是由于脑室内出血（intraventricular hemorrhage，IVH）和随后的脑积水的存在，或者大血肿或血肿周围水肿引起的占位效应。目前，关于 ICP 监测指征的数据有限。美国心脏协会（American Heart Association，AHA）/美国脑卒中协会（American Stroke Association，ASA）相关指南建议：对于格拉斯哥昏迷评分（Glasgow coma score，GCS）≤ 8 分（表 2-4-1）、有小脑幕间疝临床证据的患者或有明显 IVH 或脑积水的患者，应考虑通过监测脑灌注压（cerebral perfusion pressure，CPP）对 ICP 进行评估和治疗，并建议将 CPP 维持在 50 ～ 70mmHg。ICP 升高的初始处理应包括一般治疗和药物治疗。

表 2-4-1　格拉斯哥昏迷评分（GCS）

睁眼	语言	运动
自发睁眼：4 分	正常交谈：5 分	按吩咐动作：6 分
语言吩咐睁眼：3 分	言语错乱：4 分	对疼痛刺激定位反应：5 分
疼痛刺激睁眼：2 分	只能说出单词：3 分	对疼痛刺激屈曲反应：4 分
无睁眼：1 分	只能发音：2 分	异常屈曲（去皮质状态）：3 分
	无发音：1 分	异常屈曲（去脑状态）：2 分
		无反应：1 分

注：13 ～ 15 分，伤后意识障碍 20min 以内为轻型；9 ～ 12 分，伤后意识障碍 20min ～ 6h 为中型；3 ～ 8 分，伤后昏迷或再次昏迷 6h 以上为重型。

（1）一般治疗

1）抬高床头法：排除低血容量的情况，可通过将床头适度抬高至30°，增加颈静脉回流，降低颅内压，如有监测装置，CPP需控制在＞70mmHg。

2）镇痛和镇静：一般用于出现明显躁动或谵妄的患者，以免影响病情观察。对行气管插管或类似其他操作的患者，可给予静脉镇静。镇静剂应小剂量开始，以尽可能缓解疼痛和降低颅内压。常用的镇静药物有丙泊酚、依托咪酯、咪达唑仑等；有镇痛及止咳作用的药物有吗啡、阿芬太尼等。

3）过度换气：通过增加呼吸频率及总潮气量使ICP迅速下降，但其作用维持时间短，因此用于脑疝即将发生时的紧急降颅内压治疗，一般维持动脉血二氧化碳分压（arterial partial pressure of carbon dioxide，$PaCO_2$）在 $30 \sim 35$mmHg。

（2）药物治疗

1）甘露醇：给予20%的甘露醇 $0.75 \sim 1$g/kg（每 $3 \sim 6$h $0.25 \sim 0.5$g/kg）。重复给予甘露醇后，血浆渗透压升高并保持在 $300 \sim 320$mmol/L。

2）3%高渗盐水：可给予100mL 3%高渗盐水羟乙基淀粉，静脉滴注15min。治疗结束后10min（即开始后25min）进行疗效评估：颅内压低于基线值0.10%或瞳孔反应恢复正常（瞳孔异常患者），则判定治疗成功；治疗不成功的患者立即重复同样方法进行治疗；若治疗25min后再次失败，则使用三羟甲基氨基甲烷缓冲液、短期过度通气和巴比妥酸盐。

3）肌肉松弛剂：如维库溴铵，静脉滴注至起效。

4）巴比妥类药物：可用于治疗难治性颅内高压，其主要通过减少脑血流量以及新陈代谢降低颅内压。常用戊巴比妥钠 $3 \sim 10$mg/kg，以 1mg/（kg·min）或 10mg/kg硫喷妥钠静脉注射治疗，长期大剂量用药可诱导昏迷，应该根据脑电图连续监测进行调整。

7．病因治疗

（1）口服抗凝药相关ICH：ICH是服用华法林者最严重的并发症，使用维生素 K_1 及新鲜冰冻血浆（fresh frozen plasma，FFP）来治疗华法林相关脑出血。

（2）肝素相关ICH：可以用鱼精蛋白使活化的部分凝血酶原时间恢复正常。

（3）溶栓治疗相关ICH：输入血小板和包含凝血因子Ⅷ的冷沉物。

（4）血小板减少相关ICH：血小板减少引起的危及生命的严重出血符合治疗性输注血小板的适应证。对于血小板计数 $< 20 \times 10^9$/L 伴有出血或其他内脏出血者，输注单采血小板是有效的治疗措施。关于预防性输注血小板治疗阈值尚有争论，多数以血小板计数（$10 \sim 20$）$\times 10^9$/L 为预防性输注血小板的临界值。然而对于成年白血病和多数实体瘤患者，当血小板计数 $\leqslant 10 \times 10^9$/L 时，需预防性输注血小板，特别是患有白血病、恶性黑色素瘤、膀胱癌、妇科肿瘤和结直肠肿瘤等高出血风险的肿瘤时。对于某些有活动性出血的实体瘤，尤其是存在坏死性成分时，即使血小板计数 $> 10 \times 10^9$/L，也可给予预防性血小板输注。

（5）新型口服抗凝药物（novel oral anticoagulants，NOAC）相关ICH：NOAC包括FXa抑制剂（利伐沙班、阿哌沙班、依度沙班、达比加群）。出血风险是NOAC最常见的不良反应。艾达司珠单抗（idarucizumab）适用于需逆转达比加群的抗凝剂效应治疗时。andexanet alfa［凝血因子Xa（重组）冻干粉注射剂］是重组修饰的FXa蛋白，可直接与FXa抑制剂竞争性紧密结合，导致FXa抑制剂暂时失活，起到阻断凝血机制的作用。凝血酶原复合物、血液透析、活性炭的使用。

8．并发症治疗

（1）痫性发作：不推荐预防性应用抗癫痫药物。有临床痫性发作者应进行抗癫痫药物治疗。

（2）深静脉血栓和肺栓塞的防治：脑出血患者发生DVT和肺栓塞（PE）的风险很高。防治措施包括：①谨慎使用低分子量肝素或普通肝素；②使用外部压迫装置。下腔静脉滤器置入的最常见适应证是有抗凝绝对禁忌证的急性静脉血栓栓塞。其他情况有较大争议，下腔静脉滤器易发生过度使用。

（二）手术干预

如果病情危重或发现有继发原因，且有手术适应证，则应该进行外科治疗。

1. **脑室外引流** 如前所述，ICH 患者可能受益于 ICP 监测。脑室外引流（external ventricular drainage，EVD）放置不仅可以监测 ICP，而且具有引流脑脊液的优势，对脑积水患者很有治疗意义。AHA 建议对 GCS 评分 ≤ 8 分的患者、有脑幕间疝临床证据的患者或有明显 IVH 或脑积水的患者，考虑进行 ICP 监测和治疗。欧洲脑卒中组织（European Stroke Initiative，EUSI）建议考虑对需要机械通气的患者进行持续 ICP 监测，如果临床恶化与水肿增加有关，建议对 ICP 升高进行药物治疗。

2. **脑室内溶栓** ICH 累及脑室可发生 IVH，发生率约为 45%。IVH 常见于相对较大且较深部位的（尾状核和丘脑）出血。IVH 的发生和累计范围与 ICH 的不良预后相关。虽然目前不常规推荐清除脑室内凝块，但一项比较使用脑室内重组组织型纤溶酶原激活剂（recombinant tissue-type plasminogen activator，rtPA）与安慰剂的研究表明，使用 rtPA 不仅可行、安全，而且对血凝块有更显著的消退率。此外，经 GCS、格拉斯哥预后评分（Glasgow outcome scale，GOS）以及改良 Rankin 量表评分（modified Rankin scale，MRS）得出，EVD 放置中加以脑室内纤溶治疗可得到更好的疾病预后。

3. **血肿清除** 手术清除血肿的作用是减少与血肿存在相关的占位效应，并最大限度地减少继发性损伤。对于立即手术干预的唯一明确建议是小脑出血伴神经功能恶化、脑干受压和/或脑室阻塞引起的脑积水。对于这些患者，应紧急行血肿清除治疗。然而，尚不清楚幕上 ICH 患者是否会受益。一项大型Ⅲ期临床试验（STICH 试验）对自发性幕上 ICH 患者的早期血肿清除与初始保守治疗进行了比较，结果显示两组在临床收益上并无差异，表明手术清除没有任何益处。然而，随后的亚组分析提出了以下可能性：血肿距离皮质表面 ≤ 1cm 的患者（更容易接近）可能会受益。

4. **微创手术** 微创手术技术的发展可能会降低手术并发症的风险，特别是对于脑深部出血中，微创技术显示出更多优点。据报道，与传统开颅手术和传统治疗相比，微创立体定向穿刺是安全可行的，并且可能带来更好的长期预后和更少的并发症。

何正文（中南大学湘雅医学院附属肿瘤医院 / 湖南省肿瘤医院）

任年军（中南大学湘雅医学院附属肿瘤医院 / 湖南省肿瘤医院）

附：颅内多发转移瘤致脑出血病例分析

病例摘要

患者，男性，50 岁。头痛、头晕伴呕吐 7d 入院。经检查诊断为：①颅内多发占位病变；②瘤卒中；③脑疝。完善相关检查，紧急行左额颞叶病损切除术，术后予抗感染、抗癫痫、降颅内压治疗，现患者病情平稳。

病史简介

现病史：患者 7d 前无明显诱因出现头痛、头晕伴呕吐症状，未诉四肢抽搐、视物模糊等症状。行头颅 CT 示：颅内多发占位病变。为进一步诊治就诊。自发病以来，患者精神、睡眠欠佳，食欲缺乏，乏力，大小便正常，近期体重无明显变化。

既往史：否认高血压、冠心病、糖尿病等慢性疾病史。否认有肝炎、结核等传染病病史。否认手术、输血史。否认有食物、药物过敏史。

个人史：吸烟 20 年余，20 支 /d，其余无特殊。

婚育史：20 岁结婚，育有 1 子 1 女。配偶及子女均身体健康。

家族史：父母健在，否认家族传染病史、肿瘤史、冠心病史、高血压病史。

体格检查

T 36.8℃，P 58 次 /min，HR 18 次 /min，BP 151/87mmHg。身高 170cm，体重 65kg，发育正常，营养中等，自动体位，查体合作，Karnofsky 功能状态（Karnofsky performance status，KPS）评分 70 分。皮肤巩膜无黄染，无出血点及皮疹。全身浅表淋巴结未扪及肿大。头颅、五官无异常，双侧瞳孔等大等圆，对光反射灵敏，直径 3mm。耳鼻无溢液、流脓，口唇无发绀，咽无充血，双侧扁桃体不大。颈软，气管居中，甲状腺无肿大，颈静脉无充盈。心、肺、腹部查体无异常。

专科情况

格拉斯哥昏迷评分 14 分，意识清醒，语言表达流利，对答切题，粗测记忆力下降。双眼运动自如，双侧瞳孔对光反射灵敏，双耳听力正常，口角无偏斜，伸舌居中，吞咽反射存在，左侧肢体肌力 Ⅴ级，右侧肢体肌力 Ⅲ～Ⅳ级，双侧生理反射对称存在，双侧病理反射未引出。病理征未引出。

辅助检查

血常规：白细胞 12.70×10⁹/L，中性粒细胞百分率 87.0%，中性粒细胞绝对值 11.04×10⁹/L，凝血功能：血浆 D- 二聚体 0.64mg/mL。肝肾功能：尿酸 182mmol/L，钠 132mmol/L，氯 94mmol/L，渗透压 261mOsm，二氧化碳 20mmol/L。血清肿瘤标志物：癌胚抗原（CEA）6.43mg/L，CYFRA21-1 细胞角蛋白 19 片段 4.3ng/L。NSE 及 proGRP 正常。

术前 CT 示（图 2-4-3）：①双侧大脑半球，小脑多发结节，最大者为 4.8cm×4.6cm（左侧额叶），大部分病灶呈高密度，部分伴有点状钙化。部分病灶周围水肿，以双侧额叶病灶明显，多属转移瘤。②右下肺门区结节状软组织肿块，大小约 1.5cm×1.7cm，性质不排除恶性。

术前颅脑 MRI 示：双侧大脑半球、小脑多发结节及肿块，最大者为 4.2cm×4.4cm（左侧额叶），平扫密度不均匀，大部分病灶呈高密度，部分伴点状钙化，部分病灶周围水肿，以双侧额叶病灶明显，侧脑室受压变窄。诊断意见：转移瘤伴出血。

诊治经过

诊断：①颅内多发占位病变：转移瘤？②瘤卒中；③脑疝；④肺占位性质待诊。

治疗：入院后，予甘露醇降颅内压、丙戊酸钠预防癫痫、补充电解质等对症治疗；完善术前相关检查评估，密观意识、瞳孔及病情变化；紧急行左额颞叶病损切除术。术后予：①留置引流管，气管插管，使用呼吸机及留置尿管；②予 20% 甘露醇 125mL，1 次 /6h，快速静脉滴注，降颅内压；③由

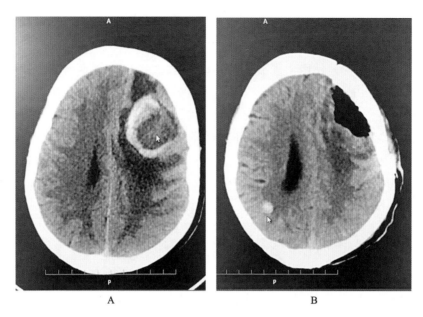

图 2-4-3　术前术后脑部 CT 对比
A. 术前；B. 术后。

于手术部位重要，给予头孢唑林钠预防感染；④给予兰索拉唑预防应激性溃疡；⑤给予氨基酸、丙氨酰谷氨酰胺、脂肪乳营养支持治疗；⑥注意控制血压、血糖，注意尿量，密切观察生命体征，维持水电解质、酸碱平衡等治疗；⑦给予双下肢气压治疗，预防深静脉血栓。

治疗结果：术后患者恢复可，对答交流可。复查脑 CT：①左侧额颞顶部颅骨及软组织术后改变，软组织内广泛积气。左侧额颞顶部颅半下级左侧外侧裂池区积气、出血，局部积液。左侧额叶残腔形成，残腔内积气，残腔边缘出血，建议随访观察。②脑内多发结节，结合病史，考虑转移。③右下肺门结节，建议结合增强 CT 检查。纵隔淋巴结显著增大。术后病情尚平稳。

术后病理免疫组化结果：Ki67（＋，约 90%），Syn（＋），CD56（部分＋）。左额叶占位结合 HE 及免疫组化，符合恶性肿瘤，免疫组化提示小细胞癌并神经内分泌分化，结合影像学资料考虑肺神经内分泌癌转移。患者最后诊断：①脑多发转移瘤并瘤内出血；②脑疝；③右肺小细胞肺癌并脑转移（广泛期）。

专家点评

该患者为中年男性，既往无高血压病史及服药史。急性起病，以头痛、头晕、呕吐、颅内高压为首发症状。经完善相关检查，明确为脑多发转移瘤并瘤内出血，属继发性脑出血，也称为肿瘤相关性脑出血。肿瘤相关性脑出血多发生于以下人群：①恶性肿瘤患者；②无高血压的老年患者；③在发病前已有进行性神经系统症状加重的患者。大脑半球最常见的原发性肿瘤出血是胶质母细胞瘤，而脑室内最常见的出血肿瘤是中央神经细胞瘤，垂体腺瘤是鞍区最常见的出血性肿瘤，桥小脑角肿瘤中容易出血的是神经鞘瘤，小脑中最常见的则为血管母细胞瘤。脑转移瘤（如黑色素瘤、肺癌脑转移、乳腺癌脑转移等）也是容易出血的肿瘤。主要经 CT 或 MRI 区分缺血性脑卒中还是出血性脑卒中，明确肿瘤性或非肿瘤性。结合患者年龄、病史、CT/MRI 影像学表现初步判断脑出血，评估病因及部位，病情严重程度。脑出血的治疗包括呼吸道管理、血压管理、血糖管理、体温控制、颅内压管理、药物治疗、病因治疗、并发症治疗、出血再评估及康复治疗 10 个方面。如果病情危重或发现有继发原因，且有手术适应证，则应该进行外科治疗。对于脑血肿，如果患者情况允许，应进行全脑血管造影检查，以排除动静脉畸形、动脉瘤，根据血肿量决定是否需要急诊手术。如果患者出现脑疝，应该紧急手术清除血肿。术中探查如发现肿瘤，则一并切除。对于小脑出血，在进行全脑血管造影检查后，即需要手术清除血肿和肿瘤。对于脑室出血，急诊行脑室外引流，待脑室内血块引流干净后，再行 CT、MRI 和全脑血管造影检查，确诊肿瘤后再择期手术切除。

总之，肿瘤相关脑出血在临床不常见，但病死率及致残率高，起病迅速，肿瘤科医生需要提高警惕，根据患者年龄、病史、CT/MRI 影像学表现初步判断脑出血情况，评估病因、部位及病情严重程度。早期诊断和治疗对脑出血预后有重要意义。

王　磊（中南大学湘雅医学院附属肿瘤医院／湖南省肿瘤医院）

第三节　脑疝

脑疝系指局部脑组织在颅内压增高的情况下出现移位而引起的一系列临床综合征。病变在幕上者引起小脑幕切迹疝，病变在幕下者引起枕骨大孔疝。脑疝形成后严重地影响了脑部血液和脑脊液的循环，同时可直接压迫脑干等重要组织，导致昏迷、呼吸和循环障碍，引起机体缺氧、酸中毒，严重威胁患者生命，故为临床急危重症，须争分夺秒地进行抢救。导致脑疝的病因复杂多样，脑肿瘤引起的脑疝是由于肿瘤的占位效应、脑水肿以及脑脊液循环阻塞，使脑体积增大和颅内压增高，致使一部分脑组织发生移位，并通过一些解剖上的裂隙，被挤入压力较低的部位中去而形成脑疝。疝出的脑组织压迫重要结构或生命中枢，导致严重后果出现，压迫呼吸循环中枢导致呼吸心跳停止。一般来讲，脑疝在肿瘤不断发展，接近晚期，未能得到及时有效治疗的患者中容易发生；但也有部分肿瘤不大，但位于中线，早期就影响到脑脊液循环，如不解除病因也会造成脑疝而骤死，多见于胶质瘤、脑转移瘤等。分析脑疝的病因及发病机制，对全面评估脑疝病情、及时有效诊治具有重要临床意义。本文主要对脑疝的定义、病因、分期、发病机制、临床表现、诊断和治疗做一综述。

一、脑疝的定义

人的颅腔是密闭的，只在后下方有枕骨大孔与椎管相通，延髓在这里与脊髓连接。颅腔被小脑幕分为幕上及幕下两部分，大脑在幕上，小脑及脑干的大部分在幕下。小脑幕中央有一孔，脑干的中脑从这里穿过，小脑幕这个孔的边缘，叫作小脑幕切迹。颅内压增高到一定程度时，大脑或小脑的一部分受压迫而发生移位，被挤入附近的孔隙，称为脑疝。幕上的脑组织（颞叶的海马回、钩回）通过小脑幕切迹被挤向幕下，称为小脑幕切迹疝或海马钩回疝。幕下的小脑扁桃体及延髓经枕骨大孔被挤向椎管内，称为枕骨大孔疝或小脑扁桃体疝。一侧大脑半球的扣带回经镰下孔被挤入对侧分腔，称为大脑镰下疝或扣带回疝（图 2-4-4）。

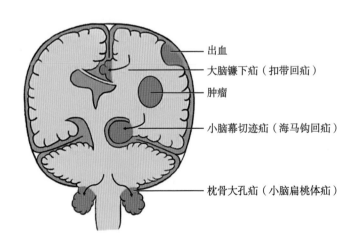

图 2-4-4　脑疝分类示意

出血

大脑镰下疝（扣带回疝）

肿瘤

小脑幕切迹疝（海马钩回疝）

枕骨大孔疝（小脑扁桃体疝）

二、脑疝的病因

脑内任何部位占位性病变发展到一定程度均可导致颅内各分腔因压力不均诱发脑疝。引起脑疝的常见病变有：

1. 损伤引起的各种颅内血肿，如急性硬脑膜外血肿、硬脑膜下血肿、脑内血肿等。

2. 各种颅内肿瘤特别是位于一侧大脑半球的肿瘤和颅后窝肿瘤。

3. 颅内脓肿、颅内寄生虫病及其他各种慢性肉芽肿。

4. 先天因素，如小脑扁桃体下疝畸形。此外，如对颅内压增高的患者，腰椎穿刺释放过多的脑脊液，导致颅内各分腔之间的压力差增大，可促使脑疝的形成。

5. 其他因素，如大面积脑梗死等。

三、脑疝的分期

根据脑疝的发展规律，可将脑疝分为三期。

脑疝前驱期（脑疝初期）：指脑疝形成前的阶段，为颅内压增高促使脑缺氧加重所致。

脑疝代偿期（脑疝中期）：脑疝已经形成，脑干受压迫，但机体尚能通过一系列的调节代偿作用，勉强维持生命的阶段。

脑疝衰竭期（脑疝晚期）：脑干持续受压，代偿功能耗尽，出现功能衰竭。

四、脑疝的发生机制

（一）意识障碍的发生机制

中脑被盖上行性网状结构和大脑皮质在维持意识中起同等重要的作用，缺一不可。大脑皮质功能障碍或中脑网状结构受损，或两者的综合机制障碍，均可发生意识障碍。在整个脑疝病程中，意识改变总是与脑缺氧分不开的，在脑疝前驱期是如此，衰竭期也是如此。

如果患者本来意识清醒，在脑疝前驱期多半有不同程度的意识改变，如意识模糊、谵妄等。但在慢性枕骨大孔疝的患者意识多半无障碍，到了脑疝代偿期多已昏迷，至脑疝衰竭期几乎已进入深昏迷。因此，在颅内压增高的患者中，突然发生或突然加重的意识障碍是个危险信号，其发生越是突然，脑疝的可能性越大，昏迷越深，预后越坏，已形成脑疝而无意识改变者几乎是没有的，急性颅脑损伤患者尤其是这样。

从局部解剖关系及脑疝形成的部位来看，由于有关意识作用的网状结构位于中脑，故在小脑幕切迹疝时意识改变发生较早，而枕骨大孔疝时意识改变较小脑幕切迹疝发生得晚。

（二）瞳孔改变和眼外肌方面的症状发生机制

动眼神经是一混合神经。其中包含有两种作用不同的纤维，一部分是副交感纤维，支配瞳孔括约肌和睫状肌；另一部分是运动纤维，支配除上斜肌和外直肌以外的其他眼外肌。由于这两种纤维的生理作用不同，可在临床上表现出不同的症状。瞳孔首先是脑疝侧缩小（维持时间不长，易被忽视）；继之逐渐散大，对光反应消失，这就是所谓的哈钦森瞳孔；在脑疝侧瞳孔尚未完全散大之前或稍后，对侧瞳孔也按同一规律发生变化，但其经过一般均较脑疝侧为快。在瞳孔开始发生变化的同时、稍后或之前，眼外肌方面首先发生眼睑下垂，继而其余眼外肌麻痹，最后眼球固定；由于滑车与展神经未受累及，有时尚可观察到两眼位置不正；如病程发展缓慢，患者尚能合作，偶尔还可查出眼外肌麻痹呈一种规律：先为提睑肌，次为上直肌、内直肌，最后是下直肌麻痹。关于瞳孔变化及眼外肌麻痹发生的机制，认为是由于动眼神经受压所致。由于支配瞳孔括约肌的副交感纤维分布在动眼神经的上部，脑疝时最先受到压迫，所以瞳孔首先发生变化，受压之初由于副交感纤维仅仅受到刺激，所以瞳孔首先缩小，而后副交感神经麻痹，所以瞳孔散大；由于脑干继续向下移位，对侧的动眼神经纤维也因同一机制受损发生相应变化。因为支配眼外肌的神经纤维位于动眼神经的下部，所以眼外肌方面的症状出现较晚，还有人认为动眼神经的副交感纤维比较敏感，所以受压的瞳孔变化多在眼外肌变化之前发生，但临床上有时并非全然如此。

（三）锥体束受损的发生机制

脑疝形成时，多数患者在脑疝的对侧肢体出现偏瘫与病理反射等锥体束受损征。但也有少数患者在脑疝同侧出现锥体束征。

关于脑疝对侧锥体束受损的机制：是脑疝同侧中脑脚受疝入脑部损害所致，因为中脑脚是皮质运动区纤维的传导经路，受损后必然会出现对侧锥体束受损征。

出现同侧的锥体束受损征有以下几种可能：脑疝对侧的中脑脚由于脑干的侧移位被对侧的小脑幕切迹缘损伤；脑疝对侧的中脑脚被挤在对侧的岩骨嵴上；有少数人本来纤维束就未交叉或小部分不交叉的锥体纤维受压所致。

（四）急性肌张力改变的发生机制

在常见的两类脑疝中可见到的急性肌张力改变为两种形式：一种是去大脑强直，另一种是发作性肌张力减退。二者常见于脑疝代偿期或失代偿期，去大脑强直有阵发性和持续性伸性强直，通常发生于两侧肢体，偶尔发生于一侧的上下肢。上述情况出现常表明患者脑干受压且功能障碍严重，预后不良。

关于去大脑强直的机制还不十分明了，认为是由于中脑红核平面的下行性网状结构受损所致。有人认为在前庭核水平有促使伸肌收缩的中枢存在，而红核及其周围的网状结构有抑制伸肌收缩中枢，故当中脑红核平面的下行性网状结构受损后，便失去了对前庭核附近伸肌收缩中枢的抑制，使前庭核脱离高级锥体控制，于是出现去大脑强直。除红核和网状结构之外，纹状体、黑质、小脑前叶以及下橄榄体对伸肌也起抑制作用，而且这些部分都是属于锥体外运动系统结构，红核是其中的枢纽，其他各部分的神经元都在红核交换，因此如果该部某环节被打断，则会使伸肌收缩加强而表现为去大脑强直。

去脑强直在枕骨大孔疝与小脑幕切迹疝中均可发生，且无任何区别。较多见于小儿病例、其预后较成人为佳。阵发性强直可以转化为持续性强直，继而转变为张力完全消失，则常表明临近死亡。去大脑强直还因肌痉挛产热过多，使体温升高，增加了脑的代谢与氧耗量，从而加重了脑水肿。

关于发作性肌张力减退的机制也未十分明了，有人认为与小脑急性缺氧有关，也有人认为是一种急性脊髓休克现象。

（五）生命功能改变的发生机制

呼吸、循环中枢位于延髓的网状结构内，它们由若干个分中枢组成，其神经元分布在大致相同的区域内。在生理作用上，它们虽各司其能，但却是彼此相关、相互影响的，这些中枢还受上级中枢（特别是下丘脑自主神经中枢）、整个中枢神经和体液理化环境（体温、二氧化碳及氧分压、氧离子浓度等）的调节或影响。只有当这些低级中枢毁损后才会立即危及生命。在脑疝前驱期，由于颅内压增高所致的脑血液循环障碍，造成全脑尤其是延髓缺氧和血内二氧化碳增多；一方面使呼吸中枢的兴奋性加强，呼吸加深增快；同时又使心跳加速中枢、血管收缩中枢及颈动脉球等化学感受器的兴奋加强，结果使全身小动脉收缩、血压上升、脉搏加快；脑缺氧还可致代谢率增高，体温上升。

在脑疝代偿期，由于颅内压再增高，脑缺氧更严重以至于呼吸及心血管中枢再次加强其调节作用来克服缺氧。此时常有突出的血压升高，而且高到整个病程的最高峰（收缩压有时升到 200mmHg 以上），并出现代偿性缓脉，甚至慢到 40 次 /min 以下。这种血压升高而脉搏徐缓的现象称为 Cushing 反应。当血压增高之后又通过主动脉弓和颈动脉窦的压力感受器将冲动传入延髓，抑制呼吸中枢，使呼吸减慢。因体温调节中枢（下丘脑）及其调节机构（脑干内的有关神经传导束、呼吸及血液循环低级中枢）先后受脑水肿、脑移位等影响，体温迅速上升，高达 40℃以上。

在脑疝衰竭期，由于脑干本身（包括生命中枢在内）已经发生了某些不可逆的病理变化，呼吸及心血管中枢及其相关机构已经受到了严重的损害，它们再也无力发挥其正常调节作用。以致呼吸循环逐渐失去了原来的规律性和稳定性。在呼吸方面，此时则可出现各式各样的周期性或间断性呼吸，如比奥呼吸、陈 – 施呼吸，抽搐样呼吸（或叹息样呼吸）、双吸气呼吸、暂停等呼吸衰竭征象，最后呼吸停止。在血液循环方面，血压不但逐渐下降，而且常发生波动，脉搏细速不整。体温也逐渐下降，甚至不升。

脑疝衰竭期呼吸首先停止的原因目前尚无定论，有人认为呼吸中枢较心血管中枢敏感。有人认为呼吸心跳同时停止，临床所见现象可能与心脏的自动节律存在有关。

（六）颈强直与强迫头位的发生机制

在枕骨大孔疝患者颈强直是一重要的体征。在慢性病例中，部分患者自觉有颈部发硬、不灵活或头痛，脑疝出现急速者颈强直较明显，脑疝出现缓慢者则可不出现颈强直。有颈强直者多数克氏征阴性，此与脑膜炎有所不同。

颈强直的发生与局部解剖结构特点有关。颅后窝硬脑膜主要由舌咽神经、迷走神经支配，第1、第2颈神经的分支借舌下神经进入颅内分布于颅后窝底部分硬脑膜（包括枕骨大孔部位的硬脑膜），颈上段脊神经分支分布于颈肌群。枕骨大孔疝有时由于硬脑膜神经末梢受刺激，可出现颈部疼痛，并反射性地引起颈强直。

强迫头位的发生并非枕骨大孔疝所特有，但与其有一定的关系。对称疝时患者常取低头正中位。一侧疝或双侧疝而患侧较重者常偏向患侧或较重侧，很少数偏向健侧，此对定位有一定的参考价值。其发生机制有：①小脑扁桃体疝压迫颈上段脊神经而产生疼痛，患者取一合适的头位而减轻疼痛；②小脑扁桃体疝时第四脑室正中孔闭锁产生阻塞性脑积水使颅内压增高，头痛加重，患者如能保持此种头位以减轻脑脊液循环的梗阻从而可减轻头痛。

（七）脑肿瘤相关性脑水肿的发生机制

与脑肿瘤相关的脑水肿极为常见，在原发性和转移性肿瘤中均可发生。脑肿瘤所致的脑水肿通常被认为是血管源性的，因微脉管系统循环障碍所致。血脑屏障由内皮细胞、周细胞和形成紧密连接的星形胶质细胞组成，当原发性或转移性脑肿瘤导致血脑屏障的紧密连接受到破坏时，血浆、蛋白外渗引起血管源性脑水肿和肿瘤内的间质压力增高。脑肿瘤导致血脑屏障细胞间的紧密连接失常、间隙增大和胞饮活动增加，同时血脑屏障基底膜出现不规则增厚，周细胞和星形胶质细胞之间的相互作用减弱。VEGF 是一种主要的促血管生成肽，是脑肿瘤导致血脑屏障完整性丧失的重要因子。胶质瘤、脑膜瘤和转移性肿瘤都会促进 VEGF 上调，缺氧以及酸性的肿瘤微环境也可导致 VEGF 过度表达。VEGF 由肿瘤细胞和宿主基质细胞分泌，并与其受体 VEGFR1 和 VEGFR2（主要位于内皮细胞）结合，刺激大脑内皮细胞连接处产生裂口，导致液体从血管内渗漏到脑实质内，从而促使了脑水肿的发生。恶性程度越高的胶质瘤其 VEGF 表达越高，脑水肿程度也越重。其他参与调控脑肿瘤相关性脑水肿的分子如前列腺素 E_2、环氧合酶 2、一氧化氮合成酶仍在进一步的研究中。

五、脑疝的临床表现

（一）小脑幕切迹疝

1. **颅内压增高的症状** 患者出现脑疝后，颅内压通常会急剧升高，表现为剧烈头痛及与进食无关的频繁呕吐，其程度较在脑疝形成前更加严重，并有烦躁不安。

2. **意识改变** 表现为嗜睡、浅昏迷以至昏迷，对外界的刺激反应迟钝或消失。

3. **瞳孔改变** 两侧瞳孔不等大，开始时病侧瞳孔略缩小，光反应稍迟钝，以后病侧瞳孔逐渐散大，略不规则，直接及间接光反应消失，但对侧瞳孔仍可正常，这是由于患侧动眼神经受到压迫牵拉之故。此外，患侧还可有眼睑下垂、眼球外斜等。如脑疝继续发展，则可出现双侧瞳孔散大、光反应消失，这是脑干内动眼神经核受压造成功能失常所致。

4. **运动障碍** 大多发生于瞳孔散大侧的对侧，表现为肢体的自主活动减少或消失，脑疝的继续发展使症状波及双侧。患者首先出现去皮质强直，此阶段患者睁眼闭眼均无意识，光反射、角膜反射存在，对外界刺激无意识反应，无自发言语及有目的动作，典型体征呈上肢屈曲、下肢伸直的去皮质强直姿势；而后逐渐发展为去大脑强直，表现为四肢肌力减退或间歇性地出现头颈后仰、四肢挺直、躯背过伸，呈角弓反张状，是脑干严重受损的特征性表现。

5. **生命体征紊乱** 表现为血压、脉搏、呼吸、体温的改变，严重时血压忽高忽低、呼吸忽快忽慢，有时面色潮红、大汗淋漓，有时转为苍白、汗闭，体温可高达 41℃ 以上，也可低至 35℃ 以下而不升高，最后呼吸停止，血压下降，心脏停搏而死亡。

（二）枕骨大孔疝

患者常只有剧烈头痛、反复呕吐、生命体征紊乱和颈项强直，但没有瞳孔的改变。疼痛，意识改变出现较晚，而呼吸骤停发生较早。

这种类型的脑疝症状比较明显，早期也比较容易发现，但是有可能会危及生命，危险性较高，所以若出现了相应的部分症状，需要及时进行治疗，不能马虎大意，因为可对生命造成威胁。

（三）大脑镰下疝

引起病侧大脑半球内侧面受压部的脑组织软化坏死，出现对侧下肢瘫痪、排尿障碍等症状。有时会引起应激性溃疡，由于在脑疝时，交感神经紧张，释放肾上腺素、胃酸以及蛋白酶等激素的量会增加消化道黏膜糜烂坏死、出血或者穿孔，从而引起应激性溃疡以及消化道出血。

脑肿瘤由于肿瘤的占位效应或引起脑水肿使得患者颅内压升高，导致大脑移位最终形成脑疝，造成脑和脑神经损伤，这些病变阻碍了脑脊液的正常回流，从而加重脑水肿加剧颅内高压，造成恶性循环，脑水肿若未能得到及时控制，导致急性脑疝综合征可致命或造成永久性神经功能障碍。脑肿瘤水肿的临床症状取决于肿瘤的位置以及水肿的程度，通常超过肿瘤本身引起的占位效应，脑肿瘤的位置是影响脑疝发展的一个重要因素。幕上脑肿瘤，包括位于或邻近大脑皮质和颞叶的肿瘤，常更容易诱导癫痫的发作，是否使用丙戊酸钠或左乙拉西坦预防癫痫目前仍存争议；而幕下病变由于脑干的脆弱性则更需被密切关注，幕下脑肿瘤少量的水肿即可压迫脑干导致严重的神经系统损害、意识状态改变和脑积水，此类情况需紧急抢救。因此，临床医生应重视脑肿瘤的位置，警惕脑疝的发生并及时诊治。

六、脑疝的诊断

1．临床表现　询问是否有颅内压增高的病史或由慢性脑疝转为急性脑疝的诱因。颅内压增高患者突然昏迷或出现瞳孔不等大，应考虑为小脑幕切迹疝。颅内压增高患者呼吸突然停止或腰椎穿刺后出现危象，应考虑可能为枕骨大孔疝。

2．影像学检查

（1）首选的检查方法为CT：获取时间短，价格低廉，使用更加广泛。当患者的病情突然恶化时，CT检查的快速性，对脑疝的急救抢救具有不可替代的作用，可以尽早评估病情的严重程度，尽早决定治疗方式，从而挽救患者的生命，具有重要意义。

（2）磁共振成像不涉及X线或电离辐射，具有脑组织显像清晰，病灶与周边神经血管对比充分，能三维显影病灶周边解剖结构的诸多优点，尤其对颅内肿瘤性疾病的诊断和手术具有重要的指导价值。

3．诊断方法

（1）患者是否应用过散瞳或缩瞳剂，是否有白内障等疾病。

（2）脑疝患者如两侧瞳孔均已散大，不仅需要检查瞳孔，还需要检查两眼上睑提肌肌张力是否有差异，肌张力降低的一侧，往往提示为动眼神经首先受累的一侧，常为病变侧。

（3）脑疝患者两侧瞳孔散大，如经脱水剂治疗和改善脑缺氧后，瞳孔改变为一侧缩小，一侧仍散大，则散大侧常为动眼神经受损侧，可提示为病变侧。

（4）脑疝患者，如瞳孔不等大，假使瞳孔较大侧光反应灵敏，眼外肌无麻痹现象，而瞳孔较小侧提睑肌张力低，这种情况往往提示瞳孔较小侧为病侧。这是由于病侧动眼神经的副交感神经纤维受刺激而引起的改变。

（5）CT：小脑幕切迹疝时可见基底池（鞍上池）、环池、四叠体池变形或消失。下疝时可见中线明显不对称和移位。

（6）MRI：可观察脑疝时脑池的变形、消失情况，直接观察到脑内结构如钩回、海马旁回、间脑、脑干及小脑扁桃体。

七、脑疝的治疗

脑疝是由于急剧的颅内压增高造成的。在做出脑疝诊断的同时应按颅内压增高的处理原则快速静脉输注高渗降颅内压药物（20%甘露醇），以缓解病情，争取时间。当确诊后，根据病情迅速完成开颅术前准备，尽快手术去除病因，如清除颅内血肿或切除脑肿瘤等。如难以确诊或虽确诊而病因无法去除时，可选用下列姑息性手术，以降低颅内高压和抢救脑疝。

1．脑室外引流术　可在短期内有效地降低颅内压，暂时缓解病情。对有脑积水的病例效果特别显著。

2．减压术　小脑幕切迹疝时可做颞肌下减压术，枕骨大孔疝时可做枕下减压术。这种减压术常造成脑组织的大量膨出，对脑的功能损害较大，故非迫不得已不宜采用。

3．脑脊液分流术　适用于有脑积水的病例，根据具体情况及条件可选用：脑室脑池分流术、脑室腹腔分流术或脑室心房分流术等。

4．内减压术　在开颅术中遇到脑组织大量膨出，无法关闭脑腔时，不得不做部分脑叶切除以达到减压目的。

5. 脑肿瘤切除　因脑肿瘤占位性病变所致的脑水肿和颅内压升高在上述常规治疗后症状常缓解不明显，此类会引起脑水肿和颅内压升高的颅内肿块必须手术切除，同时还可能保留神经功能。当然脑肿瘤切除是一类复杂的手术，需根据患者年龄、肿瘤位置、大小及对放化疗治疗的敏感性等因素综合考虑，以决定手术方式和手术时机。

综上所述，脑疝是一种神经系统危急重症，患者可因脑干受压移位造成中枢神经系统功能障碍而导致死亡，应进行快速准确的病因诊断及积极的降颅内压治疗。当确诊后，根据病情迅速完成开颅术前准备，尽快手术去除病因。如难以确诊或虽确诊而病因无法去除时，可选用脑室外引流等姑息性手术，以降低颅内高压和抢救脑疝。脑疝是症状，不是诊断，无论使用什么治疗方法，最重要的是脑疝原因的确定、对原发病的治疗和急诊降颅内压治疗以挽救生命。

何正文（中南大学湘雅医学院附属肿瘤医院 / 湖南省肿瘤医院）

任年军（中南大学湘雅医学院附属肿瘤医院 / 湖南省肿瘤医院）

/附：原发性肝癌脑转移继发脑疝病例分析/

病例摘要

患者，男性，50 岁。原发性肝癌末次介入治疗术后 1 年余。10d 前因跌倒脑部受到撞击，但无明显症状，未就诊。此次入院拟进行肝癌相关治疗。入院后出现颅内高压症。急诊 CT 提示右额叶脑内血肿（肿瘤合并出血），遂立即转入 ICU，患者病情逐渐加重，考虑脑转移瘤合并出血、脑疝。神经外科会诊后行急诊开颅手术，切除肿瘤和血肿。术后病理显示（右额叶肿瘤）结合免疫组化及病史，符合肝细胞癌转移。手术过程顺利，术后康复出院。

病史简介

现病史：患者，男性，50 岁。诊断为：原发性肝癌巴塞罗那临床肝癌（Barcelona clinic liver cancer，BCLC）分期 B 期（介入术后），肝细胞肝癌 Ⅱ 级；慢性乙型病毒性肝炎；双肾囊肿。10d 前因跌倒脑部受到撞击，但无明显症状，未就诊。此次入院拟进行肝癌相关治疗。入院后突然出现剧烈头痛，伴有喷射性恶心、呕吐，为胃内容物，非咖啡色液体。查体：神志清楚、血压 161/77mmHg，心率 55 次 /min，瞳孔等大等圆，约 25mm，右侧头皮可扪及一约 2cm×3cm 血肿。左侧肌力 4 级，肌张力正常。考虑颅内出血或脑梗死。询问病史患者 10d 前脑外伤史。急诊 CT 提示脑内血肿（肿瘤合并出血）。遂立即转入 ICU，考虑脑转移瘤合并出血、脑疝。请神经外科会诊后有手术指征。

既往史：2017 年于当地医院确诊慢性乙型病毒性肝炎，未经治疗。否认结核病病史。否认糖尿病、冠心病、高血压病病史。否认输血史、药物及食物过敏史。无外伤和手术史。

个人史：否认饮酒史。吸烟 20～40 支 /d。

家族史：无肿瘤等相关家族史。

体格检查：生命体征为 T 36.5℃，坐位 BP 161/77mmHg，HR 20 次 /min，P 55 次 /min。身高

168cm，体重62kg。PS评分：1分。全身浅表淋巴结未扪及肿大，左肺呼吸音粗，双肺未闻及干湿啰音，无胸膜摩擦音。心律齐，心率102次/min，各瓣膜听诊区未闻及病理性杂音。腹软，无压痛及反跳痛，肝脾肋下未触及，移动性浊音阴性。肠鸣音正常。生理反射存在，病理反射未引出。

辅助检查

（1）实验室检查

1）血常规：白细胞11.22×10^9/L[$(4.00 \sim 10.00) \times 10^9$/L]；中性粒细胞百分率75.70%（50% ～ 80%），中性粒细胞绝对值8.49×10^9/L[$(2.00 \sim 7.00) \times 10^9$/L]；血小板$163 \times 10^9$/L[$(100 \sim 300) \times 10^9$/L]，血红蛋白96g/L（120 ～ 160g/L）。

2）血生化：甲胎蛋白（alpha-fetoprotein，AFP）1 730.00μg/L（0 ～ 7μg/L）；钠135.5mmol/L（136 ～ 146mmol/L）。

3）凝血检验：凝血酶原时间14.40s（11.00 ～ 14.50s）；凝血酶原时间比值1.16（0.80 ～ 1.20）；纤维蛋白原浓度2.21g/L（2.00 ～ 4.00g/L）；活化部分凝血活酶时间37.20s（28.00 ～ 43.00s）。

4）病理检查：常规病理学报告，病理诊断:（右额叶肿瘤）结合免疫组化标记及病史，符合肝细胞癌转移。免疫组化：Hep+、Glypican3+。

（2）影像学检查

1）CT：右额叶脑内血肿（肿瘤合并出血），结合病史考虑转移瘤。

2）MRI：①肝右叶肿块呈介入术后改变，范围较前增大。肝内新见多发结节，考虑复发。②双肾多发囊肿同前。

诊治经过

诊断：①脑转移瘤合并出血，脑疝？②原发性肝癌BCLC分期B期，肝细胞肝癌Ⅱ级；③慢性乙型病毒性肝炎；④双肾囊肿。

治疗：急诊全麻下行开颅探查＋右额叶肿瘤并出血切除术。手术过程顺利。术后联合ICU科给予尖吻蝮蛇血凝酶止血处理、头孢孟多酯预防感染治疗。患者病情好转出院。

治疗结果：患者经过急诊开颅手术，术后转危为安（图2-4-5）。病理结果明确，后续将依据病理结果再行进一步治疗。

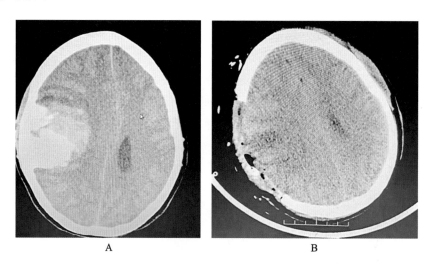

图2-4-5　脑转移瘤所致脑疝术前术后脑CT对比

A. 术前；B. 术后。

专家点评

本病例系以中枢神经系统为首发症状的脑转移瘤引起的脑疝。表现为明显的颅内高压症状，患者剧烈头痛，喷射性呕吐，继而出现意识障碍、昏睡，双侧瞳孔不等大。通过神经外科专家团队及时有效的救治，患者成功脱离危险，转危为安。

脑肿瘤引起的脑疝是由于肿瘤的占位效应或引起脑水肿以及阻塞脑脊液循环，使脑体积增大和颅内压增高，致使一部分脑组织发生移位，并通过一些解剖上的裂隙，被挤入到压力较低的部位中去而形成脑疝。疝出的脑组织压迫重要结构或生命中枢，导致严重后果，如压迫呼吸循环中枢，造成呼吸心跳停止等。

一般来讲，脑疝在肿瘤不断发展、接近晚期、未能得到及时有效的治疗时容易发生。但也有部分肿瘤不大，却位于中线，早期就影响到脑脊液循环，如不解除病因也会造成脑疝而骤死，多见于胶质瘤、脑转移瘤等，特别是部分脑转移瘤患者以中枢神经系统为首发症状，容易被忽略、误诊。

目前，临床上对于脑疝的治疗主要是根据病情去除病因（比如本例治疗就是切除肿瘤，紧急手术是抢救患者唯一的有效办法），多数患者及时接受正规诊疗能够解除危险，获得较好的预后。

邓智勇（中南大学湘雅医学院附属肿瘤医院 / 湖南省肿瘤医院）

第四节　脊髓压迫症

脊髓压迫症（spinal cord compression，SCC）是指各种病变导致脊髓、神经根或血管受压，从而引起脊髓水肿、变性及坏死等病理变化，最终导致脊髓功能丧失的临床综合征。它是一组具有占位性特征的椎管内病变，有明显进展征象，表现为受压平面以下的肢体运动、感觉、反射、括约肌功能以及皮肤营养功能障碍等一系列综合征。其临床表现与受压部位、病变性质、发生速度及范围有关。恶性脊髓压迫症（malignant spinal cord compression，MSCC）是晚期癌症的一种表现，椎体转移中约 20% 患者出现脊髓压迫症状，诊断后中位生存期仅为 3 ～ 6 个月。该病症状复杂、治疗风险高、预后较差，迅速识别和治疗 MSCC 对于维持活动能力和保持神经功能至关重要，以防止永久性截瘫、大小便失禁和生活质量的降低。

一、病因和发病机制

（一）病因

1. **肿瘤**　为脊髓压迫症最常见的病因，约占总数的 1/3 以上。可见于颈、胸、腰、骶等部位。绝大多数肿瘤起源于脊髓组织本身及其附属结构，如脊神经、脊髓膜、脊髓内胶质细胞、脊髓血管及脊髓周围的脂肪结缔组织等。髓外硬膜内最常见是神经鞘膜瘤，其次是脊膜瘤；脊髓内肿瘤以神经胶质细胞瘤常见；硬膜外以转移瘤多见。

（1）神经鞘膜瘤：发病率占椎管内肿瘤的 41.7% ～ 47%，是来自神经鞘膜细胞的良性肿瘤。分为神经鞘瘤和神经纤维瘤两类。病灶通常是孤立的，也可沿神经干多发。神经鞘膜瘤好发于髓外硬膜内，而髓内的神经鞘膜瘤在任何平面均可发生，40% 发生于腰骶段，其次是胸段、颈段。

（2）脊膜瘤：是椎管内常见的肿瘤之一。发病率仅次于神经鞘膜瘤而居第二位，约占椎管内肿瘤的 1/4。脊膜瘤是起源于蛛网膜内皮细胞或硬脊膜的纤维细胞的良性肿瘤，病变与硬膜关系密切，绝大多数发生于硬膜下髓外，部分发生在胸椎位置的硬膜下。在肿瘤的发生发展过程中，可先后累及齿状韧带、脊神经根、蛛网膜及脊髓。

（3）神经胶质细胞瘤：发病率占椎管内肿瘤的8%～10%、所有中枢神经系统肿瘤的2%～4%。根据其细胞起源不同，可分为室管膜瘤（60%～70%）和各级星形细胞瘤（30%～40%）。室管膜瘤来源于脑室与脊髓中央管的室管膜细胞或脑内白质室管膜细胞巢，多见于儿童及青年，男性多于女性。星形细胞瘤来源于星形胶质细胞，多位于脊髓颈胸上段，男性多于女性，外观呈梭形肿胀，质地软，可有出血，部分多节，与脊髓无明显的界限。

（4）血管母细胞瘤：发病率占所有椎管内肿瘤的1%～5%，属真性血管源性肿瘤。常伴有中枢神经系统外疾病，如视网膜血管母细胞瘤、肾脏透明细胞癌、嗜铬细胞瘤以及胰腺和内耳肿瘤。

（5）先天性肿瘤：椎管内先天性肿瘤多为良性肿瘤，生长缓慢。为胚胎发育期残存的胚层细胞发展而成，它们可由一个胚层构成，也可由多个胚层组织构成。依组织结构不同分为表皮样囊肿、皮样囊肿、畸胎瘤、肠源性囊肿、脂肪瘤、脊索瘤等。

（6）转移性肿瘤：占椎管内肿瘤6%～7%。转移性肿瘤最常见实体瘤是肺癌（24.9%）、前列腺癌（16.2%）、乳腺癌（6.9%）和未知的原发癌（6.7%）；多发性骨髓瘤（11.1%）和淋巴瘤（8.7%）是最常见的血液系统肿瘤。在儿童中，与MSCC相关的恶性肿瘤是肉瘤、神经母细胞瘤、生殖细胞肿瘤和霍奇金淋巴瘤。转移途径为动脉途径、椎静脉途径和通过神经根或脑脊液直接侵犯脊髓等。脊髓各段均可发生，可位于硬脊膜外、硬脊膜下及髓内，单纯髓内转移性肿瘤少见。

2．炎症　细菌性感染病灶经血行播散、邻近组织蔓延及直接种植等途径，造成椎管内急性脓肿或慢性真性肉芽肿而压迫脊髓，以硬膜外多见，好发于脊椎胸腰段，可能与胸腰段广泛的硬脊膜外静脉丛及脂肪组织有关。此外，非细菌性感染性脊髓蛛网膜炎，以及损伤、出血、蛛网膜粘连或肿瘤压迫血管影响血液供应，可引起脊髓、神经根受损症状。结核和寄生虫等可引起慢性肉芽肿从而导致脊髓压迫。

3．脊柱病变　椎间盘突出（髓核突出）为较常见的脊髓压迫原因，病程较长，进展缓慢，属脊柱退行性病变的一部分，常因过度用力或脊柱的过伸、过屈运动引起。脊柱损伤时可直接损伤脊髓或因椎体、椎弓和椎板的骨折、脱位、小关节交错、椎管内血肿等原因导致脊髓压迫。

4．先天畸形　包括颅底凹陷、寰椎枕化、颈椎融合征、脊柱裂、脊膜脊髓膨出、脊柱佝偻侧突畸形以及严重的肥大性脊柱骨关节炎等均可造成脊髓压迫。脊髓血管畸形多因先天性胚胎发育异常所致。畸形血管的扩张膨胀压迫导致脊髓功能障碍，还可因动脉短路、静脉淤血导致脊髓缺血性损害。

（二）发病机制

脊髓位于椎管腔内，其组织结构和生物学特性与脑组织类似，具有水分丰富、质软、脆弱、不可压缩性、对血氧缺乏较为敏感等特性。这些特性决定了压迫病因对脊髓的影响主要表现为机械压迫和血供障碍。前者作用快，几乎立即出现症状，致伤性强，压迫解除后功能恢复慢。后者引起的作用慢，1～5min出现症状，恢复血供后功能恢复也较快。静脉受压后引起脊髓水肿，动脉受压后主要引起脊髓变性及软化，最终造成脊髓坏死。脊髓受压早期可通过脊髓移位、减少脑脊液得到代偿，脊髓外形改变但神经通路并未中断，临床上并不出现神经功能受损的症状和体征。后期常出现放射性疼痛、运动感觉功能损害、直肠或膀胱括约肌功能失调等表现，甚至导致受压平面下瘫痪。

肿瘤转移至脊髓的途径包括：肿瘤转移至脊柱，然后再突入椎管；肿瘤转移至椎旁引起椎间隙狭窄，椎间盘突出进入椎管；经血液循环或淋巴引流直接进入椎管等。近年许多研究表明，转移瘤的生长并向软组织侵犯，可引起椎静脉系统压力增高、血液淤滞、局部血管闭塞，使脊髓的血供障碍，最终导致脊髓麻痹。

二、临床表现

（一）临床分型

根据压迫因素发展速度的不同，可将脊髓压迫分为急性压迫、亚急性压迫和慢性压迫三型。

1. **急性压迫**　病情进展迅速，常常数小时到数天内脊髓功能完全丧失。多因损伤后椎管内血肿形成、骨折片压迫、转移瘤、急性硬膜外脓肿、椎管内出血导致。表现为脊髓横贯性损害、脊髓休克（spinal shock），病变平面以下弛缓性瘫痪、各种感觉消失、反射消失、尿潴留等。这类患者需要急诊手术解除脊髓压迫，否则将会造成严重后果。

2. **亚急性压迫**　临床表现介于急性与慢性压迫之间。

3. **慢性压迫**　多为椎管内良性肿瘤、脊柱结核及某些先天性脊柱畸形引起，由于病变发展速度缓慢，脊髓逐渐地、不同程度地获得适应和代偿能力，或因侧支循环的建立而获得足够的血氧供应，这类患者可在相当长时间内不出现症状，发生症状后，多呈慢性发展表现。通常可分为三期。早期根痛期：出现神经根痛及脊髓刺激症状；脊髓部分受压期：产生脊髓半切综合征（brown-sequard syndrome），表现为病变水平以下对侧肢体的浅感觉障碍和同侧肢体的运动、深感觉和自主神经障碍；脊髓完全受压期：出现脊髓完全横贯性损害，表现为病变水平以下双侧肢体的各种感觉、运动和自主神经障碍。

（二）主要症状和体征

1. **神经根症状**　对判断脊髓病变位置及病情具有参考价值。脊髓神经后根受压会产生烧灼痛、撕裂痛或钻痛，并可放射到相应的皮肤节段，活动脊柱、咳嗽、喷嚏时可引起疼痛加剧，适当改变体位可减轻症状。脊髓腹侧病变使前根受压可出现前根刺激症状，支配肌群可见肌束颤动，以后出现肌无力或肌肉萎缩。胸部脊髓病变常导致双侧疼痛，而颈部和腰骶部脊髓受累常表现为单侧疼痛。

2. **感觉障碍**　感觉障碍提示神经系统病变或神经受压。脊髓丘脑束为一神经纤维束，从脊髓上行到丘脑，主要传导躯干和四肢的痛觉、温觉、触觉及压觉。若脊髓丘脑束受损会产生对侧躯体较病变水平低 2～3 个节段以下的痛温觉减退或消失，受压平面越高，症状越明显。脊髓传导纤维有一定的顺序，有助于髓内髓外病变鉴别，髓外压迫感觉障碍由下肢逐渐向上发展，髓内压迫则感觉障碍为受压平面开始逐渐向下发展，鞍区感觉保留至最后受累，称为"马鞍回避"。若脊髓完全受压，则出现脊髓横断性损害，表现为压迫平面以下所有感觉的消失，一侧脊髓损害则出现脊髓半切综合征。

3. **运动障碍**　四肢沉重、笨拙是运动系统障碍的早期表现，进而出现无力、虚弱，甚至截瘫。运动障碍的症状取决于受压的脊髓平面。①脊髓主干受压：四肢肌力减退、共济失调、步态不稳，以及受压平面以下感觉减退甚至消失；②神经根受压：肩部、上肢出现运动、反射的减退或者消失，提示可能是颈神经根受压或损伤，若下肢感觉障碍、活动无力，则提示腰椎神经根受压；③马尾神经受压：肛门、膀胱功能障碍。

4. **反射异常**　受压节段后根、前根或前角受累时出现肌震颤和肌萎缩伴病变节段腱反射减弱或消失；锥体束受压引起病变节段以下同侧肢体痉挛性瘫痪、肌张力增高、腱反射亢进、腹壁和提睾反射消失和病理征阳性。脊髓休克时则各种反射均不能引出。

5. **营养性障碍**　继发于肢体的感觉、运动障碍之后，皮肤干燥、易脱屑、变薄、失去弹性，皮肤组织松弛，容易发生压疮，指（趾）甲无光泽、增厚，甚至脱落。

6. **自主神经症状**　髓内病变多较早出现括约肌功能障碍，圆锥以上病变较早出现尿潴留和便秘，晚期出现反射性神经源性膀胱；病变水平以下血管运动和泌汗功能障碍，可见少汗、无汗、皮肤干燥及脱屑。圆锥、马尾病变出现尿便失禁。

7. 脊膜刺激症状 多因硬膜外病变引起，表现脊柱局部自发痛、叩击痛、活动受限、颈部抵抗和直腿抬高试验阳性等。

三、辅助检查

根据病史和体格检查，判断脊髓病变并不困难，但要精确地确定病变部位、程度和性质却非易事。尤其椎管肿瘤早期并无典型的临床表现，因此，椎管肿瘤的早期诊断率较低，容易出现漏诊和误诊的情况。因此，一般均须做进一步检查，特别是当考虑施行手术或作放射治疗之前，选择适合的辅助检查是不可缺少的。

（一）影像学检查

1. CT 和 MRI CT 能确切显示肿瘤位置和肿瘤与脊髓的关系，对脊髓病变的部位，上、下缘界线，位置及性质能提供有价值的信息。MRI 在确定病变范围、性质、脊髓受压情况均优于 CT，是作为早期诊断不可缺少的重要检查。MRI 还提供了有关软脑膜受累和脊柱软组织结构的解剖学细节，包括椎间盘、脊髓、脊神经根、脊髓肌肉和韧带。MRI 弥散加权成像可区分低强度骨质疏松性椎体骨折和高强度转移性椎体骨折。转移瘤可能存在多个转移病灶，所以，患者整条脊柱的完全成像非常必要。

2. 脊柱 X 线摄片 结合正位、侧位、斜位检查。脊柱损伤重点观察有无骨折、错位、脱位和椎间隙狭窄等。良性肿瘤可出现椎弓根间距增宽、椎弓根变形或模糊、椎间孔扩大、椎体后缘凹陷或骨质疏松和破坏。转移性肿瘤常见骨质破坏。病程早期可无任何变化，病程越长骨质改变出现率越高、程度亦重。目前多被脊柱 CT 和 MRI 取代。

3. 脊髓造影 可显示脊髓梗阻界面，椎管完全梗阻时上行造影只显示压迫性病变，下界行造影可显示病变上界。脊髓造影结合 CT 可应用于不能行 MRI 的患者中。

（二）脑脊液检查

腰椎穿刺测定脑脊液动力变化、脑脊液常规及生化检查是诊断脊髓压迫症的方法。由于腰椎穿刺检查可能导致肿瘤位置的移动，使脊髓压迫突然加重，术前必须进行评估，在 CT 及 MRI 普及的今天，此种方法已经运用较少。

1. 脑脊液动力学检查 压腹试验可辅助判断椎管是否有梗阻。脑脊液动力学检查大致有脊髓蛛网膜下腔无阻塞、部分阻塞、完全阻塞三种结果。若脊髓蛛网膜下腔部分阻塞，脑脊液压力一般偏低，偶有正常或升高；若完全阻塞，压力偏低。

2. 脑脊液常规及生化检查 一般在正常范围，肿瘤有出血坏死时，红细胞和白细胞均升高；椎管完全梗阻时脑脊液蛋白明显增高，蛋白 – 细胞分离，蛋白可超过 10g/L，流出后自动凝结，称为 Froin 征。

（三）病理活检

对于诊断困难的患者，可以选择穿刺活检，经皮脊柱穿刺活检术是目前最常用的检查方法，在当今设备条件支持下，成功率可达 80% ～ 95%。这项检查不仅可以明确患者脊柱病变的性质，排除其他疾病，同时有助于区分脊柱病理性骨折的代谢性和肿瘤性原因。

四、诊断及鉴别诊断

（一）诊断

首先须明确脊髓损害是压迫性的还是非压迫性的，然后通过必要的检查确定脊髓压迫的部位或平面，分析压迫是在脊髓内还是在脊髓外以及压迫的程度，最后研究压迫病变的性质。因此，必须将病史、临床症状、查体体征与辅助检查等有关资料加以综合分析才能做出正确诊断。

（二）鉴别诊断

脊髓压迫症的早期常有根痛症状，因此，需与能引起疼痛症状的某些内脏疾病相鉴别，如心绞痛、胸膜炎、胆囊炎、胃或十二指肠溃疡以及肾结石等。部分椎管狭窄及椎间盘突出或脊柱不稳等慢性病变亦可有腰痛的临床表现，可通过疾病病程以及影像学上明确分辨。当出现脊髓受压体征后则需进一步与非压迫性脊髓病变，如急性脊髓炎、脊髓蛛网膜炎、脊髓空洞症、肌萎缩侧索硬化、脊柱关节肥大性改变、亚急性联合变性等相鉴别。

五、治疗

根据病变性质、病情发展程度确定治疗方案。应尽快去除病因，解除脊髓受压。对于急症、伴有严重疼痛的恶性肿瘤导致的脊髓压迫，应该尽早使用皮质醇药物治疗；硬脊膜外脓肿应紧急手术并给予足量抗生素。脊柱结核在行根治术时，同时给予抗结核治疗；良性肿瘤一般经手术可彻底切除；对于难以完全切除者，椎板减压术可获得短期症状缓解，术后应早期进行康复治疗和功能训练；而恶性或转移瘤可做放疗或化疗或靶向治疗；发现脊柱不稳的患者，应该尽早手术评估，术后制订放疗辅助方案。

（一）一般药物治疗

药物治疗的主要手段是糖皮质激素治疗。对神经系统检查中提示有脊髓压迫的患者，应立即静脉内给予高剂量的地塞米松，对迅速缓解疼痛、减轻脊髓压迫引起的神经水肿和增加脊髓抗缺氧能力均有明显的作用。另外，疼痛的控制至关重要。尽管有些患者使用非甾体抗炎药可实现足够的疼痛控制，但大多数患者仍需使用阿片类药物来控制疼痛。此外，应用胃肠动力药物能改善脊髓损伤患者的结肠和肛门直肠功能障碍，促进排便。

（二）手术治疗

椎管内肿瘤多为良性，手术切除是较为有效的治疗方式。另外，MSCC 患者中 10%～15% 有手术指征。尽早手术，术中尽可能减少脊髓损伤，能提高运动和感觉功能。由于脊髓及其神经和肿瘤都在狭小的椎管内，椎管内肿瘤治疗上存在一定的难度。手术目标是完全切除肿瘤，改善神经功能，避免引起脊柱不稳定或神经功能恶化。

1. **传统手术治疗**　传统的手术方法有后路椎板切除减压术、全椎板切除术、半椎板切除术、椎板切除辅助钉棒系统内固定术。这些手术方式也是进展快速的恶性肿瘤导致脊髓压迫及病理性骨折风险高患者的首选治疗方式。同时，体部立体定向放疗（stereotactic body radiation therapy，SBRT）的出现，为外科医师也提供了更为广阔的思路，譬如分离手术，手术目的并不是将肿瘤完全切除，而是为后续放射治疗创造出一个安全边界，解除压迫。

2. **微创手术**　微创技术以缓解疼痛，改善局部稳定性，解除脊髓压迫等为手术目的，使患者更愿意治疗。但是微创技术并发症（如脑脊液漏、出血、感染）发生概率大，操作者需要一定的学习年限与水平。微创手术目前包括椎体成形术、射频消融联合椎体成形术、经皮椎弓根螺钉联合微创减压技术等。内镜也已广泛应用于脊柱退行性病变的治疗中，特别是对于腰椎间盘突出症和腰椎管狭窄症，具有骨移除少、更好保存脊柱活动性和稳定性、减少术中失血和术后疼痛、缩短住院时间等优势。

（三）放射治疗

在没有脊柱不稳定的情况下，放射治疗是恶性脊髓压迫的首选治疗方法，放射治疗可以改善疼痛，防止肿瘤进一步生长和神经损伤。乳腺癌、前列腺癌、小细胞肺癌、淋巴瘤以及骨髓瘤被认为是放射敏感性的。

1. **分割放射治疗（fractionated radiotherapy）**　在传统治疗中，分割放疗常作为术后辅助治疗或预期寿命在 3 ~ 6 个月患者的姑息性治疗。自 20 世纪 50 年代该技术出现以来，该技术对于维持早期诊断的患者行走功能和提高生活质量最为有效。以 8Gy 作为一个分割放疗周期对于缓解疼痛及部分恢复神经功能有效。

2. **体部立体定向放疗**　SBRT 对于恶性肿瘤导致的脊髓压迫，若未出现脊柱不稳或脊髓压迫，那么 SBRT 甚至可以取代手术治疗成为首选治疗方式。研究表明，SBRT 对恶性脊髓压迫进展控制、缓解脊髓压迫症状和增加脊柱稳定性有一定效果。

（四）化疗和靶向治疗

对于脊髓压迫症，化疗的效果不如手术治疗及放疗。但那些对化疗敏感的肿瘤，如淋巴瘤、生殖细胞肿瘤、神经细胞肿瘤和尤因肉瘤，化疗也可取得很好疗效。特别对于儿童，放疗会影响生长发育，对于发生于儿童且对化疗敏感的肿瘤，化疗是更好选择。靶向治疗作为新兴出现的治疗方式，近年来也是研究的活跃领域。对于乳腺癌、恶性黑色素瘤和特殊类型的肺腺癌，靶向治疗有可观的临床效果。有研究表明，对于恶性肿瘤导致的脊髓压迫，靶向治疗能够提高患者生存周期及预后质量。

（五）其他治疗

其他治疗还包括康复治疗（心理、脊髓功能、生活训练等）、并发症预防（感染、压疮、肌肉关节挛缩等）以及对症治疗。

六、预后

脊髓压迫症的预后取决于压迫病因的性质及其可能解除的程度、脊髓功能障碍的程度、脊髓受压平面的高低、压迫病因解除的时间、解除压迫后脊髓功能恢复程度等。临床治疗常需要多学科协助，同时医师需要从患者预后、个体化原则出发，综合评估，灵活把握，从而选择最佳方案。

杨慧勤（昆明市延安医院）

李馨蕊（昆明医科大学第二附属医院）

附：左肾癌骨转移瘤致脊髓压迫（不完全性截瘫）病例分析

病例摘要

患者，男性，74岁。因左肾透明细胞癌术后3个月，腰痛2个月，加重伴双下肢活动障碍2d入院。急诊行MRI示：T_8、T_{12}椎体病变，并T_{12}椎体病理性压缩性骨折，继发椎管狭窄，脊髓圆锥受压，考虑转移。在麻醉下行经后路T_{12}椎体病灶切除+椎管减压+骨水泥填充+钛笼植入+钉棒系统内固定术。患者术后恢复良好，双下肢肌力V级，脊髓损伤分级（Frankel分级）E级，能下床行走。术后予以索拉菲尼0.4g，2次/d，靶向药物治疗。

病史简介

现病史：患者，男性，74岁。3个月前无明显诱因出现尿频、尿急、排尿困难。至当地医院行MRI显示：①左肾上极占位性病变：考虑肾癌；②T_{12}椎体骨质破坏：转移可能，完善相关术前检查后行左肾切除术。术后病理检查显示：透明细胞癌（Furhman分级Ⅳ级）。2个月前患者出现腰背部疼痛，呈钝痛，活动后加重，自行理疗无明显好转。2d前上述症状加重，伴双下肢活动障碍，遂至肿瘤急诊科就诊。

既往史：否认乙肝史、结核史、疟疾病史。否认高血压、冠心病、糖尿病病史。3个月前行左肾切除术。否认外伤史。预防接种史不详。

个人史：无疫区、疫水接触史。无吸烟、酗酒史。

婚育史：20岁结婚，配偶身体情况：健在，育1子2女。

家族史：父母已故。2弟1妹健在。否认家族传染病史、遗传性病史、肿瘤病史。

体格检查

T 36.8℃，P 80次/min，R 19次/min，BP 109/71mmHg，KPS评分：50分。轮椅推入院，左腰部及右下腹分别见一长约10cm和5cm的手术瘢痕，脊柱无畸形，T_{12}椎体棘突及椎旁肌压痛、叩击痛，胸腰背部活动受限，双下肢肌张力正常，肌力3级，会阴区感觉减退，提睾反射存在，右侧踝阵挛（+）。

辅助检查

（1）实验室检查

1）生化：肌酐205μmol/L（59～104μmol/L）。

2）肿瘤标志物：总前列腺特异性抗原（total PSA）7.050μg/L（0～4μg/L），游离前列腺特异性抗原（free PSA）1.220μg/L（0～0.80μg/L），细胞角蛋白19片段（CYFRA21-1）7.4ng/mL（＜3.3ng/mL），恶性肿瘤特异生长因子（tumor specific growth factor，TSGF）66U/mL（≤64U/mL），神经元特异性烯醇化酶（NSE）37.46μg/L（0～16.3μg/L），铁蛋白964.1μg/L（30～400μg/L）。

3）其他实验室检查未见异常。

（2）影像学检查：MRI 示 T_8、T_{12} 椎体病变，并 T_{12} 椎体病理性压缩性骨折，继发椎管狭窄，脊髓圆锥受压，考虑转移。

诊治经过

诊断：① T_{12} 椎体病理性压缩性骨折并脊髓压迫；②不全截瘫（Frankel 分级 C 级）；③左肾透明细胞癌伴骨转移（$T_2N_0M_1$ Ⅳ期）；④左肾切除术后；⑤肾功能不全。

治疗：经过多学科诊疗（MDT）专家团队讨论，在麻醉下行经后路 T_{12} 椎体病灶切除 + 椎管减压 + 骨水泥填充 + 钛笼植入 + 钉棒系统内固定术。患者术后恢复良好，双下肢肌力 Ⅴ 级，Frankel 分级 E 级，能下床行走。术后予以口服索拉菲尼 0.4g，2 次 /d 靶向药物治疗。

专家点评

骨转移为肾癌第二常见的转移部位，35% ～ 40% 的转移性肾癌合并骨转移。肾癌骨转移常发生在中轴骨，其中 71% 为溶骨性病变，18% 为成骨性病变，11% 为混合性病变，可导致患者出现疼痛、病理性骨折、脊髓压迫、高钙血症等骨相关事件（skeletal related events，SREs）。其中脊髓压迫症是极其严重的并发症，约 28% 的肾癌骨转移患者可出现，通常被视为肿瘤急症。由于患者的骨转移部位、破坏程度与临床表现并不相同，肾癌骨转移单纯治疗疗效有限，预后不佳，需采用多学科综合治疗模式，制订个体化的综合治疗方案，以减少或延缓 SREs 的发生，维持患者较好的生存质量，延长疾病控制和生存时间。积极的手术治疗能有效改善疼痛、保留脊髓神经功能从而提高生活质量，可采固定术、病灶切除术、人工关节置换术、脊髓减压及脊柱重建术等。但手术前应充分评估骨骼稳定性、脊髓压迫程度、术后神经功能恢复的可能性和对手术的耐受性，综合考虑慎重选择。该患者出现后腰部疼痛、脊髓受压，且脊髓功能进行性减退，影像学提示病理性骨折，有手术指征。但手术主要目的是解除神经及脊髓压迫，解决骨折和脊柱不稳定性问题，而非根治肿瘤，因此，术后仍需局部放射治疗或全身抗肿瘤治疗才能获得理想的肿瘤局控率。

杨义豪（云南省肿瘤医院 / 昆明医科大学第三附属医院）

戴瑜亮（中南大学湘雅二医院）

第五节　神经 - 肌肉接头疾病

神经 - 肌肉接头疾病（neuromuscular junction disease，NJD）是指乙酰胆碱在神经肌肉接头间传递障碍所引起的疾病，临床上主要包括重症肌无力（myasthenia gravis，MG）和 Lambert-Eaton 肌无力综合征（Lambert-Eaton myasthenic syndrome，LEMS）。MG 是由乙酰胆碱受体抗体（acetylcholine receptor antibody，AChRAb）介导、细胞免疫依赖、补体参与的获得性自身免疫性疾病，累及神经肌肉接头突触后膜，每年发病率为 3 ～ 28/100 万，患病率为 54 ～ 350/100 万，其中约 15% 的 MG 患者伴有胸腺瘤，而 35% 的胸腺瘤患者伴有 MG。LEMS 是一种以近端无力和自主神经功能障碍为特征的副肿瘤性或原发性自身免疫性神经肌肉接头疾病，致病的自身抗体直接抑制神经末梢突触前膜的电压门控钙通道（voltage-gated calcium channel，VGCC）以及导致乙酰胆碱释放减少，半数 LEMS 患者与肿瘤相关。

一、病因与发病机制

（一）自身免疫机制

MG 主要为体液免疫所介导的疾病。在补体参与下，体内产生的 AChRAb 与突触后膜的乙酰胆碱受体（acetylcholine receptor，AChR）产生免疫应答，使 AChR 受到破坏，以致不能产生足够的终板电位，突触后膜传递障碍而产生肌无力。AChRAb 是一种多克隆抗体，主要成分为 IgG，10% 为 IgM。当连续的神经冲动到来时，随着突触间隙内 AChR 浓度的下降，就不足以产生可引起肌肉收缩的动作电位，从而在临床上表现为易疲劳的肌无力。近年来，随着临床上免疫治疗的应用，出现许多肿瘤免疫检查点抑制剂（ICIs）可引起神经系统的不良反应，发生率在 0.1% ～ 12%，80% 发生在应用前 4 个月内。目前普遍认为，ICIs 可导致潜在的自身免疫系统紊乱。例如，伊匹单抗（ipilimumab）可通过诱导 T 细胞，介导产生 AChRAb，以致 MG 的发生或恶化。

LEMS 是一种罕见的疾病，年发病率仅为 MG 的 1/10 ～ 1/14，患病率比 MG 估计的发病率低 46 倍。LEMS 自身抗体的产生与突触前神经末梢上的 P/Q 型 VGCC 相互作用，从而减少了去极化时钙离子的内流及突触前活动区的数量，引起突触前膜神经末梢释放 ACh 减少，转化为突触后终板动作电位降低，导致肌肉收缩无力。突触前膜的 VGCC 是一类异构体多亚单位复合体，主要包括 P、Q、N、L 四型。P/Q 型 VGCC 主要参与运动神经末梢的神经递质释放，而其他亚型的作用包括自主神经末梢（N 型）和特殊终末如视网膜或听觉毛细胞（L 型）的神经递质释放。LEMS 主要分为副肿瘤性 LEMS（主要与小细胞肺癌有关）与非副肿瘤性 LEMS 两种类型，大约 60% 的 LEMS 患者与肿瘤相关，小细胞肺癌细胞上存在高浓度的功能性 P/Q 型 VGCC，这可能诱导了致病性抗 VGCC 抗体的自身免疫产生。随后，这些自身抗体与突触前神经末梢上的 VGCC 成分发生交叉反应，影响神经肌肉功能。而非副肿瘤性 LEMS 的病因尚不清楚，它经常与其他自身免疫性疾病共存，很少与 MG 共存。此外 LEMS 的自身免疫反应不仅影响肌肉功能，还影响自主神经系统，这可能通过自身抗体与 N 型 VGCC 的相互作用引起（图 2-4-6）。

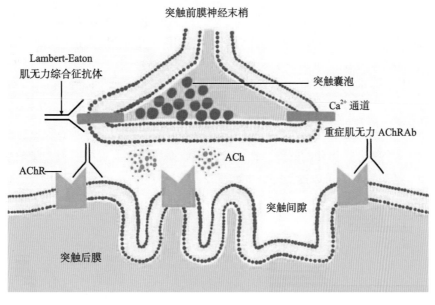

图 2-4-6　神经－肌肉接头异常传递图解

（二）胸腺异常

临床上，80% 的 MG 患者有胸腺异常，约 65% 的患者伴发胸腺增生，即胸腺重量增加、淋巴滤泡增生、生发中心增多表现，10% ～ 20% 的患者伴发胸腺瘤。胸腺是激活和维持 MG 自身免疫反应的重要器官，在病毒感染和特定遗传因素的共同作用下，胸腺自身免疫耐受和调节机制受到损害，并经分子模拟和交叉免疫反应产生自身 AChRAbs，引起神经肌肉 – 接头损害而导致 MG 的发生。有 9% 的 MG 患者伴随胸腺退化，胸腺组织被大量的上皮空隙和脂肪组织取代，出现皮髓质萎缩、少量的上皮细胞残余。

二、临床表现

（一）发病年龄

MG 在任何年龄组均可发病，但有两个发病年龄高峰，20 ～ 40 岁和 40 ～ 60 岁，前者女性多于男性，后者男性较多见。年龄大者常伴有胸腺瘤。副肿瘤性 LEMS 主要是 50 岁以上男性患者多发，平均发病年龄为 60 岁，65% 的患者是男性。非副肿瘤性 LEMS 在所有年龄段都可见，发病高峰 35 岁左右，第二个更大的高峰出现在 60 岁，女性多见。

（二）症状特点

MG 患者骨骼肌疲劳或肌无力呈波动性，大部分表现为持续肌肉收缩后出现肌无力甚至瘫痪，休息后症状减轻或缓解。多数患者有晨轻暮重现象，即晨起时肌力正常或肌力症状较轻，而在下午或傍晚肌无力明显加重。眼外肌最常受累，半数患者以上睑提肌为首发症状，表现为单侧的无痛性上睑下垂，不伴眼肌麻痹和瞳孔异常。若累及脑神经支配的肌群常出现面部表情淡漠、苦笑面容、咀嚼无力、吞咽困难、说话带鼻音等。颈肌、肩带肌及髋部屈肌早期受累较少，表现为四肢无力，近端为重，腱反射不受影响，感觉正常。无论累及程度、部位如何，首次采用抗胆碱酯酶药物治疗都有明显效果。

临床上 LEMS 最常见的三联征是近端肌肉无力、自主神经特征和反射障碍。LEMS 患者肌无力的特点主要是近端肌肉无力为主，活动后即疲劳，但短暂用力收缩后肌力进而增强，而持续收缩后肌力又呈疲劳状态，脑神经支配的肌肉很少受累。症状通常是渐进的和隐匿的，但偶尔也是亚急性的，主要症状是腿部无力（60%）、全身无力（18%）、肌肉疼痛或僵硬（5%）、口干（5%）、手臂无力（4%）、复视（4%）和构音障碍（2%）。自主神经功能障碍在 80% ～ 96% 的 LEMS 患者中被发现，口干是最常见的症状，其次是男性勃起功能障碍和便秘。肌腱反射障碍可能表现反射减弱或缺失。虽然不是很敏感，但一个特征是运动后的促进作用，肌肉收缩后肌腱反射和肌肉力量短期恢复到正常范围。它存在于 40% 的患者中，可以掩盖降低的肌腱反射。

（三）重症肌无力危象

主要指一些患者在发病早期迅速恶化或进展过程中突然加重，出现呼吸肌的受累，以致不能维持正常的换气功能时，从而危及生命，须紧急抢救。MG 危象通常分为三种类型。

1. 肌无力危象（myasthenic crisis）　最为常见。疾病本身发展所致。即抗胆碱酯酶药物不足危象，常因感染、创伤、减量引起。呼吸肌麻痹、咳痰吞咽无力而危及生命。注射新斯的明后有显著好转为本危象特点。

2．**胆碱能危象**（cholinergic crisis）　即抗胆碱酯酶药物过量危象。注射新斯的明后无效，症状反而加重。除上述肌无力危象表现外尚有乙酰胆碱蓄积过多症状：

（1）蕈碱样中毒症状：恶心、呕吐、腹泻、腹痛、瞳孔小、多汗、流涎、气管分泌物多、心率减慢。

（2）烟碱样中毒症状：肌肉震颤、痉挛、紧缩感。

（3）中枢神经系统症状：焦虑、失眠、精神错乱、抽搐等。

3．**反拗危象**（brittle crisis）　在服用抗胆碱酯酶药物期间，因感染、分娩、手术等因素导致突然对抗胆碱酯酶药物治疗无效，而出现呼吸困难，且注射用新斯的明后无效，也不加重症状。难以区别危象性质而又不能用停药或加大药物剂量改善症状者，多在长期较大剂量治疗后发生。

（四）临床分型

采用美国重症肌无力基金会（Myasthenia Gravis Foundation of America，MGFA）临床分型，旨在评估疾病严重程度、指导治疗及评估预后（表2-4-2）。

表2-4-2　MGFA临床分型

分型	临床表现	眼肌	四肢肌肉	躯干肌肉	咽喉肌	呼吸肌
Ⅰ型	眼肌无力，可伴闭眼无力，其他肌群肌力正常	√				
Ⅱ型	除眼肌外的其他肌群轻度无力，可伴眼肌无力	轻度	轻度	轻度	轻度	轻度
Ⅱa型	主要累及四肢肌和/或躯干肌，可有较轻的咽喉肌受累		√	√	轻度	
Ⅱb型	主要累及咽喉肌和/或呼吸肌，可有轻度或相同的四肢肌和/或躯干肌受累		轻度	轻度	√	√
Ⅲ型	除眼肌外的其他肌群中度无力，可伴有任何程度的眼肌无力	√	中度	中度	中度	中度
Ⅲa型	主要累及四肢肌和/或躯干肌，可有较轻的咽喉肌受累		中度	中度	轻度	
Ⅲb型	主要累及咽喉肌和/或呼吸肌，可有轻度或相同的四肢肌和/或躯干肌受累		轻度	轻度	中度	中度
Ⅳ型	除眼肌外的其他肌群重度无力，可伴有任何程度的眼肌无力	√	重度	重度	重度	重度
Ⅳa型	主要累及四肢肌和/或躯干肌受累，可有较轻的咽喉肌受累		重度	重度	轻度	
Ⅳb型	主要累及咽喉肌和/或呼吸肌，可有轻度或相同的四肢肌和/或躯干肌受累		轻度	轻度	重度	重度
Ⅴ型	气管插管，伴或不伴机械通气（除外术后常规使用）；仅鼻饲而不进行气管插管的病例为Ⅳb型	√	√	√	√	气管插管

三、辅助检查

（一）疲劳试验

疲劳试验（jolly test）用于症状不明显者。依据受累肌肉重复活动后症状明显加重的特点采用试验。持续上视出现眼睑下垂或两臂持续平举后出现上臂下垂，休息后即恢复为阳性。

（二）新斯的明试验

成人一般用新斯的明1～1.5mg肌内注射，若注射后10～15min症状改善，30～60min达到高峰，持续 2 ～ 3h，即为新斯的明试验（neostigmine test）阳性。

（三）神经肌肉电生理检查

神经肌肉电生理检查是最客观、关键的检查指标。

1. **重复神经电刺激**（repetitive nerve stimulation，RNS） 为常用的具有确诊价值的检查方法，利用电极刺激运动神经，记录肌肉的反应电位振幅。若患者肌肉电位逐渐衰退，提示有神经肌肉接头处病变的可能。RNS 是诊断 LEMS 的首选，典型的电生理三联征是低复合肌肉动作电位（compound muscle action potential，CAMP）、低速刺激时的递减反应和 10s 最大自主收缩或高速刺激时的递增反应。

2. **单纤维肌电图**（single-fiber electromyography，SFEMG） 是较重复神经电刺激更为敏感的神经肌肉接头传导异常的检测手段。可以在重复神经电刺激和临床症状均正常时，根据"颤抖"的增加而发现神经肌肉传导的异常，在所有肌无力检查中，灵敏度最高，且不受胆碱酯酶抑制剂的影响，但不能够用来区分 MG 和 LEMS。

（四）血清抗体的检测

AChRAb 滴度的检测对 MG 诊断具有特征性意义。85% ～ 90% 的全身型和 60% 的眼肌型 MG 可以检测到血清 AChRAb。部分抗体为阴性，可能因 AChRAb 与受体亲和力，现有的检测方法无法检测，因此 AChRAb 滴度的检测阴性无法排除 MG 诊断，阳性可以确诊。抗体滴度的高低与临床症状的严重程度并不完全一致。

VGCC 抗体检测对 LEMS 诊断具有高度特异性。在 85% ～ 90% 的 LEMS 患者中可检测到血清 VGCC 抗体，与 LEMS 的临床症状有关，但与疾病严重程度没有相关性。在副肿瘤性 LEMS 患者中，高达 100% 的患者中存在 P/Q 型 VGCC 抗体，而在 NT-LEMS 患者中，高达 90% 的患者中存在 P/Q 型 VGCC 抗体。但仍有部分抗体为阴性，可能与抗体浓度较低、VGCC 表位不同等原因有关。此外，研究发现约 64% 的患有副肿瘤性 LEMS 患者也被发现有针对 SOX1 的抗体，但仅在 5% 的非副肿瘤性 LEMS 患者中发现。SOX1 是小细胞肺癌中的一种免疫原性肿瘤抗原。提示 SOX1 可能作为未来副肿瘤性 LEMS 易感性的早期标志物。SOX1 抗体的存在对副肿瘤性 LEMS 的特异性为 95%，而敏感性仅为 65%。

（五）影像学检查

胸腺 CT 可以发现胸腺增生或胸腺瘤，必要时进行增强扫描进一步明确，MRI 更有助于判断相邻组织间的关系。确诊 LEMS 的患者建议进行胸部 CT 或 MRI 或 PET。通过有效的筛查，96% 的小细胞肺癌病例在 LEMS 诊断后 1 年内被诊断出来，建议癌症筛查时间应每隔 3 ～ 6 个月，持续至少 2 年。

（六）合并其他自身免疫性疾病的检测

MG 和非副肿瘤性 LEMS 患者通常可合并其他自身免疫病，如自身免疫性甲状腺疾病，通过甲状腺激素测定以评估并存的甲状腺功能障碍。如果怀疑类风湿性关节炎、系统性红斑狼疮、系统性血管炎、自身免疫性炎症性肌病或恶性贫血，则进行典型检查，但是临床过程中，值得注意的是没有必要对自身免疫性疾病进行常规筛查。

四、诊断

（一）MG 诊断

根据病变所累及的骨骼肌呈波动性和晨轻暮重的特点，肌疲劳试验阳性，应考虑 MG 的可能；若新斯的明试验阳性，重复电刺激提示波幅呈递减现象，单纤维肌电图提示"颤抖增宽"和 / 或阻滞，AChRAb 测定滴度增高，结合 CT、MRI 等检查可明确 MG 诊断。

（二）LEMS 诊断

主要依靠 3 个方面的支持：病史和体格检查、肌电图（表现为神经肌肉接头突触前缺陷）和自身抗体（抗 VGCC 抗体）血清学（表 2-4-3）。

表 2-4-3　LEMS 诊断

特征
危险因素
小细胞肺癌
吸烟
自身免疫性疾病家族史
ICIs 治疗
临床特点
进行性近端肌肉无力
反射障碍
自主神经症状
眼 / 眼球症状
全身疲劳
神经肌肉阻滞剂术后肌肉无力
重复神经电刺激检查
低 CAMP（0.1～6mV）
低频（2～5Hz）刺激时 CAMP 减少＞10%
最大自主收缩或高频（20～50Hz）刺激后 CAMP 增加＞60%
血清 VGCC 抗体检测
抗 P/Q 型 VGCC 抗体阳性

五、鉴别诊断

根据肌无力累及的范围和特征，需要与以下疾病相鉴别。

（一）炎症性肌病

均有近端肌无力而需与神经肌肉接头疾病鉴别。本病肌无力伴有肌肉疼痛和压痛，病情无明显晨轻暮重现象，肌电图检查和血清酶（CK、LDH）增高可以鉴别，必要时可行肌肉活检。

（二）眼肌型肌营养不良症

起病隐匿，病程长达数年或数十年。易与单纯眼肌型 MG 混淆。本病隐匿起病，青年男性多见，症状无波动，病情逐渐加重，肌萎缩明显，胆碱酯酶抑制剂治疗效果不明显或无效。肌电图、血清酶学变化可资鉴别。

（三）进行性延髓麻痹

因延髓受损导致肌无力须与神经肌肉接头疾病鉴别。本病多表现为舌肌萎缩、肌束颤动和四肢肌肉跳动，病情进行性加重，症状无波动，疲劳试验和新斯的明试验阴性，胆碱酯酶抑制剂治疗无效。

（四）肉毒杆菌中毒

肉毒杆菌作用于突触前膜，影响了神经－肌肉接头的传递功能，出现对称性脑神经损害和骨骼肌瘫痪。患者多有肉毒杆菌中毒的流行病学史，及时静脉输葡萄糖和生理盐水，并应用盐酸胍治疗有效。

六、治疗

（一）对症治疗

1. **神经肌肉接头机制的相关药物**　胆碱酯酶抑制剂治疗是治疗所有类型 MG 的一线药物，用于改善临床症状，特别是新近诊断患者的初始治疗，并可作为单药长期治疗轻型 MG 患者。溴吡斯的明是最常用的胆碱酯酶抑制剂。不宜单独长期使用胆碱酯酶抑制剂，其剂量应个体化，一般应配合其他免疫抑制药物联合治疗。针对 LEMS 对症治疗药物主要有增加突触前终末释放神经递质或延长突触中 ACh 活性的 4- 氨基吡啶（4-aminopyridine，4-AP）与钾通道阻滞剂 3, 4- 二氨基吡啶（3, 4-diaminopyridine，3, 4-DAP 或氨苯吡啶），其中 3, 4-DAP 是 LEMS 改善症状的首选用药。4-AP 是一种已知的跨越血脑屏障并导致动物致痫作用的药物，癫痫等严重的中枢神经系统不良反应的可能限制了 4-AP 的使用。而 3, 4-DAP 主要通过阻断电压门控钾通道，延长运动神经末梢的动作电位和延长 VGCC 的开放时间而起作用的，也可能通过直接靶向 VGCCβ 亚单位来增强神经肌肉传递。既能避免了中枢神经系统的不良反应，又能更有效地改善神经肌肉症状。

2. **免疫抑制治疗**

（1）糖皮质激素：是治疗 MG 的一线药物，可使 70% ～ 80% 的 MG 患者症状得到显著改善，也是 LEMS 症状不能得到充分控制患者的最佳选择。糖皮质激素由于其强大的抗炎及免疫抑制作用，被广泛应用于 MG 的治疗。目前常用于治疗神经肌肉疾病的糖皮质激素，包括醋酸泼尼松、甲泼尼龙、地塞米松。在使用糖皮质激素的初期，MG 可能恶化，因此，对病情危重、有可能发生肌无力危象的 MG 患者，使用糖皮质激素应慎重；同时应注意皮质类固醇肌病，补充钙剂和双膦酸盐类药物预防骨质疏松，使用抗酸类药物预防胃肠道并发症。

（2）硫唑嘌呤：是治疗 MG 首选的免疫抑制剂，是有效的类固醇保护剂，可与糖皮质激素联合使用，短期内有效减少糖皮质激素用量。部分患者用药可导致肝酶升高和骨髓抑制，因此，服用硫唑嘌呤应从小剂量开始，逐渐加量，多于使用后 3 ～ 6 个月起效，1 ～ 2 年后可达全效，可以使70% ～ 90% 的 MG 患者症状得到明显改善。初始阶段通常与糖皮质激素联合使用，其疗效较单用糖皮质激素好；同时可以减少糖皮质激素的用量。单独使用硫唑嘌呤，虽有免疫抑制作用但不及糖皮质激素类药物。

（3）利妥昔单抗：是一种抗 CD20 单克隆抗体，主要对常规免疫抑制剂无效的患者。在治疗 MG 时，适用于对糖皮质激素和传统免疫抑制药物治疗无效的 MG 患者，特别是肌肉特异性酪氨酸激酶抗体（muscle specific tyrosine kinase antibody，MuSKAb）阳性的 MG 患者。在治疗 LEMS 时，可能会减少对肿瘤生长的免疫抑制。

3．**血浆置换**（plasma exchange，PE）　主要用于病情急性进展期、出现肌无力危象患者、胸腺切除术前和围手术期处理以及免疫抑制治疗初始阶段，长期重复使用并不能增加远期疗效。通常能迅速改善 LEMS 的症状和客观 CAMP 幅值结果。而伴有感染的 MG 患者禁用，在使用静脉注射免疫球蛋白冲击后 4 周内不建议进行血浆置换，可能影响免疫球蛋白的效果。血浆置换有导致血钙降低、低血压、继发性感染和出血等的可能。

4．**静脉注射用免疫球蛋白**（intravenous immunoglobulin，IVIG）　主要用于病情急性进展、术前准备的 MG 患者及快速进展的 LEMS 患者。可与起效较慢的免疫抑制药物或糖皮质激素联合使用，多于使用后 5～10d 起效，作用可持续 2 个月左右。与血浆置换疗效相同，不良反应更小，但两者不能并用。在稳定的中度、重度 MG 患者中重复使用并不能增加疗效或减少糖皮质激素的用量。

（二）病因治疗

1．**伴胸腺瘤 MG 治疗**　合并胸腺瘤的 MG 应尽早行胸腺切除手术。经胸骨正中入路扩大胸腺切除已成为治疗胸腺瘤及合并胸腺增生 MG 的标准手术方式。扩大胸腺切除指的是在不损伤喉神经、左侧迷走神经及膈神经的前提下，安全切除肿瘤及异位的胸腺组织。异位胸腺组织大多数存在于前纵隔脂肪中，除此之外，还包括位于包膜、侧甲及横膈膜的脂肪组织。

2．**ICIs 相关 MG 治疗**　在使用 ICIs 治疗肿瘤的同时，引起既往 MG 加重或复发，以及 ICIs 治疗后新发的 MG，可以同时合并肌炎及心肌炎。ICIs 相关 MG 病情较重，肌无力危象发生率高。需要更积极治疗，避免使用加重肌无力的药物，推荐大剂量甲泼尼龙冲击联合 IVIG 或 PE，是否需要停用 ICIs 需根据肿瘤治疗情况。根据美国临床肿瘤学会实践指南中针对 ICIs 相关疾病的不良反应的管理，根据临床表现分级不同，治疗措施不同（表 2-4-4）。

表 2-4-4　ICIs 相关 MG 分级治疗

分级	症状表现	治疗措施
1 级	无	无
2 级	某些症状干扰日常生活状态，MGFA Ⅰ、Ⅱ型	保留 ICIs 治疗，神经内科会诊，溴吡斯的明 30mg，口服，3 次 /d，然后逐渐增加到最高 120mg，口服，4 次 /d，根据症状耐受并根据症状服用皮质类固醇 [泼尼松龙，1～1.5mg/（kg·d）]，根据症状情况停药
3～4 级	限制自我护理和辅助，虚弱限制行走，任何吞咽困难，面部虚弱，呼吸肌虚弱，或快速进展的症状，或 MGFA Ⅲ、Ⅳ型	中断 ICIs 治疗，神经内科会诊，继续使用皮质类固醇，IVIG 2g/kg，> 5d [0.4g/（kg·d）] 或 PE，5d，频繁进行肺功能评估，神经内科查体

3．**副肿瘤性 LEMS 抗肿瘤治疗**　针对原发病因即抗肿瘤治疗来治疗潜在的恶性肿瘤是至关重要的。临床数据表明，LEMS 相关的免疫反应可能抑制肿瘤活性，从而延长 LEMS 癌症患者的生存时间。有研究报道化疗药物，如长春新碱、表柔比星和环磷酰胺，对副肿瘤性 LEMS 有效，但受益的患者比例很小。

七、小结

神经肌肉接头疾病中的大多数往往是由突变或自身免疫疾病引起。通常与肿瘤并发主要有 MG

及 LEMS。MG 是一种自身免疫性疾病，身体产生针对乙酰胆碱受体（AchR）的抗体（80% 的病例），或抗突触后肌肉特异性激酶（MuSK）（0～10% 的病例）。LEMS 是一种自身免疫性疾病，影响神经肌肉接头的突触前部分。这种罕见的疾病可以通过一种独特的三联征来标记：近端肌肉无力、自主神经功能紊乱和无反射。近端肌肉无力是针对 P/Q 型电压门控钙通道的致病性自身抗体的产物，其反过来导致从突触前细胞上的运动神经末梢释放乙酰胆碱。因临床症状复杂多样，肿瘤科医生需提高认识，其临床诊断依赖于临床、电生理、病理、生化、分子生物学等多种技术。同时须关注神经肌肉接头的临床危象，及时甄别及救治。临床上对神经肌肉接头处疾病的治疗以改善症状为主，但其在神经系统急症中以肿瘤多见，加强与神经内科医师协作，应在改善症状的同时针对病因治疗。在进行肿瘤免疫治疗时警惕出现 ICIs 相关的 MG，需要积极治疗肿瘤的同时改善 MG 相关症状。临床上 LEMS 半数伴发肿瘤的发生，其中副肿瘤性 LEMS 多伴有小细胞肺癌，在改善肌无力症状的同时进行抗肿瘤治疗是非常重要的。

李馨蕊（昆明医科大学第二附属医院）

/附：胸腺瘤致重症肌无力病例分析/

病例摘要

患者，女性，37 岁。眼睑下垂、视物成双 22d，言语不清、咀嚼困难 7d 入院。22d 前无明显诱因出现眼睑下垂、四肢无力，症状波动，晨轻暮重，有疲劳现象。7d 前出现言语不清、咀嚼无力、呼吸困难、咳嗽费力。肌疲劳试验阳性、新斯的明试验阳性，胸腺 CT：胸腺瘤。诊断为：胸腺瘤；重症肌无力 - 全身型；肌无力危象。给予免疫球蛋白、醋酸泼尼松、溴吡斯的明等治疗。上述症状缓解，转入胸外科行胸腺瘤切除术治疗。术后诊断：①胸腺瘤；②重症肌无力 - 全身型；③重症肌无力危象。病理诊断：胸腺瘤（倾向 B 型）。病情好转出院。

病史简介

现病史：患者，女性,37 岁。22d 前无明显诱因出现眼睑下垂，感觉视物模糊，左视时可见双影，伴全身乏力，每天症状轻重不一，症状晨轻暮重，活动后加重、休息后减轻。7d 前上述症状加重，并出现言语不清，咀嚼无力，感吞咽困难，呼吸困难，咳嗽费力，感觉全身乏力加重，双手不能上抬梳头，可以抬腕拿筷，能自行上下楼梯、上厕所，但费力。无饮水呛咳，不伴有肢体麻木，大小便障碍，肌肉疼痛及压痛，肌肉颤动，肌萎缩，胸闷、气促、咳嗽、咳痰，发热等症状。遂至当地中医院就诊，行相关检查自述无异常，给予中药治疗（具体不详）后症状无明显改善。为求进一步诊治，经急诊收入我院。自起病，患者精神、饮食、睡眠欠佳，二便无异常，体重无明显减轻。

既往史：既往身体健康。无高血压、心脏病、糖尿病、脑血管疾病、精神疾病史。无外伤、手术、输血史。无药物及食物过敏史。

个人史：无烟酒史。否认冶游史。

婚育史：22 岁结婚，育有 1 子 1 女。子女及配偶均健康。

家族史：否认家族中有遗传倾向性疾病及传染性疾病。

体格检查

BP 126/78mmHg，P 104 次 /min，T 36.8℃，HR 27 次 /min，血氧饱和度（静息状态下）86%。意识清醒，呼吸无力。双侧眼睑下垂，睁眼无力，双眼向左看时可见复视，双侧瞳孔等大等圆，对光反射存在。四肢近端肌力 4 级，远端肌力 5 级。双侧巴宾斯基征阴性，脑膜刺激征阴性，感觉双侧对称存在。肌疲劳试验阳性。

辅助检查

影像学检查：颅脑 CT 螺旋平扫（16 排）：颅内未见明显异常。胸部 CT 螺旋平扫和增强（16 排）：①前上纵隔不规则软组织占位，倾向考虑 B 型胸腺瘤；②其余双肺、纵隔未见明显异常。

肌电图：重复神经电刺激提示面神经及右腋神经低频刺激呈波幅递减现象。

实验室检查

血清 AChR 抗体滴度检查（因本院实验室条件限制未做）。

动脉血气分析：pH 7.46（7.35 ～ 7.45）、SpO_2 57mmHg（80 ～ 100mmHg）、PCO_2 43mmHg（35 ～ 45mmHg）、HCO_3^- 30.6mmol/L、TCO_2 31.9mmol/L、BE 6.1mmol/L（–2.3 ～ +2.3mmol/L）、SpO_2 91%（持续低流量吸氧状态下）。

诊治经过

诊断：①胸腺瘤；②重症肌无力 – 全身型；③肌无力危象。

治疗：给予①持续低流量吸氧；②胆碱酯酶抑制剂：溴吡斯的明 60mg，1 次 /6h 对症治疗；③免疫调节：丙种球蛋白 400mg/kg，1 次 /d，静脉注射 5d；④糖皮质激素：醋酸泼尼松片 60mg，1 次 /d。经过治疗患者双眼睑下垂较前已明显缓解，已无视物不清，无吞咽困难，肢体无力明显好转。请胸外科会诊后转入胸外科，完善术前准备，在全身麻醉下行胸腔镜下胸膜粘连烙断、肺修补、胸腺扩大切除术。术中纵隔肿物行快速冰冻切片病理检查，提示胸腺瘤（倾向 B 型）。术后病理活检及免疫组化提示：胸腺瘤（B2 型）；CD3（＋）、CD20（－）、CD5（灶＋）、CD45 RO（＋）、Ki-67（60%）、PAX-5（－）、TdT（＋）、P63（＋）、CD117（－）、EMA（－）、LCA（＋）、CK 广（＋）、CK19（＋）；特殊染色银染（＋）。1 周后患者病情平稳，伤口愈合良好，出院。

治疗结果：患者肌无力症状明显改善。

专家点评

患者为青年女性，22d 前无明显诱因出现眼睑下垂，感觉视物模糊，左视时可见双影，伴全身乏力。出现呼吸困难 7d。患者症状呈波动性，病态疲劳，晨轻暮重，疲劳试验阳性，新斯的明试验阳性。胸部 CT 提示胸腺瘤。患者重症肌无力 – 全身型诊断明确。出现呼吸困难，血氧饱和度 86%，血气分析提示 I 型呼吸衰竭，考虑肌无力危象。立即给予双水平气道正压辅助呼吸、抗胆碱药物治疗以及免疫抑制治疗。危象控制好转后积极处理原发疾病。

胸腺瘤是来源于胸腺上皮的肿瘤。和胸腺增生相比，胸腺瘤不含 B 细胞和生发中心，缺乏髓质，不含肌样细胞。约 15% 的 MG 患者伴有胸腺瘤。胸腺自身免疫耐受和调节机制受到损害，并经分子模拟和交叉免疫反应产生自身 AChRAb，引起神经肌肉 – 接头损害而导致 MG 的发生。疑为胸腺瘤的 MG 患者应尽早行胸腺摘除手术，早期手术治疗可以降低胸腺肿瘤浸润和扩散的风险。胸腺摘除手术可使部分 MG 患者临床症状得到改善。

　　此病例患者病情突然加重，出现呼吸肌的受累，以致不能维持正常的换气功能，为肌无力危象（MGFA 临床分型Ⅳ b 型）。对于此类患者，必须立刻稳定呼吸系统，支持充足的换气，然后进行 MG 病因治疗，如 IVIG 等，待病情改善、稳定后再行手术治疗，有助于减少、防止手术后发生肌无力危象。需要紧急手术的患者，为防止患者手术后出现肌无力危象，术前可予 IVIG 等药物。该患者给予 IVIG、醋酸泼尼松、溴吡斯的明治疗，症状明显改善。行胸腺瘤切除治疗。围手术期治疗也非常重要，术前应进行多学科讨论，保证患者生命安全。

　　胸腺摘除手术通常在 2 ～ 24 个月病情逐渐好转、稳定，用药剂量亦减少。部分 MG 患者经胸腺摘除手术治疗后，可完全治愈；也有部分 MG 患者胸腺摘除术后几年甚至数年后 MG 症状复发，但总体来说多数胸腺异常的 MG 患者能从手术中获益。全身型肌无力治疗流程图（图 2-4-7）。

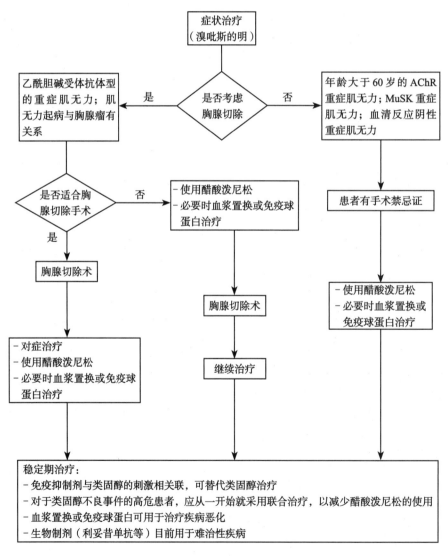

图 2-4-7　全身型肌无力治疗流程图

李馨蕊（昆明医科大学第二附属医院）

第六节　中枢神经副肿瘤综合征

恶性肿瘤除直接发生颅内转移引起颅内病变，也可以表现为中枢神经副肿瘤综合征，包括副肿瘤性脑炎、自身免疫性脑炎、亚急性小脑变性、脑脊髓炎、斜视性眼阵挛。这些病变可以发生在肿瘤发现之前，也可以出现在肿瘤确诊后的任何时间。其机制是中枢神经和肿瘤抗原存在共同交叉反应性自身抗体，这是一种自身免疫反应，而不是由肿瘤的局部效应或转移引起，以小细胞型肺癌、妇科恶性肿瘤和淋巴瘤最常见。本节将重点描述中枢神经副肿瘤综合征。

一、发病机制

1964 年，Wilkinson 在合并神经肌肉疾病的肿瘤患者血清中发现了自身抗体，这些自身抗体不仅在患者的神经系统引起免疫反应，也可在肿瘤组织中出现免疫反应。神经系统和肿瘤抗原的共同交叉反应、自身抗体的出现，提示神经系统副肿瘤综合征是一种自身免疫性疾病。

（一）抗神经细胞内抗原的自身抗体

抗神经细胞内抗原的自身抗体阳性，除了支持副肿瘤性神经系统疾病的诊断外，这些抗体也是潜在癌症的标志，与特定的神经综合征和肿瘤的组织学类型相关，可以帮助临床医生将癌症的排查重点放在几个器官上（表 2-4-5）。在副肿瘤性中枢神经系统疾病中，尽管鞘内合成抗神经细胞内抗原抗体的情况很常见，但自身抗体并不能单独通过细胞内蛋白（如 Hu 或 Ma）引起中枢神经损伤，一些研究者发现了 T 细胞介导的自身免疫参与副肿瘤性神经系统疾病：抗 Hu 阳性的副肿瘤综合征患者体内可检测到 HuD_2- 特异性 $CD8^+T$ 细胞，该结果提示这些细胞可能参与了细胞介导的神经损伤，将 Ma 反应性细胞毒性 T 细胞转移到大鼠大脑后可以产生炎症损伤。

表 2-4-5　特征性的副肿瘤性抗神经细胞内抗原的自身抗体

抗体	综合征	相关肿瘤
抗 -amphiphysin 抗体	小脑性共济失调	乳腺癌
抗 Hu 抗体（ANNA-1）	副肿瘤性小脑变性，边缘性脑干脑炎	小细胞肺癌
抗 -Ri 抗体（ANNA-2）	副肿瘤性小脑变性，脑干脑炎，视性眼阵挛 – 肌阵挛	妇科肿瘤，乳腺癌，小细胞肺癌
ANNA-3 抗体	小脑共济失调、脑干脑炎或边缘叶脑炎	小细胞肺癌
抗 -CV2/CRMP5 抗体	副肿瘤性小脑变性	小细胞肺癌，胸腺瘤
Ma 蛋白（Ma1 和 Ma2）	边缘性脑炎，有时为副肿瘤小脑变性	睾丸生殖细胞瘤
抗 PCA-2 抗体	脑干脑炎、边缘叶脑炎和小脑性共济失调	小细胞肺癌
抗 Yo 抗体	副肿瘤性小脑变性	妇科肿瘤，乳腺癌

注：amphiphysin：双载蛋白；ANNA：人抗神经元核抗体（human neuronal nuclear autoantibody）。

（二）抗神经元细胞表面或突触蛋白的自身抗体

自从抗 -N- 甲基 -D- 天冬氨酸受体（anti-n-methyl-D-aspartic acid receptor，NMDAR）脑炎被发现以来，一系列抗神经元细胞表面或突触蛋白的自身抗体被陆续发现（表 2-4-6）。与经典的抗神经细胞内抗原的自身抗体有明显不同，这类抗体的靶抗原位于神经元表面，这类抗体的共同特征是它们与细胞外表位抗原起反应，主要通过体液免疫机制引起相对可逆的神经元功能障碍。抗体阳性的患者通常有特征性的临床表现，伴或不伴肿瘤。此外，尽管症状严重，大多数患者免疫治疗效果良好。

表2-4-6 抗神经元细胞表面或突触抗原抗体

抗体	综合征	相关的肿瘤
抗 AMPA 受体	边缘性脑炎，非典型精神病	小细胞肺癌，乳腺癌，胸腺瘤
抗 CASPR2 抗体	Morvan 综合征，边缘叶脑炎	胸腺瘤
抗 DPPX 抗体	脑炎	淋巴瘤
抗 GABAB 受体抗体	边缘性脑炎	小细胞肺癌
抗 Glycine 受体	伴有肌强直的进行性脑脊髓炎	肺癌
抗 mGLuR5 抗体	脑炎	霍奇金淋巴瘤
抗 NMDA 受体抗体	脑炎（精神症状、异常运动、语言和睡眠障碍，自主神经障碍，低通气）	卵巢畸胎瘤
抗 VGKC 相关蛋白抗体	边缘性脑炎、Morvan 综合征、Creutzfeldt-Jakob 样综合征	小细胞肺癌，胸腺瘤

注：AMPA：α-氨基-3-羟基-4-噁唑-丙酸（α-amino-3-hydroxy-5-methyl-4-oxazol-propionic acid）；CASPR2：接触蛋白（2contactin-associated protein 2）；DPPX：抗二肽基肽酶样蛋白6（dipeptidyl-peptidase-like protein）；GABAB 受体：氨基丁酸B型受体（γ-aminobutyric acid-B receptor）；mGLuR5：抗代谢型谷氨酸受体5（metabotropic glutamate receptor 5）；VGKC：电压门控钾离子通道（voltage-gated potassium channel）。

二、临床表现

（一）副肿瘤小脑变性

副肿瘤小脑变性（paraneoplastic cerebellar degeneration）是最常见的神经系统副肿瘤综合征。原发肿瘤以小细胞型肺癌最多见，也常见于卵巢癌、乳腺癌和霍奇金淋巴瘤。病理可见小脑灰质广泛而严重的浦肯野细胞脱失和胶质细胞增生、神经纤维脱髓鞘以及广泛的血管周围淋巴细胞浸润。发病年龄一般在60岁左右，多数表现为小脑性共济失调（步态及肢体的共济失调，通常为对称性）、构音障碍、眼震，病情在几天或几周内迅速发展。早期大脑 MRI 正常，或仅有小部分小脑皮质强化，随着病情发展，出现小脑萎缩。18F-FDP PET 检查小脑呈低代谢状态。几乎所有具有特征性的抗神经细胞内抗体都有报道与副肿瘤性小脑变性有关（见表2-4-5），血清中抗 Yo、Tr、VGCC 和 Zic 抗体阳性，可以帮助诊断。30%～40%的副肿瘤小脑变性的患者上述抗体阴性，诊断依赖于排除其他病因和肿瘤。副肿瘤性小脑变性通常发生在肿瘤确诊之前，对于这些患者的鉴别诊断是困难的。但急性或亚急性起病，具有上述临床症状，病情进展快且症状对称、无颅内压增高的表现、并排除小脑转移瘤等小脑受损疾病后，均应考虑副肿瘤小脑变性的可能。对于已确诊的癌症患者，还需要与肿瘤脑转移和抗癌治疗的不良反应相鉴别。

（二）副肿瘤性边缘叶脑炎

副肿瘤性边缘性脑炎（paraneoplastic limbic encephalitis）最常见的相关肿瘤有小细胞肺癌、胸腺瘤、生殖细胞肿瘤和乳腺癌。亚急性或隐袭起病，进展较快，精神障碍为突出表现，表现为痴呆、近记忆及定向力障碍，常常伴有幻觉、行为异常和癫痫发作等。病理改变为海马、杏仁核的神经元丢失和胶质增生。典型的头部 MRI 表现为双颞叶内侧 T_2 高信号，皮质受累明显，T_1 可见到颞叶边缘叶低信号或萎缩。脑电图显示单侧或双侧颞叶背景活动减慢，伴或不伴癫痫样放电。与边缘性脑炎经常相关的副肿瘤自身抗体包括：抗 Hu 抗体、抗 Ma2、抗 -CV2/CRMP5 抗体和抗 amphiphysin 抗体。有的患者可以检测到抗细胞表面或突触蛋白的相关抗体，主要是抗 VGKC 抗体、抗 AMPA 受体抗体和抗 GABAB 受体抗体。大约 10% 的副肿瘤性边缘性脑炎患者血清抗体检测阴性或检出非特异性抗体。结合临床表现、MRI、脑电图和脑脊液检查结果，以及抗神经细胞抗体检测，大多数副肿瘤性边缘性脑炎的患者可以确诊，主要与单纯疱疹病毒性脑炎鉴别，后者经常引起颞叶和眶上额叶内侧不对称的出血性坏死。

（三）副肿瘤性脑脊髓炎

副肿瘤性脑脊髓炎（paraneoplastic encephalomyelitis）中较常见的抗体包括抗 Hu 抗体、CV2/CRMP5 抗体、Ma2 抗体、amphiphysin 抗体和神经节乙酰胆碱受体抗体。患者出现中枢神经系统多部位受累，可累及边缘系统、小脑、基底节、脑干和脊髓多处，可以表现为边缘性脑炎和 / 或小脑变性的临床表现。副肿瘤性脑干脑炎很少单独出现。抗 Hu 抗体相关的脑干脑炎以脑干下部功能障碍多见，如吞咽困难、构音障碍、换气不足，约半数患者可累及脑桥，引起第Ⅵ和Ⅶ对脑神经损害表现、垂直性眼震、共济失调。抗 Ma2 抗体相关的脑干脑炎早期脑干上半部显著受累，常伴有边缘叶、间脑 – 下丘脑功能障碍，出现性格改变、运动迟缓、缄默、吞咽困难、步态共济失调和眼球核上运动异常（眼球震颤、斜视眼阵挛）等综合征。

（四）副肿瘤性斜视性眼阵挛

副肿瘤性斜视性眼阵挛（paraneoplastic opsoclonus-myoclonus）较为罕见，5% 的小儿患者有神经母细胞瘤史，成年患者肺癌最常见，也见于消化道肿瘤、泌尿系统肿瘤和生殖系统肿瘤等。病理改变为小脑浦肯野细胞弥漫性脱失，下橄榄核神经元脱失，小脑、脑干、软脑膜小血管周围炎性细胞浸润。大多数为亚急性起病，数周内进展，临床表现为与注视方向无关的双眼无节律、不规则、快速、冲动性和多向性异常眼球运动，症状不受闭眼或睡眠影响，当意图控制眼球活动或不动时，症状加重。斜视性眼阵挛可以是副肿瘤综合征的唯一症状，也可伴有小脑性构音障碍、共济失调、肌阵挛、眩晕和脑实质症状。头部 MRI 见中脑或脑桥有异常信号，脑脊液常规及生化检查可发现白细胞轻度增多，蛋白轻度增高。血清和脑脊液中通常可检出抗 Yo 抗体、抗 -Ri 抗体、抗 -CV2/CRMP5 抗体、抗 Zic2 抗体、抗 amphiphysin 抗体和抗 Ma2 抗体。抗 -Ri 抗体阳性的患者，提示可能存在乳腺癌或妇科肿瘤，而少见小细胞肺癌。

（五）与细胞表面蛋白或突触蛋白抗体相关的脑炎

与细胞表面蛋白或突触蛋白抗体相关的脑炎（encephalitis with antibodies to cell surface or synaptic proteins）是一组新出现的脑炎。相关的自身抗体识别位于神经细胞膜外表面抗原表位，通常位于突触前或突触后。不同抗体类型的肿瘤发生率不同，强有力的证据表明，这些抗体具有致病性，如果去除抗体和去除产生抗原的肿瘤，常常可以使临床症状得到改善。

1. **与 VGKC 相关蛋白抗体相关的脑炎（encephalitis with antibodies to VGKC-related proteins）** 这类患者常发展为边缘叶脑炎，常伴有低钠血症、睡眠和自主神经功能障碍，少数患者出现神经肌强直、癫痫和认知能力下降，甚至快速进展的痴呆。大约 30% 的病例是副肿瘤性，通常与小细胞肺癌和胸腺瘤相关。约 41% 的患者脑脊液有轻度细胞增多，MRI FLAIR/T2 显示颞叶内侧信号高信号，呈不对称分布。与其他针对细胞表面抗原的抗体不同，VGKC 抗体可能是针对与 VGKC 共结合的蛋白，如接触蛋白相关蛋白 2（contactin-associated protein 2，CASPR2）引起疾病。

2. **抗 AMPA 受体相关脑炎（anti-AMPA receptor encephalitis）** 抗 AMPA 受体相关脑炎以中年女性常见。通常表现为急性边缘系统功能障碍，或者轻微的精神症状。大约 70% 的患者有肺癌、乳腺癌或胸腺瘤，也有报道见于甲状腺髓样癌。在神经元培养过程中，抗体可以引起 AMPA 受体的急剧减少，提示此类抗体有直接的致病作用。肿瘤治疗和免疫治疗可以改善神经系统症状，但免疫治疗后神经症状有复发倾向，不一定伴有肿瘤复发。

3. **抗 - 氨基丁酸 B 型受体相关脑炎（anti-GABAB receptor encephalitis）** 抗 - 氨基丁酸受体相关脑炎表现为边缘系统功能障碍和早期突出的癫痫发作。神经症状可以通过免疫治疗和肿瘤治疗得到改善。近 1/2 GABAB 受体相关自身免疫性脑炎都还有其他的自身抗体 [TPO、GAD65、SOX1 或 N 型电压门控钙通道相关抗体、抗免疫球蛋白样细胞黏附分子（immunoglobulin-like cell adhesin molecule，IgLON5）抗体等]，这提示此类脑炎有自身免疫的倾向。与抗 GAD65 抗体（一种细胞内抗原）有重叠，提示部分抗 GAD65 抗体阳性的自身免疫性边缘叶脑炎可能是由于 GABAB 受体抗体同时存在，并更可能引起症状。

4. **抗 NMDA 受体相关脑炎（anti-NMDA receptor encephalitis）** 这种脑炎常见于年轻妇女和儿童，但男性和老年人也有报道。临床症状有典型的发展模式，包括类似病毒感染的前驱症状，数天后出现严重的精神症状、记忆力减退、癫痫、意识障碍、异常运动（颜面部、四肢和躯干运动障碍、肌张力障碍）、自主神经功能障碍、低通气等症状。常被误诊为病毒性脑炎或精神病急性发作。18 岁以上的女性患者中，有 50% 患有单侧或双侧卵巢畸胎瘤，而 14 岁以下的女性患者中，不到 9% 患有畸胎瘤；男性的肿瘤检出率很低。体外实验和体内实验中，来自 NMDA 受体抗体脑炎患者中的抗 NMDA 受体抗体显著改变了 NMDA 受体的水平和功能，支持此类抗体具有明显致病作用。尽管临床症状严重，但通常肿瘤治疗或免疫治疗都有效。免疫治疗应该基于肿瘤是否存在以及临床症状的持续时间长短。脑炎早期合并畸胎瘤的患者，可能对切除肿瘤、皮质类固醇、静脉注射免疫球蛋白或血浆交换等治疗有效。然而，在疾病后期，当有高滴度鞘内合成抗体时，患者往往对上述免疫治疗无效，而往往环磷酰胺、利妥昔单抗或两者联合治疗有效。治疗起效通常很慢，往往需要至少 2～3 个月的住院治疗周期，还需要进行物理和肢体康复治疗。在不切除肿瘤的情况下，患者的病情也可能得到改善，但患者可能住院时间更长和频繁病情复发。

5. **抗富含亮氨酸的胶质瘤灭活蛋白 1（leucine-rich glioma-inactivated protein 1，LGI1）** 相关脑炎多见于中老年人，男性多于女性，多数呈急性或亚急性起病。以各种形式的颞叶癫痫常见，面 - 臂肌张力障碍发作是该病特征性症状，表现为单侧手臂及面部乃至下肢的频繁、短暂的肌张力障碍样不自主动作，其发作时间短暂，一般仅数秒，发作频繁者可达每天数十次；可伴有双侧肌张力障碍样发作、感觉异常先兆、愣神、意识改变等。部分患者合并语言障碍、近事记忆力下降、精神行为异常、睡眠障碍、小脑性共济失调和顽固性低钠血症等。头颅 MRI 多数可见单侧或者双侧颞叶内侧（杏仁体与海马）异常信号，部分可见杏仁体肥大，部分患者可见基底节异常信号。PET 可见内侧颞叶与基底节高代谢。脑电图可表现为轻度弥漫性慢波或双侧额颞叶慢波，也可完全正常。脑脊液白细胞数正常或轻度升高，脑脊液寡克隆带可呈阳性，血清和 / 或脑脊液抗 LGI1 抗体阳性。

6. **抗 CASPR2 抗体相关脑炎（anti-CASPR2 receptor encephalitis）** 该病罕见，少数患者合并肿瘤，如胸腺瘤。发病年龄中位数为 60 岁左右。临床表现为癫痫发作、精神行为异常、近事记忆力下降。部分表现为肌颤搐、肌强直等周围神经过度兴奋的表现，可伴有神经痛。可出现莫旺综合征，由抗 CASPR2 抗体介导的周围神经过度兴奋伴脑病，表现为肌颤搐、肌强直、精神行为异常、波动性谵妄、失眠、多汗、心律失常等自主神经功能障碍以及消瘦等，可以发生猝死。放松状态下肌电图检查可见自发的持续快速的二联、三联或者多联的运动单位放电活动，肌颤搐电位和纤颤电位较常见。

F 波检测可见后放电现象，重复神经电刺激可有后放电现象。脑电图可见弥漫分布的慢波。血清和 / 或脑脊液抗 CASPR2 抗体阳性。

三、诊断

中年以上的患者，急性或者亚急性起病（＜ 3 个月），出现边缘系统症状（近事记忆减退、癫痫发作或精神行为异常）、脑炎综合征（弥漫性或多灶性脑损害表现）、基底节和 / 或间脑 / 下丘脑受累的临床表现。一般状况在短期内明显恶化；体内发现肿瘤或与恶性肿瘤相关的抗体；病变局部未见肿瘤转移的证据，但又不能用其他疾病解释时；正规治疗后，神经症状不见好转，需要警惕副肿瘤综合征。检出抗神经元抗体和 / 或肿瘤原发病灶，及排除其他病因，本病可以确诊。由于 80% 的患者神经系统副肿瘤综合征出现在肿瘤确诊前数月至数年，多数在 4 ～ 6 个月。抗神经细胞自身抗体对于早期发现及诊断有重大意义，抗神经细胞自身抗体的检测阳性时，存在肿瘤的可能性增大，抗体的类型也有助于缩小寻找相关肿瘤的范围。

四、治疗

中枢神经系统副肿瘤综合征的治疗包括基础肿瘤的治疗、免疫治疗、对癫痫发作和精神症状的症状治疗、支持治疗和康复治疗，建议进行多学科诊疗。

（一）基础肿瘤的治疗

基础肿瘤的治疗包括手术切除、化疗、放疗等，治疗肿瘤对稳定和改善肿瘤免疫反应对神经元的损害有重要意义。

回顾性研究表明，快速的肿瘤治疗可以改善患者症状及预后。抗 NMDAR 脑炎患者一经发现卵巢畸胎瘤应尽快予以切除。在抗肿瘤治疗期间一般需要维持免疫治疗，以一线免疫治疗为主。对于未发现肿瘤且年龄≥ 12 岁的女性抗 NMDAR 脑炎患者，建议病后 4 年内每 6 ～ 12 个月进行一次盆腔超声检查。一项对副肿瘤性眼阵挛的研究显示，所有接受了抗肿瘤治疗的患者均完全或部分神经功能得到改善；而那些没有接受肿瘤治疗的癌症患者，无论采用何种免疫疗法，神经功能都有恶化。Ma2 抗体阳性脑炎患者在接受肿瘤治疗或免疫治疗后，神经症状可能有显著改善。男性睾丸生殖细胞肿瘤切除后，神经系统功能可以得到改善。中枢神经系统副肿瘤综合征抗肿瘤治疗的效果并不一致，200 例抗 Hu 抗体阳性的副肿瘤性脑脊髓炎患者在接受抗肿瘤治疗后，神经功能得到改善或稳定者占 37%。抗 Yo 抗体阳性的副肿瘤性小脑变性患者接受肿瘤治疗后，神经功能改善情况较差。

（二）免疫治疗

作为免疫介导的相关疾病，免疫调节治疗是在积极治疗肿瘤的同时，对中枢神经副肿瘤综合征治疗的重要方法之一。免疫治疗分为一线免疫治疗、二线免疫治疗和长程免疫治疗。一线免疫治疗包括糖皮质激素、静脉注射免疫球蛋白和血浆交换。二线免疫药物包括利妥昔单抗与静脉用环磷酰胺，主要用于一线免疫治疗效果不佳的患者。长程免疫治疗药物包括吗替麦考酚酯与硫唑嘌呤等，主要用于复发病例，也可以用于一线免疫治疗效果不佳的患者和肿瘤阴性的抗 NMDAR 脑炎患者。

糖皮质激素：一般采用糖皮质激素冲击治疗。方法为：甲泼尼龙 1 000mg/d，连续静脉滴注 3d，然后改为 500mg/d，静脉滴注 3d。而后可减量为甲泼尼龙 40 ～ 80mg/d，静脉滴注 2 周；或者改为口服醋酸泼尼松 1mg/（kg·d），2 周（或者口服甲泼尼龙，按 5mg 醋酸泼尼松 =4mg 甲泼尼龙）；之后每 2 周减 5mg。对于轻症患者，可以不采用冲击治疗而采用口服激素。口服激素总疗程为 6 个月左右。

静脉注射免疫球蛋白：根据患者体重按总量 2g/kg，分 3 ～ 5d 静脉滴注。对于重症患者，建议与激素联合使用，可每 2 ～ 4 周重复应用静脉注射免疫球蛋白。

血浆交换：可与激素联合使用。在静脉注射免疫球蛋白之后不宜立即进行血浆交换。血浆交换可能难以作用于鞘内自身抗体合成。对于脑脊液抗体阳性而血清抗体阴性的病例，血浆交换疗效有待证实。

利妥昔单抗：按 375mg/m² 体表面积静脉滴注，每周 1 次，如果一线治疗无显著效果，可以在其后 1 ～ 2 周使用利妥昔单抗。

静脉注射环磷酰胺：按 750mg/m² 体表面积，溶于 100mL 生理盐水，静脉滴注，时间超过 1h，1 次 / 周。病情缓解后停用。

吗替麦考酚酯：口服剂量 1 000 ～ 2 000mg/d，至少 1 年。主要用于复发的患者，也可用于一线免疫治疗效果不佳的自身免疫性患者，以及肿瘤阴性的重症抗 NMDAR 脑炎患者。

硫唑嘌呤：口服剂量 100mg/d，至少 1 年，主要用于预防复发。

由于中枢神经副肿瘤综合征是一种自身免疫性疾病，理论上对免疫抑制剂和免疫调节剂治疗均应产生反应。但实际上，不同类型的中枢神经副肿瘤综合征获益率不尽相同，免疫治疗的反应取决于靶抗原的位置。如果患者神经功能障碍与细胞表面蛋白或突触蛋白抗体相关，一般通过免疫治疗或肿瘤治疗其神经功能障碍可以得到改善。然而，由于大多数抗体是在神经鞘内合成，因此，在早期针对性地从血清中去除抗体的治疗（如血浆交换、静脉注射免疫球蛋白）可能有效。但在疾病的后期，当有高滴度的鞘内抗体合成时，上述治疗可能会失败。事实上，VGKC 相关性脑炎一般不会发展为明显的细胞增多或鞘内抗体合成，这些患者通常对血浆交换、静脉注射免疫球蛋白和皮质类固醇有效。然而，NMDA 受体抗体相关性脑炎一般伴随细胞增多和鞘内抗体合成，这些患者通常需要更长周期的免疫治疗或联合免疫治疗，如利妥昔单抗或环磷酰胺。不同的靶抗原类型和抗体介导的细胞或突触功能障碍的机制不同（抗原 – 抗体阻断、内化或补体激活）都可能导致免疫治疗的有效性不同，因此，如果一线治疗（皮质类固醇、血浆交换、静脉注射免疫球蛋白）无效，则应该采用积极的免疫疗法。

（三）对症治疗

癫痫发作是中枢神经副肿瘤综合征的常见症状，一般对于抗癫痫药物反应较差。可选用广谱抗癫痫药物，如苯二氮䓬类、丙戊酸钠、左乙拉西坦、拉莫三嗪和托吡酯等。终止癫痫持续状态的一线抗癫痫药物包括地西泮静脉推注或者咪达唑仑静脉注射；二线药物包括静脉用丙戊酸钠；三线药物包括丙泊酚与咪达唑仑。需要注意的情况包括：奥卡西平可能诱发或者加重低钠血症；抗 LGI1 抗体相关脑炎患者的特异性不良反应发生率较高，如果使用卡马西平、奥卡西平、拉莫三嗪等药物，需要特别注意不良反应。精神症状的控制可以选用药物，包括奥氮平、氯硝西泮、丙戊酸钠、氟哌啶醇和喹硫平等。需要注意药物对意识水平的影响以及锥体外系的不良反应，免疫治疗起效后应及时减停抗精神病药物。

综上所述，中枢神经副肿瘤综合征临床表现复杂多样，易漏诊、误诊，经常被误诊为其他神经系统疾病而进行相应治疗。对于中年以上，出现各类神经、精神症状，病程进展迅速，无法用一元论解释的多种症状叠加以及常规治疗无效的患者要警惕本病。而副肿瘤综合征的出现往往早于恶性肿瘤数月到数年，需提高认识，早期明确诊断，筛查原发隐匿肿瘤。早期治疗对于避免神经系统的不可逆损害，缓解患者的症状，提高患者的生存期至关重要。

熊　静（昆明医科大学第二附属医院）

附：左侧卵巢癌致抗 Yo 阳性副肿瘤小脑变性病例分析

病例摘要

患者，女性，65 岁。亚急性起病，出现平衡障碍、发作性眩晕、共济失调、言语不清、垂直性眼震。头部 MRI 平扫与钆增强均正常。盆腔彩色多普勒超声检查发现左侧卵巢囊肿块。血 CA125 升高，血、脑脊液抗 Yo 抗体阳性。剖腹探查发现左侧卵巢 10cm×15cm 肿瘤，病理学结果为浆液性卵巢癌Ⅲ期。行全子宫＋双侧输卵管＋双侧卵巢＋部分网膜切除术及淋巴结清扫术。术后接受了紫杉醇和顺铂治疗，症状无明显好转。给予静脉注射免疫球蛋白、大剂量甲泼尼龙冲击治疗后逐渐减量改为口服。治疗后患者症状和体征明显改善。

病例简介

现病史：患者，女性，65 岁。农民。患者 4 个月前无明显诱因出现平衡障碍、发作性眩晕、恶心及呕吐。遂前往当地医院进行颅脑 CT 检查，结果未显示异常（具体不详）。因此未进行进一步诊治。后患者的症状逐步加重，逐渐出现言语不清、垂直性眼震，发展至严重的躯干、四肢和步态共济失调，以及言语不清、辨距障碍。急诊入院诊治。患者大小便正常，饮食睡眠差。

既往史：身体健康，否认特殊病史。

个人史：无烟酒史。

婚育史：26 岁结婚，育有一女。患者已绝经 10 余年。

家族史：否认家族遗传史。

体格检查

神经系统检查：患者有共济失调、步态障碍、构音障碍和垂直性眼震，龙贝格征（＋）、指鼻试验（＋）和跟膝胫试验（＋），感觉系统未见明显异常。

辅助检查

影像学检查：颅脑 CT、颅脑 MRI 平扫与钆增强检查均无异常，排除中枢神经系统肿瘤转移。盆腔彩色多普勒超声检查显示左侧卵巢有固定的囊实性不规则肿块。

实验室检查：①血常规：中性粒细胞 72.9%（50%～70%）；②血液生化和尿液分析：正常；③脑脊液常规检查：未见异常；④血清肿瘤标志物：CA125：270U/mL（0～35U/mL），其他血清肿瘤标志物均在正常范围；⑤血、脑脊液抗神经细胞抗体检测：抗 Yo 抗体阳性，抗 -Ri 抗体、抗 Hu 抗体、抗 -CV2 抗体、抗 -amphiphysin 抗体、抗 Ma2/TA 抗体均为阴性。

诊疗经过

诊断：①副肿瘤性小脑变性；②卵巢癌可能。

治疗：对患者进行剖腹探查，发现左侧卵巢 10cm×15cm 肿瘤，表面不规则，行全子宫＋双侧输卵管＋双侧卵巢＋部分网膜切除术及淋巴结清扫术。组织病理学结果：浆液性卵巢癌。术后患者接受了 7 个周期的紫杉醇和顺铂治疗。患者症状没有明显好转，遂给予患者静脉注射免疫球蛋白[0.4g/（kg·d）]治疗 5d，大剂量甲泼尼龙（1g/d）冲击治疗 1 周后逐渐减量为口服。

治疗结果：经上述治疗后患者症状有明显改善，可以独立在床上活动，也可以在保护下坐直和站立，语言更加清晰易懂，垂直眼球震颤消失，龙贝格征睁眼和闭眼都稳定，指鼻试验和跟－膝－胫试验阴性。

专家点评

神经系统副肿瘤综合征是癌症患者的一组罕见的综合征，但并非由于肿瘤转移或肿瘤直接入侵神经系统，而是癌症的远隔效应所致，相关的恶性肿瘤主要有卵巢癌、乳腺癌、小细胞肺癌等。这些肿瘤引起神经系统症状对患者生活有严重影响，常常导致患者到急诊就诊。

副肿瘤性小脑变性（paraneoplastic cerebellar degeneration，PCD）是最常见的一种神经系统副肿瘤综合征。目前认为，不同的潜在恶性肿瘤引起一些特异性抗体形成，如抗 Hu 抗体［抗神经核抗体（ANNA）-1］、抗 Yo 抗体（浦肯野细胞抗体类型 1），抗 -Ri 抗体（ANNA-2），抗 -CV2 抗体，抗 amphiphysin 和抗 MA2/TA 抗体，这些抗体和 T 细胞与神经系统和肿瘤中共同的抗原表位发生反应，引起继发性临床效应。临床上急性或亚急性起病，出现进行性小脑功能障碍，包括躯干和四肢的不对称、步态共济失调、构音障碍和垂直性眼震。在一些 PCD 患者的血清和脑脊液（cerebrospinal fluid，CSF）中发现了几种特异性抗神经元抗体。抗 Yo 抗体相关 PCD 几乎都发生在女性身上，很可能与卵巢癌、乳腺癌和其他妇科癌症有关。

本例患者，中年女性，患有卵巢癌，出现亚急性小脑疾病。在进行了详细的体格检查、影像学检查、脑脊液检查基础上，排除小脑卒中、感染、中毒性小脑损伤、小脑肿瘤或遗传性小脑变性，应该考虑 PCD，血清和脑脊液中的抗 Yo 抗体阳性，有助于早期明确诊断，有利于及时治疗。

目前尚不完全了解 PCD 的具体病理学机制。对于这些患者，主要治疗是切除原发肿瘤，同时可在手术后进行血浆置换、静脉注射免疫球蛋白以及免疫抑制剂（环磷酰胺）、抗肿瘤药物（利妥昔单抗）或糖皮质激素。另一方面，对有 PCD 症状的女性患者应彻底筛查妇科恶性肿瘤。对出现卵巢癌症状的女性患者应及时治疗，以预防 PCD 发生。早期认识 PCD 并及时治疗，对患者取得良好预后意义重大。

熊　静（昆明医科大学第二附属医院）

第七节　抗肿瘤治疗相关神经系统毒性

抗肿瘤治疗引起的神经毒性主要包括中枢神经系统（central nervous system，CNS）毒性，外周神经系统（peripheral nervous system，PNS）毒性以及感受器毒性。尽管由于血－脑、血－脑脊液和血－神经屏障的保护，以及神经元的低增殖率，相对保护了化疗、放疗、靶向治疗和免疫治疗对神经系统的毒性，但其仍是仅次于骨髓抑制，限制抗肿瘤治疗剂量的第二位原因，同时也是肿瘤患者抗肿瘤治疗后的重要致死和致残原因。中枢神经系统毒性包括许多不同的综合征，如头痛、癫痫发作、脑病、可逆性后部脑病综合征（posterior reversible encephalopathy syndrome，PRES）、无菌性脑膜炎、脑血管疾病、小脑共济失调、脊髓病、听力下降、视力减退、痴呆和昏迷等。发生中枢神经系统毒性的危险因素主要取决于抗肿瘤治疗方案的选择，单次高剂量、鞘内或脑室内给药、频繁给药、肝肾功能不全以及神经系统基础疾病的存在都可能增加其发生率。此外，很多化疗药物也会对外周神经系统产生损害，出现不同的毒性反应称为化疗所致周围神经病变（chemotherapy-induced peripheral neuropathy，CIPN），多表现为感觉神经受累，如远端、双侧、对称性的感觉障碍，感觉丧失，神经性的刺痛及肢端麻木迟钝等，呈现袜套或手套样分布，甚至可出现肌无力、肌萎缩等症状，严重影响患者生活质量。因此，早期识别和干预抗肿瘤治疗引起的神经系统毒性至关重要。

一、抗肿瘤治疗相关中枢神经系统毒性的临床表现

（一）头痛

几乎所有抗肿瘤治疗都可能引起患者头痛，治疗前有头痛病史的患者，治疗后更容易发生。抗肿瘤治疗引发的头痛常见于能够穿透血脑屏障的化疗药物，如替莫唑胺或大剂量静脉给予氨甲蝶呤。鞘内给予化疗药物引起无菌性脑膜炎亦可出现头痛症状，这些化疗药物主要包括阿糖胞苷、氨甲蝶呤、噻替哌、拓扑替康。放疗引起头痛最常见于使用日放射剂量 > 300cGy，以及存在颅内大面积病变并伴有脑水肿的患者。放疗可以对大脑产生急性毒性作用，破坏血脑屏障，引起头痛。放射治疗后脑卒中样偏头痛发作（stroke-like migraine attacks after radiotherapy，SMART）通常发生在放射治疗后多年（1 ～ 30 年），临床症状可表现为癫痫发作和亚急性脑卒中样发作，包括失语症、偏瘫和偏盲，并且于脑卒中样发作前伴有头痛，其原因可能与神经元功能障碍有关，而不是脑血管损伤。与利妥昔单抗相关的头痛，常在输注后数小时开始，严重程度通常与治疗剂量无关，轻微到中度头痛。曲妥珠单抗治疗 HER2 阳性乳腺癌时，头痛可在首次输注期间或注射不久后出现。头痛可持续数天，连续使用药物，头痛程度可减轻。头痛也可见于嵌合抗原受体 T 细胞（chimeric antigen receptor T cell，CAR-T）免疫治疗，可能与治疗后机体炎症细胞因子水平显著升高有关。

（二）癫痫

癫痫是一种神经性疾病，以反复发作或长或短的严重抽搐症状为特征。癫痫发作是大脑皮质中神经元过度活动所产生的结果。与遗传性癫痫不同，由抗肿瘤治疗诱发的癫痫属于急性症状性癫痫，实际上并不属于癫痫病本身，而是属于癫痫相关疾病的范畴。癫痫的发作可能与化疗药物本身有关，也可能是药物诱导的微环境改变所致。多类化疗药物能够诱导异常的抗利尿激素分泌，继而诱发低钠血症和癫痫发作。癫痫还常见于阿糖胞苷和氨甲蝶呤鞘内给药。CAR-T 治疗可引起免疫效应细胞相关神经毒性综合征（immune effector cell-associated neurotoxicity syndrome，ICANS），接受这种治疗的患者癫痫发作常难以控制，通常需要几种抗癫痫药物和激素联合来控制癫痫发作。博纳吐单抗（blinatumomab）是一种双特异性单克隆抗体结构，可以使 CD3 阳性 T 细胞识别和消除 CD19 阳性急性淋巴细胞白血病，通过激活内源性 T 细胞的毒性，也可导致 < 15% 的患者发生中枢神经系统毒性，包括癫痫发作。

（三）急性脑病

急性脑病是一种以谵妄和急性精神错乱为主要症状的急性全脑功能障碍，且不伴原发结构性脑疾病。急性脑病通常发生于具有良好血脑屏障穿透性的化疗药物用药之后，如氨甲蝶呤、异环磷酰胺、紫杉醇、5-FU 等。症状一般在给予药物数小时至数天内出现，表现为定向障碍、烦躁、感觉异常以及从嗜睡到昏迷不同程度的意识障碍。颅脑放射治疗也可引起急性放射性脑病。采用大剂量（通常 > 300cGy）大脑放射治疗数小时至数天后，会发生放射引发的急性毒性作用，尤其是在有颅内压升高的患者中，表现为伴有头痛、意识错乱以及昏睡的急性脑病。几种用于癌症治疗的小分子抑制剂，

如舒尼替尼和硼替佐米，以及免疫治疗药物如博纳吐单抗，都与急性精神状态改变有关，通常是可逆的。急性脑病通常表现为自限性，但有时也能危及生命。

（四）亚急性脑病

亚急性脑病通常在给予氨甲蝶呤或顺铂后 2d ～ 2 周内（平均为 6d）发生，以突发的意识障碍、癫痫、偏身轻瘫、失语症等脑卒中样症状为典型临床表现，症状持续 15min ～ 72h 不等，不留后遗症可自行缓解。虽然发病机制尚未阐明，但亚急性脑病发作时 MRI 提示脑血管及其灌注无异常，而是存在脑白质细胞水肿，脑脊液检查一般都无异常。

（五）慢性脑病

慢性脑病出现在患者在接受抗癌治疗后的几个月到几年，表现为慢性精神状况改变、人格改变和缓慢进展的认知功能障碍，严重时病情进展到痴呆、昏迷，甚至死亡。慢性脑病常常由氨甲蝶呤所诱导，CHOP 方案（环磷酰胺、表柔比星、长春新碱、泼尼松）也可诱导慢性脑病，但相比氨甲蝶呤要少见。全脑放疗是慢性脑病发生发展的危险因素。特别是老年患者接受全脑放射治疗后，通常会在治疗后 6 个月开始出现弥漫性脑萎缩，患者无症状或表现为类似于正压性脑积水的表现，记忆力下降、步态异常以及尿失禁。认知能力下降可以表现为工作记忆、言语记忆和一般智力的损伤，与放疗剂量和时间有关。慢性精神状态改变的另一个病因是进行性多灶性白质脑病（progressive multifocal leukoencephalopathy，PML），与 PML 相关的药物包括氟达拉滨、利妥昔单抗、阿仑单抗以及本妥昔单抗。慢性脑病的病变几乎都不可逆，有时甚至呈进行性发展。慢性脑病的脑 MRI 一般都有脑白质病变以及进行性深部脑萎缩的表现。

（六）可逆性后部脑病综合征

PRES 在临床上较少见，以头痛、意识障碍、癫痫及视力受损为主要表现。PRES 病因尚不明确，通常在急性高血压（有时因治疗所致）的条件下发生，可能与脑血压自身调节紊乱以及血管内皮功能障碍有关。许多癌症患者在治疗过程中出现高血压，但与高血压引起的 PRES 相关的血压相比，前者的升高往往是轻微的。另一方面，内皮功能障碍可能是细胞毒性药物治疗的直接结果，破坏血脑屏障，导致毛细血管渗漏以及轴突肿胀，引发血管源性水肿。在这种情形下，PRES 不一定伴有高血压。PRES 常见于接受环孢素与环磷酰胺治疗的患者，用于预防异种干细胞移植中的移植物抗宿主免疫反应的免疫调节剂—他克莫司，也是 PRES 的常见诱因，分子靶向药物如贝伐珠单抗、伊匹单抗、舒尼替尼、利妥昔单抗能诱导 PRES 发生率＜ 1%。PRES 临床与影像学的病变常表现为可逆性，除非有脑梗死的发生。

（七）无菌性脑膜炎

无菌性脑膜炎是指临床及实验室检查发现脑膜炎证据但常规细菌培养结果阴性的情况。最常见的病因是肠道病毒感染，其他病因包括分枝杆菌、真菌、螺旋体感染、药物及恶性肿瘤。无菌性脑膜炎是鞘内注射氨甲蝶呤最常见的并发症，约 10% 的患者都会出现该并发症，常发生于给药后 2 ～ 4h 内，可表现为头痛、恶心、呕吐、背痛、发热、疲劳，症状可持续 12 ～ 72h，且常常伴有脑脊液淋巴细胞增加。除氨甲蝶呤外，阿糖胞苷、噻替哌、拓扑替康的鞘内给药都可诱发无菌性脑膜炎，因此应在给药前予以地塞米松做预防性处理。与细菌性脑膜炎不同，许多抗肿瘤治疗引发的无菌性脑膜炎为自限性病程，不需要特殊治疗即可自行缓解。若症状明显，再给予对症治疗缓解症状。

（八）脑血管疾病

癌症患者本身由于存在凝血障碍、感染、肿瘤浸润或治疗药物多种机制，容易发生缺血性和出血性脑卒中，出血性脑卒中病因以颅内出血、蛛网膜下腔出血多见；缺血性脑卒中以血栓形成、血栓栓塞、全身性灌注不足、血液疾病导致较多见。抗肿瘤治疗既能诱导脑出血又能诱导脑血栓形成。增加脑卒中风险的化疗药物包括天冬酰胺酶、氨甲蝶呤、表柔比星、铂类，分子靶向药贝伐珠单抗、舒尼替尼和索拉非尼也会显著增加脑血栓与颅内出血的风险。对颅脑和颈部进行放疗可引起迟发性血管病变，加速动脉粥样硬化，从而增加脑卒中风险，但这种风险在治疗后数年才显现出来。除了加快动脉粥样硬化以及脑血管疾病外，在颅内或脊髓放疗后数年可出现海绵状血管瘤，这些海绵状血管瘤比那些与放疗无关的海绵状血管瘤有更高的出血风险。胸部、颈部或脊柱的放射可能导致脊髓毛细血管扩张，从而导致脊髓出血。这些患者通常表现为突然发作的背痛和下肢无力。

（九）小脑共济失调

小脑共济失调是由于小脑浦肯野细胞损伤所致，表现为眼球震颤、构音障碍、吟诗状言语和共济失调，在老年患者和已经存在神经系统疾病或肾功能障碍的患者中更为明显。常常在大剂量使用阿糖胞苷（累积剂量 > 36g/m²）治疗白血病和淋巴瘤时诱发。有研究报道血肌酐、碱性磷酸酶水平升高是化疗诱发小脑共济失调的危险因素。其他能够诱发小脑共济失调的化疗药物还包括卡培他滨、5-氟尿嘧啶、奥沙利铂及长春新碱。此外，免疫检查点抑制剂也可引起免疫性脑炎，其症状可表现为小脑共济失调。

（十）脊髓病

鞘内注射化疗药物都可能诱发脊髓病，以氨甲蝶呤、阿糖胞苷、噻替哌较为常见。广泛性脑膜疾病、中枢神经系统放疗、儿童及老龄都是化疗诱发脊髓病的高危因素。鞘内注射化疗药物后数分钟、数日至数周内出现腰痛，之后迅速出现上行性瘫痪、感觉障碍和括约肌功能障碍。此外，静脉注射化疗药物顺铂和奥沙利铂，可引起颈髓短暂性脱髓鞘，患者可能会经历沿着脊柱向下放射的短暂的电击样感觉，称为莱尔米特（Lhermitte）征，此征也可出现在颈部放疗后的早期。放射治疗引起的脊髓病通常是治疗的延迟效应，多见于鼻咽癌、食管癌、甲状腺癌、脊髓肿瘤放疗后，放射性脊髓病常常以无痛性脊髓半侧损害综合征起病，即受损部位以下的对侧痛、温觉消失，病侧受损平面以下的中枢性瘫痪及深部感觉障碍和同侧脊髓后根症状（末梢性麻痹、与病变脊髓分节相应的皮肤区域知觉消失），且有随着疾病进展发展为四肢瘫痪的可能。免疫检查点抑制剂可引起免疫性脊髓病，导致急性横贯性脊髓炎，以胸髓最常见，患者出现病变平面以下的感觉、运动、直肠和膀胱功能障碍。

二、中枢神经系统毒性的治疗与预防

目前针对抗肿瘤治疗相关的大部分中枢神经系统（CNS）毒性，还没有确切有效的标准治疗方案，一方面是因为相比抗肿瘤治疗引起的消化系统毒性、血液系统毒性，CNS 毒性较为少见，导致临床治疗经验相对不足；另一方面是因为 CNS 毒性常常表现为自限性或不可逆性，这就加大了治疗方法选择的难度——对于自限性的疾病，是否需要用药存在争议；对于不可逆性疾病，药物疗效又不确切。因此，临床医生除了需要熟练掌握能够诱导 CNS 系统毒性的常见抗肿瘤药物以外，还需要在临床实践中探索相应的有效治疗手段，以不断提高抗肿瘤治疗的疗效与患者的生存质量。

抗肿瘤治疗诱导的 CNS 毒性的有效处理措施或有案例报道的有效治疗方法较少，现仅就已知的治疗方案与措施总结如下，对尚无确切治疗措施的 CNS 毒性则不做赘述。

（1）癫痫：癫痫发作可能与化疗药物本身有关，或由治疗引起的微环境改变导致。建议使用抗癫痫药物预防癫痫发作，苯二氮䓬类药物常为首选。PRES 患者如果有癫痫发作，建议使用抗癫痫药物，并持续到影像学改变恢复后再停用药物。

（2）急性脑病：靶向治疗所诱导的急性脑病一般予以停药处理，数周后急性脑病的症状就可缓解；在罕见的情况下，可能需要解毒剂来逆转，有案例报道异环磷酰胺诱发的急性脑病可由静脉给予亚甲蓝迅速缓解。

（3）亚急性脑病：有研究报道过在白血病患儿中，右美沙芬能够缓解氨甲蝶呤化疗诱发的亚急性脑病症状。

（4）慢性脑病：针对化疗诱导的慢性脑病目前尚无有效治疗手段；靶向治疗诱导的慢性脑病一般予停药处理。

（5）PRES：一旦发生 PRES，需要停用药物，以及给予血压管理和支持性治疗，PRES 的临床和影像学改变通常可逆。

（6）无菌性脑膜炎：不同治疗策略导致的无菌性脑膜炎一般都为自限性，因此不需给予特殊治疗，地塞米松可预防或治疗氨甲蝶呤引起的无菌性脑膜炎。

（7）脑卒中：常由贝伐珠单抗诱发，一旦确诊，则需要立即停药。

（8）脊髓病：脊髓病变很难恢复，常常留下永久性损伤。因此，如果患者出现因鞘内注射化疗药物诱发的脊髓病变，应停止治疗，并给予大剂量激素，患者的症状可能在两周内有所好转。

（9）免疫性中枢神经系统毒性：常由于免疫检查点抑制剂、CAR-T 和博纳吐单抗引起，其治疗需使用糖皮质激素，具体参照免疫毒副作用的处理。

三、化疗所致周围神经病变

（一）发生机制

CIPN 的发生机制因化疗药物种类不同而有所不同，但确切病因尚不明确。目前考虑其发生可能与药物损伤微管并干扰微管轴突运输，导致线粒体损伤并使氧化应激反应增加相关，也可能与化疗药物的细胞毒性影响 DNA 的形成或直接损伤周围神经细胞有关。

（二）临床表现

CIPN 的临床表现多呈感觉神经受累症状，常出现感觉障碍、感觉丧失、神经性刺痛及肢端麻木等，也可出现肌无力、肌萎缩等症状。不同化疗药物因杀伤肿瘤细胞机制的不同，因此引起周围神经病变的临床表现也各不相同。

1. **紫杉醇类药物**　神经毒性是紫杉醇类药物常见的不良反应，发生率 6%～62%。其发生率和严重程度呈剂量依赖性，累积剂量的增加会导致 CIPN 的发生率升高。紫杉醇类药物引起周围神经病变的机制可能与干扰以微管为基础的轴突运输，激活脊髓小胶质细胞及外周神经和脊髓背根神经节的巨噬细胞相关。紫杉醇类药物引起的周围神经病变主要表现为感觉异常，常出现肢端麻木、触觉迟钝或丧失、神经性疼痛及烧灼感等，可呈现典型的袜套或手套样分布。极少数患者也可能出现共济失调、晕厥、癫痫发作的症状。

2. **铂类化疗药物**　铂类药物大多具有周围神经毒性，其中以顺铂和奥沙利铂最为显著，铂类药物导致 CIPN 可能与药物破坏 DNA 功能、阻止 DNA 复制、抑制 DNA 和蛋白质的合成，使轴突胞质转运能力降低从而影响神经的传导相关。累积剂量的增加、低温刺激、输液时间长短以及既往周围神经病变都有可能增加 CIPN 发生的风险。当顺铂累积剂量达 $300mg/m^2$ 后，神经毒性发生率明显增加，表现为上下肢感觉异常或麻木、运动失调、精细感觉及敏感度降低等，还可发生腱反射减退，但运动神经受损少见。停用顺铂后部分周围神经病变具有可逆性，一般在停药后 3～6 个月恢复。奥沙利铂累积剂量达 $200mg/m^2$ 时可出现周围神经毒性临床症状，根据其临床特点不同，通常可以分为以下两类。①急性、可逆性感觉神经病变：在给药后数小时或 24～48h 内发生，常呈肢体或口咽部一过性的感觉异常、感觉减退、麻木，遇到冷刺激后症状加重，持续时间较短，一般在数日内消失；②慢性感觉神经病变：给药数周后出现蓄积性迟发型神经感觉障碍，主要表现为四肢远端感觉异常、运动协调功能缺陷和共济失调等。

3．长春新碱类药物　长春新碱类药物引起的 CIPN 主要与微管蛋白二聚体之间的高结合力有关，其中长春新碱（VCR）＞长春地辛（VDS）＞长春碱（VBL）。早期表现为对称性感觉异常、肢体远端感觉减弱、肌力减弱及肌肉痉挛等，还可伴有自主神经功能障碍，如直立性低血压、小肠麻痹导致便秘、排尿障碍等，严重时还可发生麻痹性肠梗阻。长春新碱类药物引起的周围神经病变多发生在用药后 6～8 周，停药后部分症状可逐渐消失。

4．其他药物　如沙利度胺、硼替佐米、氨甲蝶呤、氟尿嘧啶、异环磷酰胺、阿糖胞苷等也可出现周围神经病变，当患者出现急性脑病、慢性脑病或肢体感觉运动异常时应避免忽视 CIPN 的发生。

（三）治疗

目前尚没有明确有效的方法来防止 CIPN 的发生，主要通过调整抗肿瘤药物的剂量来预防 CIPN。此外可以应用神经保护类药物来减轻神经损伤或感觉异常，如 B 族维生素（维生素 B_1、维生素 B_6、维生素 B_{12}、甲钴胺、叶酸）、神经营养因子、维生素 E、细胞保护剂（氨磷汀）、谷氨酰胺、谷胱甘肽等；对于神经性疼痛可以给予对症治疗药物如抗惊厥药物（卡马西平、丙戊酸钠、普瑞巴林、加巴喷丁）、三环类抗抑郁药物（丙米嗪、阿米替林）、5-羟色胺再摄取抑制剂类（氟西汀、帕罗西汀、舍曲林）、局部麻醉药物（利多卡因）及阿片类药物（吗啡、羟考酮）等。

紫杉醇类药物减量或停药是防治 CIPN 最主要的方法，也可选用神经生长因子减少或逆转神经毒性；对于顺铂来说降低剂量或延长用药间隔周期是防治神经毒性的有效措施，给予还原型谷胱甘肽、氨磷汀也可预防其引起的神经病变；奥沙利铂使用期间避免冷刺激并延长输注时间可以降低神经病变的发生率和严重程度。有研究表明，应用钙镁合剂能在一定程度上减小急性神经毒性的发生率和强度，并且延缓累积性神经病变发生；异环磷酰胺可选用亚甲蓝；氟尿嘧啶选用硫胺素可能有预防神经毒性的作用。

四、小结

目前针对抗肿瘤治疗相关的大部分 CNS 毒性，缺乏确切有效的标准治疗，因此重点在于预防。急性或症状较重的 CNS 毒性应当首先停用引起该毒性的药物，根据症状采取相对应的对症处理。例如由靶向治疗引起的急性脑病、PML 进展而来的慢性脑病以及脑卒中都需立即停用相应靶向药物，头痛、呕吐剧烈者与精神状态异常者应给予对症处理。无菌性脑膜炎、PRES 等自限性 CNS 毒性通常不需特殊治疗。放射治疗引起的 CNS 毒性还没有确切有效的治疗手段。在抗肿瘤治疗相关的 CNS 毒性的治疗方面还需要神经内科专科的多学科会诊支持，给患者采取最佳的综合治疗来尽可能降低毒性，减少不可逆的远期毒性的发生。而抗肿瘤治疗导致的外周神经毒性也直接影响了患者的治疗效果和生活质量。但因 CIPN 发生机制尚无明确定论，CIPN 的诊断及治疗仍缺乏统一标准，因此早期预防、早期识别、早期治疗是防止外周神经进一步损害，减轻疼痛和其他并发症的最佳途径。对于CIPN 的研究仍应深入，为临床治疗提供新的方法和策略，提高患者的治疗效果和生存质量。

史艳侠（中山大学肿瘤防治中心）

李　露（中山大学肿瘤防治中心）

/附：右股骨骨肉瘤治疗致急性脑病病例分析 /

病例摘要

患者，女性，17 岁。右股骨骨肉瘤术后 3 个月。近期接受大剂量氨甲蝶呤化疗，因突发口齿不清、右面部麻木及右侧肢体无力 1h 至急诊就诊，辅助检查：大脑 MRI 弥散加权成像显示左额极深部脑白质中有异常信号。给予患者氨茶碱、右美沙芬和亚叶酸治疗，于次日全面恢复。

病例简介

现病史：患者，女性，17 岁。3 个月前因右股骨骨肉瘤接受右股骨骨肉瘤切除术和膝关节置换术。术后行顺铂＋表柔比星＋氨甲蝶呤方案化疗，前两种药物的治疗周期已结束，目前大剂量氨甲蝶呤单药维持治疗中。1h 前因午睡醒后出现口齿不清、右面部麻木及右侧肢体无力（上肢较下肢明显），既往无类似情况发生，无头痛、发热，无视物重影或视力丧失，无恶心或呕吐，无胸痛、心悸。由家属陪伴至肿瘤急诊中心就诊。

既往史：无肝炎、结核等传染病病史。无高血压、糖尿病、冠心病等慢性病史。有偏头痛史。3个月前行右股骨骨肉瘤切除术和膝关节置换术。对巧克力、鲜草、菠萝和胶带过敏；没有已知的药物过敏史。

个人史：否认吸烟、饮酒史。

婚育史：未婚未育。

家族史：父母身体健康。否认遗传病史。

体格检查

T 36.6℃，P 107 次 /min，R 16 次 /min，BP 126/89mmHg，氧饱和度 100%。一般情况良好，瞳孔等大等圆，对光反射灵敏，眼球运动正常，巩膜无黄染。呼吸运动正常，双肺呼吸音清，无干湿啰音。心律齐，无明显杂音，无摩擦音。腹软，无压痛、反跳痛，肠鸣音正常。右中腿有一个愈合良好的手术瘢痕。神经系统：右鼻唇沟变浅，咽反射消失；右上肢肌力 3/5 级，其余肢体肌力 5/5 级，病理反射阴性。小脑检查未发现肢体或躯干共济失调，步态和姿势正常。

辅助检查

影像学检查：脑 MRI 弥散加权成像显示左额极深部脑白质中有异常信号，且未发现脑梗死征象。

诊治经过

诊断：①右股骨骨肉瘤术后；②急性脑病（大剂量氨甲蝶呤治疗相关）。

治疗：①右美沙芬 30mg，1 次 /6h，口服；②亚叶酸钙注射液 20mg，4 次 /d，静脉注射；③亚叶酸钙片 5mg，2 次 /d，口服。

治疗结果：于次日全面恢复。

专家点评

氨甲蝶呤的神经毒性可以多种不同形式存在，也可在不同时间出现。通常与联合化疗、大剂量单次给药和累积剂量相关。氨甲蝶呤诱导性的中枢神经毒性 MRI 成像可显示白质损害，弥漫性白质高信号，心室扩大，皮质钙化或脑萎缩。该例患者突然出现口齿不清、右面部麻木及右侧肢体无力，首先需排除脑血管意外。完善颅脑 MRI 弥散加权成像显示左额极深部脑白质中有异常信号，左额极的深部白质会影响脸部、右侧肢体的感觉和运动障碍，且该检查未显示出明显的梗死迹象，故考虑患者的上述临床表现为氨甲蝶呤急性毒性所致。虽然这是氨甲蝶呤静脉给药很少见的一种不良反应，但是在一些病例中也有报道。亚叶酸钙可以减少氨甲蝶呤相关的神经毒性风险。此外，右美沙芬（dextromethorphan，DM）是一种 NMDA 受体的非竞争性拮抗剂，也被用于治疗 MTX 神经毒性。在一项研究中，15 例重度亚急性中毒患者中有 8 例在每天口服右美沙芬 1 ～ 2mg/kg 后症状均得到缓解。

周冬梅（烟台市烟台山医院）

第五章

内分泌及电解质紊乱

第一节　低血糖

低血糖是癌症患者的急症之一。低血糖对人体的损害远远大于高血糖，处理不及时会导致患者死亡。低血糖症（hypoglycemia）是一组由多种病因引起的血浆（或血清）葡萄糖水平降低并足以引起相应症状和体征的临床综合征，而当血浆葡萄糖浓度升高后，症状和体征也随之消退。一般引起低血糖症状的血浆葡萄糖阈值为 2.8mmol/L（50mg/dL），对于反复发作的低血糖患者，血糖值则会更低。患者常以交感神经兴奋和 / 或神经精神及行为异常为主要特点，其低血糖反应的渐进发展是由血糖对大脑的可用性决定的。当血糖水平约为 70mg/dL 时，脑葡萄糖摄取会减少，并引发反馈调节激素反应。当血糖浓度为 60mg/dL 时，就会出现诸如饥饿、焦虑、心悸、出汗和恶心等自主神经症状。当血糖水平低于 50mg/dL 时，会出现视物模糊、说话含糊、思维混乱和注意力难以集中等低糖性神经症状。当血糖水平低于 40mg/dL 时，患者可能会昏昏欲睡、意识不清或好斗。进一步低于 30mg/dL 可导致癫痫发作、永久性神经功能缺陷和死亡。

肿瘤引起的低血糖症（tumor-induced hypoglycemia，TIH）是一种罕见的临床性低血糖症。通常是由于胰岛 β 细胞肿瘤（胰岛素瘤）过度分泌胰岛素而导致，也可以由其他非胰腺肿瘤所引发非胰岛细胞肿瘤低血糖症（non-islet-cell tumor hypoglycemia，NICTH）。这些非胰岛细胞肿瘤能够直接产生胰岛素、分泌影响胰岛素代谢的肽类或分泌可激活胰岛素受体的其他肽类（如胰岛素样生长因子 Ⅱ（insulin-like growth factor Ⅱ，IGF-Ⅱ）前体，胰岛素样生长因子 Ⅰ（IGF-Ⅰ），通过不同机制引起葡萄糖血浆水平降低。

一、肿瘤引起的低血糖症病理生理

胰高血糖素和肾上腺素是两种主要的反馈调节血糖的激素，其他对低血糖有反应的激素包括去甲肾上腺素、皮质醇和生长激素，相比前两种激素它们的作用较延后。胰高血糖素和肾上腺素将立即刺激肝糖原分解和发生糖异生。肾上腺功能不全和垂体功能低下（下丘脑 - 垂体 - 生长激素轴，下丘脑 - 垂体 - 促肾上腺皮质激素轴）均与低血糖发生有关。在低血糖应激期间，肾脏是糖异生和胰岛素的肝外降解的重要器官，约 1/3 的低血糖病例中肾脏衰竭是一个重要的因素，加之许多口服降糖药物由肾脏排出，因此肾功能下降往往导致糖尿病患者的低血糖发作（表 2-5-1）。

表 2-5-1　癌症患者低血糖的诱发因素

诱发因素
肾上腺皮质功能减退
急性高血糖的过度治疗
热量摄入不足
近期改变胰岛素或口服降糖药的剂量或类型
乙醇中毒
人为低血糖

诱发因素
败血症
肝功能不全
肾功能不全
胰岛素泵发生故障，调整不当或使用不正确
肿瘤负荷大
肾上腺皮质功能减退
药物（促胰岛素分泌药物、胰岛素、β受体阻滞药、水杨酸盐、喷他脒、苯基丁氮酮、抗菌磺酰胺类）

在许多癌症患者中，其癌症相关的营养不良、脂肪和肌肉萎缩都会损害糖异生，低血糖的出现与这类疾病相关。非胰岛细胞肿瘤可分泌胰岛素样生长因子 IGF-Ⅱ 等激素，通过与胰岛素受体结合而引起低血糖，而肿瘤负荷大过度消耗葡萄糖也可能导致低血糖。对于接受磺脲类药物或胰岛素治疗的糖尿病癌症患者来说，低血糖最常见的原因可能是食物摄入延迟或减少。接受头颈部照射的癌症患者、有转移性肿瘤或原发肿瘤的患者或接受影响下丘脑－垂体区域的治疗的癌症患者及免疫检查点抑制剂导致的垂体炎患者，都有垂体功能减退的风险，这也可能导致低血糖的发生。免疫检查点抑制剂导致的肾上腺炎引起糖皮质激素缺乏也可导致低血糖。同时测量空腹血糖，胰岛素和 C 肽水平有助于调查低血糖的原因，胰岛素水平过高的低血糖症提示自主胰岛素分泌和人为使用胰岛素（C 肽水平正常或降低）或促胰岛素分泌药物（C 肽水平升高）。当发生低血糖并相应降低胰岛素水平时，必须探讨非胰岛素介导的空腹低血糖的原因。

二、胰岛素瘤引起的低血糖

胰岛素瘤是胰腺最常见的功能性内分泌肿瘤，是源于胰腺的胰岛素分泌性肿瘤，临床上可引起低血糖。在普通人群中每百万人中有 1～4 人发生胰岛素瘤，占所有胰腺肿瘤的 1%～2%，该肿瘤可以发生在任何年龄且具有均等的性别分布。90% 的胰岛素瘤为良性，90% 为单发，90% 发生在胰腺内部，90% 直径＜2cm。大多数胰岛素瘤位于胰腺或直接附着在胰腺上，胰外胰岛素瘤最常见于十二指肠壁，引起低血糖的胰腺外胰岛素瘤极为罕见（发生率＜2%）。胰岛素瘤的病因和发病机制目前尚不清楚。

（一）临床体征与诊断

胰岛素瘤是内源性高胰岛素血症相关低血糖的最常见原因，低血糖发作的偶发性是由肿瘤间歇分泌胰岛素所致。由肿瘤过度和不受控制地分泌胰岛素引起的低血糖症状通常发生在空腹状态（73%），但它们也可能只存在于餐后状态（6%）或同时存在于禁食和餐后状态（21%）。胰岛素释放失调导致空腹低血糖，产生神经低血糖症状，如意识不清、意识丧失、昏迷或癫痫。低血糖还能激活交感神经系统，释放儿茶酚胺从而引起心悸、震颤和出汗。胰岛素瘤的经典诊断取决于是否满足惠普尔三联征的标准，而惠普尔三联征仍然是筛查过程的基本标准：①低血糖（血浆葡萄糖＜50mg/dL）；②神经血糖症状；③服用葡萄糖后症状迅速缓解。胰岛素瘤的生化诊断应在低血糖、惠普尔三联征以及内源性高胰岛素血症存在的情况下建立。遵循以下标准：空腹血糖浓度＜55mg/dL（3.0mmol/L），血浆胰岛素浓度≥3μU/mL（18pmol/L），血浆 C 肽浓度≥0.6ng/mL（0.2nmol/L），血浆胰岛素原浓度≥5pmol/L，血浆 β-羟基丁酸含量≤2.7mmol/L，静脉注射 1mg 胰高血糖素 30min 后血糖变化≥25mg/dL（1.4mmol/L），血浆和/或尿液中的磺酰脲类筛查阴性，并且没有循环胰岛素抗体。若患者有临床低血糖但既往没有可查到的惠普尔三联征记录或无条件进行低血糖期间的生化检测，则该患者应接受72h空腹测试以重现低血糖发作，此时诊断应遵循以下标准：胰岛素阈值5mIU/L（36pmol/L），胰岛素/C肽比＜1.0，20pmol/L胰岛素水平以及血浆或尿液中不存在磺酰脲类（代谢产物）。胰岛素瘤的诊断必须通过常规成像（如CT、MRI和经腹超声检查）定位肿瘤来确认。这些定位技术可检测到大多数胰岛素瘤，然而由于一些体积较小的胰岛素瘤也可存在影像学的假阴性结果。有报道称，针对常规检查无法诊断的胰岛素瘤，新型示踪剂 ^{68}Ga-NOTA-exendin-4 与PET/CT结合，利用胰岛素瘤中的胰高血糖素样肽受体显像，可将胰岛素瘤定位诊断的灵敏度提升至97.7%。

空腹低血糖症的鉴别诊断包括胰岛素瘤、分泌胰岛素样激素的非胰岛细胞肿瘤、外源性胰岛素或泌剂刺激的胰岛素释放等。C肽和胰岛素水平、磺脲类和格列奈类药物水平以及胰岛素样生长因子Ⅱ的测定有助于做出正确的诊断。在发生胰岛素瘤或使用促胰岛素分泌药物的情况下，C肽和胰岛素水平会增加，而由于外源性胰岛素引起的低血糖症虽然胰岛素会增加，但因外源性胰岛素不包含C肽，患者血中C肽水平会很低。正常的胰岛素与空腹血浆葡萄糖之比＜0.33，胰岛素瘤患者该比例增加。测量72h持续时间内每隔6h的血糖和胰岛素水平即可用于诊断大多数胰岛素瘤患者的低血糖症。测量C肽水平有助于区分内源性胰岛素分泌和外源性胰岛素。IGF-Ⅱ水平和IGF-Ⅱ：IGF-Ⅰ比值可用于筛选产生IGF-Ⅱ的非胰岛细胞肿瘤引起的低血糖患者。

（二）胰岛素瘤引起的低血糖临床管理

一旦确诊胰岛素瘤，最重要的就是通过频繁的饮食和药物预防严重低血糖。二氮嗪是典型的抗低血糖药物，是一种非利尿的苯并噻嗪类似物，主要通过两种机制来控制低血糖症状：一是刺激 α-肾上腺素受体，通过打开腺苷三磷酸（adenosine triphosphate，ATP）敏感性钾通道来抑制胰腺β细胞释放胰岛素；它也可抑制环磷酸腺苷磷酸二酯酶，引起糖原分解的增加从而产生了高血糖的效果。临床通常给予患者50～300mg/d剂量的二氮嗪以预防低血糖，在50%～60%的病例中都能成功控制症状，是控制胰岛素瘤低血糖症状的首选药物。二氮嗪的不良反应包括水肿、充血性心力衰竭、低血压、肾功能不全、体重增加和多毛。由于存在术中低血压的风险，应在手术干预前至少1周停止使用。糖皮质激素疗法可增加胰岛素抵抗，降低葡萄糖利用率，增加肝葡萄糖生成并损害胰岛素分泌，是对胰岛素瘤引起的低血糖症进行症状控制的有效选择。生长抑素类似物（somatostatin analogs，SSAs）如奥曲肽，在40%～60%的病例中对预防低血糖有一定效果，患者对SSAs药物的不同反应最可能归因于胰岛素瘤中生长抑素受体的不同分布。尽管65%使用SSAs的患者血浆胰岛素水平下降，SSAs也同时抑制了胰高血糖素和生长激素的分泌，使用它们可能会导致低血糖加重。

另外文献中也提及其他抑制胰岛素生物合成、释放以及敏感性的药物，包括维拉帕米、受体阻滞剂和苯妥英钠，这些药物均可作为治疗胰岛素瘤相关低血糖的潜在疗法。维拉帕米是一种钙通道阻滞剂，可以减少胰岛素的释放，以80mg/d的剂量单独使用可以轻微升高葡萄糖水平，与奥曲肽联合使用可增加其升糖效果，但也不能完全防止低血糖发作。有文献报道β受体阻滞剂普萘洛尔，在240mg剂量时可抑制胰腺β细胞分泌胰岛素和降低外周胰岛素敏感度，但其升高血糖的效果临床并不满意。同时苯妥英钠降糖作用也不尽理想，因其不良反应较少而应用于临床。有报道称，mTOR激酶抑制剂依维莫司是一种预防不能手术或恶性胰岛素瘤患者低血糖发作的有效药物，其可诱导高血糖并在2周内迅速缓解症状，当出现严重不良事件需减少剂量时，高血糖效应仍然保留。长时间服用依维莫司会使药效暂时性减弱，间断性服用可恢复药效。其他控制低血糖的方法包括口服碳水化合物、葡萄糖输液以及使用胰高血糖素。持续输注胰高血糖素治疗肿瘤引起的低血糖可能会导致类似胰高血糖素瘤症状的不良反应。

三、非胰岛细胞肿瘤低血糖症

肿瘤性低血糖除了胰岛细胞瘤分泌过量胰岛素导致低血糖外，其他多种肿瘤也可以通过不同的机制引起低血糖发作（表 2-5-2）。自 1929 年 Nadler 等人首次在肝癌中发现该病，目前人们已发现多种肿瘤可导致 NICTH。NICTH 在临床较为少见，目前有关 NICTH 的患病率无准确统计数据，大概是胰岛素瘤的 1/4。但因为许多病例发病时并未被诊断或受到重视，故真正的患病率可能远高于该数值。此病可发生于任何年龄，但在 50 岁以上人群多见。NICTH 主要发生于分化良好、生长缓慢且巨大的恶性肿瘤，发生于良性肿瘤较少。引起 NICTH 的肿瘤可来源于各种组织，大部分发生于上皮组织及间叶组织，发生于造血和神经内分泌器官中的肿瘤则极为少见，在上皮起源的肿瘤中肝细胞癌占主要病因，而肾上腺皮质肿瘤仅位于第二，NICTH 多见于这类癌症的晚期，较难接受手术治疗。间充质肿瘤包括源自成纤维细胞和纤维组织（如纤维肉瘤）、内皮（如血管内皮细胞瘤）、血细胞（如白血病、淋巴瘤）和肌源性细胞（如横纹肌肉瘤和平滑肌肉瘤）肿瘤。与低血糖相关的最常见的间充质肿瘤是纤维肉瘤和间皮瘤，这类肿瘤切除后低血糖即不再发生。

表 2-5-2　引起 NICTH 的肿瘤及其组织来源

上皮组织来源	间叶组织来源
肝细胞癌	纤维肉瘤，纤维瘤
肾上腺皮质癌	间皮瘤
胃癌	血管内皮瘤
胰腺癌（非胰岛细胞）	血液系统：淋巴瘤、白血病、骨髓瘤
肺癌	其他：横纹肌肉瘤、脂肪肉瘤、神经纤维瘤、神经纤维肉瘤、中胚层肾瘤、神经母细胞瘤、脑膜瘤及平滑肌肉瘤
结直肠癌及食管癌	
类癌、神经内分泌癌及甲状腺髓样癌	
乳癌、卵巢癌及前列腺癌	
其他：精原细胞瘤、假性黏液瘤、肉瘤性畸胎瘤、黑色素瘤、卵巢无性细胞瘤、宫颈癌、膀胱癌、胆管瘤	

（一）NICTH 的发病机制

大多数的 NICTH 都是由肿瘤细胞产生的 IGF-Ⅱ引起的。IGF-Ⅱ基因的产物是一个 180 个氨基酸的残基分子，称为前体 IGF-Ⅱ。该分子由一个 N 末端的 24 个氨基酸的肽，一个 67 个氨基酸的成熟 IGF-Ⅱ和一个 89 个氨基酸的 C 末端延伸（E 结构域）组成。所有与 IGF-Ⅱ相关的前体分子称为"大 IGF-Ⅱ"，包括氨基酸残基 1 ～ 87 的大 IGF-Ⅱ均与 NICTH 相关。

IGF-Ⅱ通常是 7.5kDa 的肽，但在 NICTH 中多数循环的 IGF-Ⅱ是 10 ～ 20kDa 范围内的高分子量形式。这种大 IGF-Ⅱ是由 IGF-Ⅱ基因转录和基因表达异常的肿瘤中 IGF-Ⅱ前体的异常加工而形成的。尽管许多有关 NICTH 的病例都报道了患者体内的 IGF-Ⅱ水平升高，但也存在 IGF-Ⅱ的低水平和正常水平的病例报道，通常认为这种报告的偏差在于不同实验室检测异常 IGF-Ⅱ形式的能力存在差异。IGF-Ⅰ和 IGF-Ⅱ能够降低血糖水平，但由于其通常被限制在血管腔内的高分子量蛋白质复合物中，故通常不能发挥降糖作用。正常情况下 IGF-II 与 IGF 结合蛋白 3（IGFBP-3）结合，形成大约 50kDa 的二元复合物。然后这个复合物与 85kDa 的不耐酸亚基（acid labile subunit，ALS）结合，形成 140～150kDa 的三元复合物。正常受试者约 20% 的 IGF-II 存在于二元复合物中，80% 在三元复合物中。在 NICTH 中，总 IGF-II 升高会导致游离 IGF-II 浓度升高。此外，NICTH 中高分子量前体大 IGF-II 倾向于与 IGFBP-3 结合呈二元复合物，二元与三元复合物的比例通常相反，为 80% 二元和 20% 三元。大的 IGF-II：IGFBP-3 二元复合物约为 60kDa，被认为能够穿过内皮屏障并发挥降血糖作用。

与胰岛素类似，IGF-II 通过抑制肝脏葡萄糖输出和增强骨骼肌对葡萄糖的摄取引发低血糖。值得一提的是 IGF-II 对胰岛素受体的激活功能主要通过骨骼肌促进葡萄糖的持续利用，以及抑制脂肪细胞释放游离脂肪酸来实现，同时这也会抑制肝脏中的葡萄糖释放、糖原分解、糖异生和生酮。此外负反馈调节激素胰高血糖素和生长激素的释放也被 IGF-II 抑制，这反过来加剧了 NICTH 的低血糖。

（二）NICTH 的临床表现

与胰岛素瘤相似，NICTH 临床表现主要以空腹低血糖为主，但同时也可出现餐后低血糖。在 IGF-II 引起低血糖症的肿瘤病例中经常可看到大块的肿瘤，约 1/2 病例中低血糖症是恶性肿瘤的首发症状，针对低血糖症的检查总是引出恶性肿瘤的诊断。其他情况下癌症的诊断可以先于低血糖的发生，而这些患者中最常见的体征是体重减轻，腹部肿块以及疼痛。除了低血糖外，有些患者也会因为大 IGF-II 的类胰岛素作用而发生低血钾。由于低血糖反复发作，患者主要表现神经低血糖症状：意识不清、精神错乱、失忆和癫痫发作。由于 IGF-II 激活胰岛素受体后生酮作用的缺乏，在相同的葡萄糖水平下，NICTH 与空腹低血糖相比往往具有更严重的神经低血糖症状。除低血糖症状外，NICTH 患者还可以出现肢端肥大样皮肤改变，如皮赘、皮肤多余油脂和肥大性酒渣鼻，该表现考虑与 IGF-II 延长胰岛素样生长因子 I 受体的激活有关。

（三）NICTH 的诊断

凡是不明原因的顽固性低血糖，特别是患癌症或体内发现巨大肿瘤的患者，都应考虑 NICTH 的发生。但同时应排除因其他原因引起的低血糖，如药物引起的低血糖，器官衰竭和 / 或激素缺乏症（如肝衰竭、肾衰竭、肾上腺功能不全、生长激素缺乏）以及内源性高胰岛素血症（与糖尿病的鉴别诊断）的可能性。胰岛素瘤、胃旁路术后低血糖、胰岛素自身免疫性低血糖以及胰岛素促分泌剂摄入也需要与 NICTH 的诊断相鉴别。

NICTH 的诊断主要依赖于患者的临床表现及实验室检查，其典型模式包括低血糖（血清葡萄糖 < 55mg/dL），同时胰岛素 / 胰岛素原 /C 肽 /β- 羟基丁酸水平低，口服降糖药筛查无阳性结果。主要的实验室诊断指标为：胰岛素水平 < 3μU/mL，胰岛素原水平 < 5pmol/L，C 肽水平 < 0.2nmol/L 和 β- 羟基丁酸水平 < 2.7mmol/L，这是与胰岛素瘤实验室检查的重要区别（表 2-5-3）。另外对于血浆 IGF-I 和 IGF-II 水平的测定也是可行的进一步评估方式，NICTH 中 IGF-I 的浓度通常会下降（< 100ng/mL），而 IGF-II 则因为检测方法不同呈正常或上升的波动情况（275～750ng/mL）。由于这种 IGF-I 及 IGF-II 在 NICTH 的变化特性，我们可以用 IGF-II：IGF-I 的比值来判断 IGF-II 的分泌量是否增多。IGF-II：IGF-I 的值通常 < 3，若该比值 > 10 应高度怀疑 NICTH。但是应注意的是，在营养不良和败血症中 IGF-II：IGF-I 比值也可 > 10，但此时 IGF-II 及 IGF-I 值均较低。由于目前市面上无商业化的前体 IGF-II 检测试剂盒，故对前体 IGF-II 的检测目前还不现实。

表 2-5-3　不同原因引起低血糖的实验室检查

诊断	胰岛素原 / (pmol · L⁻¹)	胰岛素 / (μU · mL⁻¹)	C 肽 / (nmol · L⁻¹)	IGF-I	IGF-II	IGF-II： IGF-I ratio	胰岛 素抗 体	β- 羟基丁酸 / (mmol · L⁻¹)
正常人	＜ 5	＜ 3	＜ 0.2	正常	正常	正常	无	＞ 2.7
外源性胰岛素	＜ 5	＞＞ 3	＜ 0.2	正常	正常	正常	无	≤ 2.7
口服降糖药	≥ 5	≥ 3	≥ 0.2	正常	正常	正常	无	≤ 2.7
胃旁路术后 低血糖	≥ 5	≥ 3	≥ 0.2	正常	正常	正常	无	≤ 2.7
胰岛素自身免疫 性低血糖	＞＞ 5	＞＞ 3	＞＞ 0.2	正常	正常	正常	有	≤ 2.7
非胰岛素瘤 （ NICTH ）	＜ 5	＜ 3	＜ 0.2	下降	正常或 上升	上升	无	≤ 2.7
胰岛素瘤	≥ 5	≥ 3	≥ 0.2	正常	正常	正常	无	≤ 2.7

（四）NICTH 的管理

当低血糖发生时，应首先积极治疗低血糖，防止严重低血糖导致中枢神经系统不可逆的损伤。迅速纠正低血糖的首要方法是持续静脉滴注葡萄糖且增加进食量及进食次数。对于临床确诊为 NICTH 的患者，需针对其病因进行治疗。

1. **针对病因的治疗**　一旦发现 NICTH 并发现原发肿瘤，主要的治疗方法是手术切除，如果切除完全，低血糖可以被治愈。但许多患者常因肿瘤组织过大、对周围组织有浸润或广泛转移不适合手术，其他非手术治疗方法（如放疗、化疗或选择性肿瘤栓塞法）也可以抑制肿瘤组织的增生或代谢，以达到缓解低血糖症状的效果。目前也有文献报道若肿瘤没有被完全切除，低血糖会随肿瘤复发而再次出现。

2. **针对低血糖的药物治疗**　通常情况下，NICTH 患者的低血糖会严重到需要在静脉注射葡萄糖或葡萄糖以外的进一步治疗，以代替手术切除或等待手术切除。注射用胰高血糖素可能改善 NICTH 患者的低血糖，但其效果较为短暂，可作为急性低血糖的辅助治疗。二氮嗪治疗胰岛素瘤引起的低血糖有一定效果，但大多数报道 NICTH 的案例中使用二氮嗪都没有令人满意的疗效。同样也有多个病例报道非特异性生长抑素类似物奥曲肽在 NICTH 中使用，但并未成功改善低血糖。

目前控制 NICTH 的低血糖症状最有效的药物是糖皮质激素及重组人生长激素（ recombinant human growth hormone，rhGH），因生长激素对肿瘤的促进作用，rhGH 在肿瘤患者中使用存在争议。糖皮质激素可通过增加肝糖异生、抑制外周葡萄糖摄取和促进脂解来预防低血糖症，同时通过降低 IGF-II 水平治疗 NICTH。

糖皮质激素使用效果与肿瘤侵犯程度及使用剂量有关，一般建议初始剂量为每天 30 ～ 60mg，之后再根据病情调整用量，使用剂量低于临界值则病情易反复。rhGH 能够抑制外周葡萄糖摄取，并导致 IGF-I、IGFBP-3 和 ALS 水平升高，从而促进正常的 IGF-II 三元复合物形成。糖皮质激素和 rhGH 的联合治疗可能有助于最大限度地减少剂量和不良反应，在多个单药治疗失败的 NICTH 病例中，联合治疗显示出较好的治疗效果。

四、结语

肿瘤是引起低血糖的罕见原因，通常是由于胰腺 β 细胞来源的肿瘤（胰岛素瘤）过度分泌胰岛素所致。除了内源性高胰岛素血症外，其他分泌 IGF-Ⅱ 的肿瘤也可诱发低血糖。若患者出现不明原因低血糖且已排除胰岛素瘤，则应高度怀疑 NICTH。目前针对胰岛素瘤或者 NICTH 最有效的治疗方法是切除或缩小肿瘤。如果无法切除病灶可尝试通过外照射，动脉内化学栓塞或经皮酒精注射来减少肿瘤体积。虽然肿瘤引起的低血糖临床较为少见，但一旦发生后控制不佳或可危及患者生命。在临床工作中治疗肿瘤本身的同时也需监测患者血糖，避免因误诊或诊断延误出现肿瘤相关性低血糖急症。

杨润祥（云南省肿瘤医院 / 昆明医科大学第三附属医院）
刘思呈（云南省肿瘤医院 / 昆明医科大学第三附属医院）
吴　皎（云南省肿瘤医院 / 昆明医科大学第三附属医院）

附：子宫内膜癌合并低血糖病例分析

病例摘要

患者，女性，56 岁。子宫内膜癌术后放化疗后 11 年，末次化疗后 10 个月余入院。11 年前因阴道大出血在当地医院诊断为子宫内膜癌，后行后装放疗 3 个月（4 次 / 周）（具体不详）。随后于本院妇瘤科行子宫全切术。术后病理检查提示肿瘤完全缓解，术后行 4 个疗程的化疗（具体不详）。1 年前因腹胀并双下肢轻度水肿，胸腹部 CT：肝脏多发转移性肿瘤，肝硬化，大量腹水；腹盆腔多发肿大结节影，考虑淋巴结转移；右下肺病变，考虑转移。PET/CT：胃网膜、腹膜后多个淋巴结影，考虑转移；双肺多个大小不等结节影，考虑转移；肝多发转移瘤，予以 TP 化疗方案 6 周期治疗。9d 前复查 CT 提示病情加重入院，诊断为：①子宫内膜癌术后双肺、腹膜后淋巴结转移化疗后 rⅣ 期；②2 型糖尿病；③腹腔积液。予以表柔比星 + 卡铂方案化疗，化疗期间出现心慌、出汗，考虑并发低血糖，随机血糖测定葡萄糖 2.87mmol/L，立即给予升糖等对症处理，请相关科室多学科会诊，随后病情好转出院。

病史简介

现病史：患者，女性，56 岁。11 年前无明显诱因出现阴道大出血，于当地医院急诊就诊。完善相关辅助检查后诊断为子宫内膜癌。给予放疗 3 个月（4 次 / 周）（具体不详），症状好转出院。后于我院妇瘤科就诊，复查后评估可行手术治疗，完善术前检查，行子宫全切术。术后病理检查提示肿瘤完全缓解，术后行 4 个疗程化疗（具体不详），病情好转出院。随后不规律复查无异常。1 年前无明显诱因出现腹胀并双下肢轻度水肿，于当地医院完善胸腹部 CT、我院完善 PET/CT（具体见后文辅助检查）。诊断：子宫内膜癌术后双肺、腹膜后淋巴结转移化疗后 rⅣ 期，建议患者行 TP 化疗方案 6 周期治疗，患者化疗期间出现轻度消化道反应，予以止吐、抑酸对症处理后缓解出院。9d 前患者于我院复查胸腹部 CT 提示双肺、肝脏、腹膜、大网膜、肠系膜多发转移，部分病灶较前增多、增大；大量腹水。为进一步诊治，入院治疗。自起病，患者精神、饮食、睡眠差，二便无异常，体重明显减轻。

既往史：既往糖尿病 3 年，用诺和灵 30R 胰岛素早晚餐前 8U 皮下注射控制血糖，空腹血糖控制在 4.5 ～ 6.5mmol/L。无高血压、心脏病病史。无脑血管疾病、精神疾病史。无外伤、输血史。无药物及食物过敏史。

个人史：无烟酒史。

婚育史：22 岁结婚，育有 1 子 1 女。子女及配偶均健康。

家族史：否认家族中有遗传倾向性疾病及传染性疾病。

体格检查

BP 126/78mmHg，P 89 次 /min，T 36.8℃，R 27 次 /min。神志清楚，查体合作。全身浅表淋巴结无肿大。心、肺查体无特殊。腹部平坦，下腹可见约 15cm 陈旧性手术瘢痕，腹软，无压痛、反跳痛及肌紧张，肝脾肋下未触及，移动性浊音阳性。双下肢不肿。病理反射未引出，生理反射存在。

辅助检查

（1）影像学检查

1）入院前 1 年在当地医院胸腹部 CT 检查示：肝脏多发转移性肿瘤，肝硬化，大量腹水；腹腔内、盆腔内多发肿大结节影，考虑淋巴结转移；右下肺病变，多考虑转移。

2）入院前 1 年于本院做 PET/CT：①子宫内膜癌术后，手术残端未见确切占位，胃网膜、腹膜后多个大小淋巴结显示，伴代谢增高，考虑转移；②腹膜、网系膜多发结节状增厚伴代谢增高，考虑转移；③双肺多个大小不等结节影，考虑转移；肝多发转移瘤。

3）入院前 1d 于本院行胸腹部 CT：双肺、肝脏、腹膜、大网膜、肠系膜多发转移，部分病灶较 1 年前 CT 片增多、增大；大量腹水。

（2）病理学检查：11 年前病理检查示子宫低分化癌，倾向腺癌，部分呈乳头状癌。

诊治经过

诊断：①子宫内膜癌术后双肺、腹膜后淋巴结转移化疗后 rIV 期；② 2 型糖尿病；③腹腔积液。

治疗：予以表柔比星＋卡铂方案化疗，化疗期间出现恶心、呕吐、进食减少、心悸、出汗，考虑并发低血糖，随机血糖测定葡萄糖 2.87mmol/L，立即给予升糖等对症处理。请相关科室（内分泌科、营养科、重症医学科、妇瘤科、肿瘤内科）多学科会诊，会诊建议在口服营养支持、胰岛素调整和血糖动态检测下，继续给予化疗。具体如下：行 6 周期表柔比星＋卡铂方案化疗，化疗期间晚上 10 点予以长效地特胰岛素 12U，三餐前半小时分别予以超短效门冬胰岛素 4U、6U、6U 皮下注射，若患者不进食可不使用，并根据患者进食情况调整胰岛素用量。

治疗结果：2 周期化疗后复查 CT，疗效达 PR（partial response，PR）。6 周期化疗结束后复查 CT 疗效达 PR。其间患者病情稳定，内分泌科随访糖尿病。

专家点评

本病例中患者，既往患有糖尿病，子宫内膜癌术后复发转移进行化疗过程中发生了低血糖。糖尿病与癌症是危害人类健康的两大严重疾病，糖尿病是一种慢性终身性疾病，且与癌症密切相关，目前随着糖尿病患者的增加，各种降糖药物的应用，在血糖得到控制的同时，一些患者也出现了严重的低血糖反应。因此，癌症患者合并糖尿病化疗时对于血糖的控制十分重要，当病情恶化时，既要想到高血糖，又要想到由于并存病的发展或治疗不当所致的低血糖。

低血糖反应不是单一的病因所导致的，而是多种原因共同引起的临床综合征。在许多癌症患者中，其癌症相关的营养不良、脂肪和肌肉萎缩都会损害糖异生，可导致低血糖出现。肿瘤负荷大过度消耗葡萄糖也可能导致低血糖。另外，对于接受胰岛素治疗的癌症合并糖尿病患者来说，低血糖最常见的原因可能是食物摄入延迟或减少。还应该注意化疗药物的肝肾毒性，也可诱发低血糖。

低血糖反应发生时患者可有饥饿、心悸、恶心、大汗淋漓等典型症状，重者可出现昏迷。对于突然出现典型症状的患者，应高度怀疑低血糖反应，同时详细询问病史，必要时急测血糖。非糖尿病者血糖 < 2.8mmol/L 可诊断低血糖，而糖尿病患者血糖 < 3.9mmol/L，即可诊为低血糖。低血糖反应不容忽视，一旦发生，轻者会出现心率加快、血压增高，严重者可诱发心肌梗死、脑血管性疾病，如果病情控制不好使低血糖反应反复发作，会加重患者的病情，影响治愈及疗效。低血糖反应主要对患者的神经系统产生影响，尤其对脑部以及交感神经损伤较大。如低血糖反应长时间得不到纠正，可对患者中枢神经系统造成不可逆损害。神经系统无法储存糖原，血糖为脑细胞提供能量。当出现低血糖昏迷长达 6h 以上，会造成脑组织的不可逆损害死亡，所以对于严重低血糖患者要更细心管理，以免造成严重后果。

癌症合并糖尿病治疗过程中，要定时监测血糖，掌握患者病情。具体管理策略有：

（1）注重先兆及标识：低血糖患者多数有先兆症状，让患者及其及家属了解低血糖相关知识及先兆是预防关键。对于已经确诊的患者，应随身携带标识，注明当前用药情况，方便抢救。

（2）监测血糖：定期进行血糖监测，控制药物及饮食在最佳水平，当患者出现不适症状时，立即查血糖再进行处理。

（3）加强宣传：向患者宣传糖尿病相关知识、血糖监测的必要性及重要性，介绍药物种类、剂量、使用方法与服药时间，保持药物、饮食以及运动的平衡，预防低血糖发生，告知患者避免空腹运动以及酗酒，可随身携带易于吸收的碳水化合物，同时警惕无症状低血糖。

（4）重点关注：对于老年以及身体状态欠佳患者，可适当增加血糖监测次数，便于及时发现病情变化。

综上所述，对于合并糖尿病的癌症患者，维持正常血糖水平，减少并发症的发生发展，是提高癌症患者生活质量的重要保障。血糖控制不佳会引起心、脑和肾等一系列并发症发生。低血糖是癌症患者的急症，也是糖尿病的常见急性并发症，在某种意义上比高血糖更危险，中到重度低血糖可致患者昏迷、抽搐甚至死亡。临床上，对于合并糖尿病的癌症患者，临床医生往往关注癌症多于糖尿病，忽略了低血糖的发生及危害，应引起高度重视。

赵先国（云南省肿瘤医院 / 昆明医科大学第三附属医院）

李　湘（云南省肿瘤医院 / 昆明医科大学第三附属医院）

第二节　高血糖和糖尿病酮症酸中毒

糖尿病（diabetes mellitus，DM）是一组以高血糖为特征的代谢性疾病。高血糖是由于胰岛素分泌缺陷或其生物作用受损，或两者兼有引起，糖尿病长期存在高血糖，导致多个组织，特别是眼、肾、心脏、血管、神经的慢性损害、功能障碍。糖尿病酮症酸中毒（diabetic ketoacidosis，DKA）指糖尿病患者在各种诱因的作用下胰岛素明显不足、拮抗胰岛素激素（胰高血糖素、儿茶酚胺、皮质醇和生长激素）不适当升高造成的高血糖、高血酮、酮尿、脱水、电解质紊乱、代谢性酸中毒等病理改变的综合征，是糖尿病患者常见急症之一。本文着重介绍高血糖和 DKA。

一、高血糖

高血糖的定义是血糖高于正常值，具体标准为空腹血糖高于 6.1mmol/L，餐后 2h 血糖高于 7.8mmol/L，可有口渴、多饮、多尿、乏力、体重减轻等症状，高血糖不是疾病的诊断，只是一种血糖检测结果判定，高血糖不完全是糖尿病。糖尿病高血糖的定义为空腹血糖 ≥ 7.0mmol/L 或口服葡萄糖耐量实验（oral glucose tolerance test，OGTT）2h ≥ 11.1mmol/L 或随机血糖 ≥ 11.1mmol/L。

（一）高血糖起因

高血糖起因除了糖尿病外还有很多，包括生理因素，如高糖饮食、短期剧烈运动、情绪激动等可造成血糖的暂时升高；遗传因素，如直系亲属有血糖升高者，则发生高血糖的风险较高；某些遗传疾病也可以出现高血糖症状，如急性阵发性血卟啉病、先天性卵巢发育不全等。除了糖尿病外其他内分泌疾病也可以导致高血糖，如甲状腺功能亢进、肢端肥大症、肥胖症等。大多数肝脏疾病也常伴高血糖。在应激状态下会使体内升糖激素分泌增加，拮抗胰岛素，从而出现高血糖，如严重烧伤、感染性休克等。近年来越来越多的研究发现高血糖和肿瘤发生发展密切相关，高血糖增加了许多恶性肿瘤的发病率和死亡率。肿瘤本身（如胰腺癌、肝癌）及抗肿瘤治疗也会引起高血糖，化疗药物、化疗辅助药物、化疗不良反应等可引起患者血糖波动，诱发或加重糖尿病，甚至出现酮症酸中毒、昏迷、死亡。下面重点介绍高血糖和肿瘤的关系。

（二）高血糖对肿瘤疾病的影响

许多研究发现高血糖是糖尿病患者癌症风险增加假说的关键因素之一，并明确指出高血糖可以促进肿瘤的发展，高糖水平通过多种机制致使肿瘤进展，目前比较明确的机制包括促进肿瘤细胞增殖、侵袭和迁移以及诱导凋亡抵抗和化疗抵抗。①高血糖可为恶性肿瘤细胞快速增殖提供营养物质，从而加速肿瘤细胞的生长过程。②高血糖导致多种促炎因子的产生，如白细胞介素 -6、肿瘤坏死因子 -α、环氧合酶 -2，这些促炎因子可以刺激癌基因表达、调节细胞周期、促进肿瘤细胞增殖、抑制细胞凋亡。③高血糖也可以引起同源域相互作用蛋白激酶 2（homeodomain-interacting protein kinase 2，HIPK2）降解，从而抑制 p53 诱导的细胞凋亡，高血糖通过抑制 HIPK2/p53 凋亡轴促进肿瘤的进展。④ 2 型糖尿病患者血液中胰岛素和胰岛素生长因子 -1 长期处于高水平，在肿瘤细胞中激活 AKT/MTOR 信号通路，促进肿瘤生长。⑤其他途径：有报道发现高血糖可促进癌症细胞的迁移和侵袭，这个理论在胰腺癌细胞中的得到了充分的证实，其可能的机制是高血糖通过上调锰超氧化物歧化酶的表达而升高过氧化氢的浓度，进而激活细胞外信号调节激酶和 p38 丝裂原活化蛋白激酶途径；肥胖导致 2 型糖尿病的病理环节被认为是胰岛素抵抗，胰岛素抵抗可导致血糖、血脂、尿酸等代谢异常。肥胖 DKA 患者血清 IL-6、CRP 和 Hcy 升高，在疾病过程中发挥重要作用。肥胖诱导的脂肪 T 细胞中 Rab4b 的缺失可能通过改变脂肪 T 细胞的命运而导致胰岛素抵抗。

总之，高血糖通过促进肿瘤细胞的增殖、迁移和侵袭而加速肿瘤进展，其机制需要更深入的研究。

二、糖尿病酮症酸中毒

高血糖是糖尿病酮症酸中毒的初期阶段，由于 β 胰腺细胞的破坏导致胰岛素匮乏，无法将人体内的葡萄糖送入细胞并合成能量，促使肝脏分解脂肪获得能量，最终导致血糖不断升高，并使酮不断堆积，从而发生 DKA。DKA 主要见于 1 型糖尿病（diabetes mellitus type 1，T1DM），但也见于肥胖和 2 型糖尿病（diabetes mellitus type 2，T2DM），超过 1/4 的 DKA 患者既往没有胰岛素治疗史，近年来人们对 T2DM 合并 DKA 的风险认识越来越高。女性、18 岁以下儿童、少数民族、糖化血红蛋白 7.5% 或以上、糖尿病病程较长的患者是 DKA 高危因素。此外免疫检查点抑制剂也可诱发 1 型糖尿病导致 DKA，某些靶向药物也可导致 DKA。

（一）诱因

DKA 主要诱因是感染，包括尿路感染、败血症和其他感染，感染是 T1DM 患者 DKA 最常见的原因；其次是不遵从胰岛素给药或依从性差造成胰岛素不足；其他诱因包括心肌梗死、急性胰腺炎、饮酒、摄入含糖量高的液体、脑卒中、肠梗阻等。这些因素会导致胰岛素抵抗或更高的胰岛素剂量要求从而诱发 DKA。某些药物的使用会增加血糖水平，如糖皮质激素、抗精神病药、β 受体阻滞剂、噻嗪类利尿剂、免疫检查点抑制剂、靶向药物（阻断 PI3K/AKT/MTOR 信号通路）等。钠 – 葡萄糖共转运蛋白 2 抑制剂比较特殊，这类药可以引起正常血糖 DKA。

（二）DKA 病理生理

DKA 的病理生理包括高血糖、脂肪组织中游离脂肪酸产生、肝脏中酮体形成、高酮血症、酮尿和代谢性酸中毒。

1. **高血糖**　DKA 的产生是由于胰岛素的绝对或相对缺乏，伴随着拮抗胰岛素作用激素的增加。随着胰岛 β 细胞数量的减少，循环血浆中的胰岛素下降到低水平不足以满足代谢的需要。胰岛素不足促进肝糖原异生增加，加速糖原分解，骨骼肌和脂肪组织通过胰岛素依赖性葡萄糖转运体（主要 GLUT4）摄取葡萄糖途径受到损害从而导致高血糖症。拮抗胰岛素作用的激素又称为反调节激素，它们是胰高血糖素、肾上腺素、去甲肾上腺素、皮质醇和生长激素。在这些激素中，胰高血糖素在 DKA 中起主要作用，高循环水平的胰高血糖素促进糖原分解、糖异生使血糖升高。有研究发现新发糖尿病患者的皮质醇水平也经常升高从而增加了糖异生和脂肪分解，皮质醇水平升高和随之而来的胰岛素抵抗可能会诱发 DKA。T1DM 和应激患者肾上腺素分泌过多和生长激素水平升高，也易诱发 DKA。然而，值得注意的是，在没有胰岛素缺乏或胰岛素抵抗的情况下，DKA 不会产生。胰岛素缺乏和胰高血糖素升高通过降低外周血糖利用率、增加肝肾糖异生和糖原分解引起高血糖，高血糖导致葡萄糖尿，导致容量衰竭和肾前氮质血症。

2. **酮生成**　酮体包括丙酮、乙酰乙酸和 β- 羟基丁酸。酮体生成涉及两个器官：脂肪组织和肝脏。胰岛素缺乏导致脂肪分解，在脂肪分解过程中，甘油三酯在激素敏感脂肪酶的作用下形成游离脂肪酸。脂肪细胞中一旦形成游离脂肪酸，它们立马就会被释放到血液中并输送到肝脏参与酮体形成。长链脂肪酸在进入肝线粒体之前必须先被活化，然后在肝线粒体中经历 β- 氧化形成乙酰乙酸。随后，乙酰乙酸被还原为 β- 羟基丁酸。而且，乙酰乙酸会自发新的非酶脱羧形成丙酮，然后被肺部清除，引起 DKA 患者的丙酮呼吸。肾脏持续排出 β- 羟基丁酸和乙酰乙酸，直到肾小球滤过率显著降低酮类的清除减少。

3. **代谢性酸中毒**　代谢性酸中毒是由于乙酰乙酸和 β- 羟基丁酸过量产生。β- 羟基丁酸和乙酰乙酸是相对较强的酸，可以自由分离产生大量的氢离子，这两种酸在 pH 作用下解离生成 H^+，H^+ 被 HCO_3^- 离子缓冲，结果血清 [HCO_3^-] 降低，并且发生高 AG（阴离子间隙）代谢性酸中毒。除了酮以外，糖尿病患者还产生其他酸，如 L- 乳酸和 D- 乳酸。由于酮、L- 乳酸以及 D- 乳酸的堆积，患者在出现严重 DKA 时会出现很高的 AG 代谢性酸中毒。酸中毒刺激控制呼吸的中枢和外周化学感受器导致肺泡过度通气，代偿性地降低二氧化碳分压来提高细胞外的 pH，临床上，这种呼吸模式被称为 Kussmaul 呼吸。

4．酮血症和酮尿　如上所述，酮类由肾脏生成和排泄，直到肾小球滤过率显著降低。在 DKA 中，β- 羟基丁酸的产生量大于乙酰乙酸的产生量。如果容量消耗轻微且肾小球滤过率接近正常，则酮被排出。在这些条件下，酮血症比酮尿少。当容量消耗严重，肾小球滤过率显著降低时，酮的排泄减少，血酮升高。

（三）临床表现

DKA 的症状和体征通常是急性发作，出现的症状包括口渴、多饮、多尿、突然体重减轻、腹部疼痛并伴有恶心和呕吐（可能被误认为是肠胃炎）。大约 1/2 的患者会出现腹部疼痛，多达 2/3 的患者出现恶心和呕吐，有 1/2 的 DKA 患者后期可见嗜睡和昏迷，约有 25% 的患者意识丧失。体格检查出现脱水征、体温过低、心动过速、低血压、Kussmaul 呼吸和类似烂苹果味的酮臭味。在成人中，与 DKA 相关的电解质失衡和高渗性脱水会导致心律不齐、急性肾脏疾病和心搏骤停，但在儿童中鲜少发现。

（四）实验室检查

DKA 的血糖值多为 16.7 ～ 33.3mmol/L，有时可达 55mmol/L 以上。酮体的产生一般通过直接测定 β- 羟基丁酸来测定，因为 β- 羟基丁酸是在 DKA 中最常见的酮体，血酮体＞ 1mmol/L 时出现高血酮，血酮体＞ 3mmol/L 时提示酸中毒，尿酮体阳性。丙酮无肾阈，若酮体产生过多而肾功能无障碍时，尿酮虽然阳性，但血酮并不高，临床上无酮血症。血浆 CO_2 结合力降低，酸中毒失代偿后血 pH 下降，HCO_3^- 浓度降低。尽管大多数 DKA 患者的血糖水平高于 16.7mmol/L，但在减少食物摄入或疾病的情况下，血糖水平仅出现轻度升高（称为血糖正常的 DKA），因此并非所有的 DKA 患者都可能有高血糖，血糖水平也并不决定 DKA 的严重程度。根据酸中毒的程度，DKA 分为轻度、中度和重度，pH ＜ 7.3 或者碳酸氢根＜ 5mmol/L 为轻度，pH ＜ 7.2 或者碳酸氢根＜ 10mmol/L 为中度，pH ＜ 7.1 或者碳酸氢根＜ 10mmol/L 为重度，大多数患者表现为轻度到中度的 DKA。DKA 一旦开始治疗，应每 1 ～ 2h 检查一次指尖血糖，每 4h 检查 1 次血清电解质、血糖、尿素氮、肌酐和静脉 pH。在治疗前、治疗中、治疗后应进行心电图的监测。

（五）治疗

DKA 的治疗主要是静脉补充液体和电解质以恢复正常循环容量、纠正酸碱紊乱和脱水，给予胰岛素以纠正高血糖。胰岛素治疗和液体电解质替代是 DKA 治疗的基础（图 2-5-1）。

1．补液　补充液体是恢复肾灌注和血容量关键的第一步，当血容量恢复时循环中拮抗胰岛素激素减少，导致胰岛素抵抗下降。成人 DKA 患者的预期失水量可达体重的 10% 以上，液体复苏的首选溶液为等渗盐水（0.9%NaCl），在最初的 2 ～ 4h，以 500 ～ 1 000mL/h 的速度给药。恢复血容量后，应通过监测血压、心率和血清钠水平，确定是否可以将生理盐水的输注速度降低至 250mL/h 或将输注浓度更改为 0.45%。当血浆中血糖降到 13.9mmol/L 时，应改为 5% 葡萄糖输注，以避免低血糖，并允许持续使用胰岛素纠正酮血症。对于大多数儿童 DKA 患者，应假定平均体液缺乏约 70mL/kg。应在 30 ～ 60min 内迅速输注 10 ～ 20mL/kg 的 0.9% 氯化钠注射液或其他等渗液，以帮助恢复器官灌注。对于伴有低血容量性休克的儿童，最初的输液应在 15 ～ 30min 内完成，速度为 20mL/kg。如有必要，

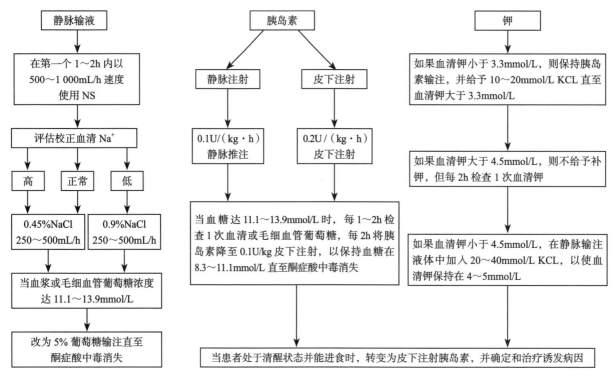

图 2-5-1　DKA 治疗方案

可根据血流动力学状态重复推注大剂量药物，对于儿童而言这种推注液体给药是优选的，因为与较慢的连续液体输注相比，推注液体可以确保实现更快的组织灌注。初次推注之后，应在 24 ～ 48h 内用 0.45% ～ 0.9% 的氯化钠补充剩余的水分不足。

2．**胰岛素治疗**　在静脉输液开始后，胰岛素注射是恢复细胞代谢、减少肝糖异生、抑制脂肪分解和酮生成的下一个重要步骤。静脉、肌内或皮下注射胰岛素对纠正 DKA 是安全有效的，持续静脉输注常规人胰岛素是危重患者和那些意识下降（精神迟钝）的患者的首选治疗方法，大多数患有 DKA 的人都是通过静脉注射胰岛素来治疗的，直到 DKA 恢复正常，患者饮食正常，这时转入皮下胰岛素治疗。

常规静脉输注胰岛素是治疗 DKA 的一种选择。大多数治疗算法建议静脉注射剂量为 0.1U/kg，然后持续静脉输注 0.1U/（kg·h）（5 ～ 10U/h），当血糖水平降至 13.9mmol/L 时，胰岛素剂量应降至每小时 0.05U/kg，这时需要调整胰岛素输注速度，使血糖维持在 8.3 ～ 11.1mmol/L，直到酮症酸中毒得到解决，也就是血糖水平＜ 13.9mmol/L，碳酸氢盐水平＞ 18mmol/L，动脉或静脉 pH ＞ 7.3mmol/L。应用皮下注射胰岛素，每 2h 给予 0.2U/kg 皮下注射。轻～中度 DKA 患者中与静脉输注常规胰岛素一样有效，一旦葡萄糖水平达到 13.9mmol/L，皮下注射胰岛素的剂量应减少 1/2，并在相同的时间间隔持续，直到 DKA 消退。对于轻度 DKA 患者，皮下注射快速胰岛素类似物可以替代静脉注射胰岛素，对于严重低血压或严重 DKA 的患者，不推荐使用快速皮下胰岛素类似物。目前还没有前瞻性的随机研究比较在 ICU 住院患者中皮下注射快速胰岛素类似物和静脉注射常规人胰岛素的效果。肌内注射胰岛素治疗 DKA 也有效，然而这种途径往往比皮下注射更痛苦，并且可能增加接受抗凝治疗患者出血的风险。

3．**纠正电解质及酸碱平衡紊乱**　由于在胰岛素缺乏和酸中毒的情况下，细胞内钾转移到细胞外，住院时测得的血清钾水平经常在正常范围内甚至升高。胰岛素治疗通过促进钾回到细胞内而降低血清钾水平，因此当血清钾浓度＜ 4.5mmol/L 时，应开始补钾治疗，并保持血钾在 4 ～ 5mmol/L 的水平。对于大多数患者每升液体中 20 ～ 40mmol 钾的补充量是足够的，但是对于急性或慢性肾衰竭患者，则需要较低剂量。在血清钾水平＜ 3.3mmol/L 的患者中，应以 10 ～ 20mmol/h 的速率开始补充钾，胰岛素治疗应延迟至钾水平高于 3.3mmol/L，如果忽略血清钾开始胰岛素治疗，可能会发生危及生命的低钾血症。与成年人相似，在接受 DKA 治疗之前，儿童中很少出现低血钾症。在这些罕见的情况下，必须更早，更积极地补充钾，并且应延迟胰岛素输注，直到有尿量记录且血清钾已恢复到接近正常浓度为止。应每 2 ～ 4h 监测 1 次血清钾水平，并应调整静脉输液中的钾浓度以维持正常的钾水平。静脉补钾时应考虑使用心脏监护仪或频繁的心电图检查。钾盐替代品的选择一直是争论的话题，成人通常建议单独使用氯化钾，但儿科通常建议使用氯化钾和磷酸钾或乙酸钾的混合物以减少氯化物负荷，从而降低高氯酸血症的风险。在 DKA 中通常不建议使用碳酸氢盐，研究者对 12 项碳酸氢盐治疗 DKA 严重酸血症的随机临床研究进行系统回顾，结果表明碳酸氢盐治疗在改善高血糖和酮症酸中毒的疗效或恢复率方面没有优势，碳酸氢盐疗法也有可能增加低钾血症和脑水肿的风险。临床指南建议如果 pH ＜ 6.9，则考虑在 500mL 0.45% 盐水中以 50 ～ 100mmol/L 的剂量给药，直到 pH 增加到 ≥ 7.0，如果 pH ≥ 7.0，则不使用碳酸氢盐。DKA 患者常规也不需要使用磷酸盐，因为一旦患者恢复饮食，在 DKA 中看到的轻度低磷血症通常会自行纠正，有人建议在输液中加入磷酸盐以降低低血磷的风险，因为低血磷与某些患者的严重并发症有关，包括横纹肌溶解（骨骼肌分解）、肾衰竭、呼吸衰竭、心律不齐和溶血性贫血。因此，对于患有心脏疾病、贫血或呼吸抑制的个体，应强烈考虑磷酸盐替代。但是没有发现磷酸盐替代对临床结果的任何有益作用。但是，这些研究的样本量很小，而且检测结果差异的统计能力非常有限。治疗期间应至少每 4 ～ 6h 监测 1 次磷酸盐水平，但建议对未接受磷酸盐替代的患者进行更频繁的监测（1 次 /2 ～ 3h）。

（六）DKA 并发症

DKA 与多种并发症相关，其中低钾血症和低血糖是 DKA 患者治疗中最常见的并发症，但通常是轻度并且通过持续的生化监测可以治疗的。DKA 患者还经常发生急性肾损伤（acute kidney injury，AKI），这是由于肾脏充血导致循环容量减少所致，在儿童 DKA 患者中比较常见。其他并发症还有低磷血症、高氯代谢性酸中毒、脑水肿。DKA 最可怕的并发症是严重的神经损伤和脑水肿，头痛、低心率、易怒、嗜睡和神经系统症状恶化是脑水肿的最初表现，检查中如出现的新的神经异常体征、高血压、呼吸急促和昏迷提示脑水肿加重。在成人 DKA 患者中脑水肿罕见，但在儿童中很常见。除此之外，DKA 与凝血异常、血栓形成的风险增加有关，使患者易发生潜在致命的并发症，包括脑卒中、心肌梗死和弥散性血管内凝血。严重脱水和昏迷引起的急性呼吸衰竭和急性肾衰竭是其他潜在的致命并发症。

三、小结

高血糖是糖尿病患者发生各种病变的基础。高血糖是 DKA 发生的基础和初期阶段，DKA 是糖尿病的严重并发症，是一种罕见但严重的医疗紧急情况，需要立即住院治疗，如果治疗不及时可危及生命。对糖尿病患者进行严格血糖控制可减少高血糖的发生，避免 DKA 的发生。医护人员提供及时的、以患者为中心的护理，患者养成良好的生活习惯及依从性好，可以有效地避免 DKA 发生。近年来，随着人们生活质量的提高，糖尿病患病人数不断增多。随着肿瘤发病率升高，肿瘤合并糖尿病患者也不断增加，且抗肿瘤治疗药物种类不断增多，尤其是近年来免疫检查点抑制剂、阻断 PI3K/

AKT/MTOR 信号通路的靶向药的应用，导致血糖波动，甚至诱发 DKA，急诊入院概率增加，需引起临床医生关注。

柯亭羽（昆明医科大学第二附属医院）

杨　阳（昆明医科大学第二附属医院）

附 1：肺占位合并糖尿病酮症酸中毒病例分析

病例摘要

患者，男性，73 岁。因发现肺占位 1 周，发热、气促、呼吸困难 3h 入院。1 周前患者受凉后出现咳嗽、咳痰，咳少量黄痰，伴有发热，体温最高 38.5℃，至当地医院就诊发现左肺占位病灶，恶性肿瘤待排。未予特殊治疗，至上级医院门诊就诊。3h 前觉胸闷、气促，呼吸困难进行性加重，急诊入院。测血糖为 27.2mmol/L，予以吸氧、补液、静脉应用胰岛素、抗感染治疗后恢复。

病例简介

现病史：患者，男性，73 岁。1 周前患者受凉后出现咳嗽、咳痰，咳少量黄痰，伴有发热，体温最高 38.5℃，伴胸闷、气促，无咯血、呼吸困难不适，到当地医院就诊。行胸部 CT：左肺门肿块，左肺上叶阻塞性肺炎，左肺下叶局部肺不张，肿瘤性病变待排；右肺下叶斑点状，结节状病灶，转移待排。当地医院未予治疗，建议上级医院就诊。3h 前觉胸闷、气促、呼吸困难进行性加重，急诊收入院。

既往史：慢性支气管炎病史 10 余年；2 型糖尿病病史 8 年余，未规律服用降糖药物，血糖未监测。否认高血压、冠心病病史。无外伤、手术、输血史。无药物过敏史。

个人史：吸烟史 40 余年，戒烟 5 年余。偶有饮酒。

婚育史：22 岁结婚，育有 1 子 3 女。

家族史：无肿瘤等相关家族史。

体格检查：体温 38.1℃，脉搏 118 次 /min，呼吸 28 次 /min，血压 125/78mmHg，氧饱和度 87%（静息状态，未吸氧）。急性病容，意识清醒，对答切题，全身浅表淋巴结未触及肿大。呼吸深大，呼气中有烂苹果味，咽充血。双肺呼吸音弱，未闻及干湿啰音。心律齐，心脏各瓣膜听诊区未闻及杂音，无心包摩擦音。腹平软，无压痛，肝脾未触及，移动性浊音（－）。双下肢无水肿。

辅助检查

实验室检查：血糖 27.2mmol/L（3.89 ～ 6.11mmol/L）。尿常规：酮体 +++（阴性），葡萄糖 ++++（阴性），比重 1.020（1.003 ～ 1.030）。肾功能：肌酐 113μmol/L（45 ～ 84μmol/L），尿素氮 4.0mmol/L（2.86 ～ 8.20mmol/L）。动脉血气分析：pH 7.018（7.35 ～ 7.45），氧分压 54.6mmHg（80 ～ 100mmHg），二氧化碳分压 10.4mmHg（35 ～ 45mmHg），碳酸氢盐 2.6mmol/L（22 ～ 28mmol/L），碱剩余

–26.4mmol/L（–3 ～ +3mmol/L），动脉血氧饱和度 87.4%（90% ～ 100%）。

影像学检查：胸部 CT 示左肺门肿块，左肺上叶阻塞性肺炎，左肺下叶局部肺不张；右肺下叶斑点状，结节状病灶，转移待排。双肺纹理增多，可见散在斑片影。

诊治经过

诊断：①酮症酸中毒；② Ⅰ型呼吸衰竭；③左肺占位待查；④阻塞性肺炎；⑤ 2 型糖尿病；⑥慢性支气管炎急性发作。

治疗：①给予吸氧、补液、胰岛素静脉泵入，抗感染、补钾治疗，完善痰培养、血培养检查；②经对症治疗后患者呼吸困难缓解，仍有发热，体温最高为 38.3℃，后转入肿瘤内科继续抗感染，并行支气管镜灌洗、刷片、活检。

专家点评

患者为老年男性，左肺占位性病变性质不明确。既往有 2 型糖尿病病史，血糖控制不佳。突发气促、呼吸困难，测血糖及完善尿常规、血气分析等检查后，诊断为糖尿病酮症酸中毒。

近年来糖尿病及恶性肿瘤发病率不断增加，肿瘤合并糖尿病患者也日益增多，应引起临床医师重视。持续高血糖会导致各种组织器官损伤或功能障碍，急性并发症如感染、糖尿病酮症酸中毒、高渗性昏迷等；慢性并发症如血管病变、神经病变等。感染、不规律性胰岛素治疗、心肌梗死、急性胰腺炎、饮酒、摄入含糖量高的液体、脑卒中、肠梗阻等又可导致胰岛素抵抗或更高的胰岛素剂量要求从而诱发糖尿病酮症酸中毒。本例患者肺部占位病灶考虑为恶性肿瘤，就诊过程出现进行性呼吸困难，可能首先考虑是否感染加重？发生气胸？新出现胸腔积液？肺栓塞等。在诊治过程中查体发现患者表现为深大呼吸，且呼气中闻及烂苹果味，结合既往糖尿病史，高度怀疑为 DKA，因未检测血酮，且患者有阻塞性肺炎，应排除是否合并乳酸中毒；经及时完善相关实验室检查，明确诊断后及时治疗，避免误诊误治，降低死亡率。本例考虑为感染及依从性差诱发糖尿病急性并发症酮症酸中毒。

有研究发现糖尿病与多种恶性肿瘤的高发病率和高死亡率有关，积极预防及治疗糖尿病可降低恶性肿瘤的发生及死亡风险。目前糖尿病导致恶性肿瘤机制尚不清楚，糖代谢、胰岛素、胰岛素生长因子 -1、炎症因子、类固醇激素等都可能参与了糖尿病患者恶性肿瘤的发生与进展，因此有必要对其病理生理机制进行深入研究。

杨世正（美国德克萨斯大学安德森癌症中心）

附 2：左乳癌合并血糖正常酮症酸中毒病例分析

病例摘要

患者，女性，56 岁。因诊为乳腺癌两年半，胸痛伴气促 6d，恶心、呕吐 1d 入院。两年半前患者被诊为左乳癌，行 6 周期新辅助化疗后行左侧乳腺改良根治术。术后行放射治疗和阿那曲唑内分泌治疗。2 年前（内分泌治疗 2 个月）病情进展，改行帕博西尼（palbociclib）治疗。3 个月前患者病情再次进展，出现肝转移，改行阿培利司＋氟维司群抗肿瘤治疗。自服用阿培利司后血糖控制不佳，予减量并给予依帕列净［葡萄糖钠协同转运蛋白2（SGLT-2）抑制剂］和生酮饮食控制血糖。6d前患者出现进行性胸部疼痛伴呼吸急促、疲劳、血糖升高，自行停用阿培利司。1d前患者出现恶心、呕吐，急诊入院。予以重症监护、糖尿病饮食、补液、胰岛素治疗后好转，给予口服二甲双胍和格列美脲控制血糖，口服卡培他滨片抗肿瘤治疗。

病例简介

现病史：患者，女性，56岁。因诊为乳腺癌两年半，胸痛伴气促6d，恶心、呕吐1d入院，两年半前患者被诊为左乳癌，免疫组化提示ER（＋），PR（＋），HER-2（－），6周期新辅助化疗后行左侧乳腺改良根治术，术后行放射治疗和阿那曲唑内分泌治疗。2年前（内分泌治疗2个月）病情进展，改行帕博西尼（palbociclib）治疗。3个月前患者病情再次进展，出现肝转移。肝脏活检显示 PI3KCA、TP53 突变，99%激素受体阳性，治疗方案改为阿培利司（一种PI3K抑制剂）和氟维司群（雌激素受体拮抗剂）治疗。在开始服用阿培利司后患者血糖控制不佳，予减少阿培利司剂量，并给予依帕列净［葡萄糖钠协同转运蛋白2（SGLT-2）抑制剂］和生酮饮食控制血糖。6d前患者出现进行性胸部疼痛伴呼吸急促、疲劳、血糖升高，自行停用阿培利司。1d前患者出现恶心、呕吐，急诊入院。

既往史：2型糖尿病（DM2）3年余，自服用阿培利司后患者血糖控制不佳；慢性阻塞性肺疾病（COPD）3年余。否认高血压、冠心病病史。无外伤、手术、输血史。无药物过敏史。

个人史：无吸烟史，偶有饮酒。

婚育史：27岁结婚，育有1子。

家族史：无肿瘤等相关家族史。

体格检查

T 36.5℃，HR 123次/min，R 27次/min，BP 125/82mmHg，SpO₂ 95%（静息状态，未吸氧）。急性病容，意识清醒，对答切题，全身浅表淋巴结未触及肿大，双肺呼吸音弱，未闻及干湿啰音。心律齐，心脏各瓣膜听诊区未闻及杂音，无心包摩擦音。腹平软，无压痛，肝脾未触及，移动性浊音（－）。双下肢无水肿。

辅助检查

实验室检查：动脉血气分析示 pH 7.15（7.35～7.45），二氧化碳分压25mmHg（35～45mmHg），碳酸氢盐9mmol/L（标准碳酸氢盐21～27mmol/L，实际碳酸氢盐22～28mmol/L），阴离子间隙+22（8～16），血氧浓度92%（90%～100%）、乳酸1.5mmol/L（0.5～2.2mmol/L）水平正常。血糖＜11.1mmol/L（3.89～6.11mmol/L）。尿酮80mmol/L（－）。血β-羟丁酸5.7mmol/L（＜0.7mmol/L）。

影像学检查：胸部X线计算机断层扫描：未见肺栓塞征象，可见双肺斑片状渗出。

诊治经过

诊断：①酮症酸中毒；②左乳癌并肝转移Ⅳ期；③2型糖尿病（DM2）；④慢性阻塞性肺疾病。

治疗：①予以重症监护，糖尿病饮食，胰岛素静脉泵入，同时给予5%葡萄糖静脉输注，每小时监测血糖；②3d后阴离子间隙恢复正常，将胰岛素静脉泵入改为餐后皮下注射胰岛素；③患者病情好转转回普通病房，改为口服二甲双胍和格列美脲；④口服卡培他滨片抗肿瘤治疗。

专家点评

患者为乳腺癌合并 2 型糖尿病，因肿瘤进展口服阿培利司（一种 PI3K 抑制剂）后血糖波动，经调整药物剂量并控制血糖后，仍出现 DKA，且发生 DKA 时随机血糖＜ 11.1mmol/L，在正常范围。本例血糖正常的 DKA 发生原因考虑以下几点：SGLT-2 抑制剂治疗、生酮饮食、急性肺炎应激、PI3K 抑制剂使用。

PI3K 抑制剂会通过破坏细胞内胰岛素信号传导级联反应而导致增加 β- 氧化和高血糖。阿培利司半衰期为 7.6h 左右，本例患者出现 DKA 时已停用阿培利司 5d（半衰期超过 15 个），因此阿培利司不太可能是直接导致 DKA 的原因。

此前已有许多关于 SGLT2 抑制剂相关性血糖正常的 DKA 的报道。由于 SGLT2 抑制剂导致糖尿使血浆葡萄糖降低，因此提出的机制包括通过使血糖刺激减弱而使胰岛素释放受损，进而导致糖原异生、脂肪分解和 β- 氧化引起酮症酸中毒。有研究发现，SGLT2 抑制剂的使用与 2 型糖尿病的 DKA 风险增加无显著性相关，但 SGLT2 抑制剂对 DKA 或特定表型的 2 型糖尿病患者的 DKA（如，正常血糖 DKA）的影响不能排除。据报道，与 2 型糖尿病中的使用二肽基肽酶 -4 抑制剂相比，SGLT2 抑制剂的使用使 DKA 的风险增加了 1 倍。另一项研究表明，长期存在 β 细胞衰竭的 2 型糖尿病患者或潜伏性自身免疫性糖尿病患者，使用 SGLT2 抑制剂治疗时出现血糖正常的 DKA 风险增加。

本例患者可能是为了控制血糖而进行生酮饮食。限制碳水化合物的摄入可以改善 2 型糖尿病的高血糖症，而生酮饮食与低碳水化合物饮食相比，在降低血糖方面具有更强的作用。也有临床数据显示，生酮饮食与 PI3K 抑制剂联合使用时，肿瘤抑制作用增强，但是生酮饮食本身会引起酮症，因此这种饮食可能不适合服用 SGLT2 抑制剂的患者，因为它们可能增加 DKA 的风险。

总而言之，PI3K 抑制剂使用致使血糖控制不佳，生酮饮食和 SGLT2 抑制剂联合使用控制血糖情况下，发生急性肺炎，导致 DKA 快速发展。该病例报告证明了用 PI3K 抑制剂治疗的癌症患者血糖管理的复杂性，以及急诊医师处理癌症患者血糖管理的潜在隐患。血糖正常通常可能会误导医生，在鉴别诊断中不考虑 DKA。很多时候饮食史易被忽略。呼吸急促和阴离子间隙升高可考虑代谢性酸中毒，尤其是在有糖尿病病史时，酮症酸中毒不应被忽略。因此，急诊医师必须认识促成血糖正常 DKA 的因素包括碳水化合物摄入不足、SGLT2 抑制、胰岛素或胰岛素信号传导缺失或缺乏以及急性应激状态等。血糖正常的 DKA 治疗仍是胰岛素静脉输注为主，但需要同时静脉输注葡萄糖以预防低血糖。

方凤山（普洱市人民医院）

张　睿（云南省肿瘤医院 / 昆明医科大学第三附属医院）

第三节　血钠异常

钠是人体不可缺少的无机元素，对维持细胞外液容量、血浆晶体渗透压、酸碱平衡的调节，以及维持神经、肌肉电兴奋和传导具有重要作用。血钠异常是临床常见的电解质紊乱，也是常见急症之一。患者可出现多种临床表现及并发症，不及时诊治将危及生命。肿瘤晚期伴骨和肝、肺等全身多脏器转移的患者，因存在多脏器功能障碍常出现各种代谢异常，水电解质平衡紊乱，如低钠血症在晚期肿瘤患者中较常见。因此，了解维持正常血钠的生理机制和基本病理生理对于及时诊断及病因治疗至关重要。

一、钠的代谢

钠是人体最重要的元素之一，正常人血清钠浓度为 135 ～ 145mmol/L，是维持血浆渗透压平衡的主要因素。机体的钠主要来源于日常饮食摄入，以及从自身的消化液和滤过的尿液中重吸收而来。正常成人每天摄入钠盐 6 ～ 12g，每天通过消化道吸收的钠盐总计可达 25 ～ 35g，摄入的钠盐及消化液分泌的 Na^+ 几乎全部由小肠吸收。此外，尿液滤过重吸收也是 Na^+ 重要来源，人体每天从肾小球滤过的 Na^+ 约 500g，而每天从尿液中排出的 Na^+ 为 3 ～ 5g，大部分经肾小球滤过的 Na^+ 被重吸收。

机体的钠主要经肾脏随尿排出，肾脏排泄钠的量可随钠的摄入量变化而改变，当每天摄入量超过生理需要量时，多余的 Na^+ 可经肾脏以氯化钠、碳酸氢钠、磷酸氢钠、磷酸氢二钠、硫酸钠、乳酸钠等形式排出；当每天摄入的 Na^+ 不足时，机体通过肾脏减少 Na^+ 的排泄，增加 Na^+ 的重吸收，从而维持机体 Na^+ 的动态平衡。此外，Na^+ 的排泄途径还包括汗腺排出，特别是在剧烈运动及高温情况下大量排汗时，以及肠道排出。正常情况下钠的摄入和排出处于动态平衡的状态。

二、钠平衡的调节

血钠的平衡是多个系统相互协调的结果，离不开各种神经反射及内分泌激素的调节，这些控制系统主要通过细胞外液量或电解质含量变化的刺激，调节适当的补偿机制，使血钠维持在正常生理范围内。调控钠平衡的因素包括如下方面：

（一）肾素 - 血管紧张素 - 醛固酮系统

肾素 - 血管紧张素 - 醛固酮系统（renin angiotensin aldosterone system，RAAS）对机体钠的调节有着重要的作用，主要是通过释放肾素来调节肾脏对钠的排泄。肾小球系膜区、球旁小体和肾小管，特别是近曲小管有丰富的交感神经纤维，当交感神经兴奋可激活球旁器细胞上的 β 受体，感受血钠的变化，从而影响肾素分泌，进而影响血管紧张素、醛固酮的分泌。血管紧张素 Ⅱ（angiotensin Ⅱ，Ang Ⅱ）通过收缩肾出球小动脉，使肾小球滤过率增加，导致近端小管旁毛细血管的静水压减低并使胶体渗透压增加，从而引起 Na^+ 在近端小管的吸收增加；Ang Ⅱ 还可刺激肾上腺皮质球状带，促进醛固酮的合成和分泌，醛固酮作用于远曲小管和集合管上皮细胞，促进对 Na^+ 的重吸收及 K^+ 排出，从而使肾脏对钠的吸收增强。Ang Ⅱ 可进一步形成 Ang Ⅲ，后者对血管平滑肌的作用较 Ang Ⅱ 弱，但对肾上腺皮质的球状带也有刺激的作用，可使醛固酮合成和分泌增加。机体中，任何原因引起的血钠异常，均可刺激致密斑的钠感受器，导致肾素的合成及分泌增加或减少，从而实现对 Na^+ 的调控作用。

抗利尿激素又称血管升压素（vasopressin，VAP），主要由下丘脑的视上核和室旁核的神经细胞分泌，释放主要受血浆晶体渗透压的调节。当血浆中 Na^+ 浓度发生改变时，血浆晶体渗透压也随之改变并被渗透压感受器所感知，从而促进或抑制 ADH 释放，引起肾脏集合管对水的重吸收改变，维持 Na^+ 浓度恒定。

（二）心肺感受器及动脉压力感受器

心肺感受器（cardiopulmonary receptors）又可称为容量感受器，可感知血容量的改变，从而影响交感神经活动，其中以肾交感神经活动改变最为显著，肾交感神经活动增强时其末梢可释放去甲肾上腺素，引起血管收缩，肾血流量、肾小球滤过率减少；并可使肾小管对 Na^+ 的重吸收增加，尿钠排出量减少。另一方面去甲肾上腺素可激活 RAAS，使钠吸收增加。动脉压力感受器（arterial baroreceptor）可通过感知动脉压力改变交感神经活动，从而调节钠的吸收和排泄。

（三）心房钠尿肽

心房钠尿肽的主要生理作用是使血管平滑肌细胞舒张和促进肾脏排钠、排水。当心房壁牵拉程度增加、心房跳动增快以及交感神经兴奋时，可促进心房钠尿肽（atrial natriuretic peptide，ANP）释放。ANP 可降低肾髓质部的渗透浓度，同时抑制肾素释放以及关闭 Na^+ 通道，从而实现对 Na^+ 排泄的调节。另外，ANP 还可抑制醛固酮及抗利尿激素分泌，从而调节机体 Na^+ 浓度恒定。

（四）其他因素

前列腺素（PG）、一氧化氮（NO）、缓激肽（BK）、糖皮质激素、甲状腺素、甲状旁腺素等也可影响钠的吸收和排泄。

三、钠的生理功能

（一）维持细胞外液晶体渗透压和血容量的基础

血浆渗透压正常范围为 $280 \sim 310mOsm/L$，其中晶体渗透压取决于血浆中钠盐、钾盐、葡萄糖、尿素等主要溶质的粒子数量。Na^+ 是维持血浆晶体渗透压的主要因素。血浆晶体渗透压对保持红细胞的正常形态有重要作用，同时，还具有维持细胞内、外水分的正常交换和分布，保持细胞内外的水平衡，维持机体血容量等作用。

（二）维持神经肌肉正常兴奋性，参与动作电位的形成

神经、肌肉细胞在进行正常的冲动形成、传导的过程中，Na^+ 的跨膜流动参与了静息电位的维持，并且参与了动作电位的形成。

（三）参与调节酸碱平衡

人体主要通过体液缓冲系统、肺、肾和离子交换等来维持及调节酸碱平衡。体液中以碳酸氢盐缓冲系统起主要作用，$NaHCO_3$ 的浓度及 H_2CO_3 的比值决定 pH 高低。此外，在近端小管的前半段，Na^+ 进入上皮细胞的过程中与 H^+ 的分泌及葡萄糖、氨基酸的转运相偶联，清除体内酸性物质，从而参与酸碱失衡的调节

（四）参与组成 Na^+-K^+-ATP 酶

Na^+-K^+-ATP 酶是细胞膜的重要组成成分之一。在维持细胞内渗透压、生物电活动的发生、能量代谢及各种细胞活动等方面起到重要作用。

（五）参与机体物质的吸收

机体的物质吸收过程中，Na^+ 扮演着重要的角色。在消化道，葡萄糖、氨基酸、水、HCO_3^-、Cl^- 的吸收都离不开 Na^+。

四、钠代谢紊乱

钠代谢紊乱指钠在体内的异常吸收、排泄或分布，临床常表现为高钠血症和低钠血症。血钠异常者可出现多种临床表现及并发症，及时诊断并治疗对减少器官功能损害及降低死亡率至关重要。

（一）低钠血症

低钠血症（hyponatremia）的定义为血清钠低于135mmol/L，为临床最常见的水盐失衡类型。根据血钠浓度分类：Na^+ 130～135mmol/L为轻度；Na^+ 125～129mmol/L为中度；Na^+ <125mmol/L为重度。根据发生时间分类：急性低钠血症<48h，慢性低钠血症≥48h。根据病理生理学机制分类：①假性低钠血症；②非低渗性低钠血症；③低渗性低钠血症。如果不能对其分类，除非有临床或病史证据，则应认为系慢性低钠血症。

1．低钠血症的病因

（1）假性低钠血症：临床检验时，当血液中固相物质如脂肪、蛋白增加等，可致计算的离子被低估，引起假性低钠血症。实际的血钠及渗透压是正常的，可见于多发骨髓瘤、高脂血症、异常高蛋白血症等。

（2）非低渗性低钠血症：分为等渗性和高渗性。

1）等渗性低钠血症：是指血浆中除钠以外，其他渗透性物质增加，吸引细胞内的水进入血浆中，而渗透压维持在正常水平，导致血清Na^+浓度降低，如等渗输注甘氨酸或甘露醇等溶液。

2）高渗性低钠血症：指细胞外液中非钠溶质含量过多，使细胞内水分向胞外转移，从而稀释了细胞外液的Na^+浓度，而血浆渗透压升高，其总体钠含量正常或增加。常见于难以控制的高血糖或使用高渗性甘露醇治疗时。

（3）低渗性低钠血症：分为低容量性、等容量性、高容量性。

1）低容量性低钠血症：也称低渗性脱水（hypotonic dehydration）。特点是机体不成比例地丢失钠和水，失钠多于失水。常见的原因有：①胃肠道疾病导致长期腹泻或呕吐，如慢性萎缩性胃炎、胃癌、胃泌素瘤、克罗恩病、溃疡性结肠炎、感染性肠结核、慢性菌痢等。②利尿剂的应用。③脑耗盐综合征（cerebral salt wasting syndrome，CSWS）多由颅内病变诱发脑钠肽（BNP）的释放，如脑出血、颅脑外伤等。其本质是细胞外液减少、血容量不足的情况下肾脏仍继续排钠。④盐皮质激素缺乏，主要包括醛固酮和脱氧皮质酮分泌减少或外周作用缺陷，导致高血钾、低钠血症、低血容量、体位性低血压和尿盐丢失为主要表现。

2）等容量性低钠血症：其特点为出现低钠血症时，患者的血容量不增加或增加有限，临床症状不突出，极易被忽视，可见于糖皮质激素缺乏症、甲状腺功能减退症、运动相关性低钠血症、原发性烦渴症等。另外，造成这类低钠血症常见的病因是抗利尿激素分泌异常综合征（syndrome of inappropriate ADH secretion，SIADH），指机体持续、自主地释放抗利尿激素而引起的水钠代谢紊乱。常见于肿瘤、中枢神经系统疾病（如脑膜炎、垂体腺瘤手术）、肺部疾病和某些药物（如三环类抗抑郁药、高剂量环磷酰胺）等。

3）高容量性低钠血症：主要特点是过多的低渗液体在体内潴留而造成的细胞内外液体均增多，其本质上是稀释性低钠血症，又称水中毒。常见于充血性心力衰竭、肝衰竭、急性肾损伤、慢性肾脏病和肾病综合征等患者，还包括饮水过多、水吸收过多（可见于行膀胱冲洗和经尿道前列腺切除术时，大量使用轻度低张冲洗液者）和静脉输入不含盐或者含盐少的液体过多过快等。

（4）肿瘤相关性低钠血症（tumor related hyponatremia，TRHN）：TRHN是肿瘤患者最常见的电解质紊乱之一，约14%的低钠血症与之相关。研究表明，TRHN的发生发展系多因素、多环节、复杂的病理生理现象，其不仅会引起患者病情的迅速恶化，还会加重化疗药物的胃肠道反应，使患者的生存期缩短，预后更差。TRHN可分为肿瘤自身引起的低钠血症和肿瘤治疗过程中引起的低钠血症。

1）肿瘤自身导致低钠血症：①抗利尿激素分泌异常综合征：研究表明，SIADH已成为肿瘤相关低钠血症最常见的病因之一，约占 30.4%。其中最常见于小细胞肺癌的副肿瘤综合征，据统计其并发 SIADH 的发病率为 10% ～ 15%，其次为头颈部肿瘤，尤以口咽部肿瘤多见。另外也有少数报道表明淋巴瘤、白血病、食管癌、胰腺癌、结肠癌、乳腺癌、宫颈癌、前列腺癌、膀胱癌、胸腺瘤等肿瘤也可引起 SIADH。②脑耗盐综合征：CSWS 常见于颅内肿瘤（如颅咽管瘤、垂体瘤等）及其术后。③肾上腺转移性肿瘤：当正常肾上腺组织＜10% 时常导致肾上腺皮质功能不全，盐皮质激素分泌减少，保钠潴水作用减弱，从而尿钠排出增加。④心房钠尿肽异位释放：约 1/3 的小细胞肺癌会异位产生心房钠尿肽而不产生 ADH，其低钠血症是低容量型。

2）肿瘤治疗过程中引起的低钠血症：①抗肿瘤药物及姑息治疗可通过促进下丘脑 ADH 分泌增加和增强 ADH 作用导致低钠血症，常见药物有长春碱类、铂类化合物、麻醉性镇痛剂、抗抑郁药等；②为避免药物对肾脏的毒性作用而补充大量液体进行"水化"、利尿；③抗肿瘤药物不良反应常引起呕吐、腹泻、食欲降低等，致胃肠道消化液的丧失和进食减少，可造成失钠增多和摄钠减少，也具有非渗透性刺激 ADH 释放作用；④胃肠大部切除、造瘘、胃肠减压等手术治疗易致体液丧失或吸收不良，再加上术后患者饮食少，过多过快补充大量低渗性液体等原因，均有可能增加低钠血症的发生。

2. 低钠血症的临床症状 低钠血症的临床症状取决于起病急缓和血钠降低的程度。一般来说，当血钠＞125mmol/L 时，患者一般无症状，也可表现为不易察觉的注意力不集中或被原发疾病所掩盖；当血钠为 120 ～ 125mmol/L 时，可出现非特异性症状，如嗜睡、乏力、食欲缺乏、厌食、恶心、呕吐等；当血钠＜120mmol/L 时，可引起神经系统症状，包括头痛、头胀、烦躁不安、凝视、精神错乱、共济失调等。临床上低钠血症对机体的损害以中枢神经系统最为突出，其损害的严重性取决于血浆渗透压下降的速度和程度，与实际测得的钠离子浓度无关。

当血钠在 48h 内迅速降至 120mmol/L 以下即严重急性低钠血症时，脑部稳态机制不能迅速适应这一急剧变化，如果未及时治疗，会导致渗透性脑水肿、颅内高压，可能会出现癫痫、昏迷、永久性脑损伤、呼吸骤停、脑疝，甚至死亡。

3. 低钠血症的治疗 低钠血症的治疗要根据血钠下降的速度和严重程度、潜在病因以及是否出现神经精神症状等，给予不同类型的低钠血症不同处理。治疗应把握以下原则：

（1）病因治疗：对于非低渗性低钠血症和慢性低钠血症患者，治疗的关键在于治疗原发病，而不是纠正低钠血症本身。对于肿瘤相关的 SIADH，虽然低钠血症的严重程度并不取决于肿瘤的分期及部位，但针对肿瘤进行综合治疗后，血钠会上升到正常水平。对于甲状腺功能减退、肾上腺皮质功能不全者，可补充甲状腺激素、糖皮质激素替代治疗；对于心、肾功能减低、肝硬化者，可给予限水、药物（如抗利尿激素受体拮抗剂）等缓解、改善；对于使用利尿剂者，可停用导致低钠血症的利尿剂药物等。

（2）补钠治疗：补钠速度及浓度取决于低钠血症的病因、持续时间、临床表现、血容量、肾功能及血清钾浓度等。血钠纠正过快会导致致命性的脑桥脱髓鞘（central pontine myelinolysis，CPM），表现为头痛、精神异常、视力下降、四肢瘫痪。此外，对于急性低钠血症（＜48h），遵循"急者急处理"的原则，特别是血钠降低速度很快，伴随着威胁生命的神经精神症状时，应立即开始治疗：其纠正速率为 1.0 ～ 1.5mmol/（L·h），且 24h 上升的幅度不能＞12mmol/L，症状缓解后控制速度在 0.5mmol/（L·h），多不主张血钠浓度恢复到正常值，而应接近正常或稍微超过 120mmol/L 即可。对于慢性低钠血症（≥48h），要遵循"慢者慢处理"的原则，其纠正速率为 0.5mmol/（L·h），应超过 48 ～ 96h 完成，并且其血钠浓度恢复至 120mmol/L 即可，不急于恢复至正常水平。

（3）控制液体入量：对于 SIADH 引起的低钠血症，限制液体摄入为一线治疗，液体限制应是每天饮水量较 24h 排尿量少 500mL。对于等容量或高容量性低血钠，其共同特点是机体水钠潴留，根据尿渗量和血浆渗量比值来计算自由水的清除率，如果比值 > 1.0 则限水无效；比值 0.5 ～ 1.0 饮水量应 0.5L；比值 < 0.5 则饮水量应 < 1L，限水后 24 ～ 48h 需检查血钠水平来评估限水是否有效，如果血钠水平没有上升，则证明限水无效。

（4）利尿：高容量性低钠血症和 SIADH 患者，可通过使用尿素、锂盐、利尿剂或地美环素等，增加肾脏液体的排泄。由于碳酸锂和地美环素不良反应较多，目前在低钠血症治疗中已很少使用。利尿剂可选择袢利尿剂类药物如呋塞米，但噻嗪类利尿剂本身容易引起低钠血症，故不适用于高容量性低渗性低钠血症患者的脱水治疗。

（5）抗利尿激素受体拮抗剂：抗利尿激素受体拮抗剂可选择性拮抗肾脏集合管细胞上的受体，调节集合管的水通透性，增加水的排泄，使血钠浓度升高，因此是治疗高容量性低钠血症和等容量性低钠血症的有效药物。目前常用药物有考尼普坦、托伐普坦，但对于低血容量性低钠血症，抗利尿激素受体拮抗剂的治疗是绝对禁忌。

（6）血液透析治疗：对于急性严重的低钠血症，血液透析可以通过配制不同 Na^+ 浓度的透析液和调整透析机参数对患者血钠进行调节，以迅速纠正血钠异常，同时可有效调整血容量。

（二）高钠血症

高钠血症（hypernatremia）是指血钠 > 145mmol/L，是由失水量增加或摄入量减少或罕见的钠增加引起的，通常伴有高渗透压（血浆渗透压 > 300mOsm/kg），故亦称高钠性高渗综合征。根据 Na^+ 浓度可分为：①轻度：Na^+145 ～ 160mmol/L；②中度：Na^+161 ～ 170mmol/L；③重度：Na^+ > 170mmol/L；④致命性高钠血症或重症高钠血症：Na^+ > 190mmol/L，可导致高死亡率和严重的神经后遗症。成人血钠 > 160mmo/L 时，其病死率可达 75%。通常，慢性者病死率比急性者稍低，慢性高钠血症的死亡率约为 60%。

1．高钠血症的病因　高钠血症的主要原因是全身水分丢失大于溶质丢失。最常见的情况是水分摄入不足或大量水分丢失，偶尔当摄入高浓度的溶质时，也可发生高钠血症。根据细胞外液量的变化可分为以下三型：

（1）低容量性高钠血症：特点是失水多于失钠，血钠 > 145mmol/L，血浆渗透压 > 300 ～ 310mmol/L，细胞内、外液量均减少，是临床上最常见的一种类型。主要病因：①渗透性利尿：指因肾小管和集合管内小管液中溶质浓度升高使水重吸收减少而发生的利尿现象。如在使用甘露醇、鼻胃管喂养高渗性饮食可出现。②经胃肠道丢失低渗液：如腹泻和持续性胃肠减压等，常见于婴幼儿和老年人，主要是因为细胞外液丢失而未能及时补充水分。

（2）高容量性高钠血症：特点是血容量和血钠均增高。其主要病因：①原发性醛固酮增多症：由于肾上腺皮质球状带增生或肿瘤等引起醛固酮分泌增加，钠水的重吸收增加而总体钠、血钠及细胞外液量增加；②医源性钠盐输入过多：纠正代谢性酸中毒时使用过多碳酸氢钠，或治疗低钠血症时过多、过快输注高渗盐水等，均可引起高容量性高钠血症。

（3）等容量性高钠血症：特点是血钠升高，血容量无明显改变。其主要的病因：

1）水摄入过少：如中枢障碍（如脑血管病、原发性高钠血症等）或饮食障碍（食管癌、鼻咽部恶性肿瘤等所致吞咽困难）等导致摄水减少而引起失水性高钠血症。

2）水丢失过多：①经肾排出大量水分：主要原因包括中枢性尿崩症（pituitary diabetes insipidus，PDI）和肾性尿崩症（nephrogenic diabetes insipidus，NDI）等。PDI 是由于下丘脑分泌抗利尿激素缺陷造成，常见原因有下丘脑或垂体肿瘤、炎症、创伤性休克等；NDI 是由于肾小管对循环抗利尿激素效应抵抗所致。其常见原因有先天性家族性肾性尿崩症和获得性肾性尿崩症（慢性肾疾病、电解质紊乱、骨髓瘤等）。②经皮肤或呼吸道丢失大量水分：大量出汗、高热、严重烧伤或过度通气等，经皮肤或呼吸道丢失过多低渗液体。

（4）肿瘤相关性高钠血症：肿瘤相关性高钠血症发生率较低，其原因错综复杂，严重的高钠血症会影响患者的预后，因此明确其病因及相关发病机制至关重要。总的来说，可分为肿瘤自身引起的和肿瘤治疗过程中引起的高钠血症。

1）肿瘤自身导致的高钠血症：①恶性肿瘤相关性进食障碍：食管癌、纵隔淋巴结转移、鼻咽部恶性肿瘤等所致吞咽困难使患者长期进食障碍、水分摄入减少；②颅脑占位：如颅咽管瘤、小儿生殖细胞肿瘤等累及下丘脑、三脑室腹前区引起下丘脑渗透压感受器受损、口渴感觉消失，导致患者水的摄入减少、尿量明显增加，导致高钠血症。

2）肿瘤治疗过程中引起的高钠血症：①在脑转移瘤放疗时或其他原因出现脑水肿时，过度使用甘露醇等渗透性利尿剂；②化疗药物所引起的进食减少、呕吐、腹泻以及手术后持续性胃肠减压丢失大量低渗性液体；③高钠血症是颅咽管瘤患者术后常见的并发症，鞍区肿瘤术后发生高钠血症，可能是手术过程中下丘脑渗透压感受器、渴觉中枢受到破坏，使患者减少水的摄入，同时尿量明显增加，导致高钠血症；④肿瘤发生腹腔转移或恶病质时可产生大量腹水，当长期大量排放腹水而未定时监测电解质情况时，可导致血钠升高。

2．高钠血症的临床症状　高钠血症的临床表现与血钠升高的程度、速度、持续时间、血容量及渗透压有关。血钠浓度升高越快，症状越明显。高钠血症对中枢神经系统损害主要为脑细胞严重失水，早期可出现的症状包括乏力、头痛、易激动、不安、肌张力增高、腱反射亢进、失眠、嗜睡，后逐渐进展为震颤、共济失调、抽搐、癫痫发作甚至昏迷。当脑细胞严重脱水时还可导致颅骨与脑皮质之间微血管张力增加，引起微血管破裂而出现局部脑出血、蛛网膜下隙出血等。

3．高钠血症的治疗　高钠血症的治疗原则是防止继续失水（即去除病因）和纠正缺水。迅速纠正危及生命的高钠血症，改善临床症状，预防不可逆的神经系统后遗症。

（1）去除病因：对于进食障碍、昏迷或重症患者、严重烧伤补液不足的加强补液。钠盐输入过多，立即停止钠盐输入、促钠盐排泄。

（2）纠正缺水：因高钠血症多伴随着高渗状态，故关键在于补液处理。应根据血钠升高的严重程度、发病的缓急、是否出现神经精神症状以及渗透压等采取不同补液原则。急性高钠血症（＜24h）合并急性意识改变、癫痫发作等特殊情况时，应在24h内给予及时处理纠正，以预防发生皮质下微血管破裂出血或永久性神经损伤等严重并发症，纠正血钠速率一般不应超过$1 \sim 2$mmol/（L·h），通常为1mmol/（L·h）为宜，每24h总下降幅度不能大于$10 \sim 12$mmol/L。慢性高钠血症或发病时间不明者应在$48 \sim 72$h内慢速纠正，速度最高为0.5mmol/（L·h），每24h总下降不应超过$5 \sim 6$mmol/L。血钠降低的目标是降至稍高于145mmol/L，多不主张迅速恢复到正常。对于长期高钠高渗的患者，积极快速补充液体可能会导致脑水肿，从而导致昏迷、抽搐和死亡，影响患者预后。

纠正高渗高钠血症时应密切关注患者的临床表现、相关血液学指标。急性高钠血症合并严重神经系统症状时，每$2 \sim 4$h行血钠监测；当症状消失后血钠监测可改为$4 \sim 8$h，再根据患者情况调整，直至恢复正常。

（3）透析治疗：①当血钠＞180mmol/L且（或）合并严重神经系统表现时，一般的补液治疗效果差，可通过透析治疗降低血钠浓度、缓解神经系统症状，改善不良预后；②当高钠血症合并肾衰竭和容量超负荷时，由于不能依赖利尿剂来促进排钠，通过血液透析、血液滤过或腹膜透析，可排出体内多余的钠和调节血容量。

五、小结

血钠异常是临床常见急症之一，恶性肿瘤引起的钠代谢异常，其病理机制是错综复杂的。低钠血症更加常见，常见于副肿瘤综合征、化疗后、颅内肿瘤、颅内手术后等。作为肿瘤专科医师，对肿瘤相关的钠代谢异常应高度重视。当合并严重钠代谢异常时通常提示预后不佳，在积极处理原发肿瘤的同时，也要重视钠代谢异常的治疗。

陈　曦（中国人民解放军联勤保障部队第九〇〇医院）

林艺红（中国人民解放军联勤保障部队第九〇〇医院）

/附：左肺小细胞肺癌致低钠血症病例分析/

病例摘要

患者，女性，58岁。诊为左肺小细胞肺癌3个月余，恶心呕吐1周。入院辅助检查：血钠112.6mmol/L，血钾3.7mmol/L，血氯83.1mmol/L。予限制入量、高盐饮食，并予浓氯化钠口服及静脉补钠治疗后临床症状明显改善，复查电解质：血钠127.0mmol/L。

病例简介

现病史：患者，女性，58岁。3个月余前无明显诱因出现胸闷伴左胸前区隐痛，与呼吸相关，与体位活动无关，无放射痛，无咳嗽、咳痰、咯血等症状。3个月前行胸部CT提示左肺门占位，考虑肺癌可能性大。腹部CT、头颅MRI、ECT未见明显转移病灶。后行左肺占位穿刺活检，病理示：（左肺）小细胞癌。确诊后行2周期CE方案化疗（卡铂400mg d1＋依托泊苷200mg d1～d2，静脉注射，1次/21d）。1周前患者无明显诱因出现恶心、呕吐，呕吐物为胃内容物，伴有食欲缺乏、乏力。就诊于当地医院查血钾4.45mmol/L、血钠118.8mmol/L，予补钠及对症治疗后好转出院（未复查电解质）。离院后间断恶心，3d前患者恶心加重伴呕吐、全身无力，遂就诊于省级肿瘤专科医院，急诊查血钾4.4mmol/L、血钠113.4mmol/L，收入院。自发病以来，精神、食欲、睡眠差，小便量少，色黄味重，大便正常，体重无明显变化。

既往史：否认肝炎、结核等传染病病史。否认高血压、糖尿病等慢性病史。1年前诊为冠心病，行冠状动脉支架置入术，规律口服阿司匹林、氯吡格雷治疗。否认外伤史、输血史。否认食物、药物过敏史。预防接种史不详。

个人史：无吸烟、饮酒史。

婚育史：结婚35年，育有1子1女。子女及配偶均身体健康。

家族史：否认家族遗传病史、肿瘤病史。

体格检查

T 35.3℃，P 82次/min，R 16次/min，BP 112/74mmHg，SpO_2 96%（未吸氧）。慢性病容，神清语利，记忆、计算理解能力下降、定向力障碍；心、肺、腹查体未见明显异常；疼痛刺激有反应，四肢肌张力正常，双下肢无水肿，生理反射存在，病理反射未引出。

辅助检查

（1）实验室检查（括号内为正常参考值范围）

1）血生化：Na^+ 112.6mmol/L（135～155mmol/L），K^+ 3.7mmol/L（3.5～5.5mmol/L），Cl^- 83.1mmol/L（95～100mmol/L），UA 123μmol/L（140～414μmol/L），血渗透压 240.20mOsm/kgH$_2$O（280～310mOsm/kgH$_2$O），其余未见异常。

2）尿液检查：尿比重 1.030（1.003～1.030），24h 尿钠 740.61mmol/L（130～260mmol/24h），尿渗透压 850mOsm/kgH$_2$O（＜600mOsm/kgH$_2$O），其余未见异常。

3）肿瘤标志物：神经元烯醇化酶 32.26μg/L（0～13μg/L），其余肺癌相关肿瘤标志物正常。

4）内分泌功能：甲状腺功能、肾上腺皮质功能、性腺全项各指标均在正常范围。

（2）影像学检查：颅脑 CT 平扫未见异常。

诊治经过

诊断：①重度低钠血症（＜125mmol/L）；②抗利尿激素分泌异常综合征（syndrome of inappropriate secretion of antidiuretic hormone，SIADH）；③左肺小细胞肺癌局限期；④冠状动脉粥样硬化性心脏病。

治疗：①限制每天入量（＜1 000mL/d），嘱患者高盐饮食；②予 10% 浓氯化钠口服，并予高渗盐水缓慢静脉滴注；③予呋塞米静脉推注促进排尿，定期复查电解质；④患者情况好转后，继续予"卡铂＋依托泊苷"方案化疗。

治疗结果：补钠治疗 3d 后症状明显改善，复查电解质，血钠 127.0mmol/L，于第 3 周期 CE 方案化疗结束后出院。

专家点评

低钠血症是住院患者最常出现的电解质紊乱，也是肿瘤相关最常见的电解质紊乱。当出现低钠血症时，应首先考虑是缺钠所致还是肿瘤所致的特发性低钠血症，应完善肾上腺皮质功能、甲状腺功能等相关检查化验。据统计，1%～2% 的恶性肿瘤患者会发生 SIADH，其中绝大多数为小细胞肺癌，也见于其他类型肺癌、消化道癌、中枢神经系统肿瘤等。

小细胞肺癌恶性程度高，具有神经内分泌功能，可以异位分泌抗利尿激素（antidiuretic hormone，ADH）、促肾上腺皮质激素（ACTH）、心房钠尿肽（ANP）等，从而引起副肿瘤综合征。小细胞肺癌是引起低钠血症最为常见的恶性肿瘤，血钠降低时，伴有血渗透压降低，尿渗透压增高，可出现头晕、乏力、食欲缺乏、恶心呕吐等症状，严重者可表现为意识淡漠及昏迷。

该患者已排除甲状腺功能、肾上腺皮质功能异常，患者无心脏、肝脏、肾脏功能异常。因该患者近期已完成 2 周期化疗，且患者的神经元特异性烯醇化酶仅轻度升高（应考虑该患者总体对化疗比较敏感，肿瘤负荷较低），而且患者在首次化疗前并未出现低钠血症，所以引起该患者低钠血症的原因是小细胞肺癌的可能性较低。在诊断小细胞肺癌所致低钠血症时应检测 ADH 和 ANP 并仔细评估血容量（SIADH 患者的血容量正常或偏高，化疗或异位 ANP 释放导致的低钠血症都合并有血容量降低）。诊断 SIADH 流程见图 2-5-2。治疗上，对于 SIADH 引起的轻度低钠血症患者，通过限水治疗，使患者每天摄水量＜1 000mL，一般短期可很快予以纠正。对于中、重度低钠血症，伴有明显精神症状者，除限水外，还需予以补充高钠盐溶液。对于小细胞肺癌伴低钠血症患者，抗利尿激素受体拮抗剂

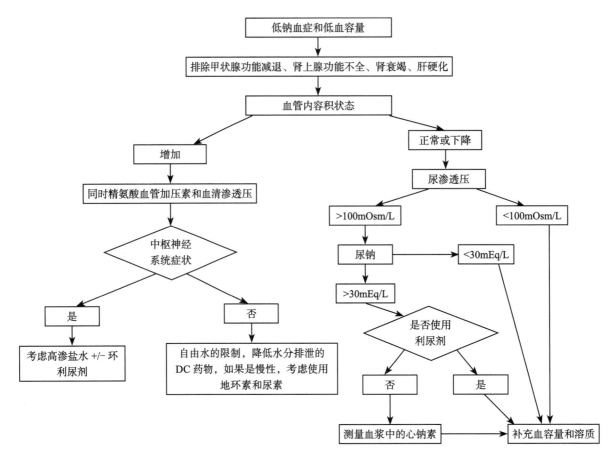

图 2-5-2　诊断 SIADH 流程图

（考尼普坦、托伐普坦）也可作为低钠血症的治疗药物。该类药物可拮抗血浆 ADH 对肾集合管的作用，促进水排泄，对其他电解质影响较小，不影响肾功能状态，临床应用效果可观。如果非 SIADH 引起的低钠血症患者治疗方法大不相同，对于化疗引起的非 SIADH 低钠血症患者应行常规补钠和补液处理，限水治疗和抗利尿激素受体拮抗剂均会导致患者严重脱水，病情恶化。

该患者在治疗时使用高渗盐水静脉滴注会导致血钠浓度升高过快，应先计算出患者所需的钠含量 $\{$ 补钠总量（mmol）$=$ [血钠的正常值（mmol/L）$-$ 血钠测得值（mmol/L）] $\times$ 体重（kg）$\times 0.6$（女性为 0.5）$\}$，给药 3% 的生理盐水是首选的溶液，采用静脉持续微量泵入，6mL/kg 可使血清钠升高约 5mmol/L。注射速率：3% 生理盐水 $0.5 \sim 1.0$mL/（kg·h）（最大速率 100mL/h），其纠正速率为 $1.0 \sim 1.5$mmol/（L·h），且 24h 上升的幅度不能 $>$ 12mmol/L，症状缓解后控制速度在 0.5mmol/（L·h），多不主张血钠浓度恢复到正常值，而应接近正常或稍微超过 120mmol/L 即可。另外不主张口服 10% 浓氯化钠，建议口服 $6 \sim 12$g/d 氯化钠胶囊。因呋塞米适用于稀释性低钠血症患者，而该患者考虑为化疗后所致的低钠血症，若采用呋塞米利尿治疗会导致严重脱水。

除了对症治疗外，还应积极行病因治疗，迅速诊断并予恰当治疗可降低低钠血症的症状严重程度和死亡风险，降低住院时间和费用，尽可能改善患者病情及生存质量，延长患者生存期。

陈　曦（中国人民解放军联勤保障部队第九〇〇医院）
吴俊贤（中国人民解放军联勤保障部队第九〇〇医院）

第四节　血钙异常

钙不仅是构成骨骼和牙齿的重要组成成分，参与骨骼的新陈代谢，也是人体必需的常量元素之一，是各项生理活动不可缺少的离子，参与所有生理活动，在机体多种组织细胞、生物大分子水平发挥着重要作用，钙离子对细胞的正常功能至关重要。血钙异常是临床常见急症之一，患者可出现多种临床表现及并发症，不及时诊治将危及生命。了解维持正常血钙的生理机制和基本病理生理学，对于及时诊断及治疗至关重要。

一、钙的代谢

（一）体内钙的存在

钙是人体重要的组成元素之一。血液中的钙约40%与血浆蛋白（尤其是白蛋白）结合，约12%与磷酸盐和柠檬酸盐等阴离子结合，约48%的钙为离子钙，其是直接发挥生理功能的钙。离子钙与结合钙处于动态平衡，当血浆白蛋白浓度或血液pH异常时，血钙水平可能会随之变化。维持骨骼外部钙生理浓度平衡对于机体动作电位正常传播、肌肉收缩、神经递质释放、细胞生长调节以及许多钙依赖酶的调节是必不可少的。

（二）钙在人体内吸收与代谢

成人每天需摄入800～1 200mg的钙，胃肠道黏膜吸收的钙量为15%～60%，维生素D、钙磷代谢、生理需要量、胃酸分泌及膳食成分等因素可影响钙的吸收，摄入钙约80%从粪便中排泄，其余20%经肾脏排泄，但98%以上可被肾小管重吸收，因此尿中排泄的钙量为100～300mg/d。在通常情况下，体内99%以上的钙以羟基磷酸盐的形式沉积在骨骼中，而另外1%的钙以游离或结合状态存在于软组织、细胞间隙和血液中，这部分钙称为混溶钙池。混溶钙池与骨钙池之间通过钙化与脱钙保持着动态平衡（图2-5-3）。

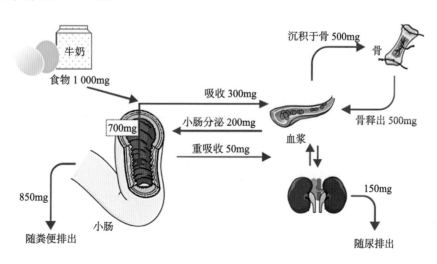

图2-5-3　一般成人钙的吸收与代谢

二、钙平衡的调节

血钙维持动态稳定，依赖于甲状旁腺素、降钙素和维生素D的协同作用（图2-5-4）。

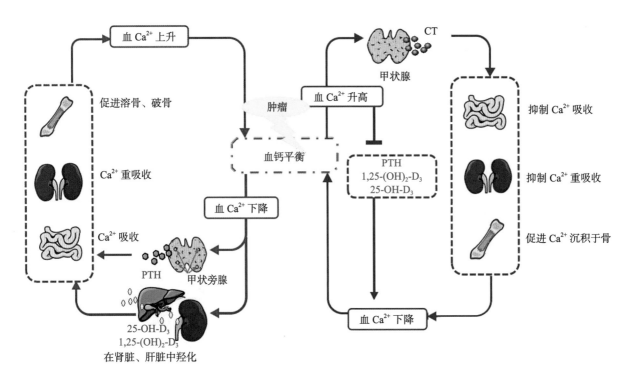

图 2-5-4　血钙的调节

（一）甲状旁腺激素

甲状旁腺激素（parathormone，PTH）是一种由 84 个氨基酸组成的单链多肽，其分泌水平与细胞外液中离子钙的浓度成反比，主要作用于骨骼和肾脏。低浓度 PTH 可促进成骨作用；而高浓度则可促进骨溶解，同时通过促进肾小管对钙的重吸收，升高血钙浓度。PTH 的分泌异常，则破坏成骨和破骨之间平衡，使血钙浓度异常，进而导致各系统器官功能障碍及一系列严重并发症。

（二）1,25- 二羟维生素 D_3

维生素 D_3 本身无活性，需先后在肝脏、肾脏经羟化酶作用，生成有一定活性的 25-(OH)-D_3 和活性 1, 25-(OH)$_2$-D_3。活性维生素 D_3 能促进小肠上皮细胞吸收钙和磷，同时促进肾小管对钙磷重吸收，减少尿钙尿磷排泄，从而使血液中的钙和磷升高。此外，活性维生素 D_3 可调节骨钙沉积与释放，有溶骨和成骨的双重作用，还可增强甲状旁腺激素对骨骼的作用。

（三）降钙素

降钙素（calcitonin，CT）由甲状腺滤泡旁细胞分泌，可直接抑制破骨细胞活动，增强成骨作用，减少骨钙分解入血，同时抑制肾小管对钙磷的重吸收，使尿钙和尿磷排泄增加，以降低血液中的钙和磷。CT 与 PTH 作用器官相同，但作用相反，表面上，这两种激素起拮抗剂作用，但本质上是互补的，正是这两种激素的复杂作用，使血液中的钙能维持相对恒定水平。

三、钙的生理功能

钙作为人体不可缺少的常量元素，广泛参与人体各项正常生理活动，其主要包括：①参与人体骨骼的构成；②参与凝血过程；③参与肌肉收缩过程；④参与神经递质释放；⑤参与信号转导；⑥参与细胞凋亡。

四、钙代谢紊乱

钙代谢紊乱指钙在体内的异常吸收、排泄或分布，临床常表现为高钙血症和低钙血症。正常血清总钙浓度为 2.25 ~ 2.75mmol/L（9 ~ 11mg/dL），当血清总钙浓度 > 2.75mmol/L（11mg/dL）时为高钙血症，< 2.15mmol/L（8.6mg/dL）为低钙血症。血钙异常患者可出现多种临床表现及并发症，及时诊断及治疗对减少患者器官功能损害及降低死亡率至关重要。

（一）高钙血症

高钙血症是常见的临床急症之一。根据血钙升高的程度，高钙血症可分为轻度、中度和重度。轻度高钙血症是血清总钙浓度为 2.75 ~ 3mmol/L（11 ~ 12mg/dL），中度为 3 ~ 3.5mmol/L（12 ~ 14mg/dL），重度为 > 3.5mmol/L（14mg/dL），当血清总钙浓度 ≥ 3.75mmol/L（≥ 15mg/dL）时称为高钙危象，是内科急症，处理不及时可危及生命。

1. 高钙血症的病因

（1）甲状旁腺功能亢进：甲状旁腺功能亢进主要包括三类。①原发性甲状旁腺功能亢进：指甲状旁腺自身发生某些病变，如甲状旁腺增生、腺瘤或癌变；②继发性甲状旁腺功能亢进：主要由于机体其他部位病变导致血钙低于正常水平，由于机体代偿机制，导致甲状旁腺激素分泌增加；③三发性甲状旁腺功能亢进：是在继发性甲状旁腺功能亢进的基础上，甲状旁腺发生了瘤性变。不同类型的甲状旁腺功能亢进患者均可导致甲状旁腺激素分泌过多，使血钙水平升高。

（2）恶性肿瘤相关高钙血症：高钙血症伴全身症状（如低热、食欲缺乏、体重下降、骨骼疼痛等），或快速起病、血钙水平明显升高，尤其是患者血清甲状旁腺激素水平被抑制或检测不到时，应怀疑恶性肿瘤的存在。高钙血症通常是晚期肿瘤的常见并发症，如出现高钙血症，常提示其预后极差，经积极治疗后中位生存时间仅 30 ~ 90d，在实体肿瘤及血液系统恶性肿瘤均可出现高钙血症。恶性肿瘤引起的高钙血症主要包含三类：①局部溶骨性高钙血症：是指由于恶性肿瘤发生骨转移，骨组织被肿瘤细胞浸润，骨质破坏，骨盐分解入血，从而引起的高钙血症，约占恶性肿瘤相关高钙血症的 20%。病理机制可能为肿瘤细胞或机体免疫细胞释放破骨细胞刺激因子或肿瘤细胞分泌蛋白水解酶，使骨基质溶解。常见于乳腺癌骨转移及血液系统恶性肿瘤如白血病、多发性骨髓瘤及淋巴瘤患者。②恶性肿瘤体液性高钙血症：指恶性肿瘤在无骨转移的情况下，分泌体液介导因子如甲状旁腺激素相关蛋白，刺激破骨细胞活性，促进肾小管重吸收钙，引起血钙水平升高。此种情况约占恶性肿瘤相关高钙血症的 80%，其特征是肿瘤切除或治愈后，血钙可恢复至正常水平。常见于鳞癌（肺、头颈部）、肾癌、膀胱癌、乳腺癌及卵巢癌患者。③异位甲状旁腺激素分泌：指恶性肿瘤能分泌甲状旁腺激素引起血钙升高，此种情况较为罕见，在肺癌、卵巢癌、胸腺瘤、膀胱癌等恶性肿瘤中有报道。

（3）内分泌失调：甲状腺功能亢进常合并轻度高钙血症，为高浓度的甲状腺激素过度刺激破骨细胞活性所致；嗜铬细胞瘤患者可能发展为轻度至重度高钙血症，与嗜铬细胞瘤分泌甲状旁腺激素相关蛋白有关；原发性和继发性肾上腺皮质功能不全的患者可发生轻度高钙血症，主要由于血容量减少、血液浓缩所致。

（4）药物导致高钙血症：维生素 D 过量时可促进小肠及肾小管吸收钙离子，同时促进骨吸收，使血钙升高；噻嗪类利尿剂通过增加肾小管钙的重吸收引起血钙升高；维生素 A 过量时，可刺激破骨细胞活性使血钙升高；碳酸钙或其他含钙抗酸剂会引起乳碱综合征，患者常出现碱中毒、肾功能不全和血钙升高。

（5）其他因素：长期卧床、儿童处于增长期或患有骨佩吉特氏病时可出现高钙血症。家族性低尿钙性高钙血症，作为一种罕见常染色体显性遗传病，常表现为无进展性轻到中度高钙血症。制动数日到数周后，破骨活动增强，成骨作用减弱，血钙水平升高，一般正常负重活动后，骨吸收、高钙血症可迅速逆转。

2．**高钙血症临床症状**　高钙血症可危害机体多个系统，其临床症状与患者血钙升高的速度、程度及患者的耐受性有关。轻度高钙血症患者可无症状或仅有轻微症状；中度高钙血症患者，多数伴有不同临床表现，但个体差异较大，某些年龄大或机体功能差的患者可能出现高钙危象的临床表现，而一些慢性中度血钙升高患者可无临床症状；当患者血清总钙浓度 > 3.5mmol/L 时，几乎都可出现高钙危象的临床症状，表现为病情迅速恶化，出现肾衰竭、恶性心律失常、循环衰竭、心搏骤停、猝死等情况。高钙血症的主要临床表现包括：①神经系统：可出现幻觉、精神异常、记忆力减退、嗜睡、昏迷等症状；②心血管系统：可表现为心律不齐、传导阻滞、血压升高、心搏骤停等；③消化系统：可表现为食欲缺乏、恶心、便秘、腹痛等；④泌尿系统：常表现为多尿、夜尿增多、多饮，可反复出现泌尿系结石、肾衰竭；⑤由于破骨细胞活性增强，骨质破坏增加，容易出现骨质疏松、骨关节变形、身体变矮等，在运动或碰撞时容易发生骨折；⑥持续性高钙血症还会导致钙盐沉积于软组织，导致异位软组织钙化。夜尿增多、多饮、多尿可能是高钙血症的早期症状；幻觉、精神异常、嗜睡、昏迷等是严重高钙血症的表现。

3．**高钙血症的治疗**　高钙血症的治疗措施取决于高钙血症的程度、潜在病因以及可能使个别患者病情复杂的共存疾病。轻度高钙血症患者通常无症状，常不需积极降血钙治疗，主要是积极查明病因并治疗原发病；中度高钙血症患者可能出现症状，即使没有症状，也有高风险出现并发症，如软组织钙化等，通常需要治疗；重度高钙血症患者可出现血容量严重不足、急性肾衰竭、嗜睡、心律失常、心搏骤停等情况，须积极采取有效措施，迅速纠正高钙血症，以减少器官损害及降低死亡率。药物治疗高钙血症原理见图 2-5-5、高钙血症治疗见图 2-5-6。

（1）查明病因并治疗原发病：是最根本有效的方法。甲状旁腺功能亢进合并轻度、中度高钙血症者，以手术治疗为主；合并重度高钙血症患者，需积极降血钙治疗，同时尽快对病变甲状旁腺进行定性和定位检查，明确诊断后行手术治疗。对于恶性肿瘤相关高钙血症，结合患者病情给予抗肿瘤治疗，积极控制原发病。其他措施包括停用可升高血钙水平的药物及食物，如噻嗪类利尿剂、锂、维生素 A 等。另外，制动患者在病情允许情况下，尽快恢复负重活动。

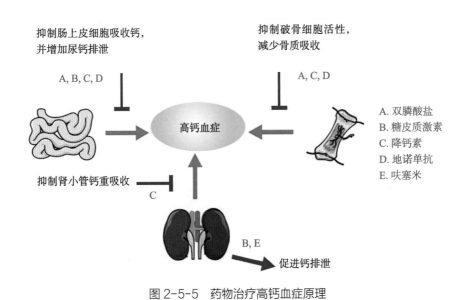

图 2-5-5　药物治疗高钙血症原理

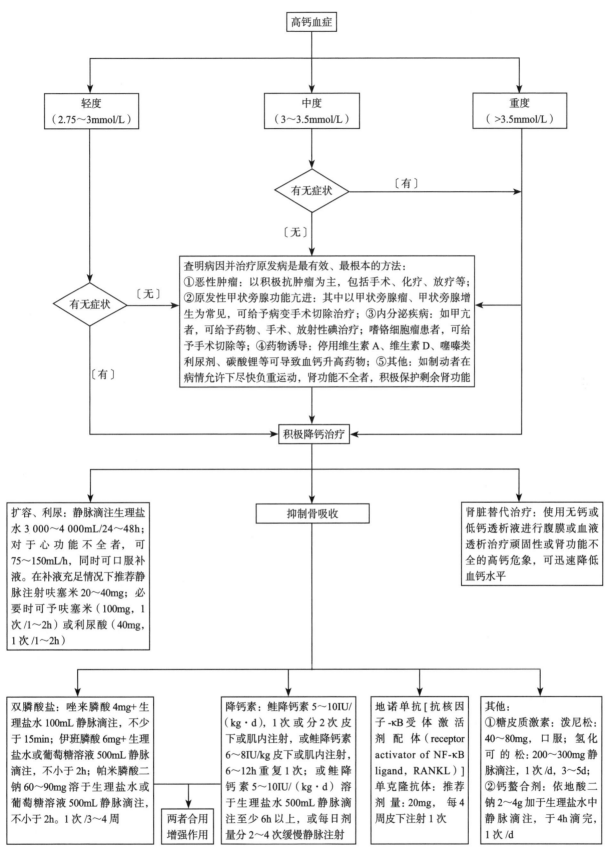

图 2-5-6 高钙血症的治疗

（2）扩容、促进尿钙排泄

1）补液：高钙血症患者由于肾小管重吸收水减少而引起多尿，且患者常伴有厌食、恶心、呕吐等症状，使液体摄入不足引起脱水。此时，迅速补充细胞外液容量尤为重要。补液方案应根据不同患者的血钙程度、年龄及并存病而定。一般建议在最初 24 ～ 48h 内持续静脉滴注 3 000 ～ 4 000mL 生理盐水，在补充血容量的同时，可增加钙的排泄。值得注意的是，对于老年患者及心肾功能不全患者，大量和快速补液可导致充血性心力衰竭，此类患者补液需慎重，一般建议每小时补液量不超过 75 ～ 150mL，可同时口服生理盐水以减少并发症。

2）利尿：补液充分后，可加用呋塞米利尿（推荐 20 ～ 40mg 静脉注射），减少肾小管钙重吸收，增加钙排泄，同时还可防止补液过多。补液及利尿过程中建议监测中心静脉压及电解质情况，以防止发生水、盐电解质紊乱。

（3）抑制骨吸收的药物

1）双膦酸盐：主要是抑制破骨细胞活性，减少骨质吸收，且对于恶性肿瘤骨转移所致疼痛有止痛作用，是治疗高钙血症的有效药物，并可提高恶性肿瘤骨转移患者的生活质量。起效常需 2 ～ 4d，4 ～ 7d 达最大效果，作用持续 1 ～ 4 周，使用双膦酸盐可使约 80% 的患者血钙恢复至正常水平。对于恶性肿瘤引起的高钙血症，唑来膦酸能显著降低血清钙水平，推荐唑来膦酸 4mg，溶于 100mL 生理盐水后静脉滴注，时间不少于 15min。唑来膦酸肾毒性大，肾功能不全者慎用。另外，可给予伊班膦酸 6mg，稀释于 500mL 生理盐水或 5% 的葡萄糖溶液中静脉滴注，时间不少于 2h；对于恶性肿瘤骨转移引起的骨痛，可给予伊班膦酸负荷剂量治疗，即伊班膦酸 6mg，稀释于 100mL 生理盐水或 5% 的葡萄糖溶液中静脉滴注，时间不少于 15min。有报道称双膦酸盐在治疗过程中可引起下颌骨坏死，对于预期生存时间超过 3 个月的患者，在治疗前应常规行口腔检查，在治疗期间注意口腔护理并避免行相关有创治疗。值得注意的是，对于长期联合使用双膦酸盐的患者，应该注意补充维生素 D 及钙，推荐剂量为维生素 D 400 ～ 800IU/d 及钙 1 200 ～ 1 500mg/d，并在治疗前及治疗中重点关注血肌酐、血清钙、膦酸盐及血清镁。

2）降钙素：能抑制骨吸收，并降低肾小管对钙的再吸收，起效迅速，作用开始于用药后 2h 内，但作用持续时间短，而且耐药性通常在 2d 内出现，患者血清钙通常不会降至正常水平。常用剂量为鲑降钙素 5 ～ 10IU/（kg·d），1 次或分 2 次皮下或肌内注射。降钙素联合双膦酸盐，血钙浓度可迅速下降，且作用持久。

（4）地诺单抗 ［抗核因子 -κB 受体激活剂配体（receptor activator of NF-κB ligand，RANKL）单克隆抗体］：是一种对破骨细胞形成、分化和存活具有重要作用的跨膜或可溶性蛋白，RANK 受体介导的信号可促进骨溶解和肿瘤生长。地诺单抗可与 RANKL 特异性结合，抑制破骨细胞的成熟、分化和功能，减少骨质破坏，且不依赖肾代谢，无肾毒性，即使肌酐清除率低于 30mL/min 也可以使用，是严重肾功能不全患者另一选择，可用于实体瘤骨转移、双膦酸盐治疗失败的恶性高钙血症患者，推荐剂量为 120mg，每 4 周皮下注射 1 次。

（5）糖皮质激素：可通过抑制肠上皮细胞吸收钙，并增加尿钙排泄等多种途径降低血液中钙浓度，对于血液系统恶性肿瘤引起的高钙血症效果较好，也可用于维生素 D 或维生素 A 过量引起的高钙血症。推荐氢化可的松 200 ～ 300mg，静脉滴注，可持续 3 ～ 5d。

（6）血液透析：血液透析是少尿、肾衰竭和严重高钙血症患者的最终选择，可迅速降低血钙水平。

（二）低钙血症

当血清总钙浓度＜ 2.15mmol/L（8.6mg/dL）为低钙血症，若血清总钙浓度＜ 1.875mmol/L（7.5mg/dL），无

论有无症状均应治疗，血清总钙浓度＜0.88mmol/L（3.5mg/dL）时称低钙危象，可危及生命，需紧急治疗。

1．低钙血症的病因

（1）甲状旁腺功能减退：主要由于甲状旁腺激素缺乏引起，常见于原发性甲状旁腺功能减退及由甲状腺手术、自身免疫性疾病或放射治疗损伤甲状旁腺等原因所致的甲状旁腺功能减退患者。

（2）恶性肿瘤并低钙血症：对于肿瘤细胞增殖活性高的恶性肿瘤患者，如淋巴瘤、白血病、小细胞肺癌及生殖细胞肿瘤，化疗可引起大量肿瘤细胞死亡，使磷酸盐释放入血，引起高磷血症，进而导致血钙下降引起低钙血症。低钙血症、高尿酸血症、高钾血症、高磷血症等代谢异常称为肿瘤溶解综合征。

（3）维生素D缺乏：维生素D可来源于食物、服用维生素D补充剂及太阳光中的紫外线可促进人体皮肤维生素D的合成。摄入不足、肠道吸收功能障碍、皮肤合成不足等情况可引起维生素D缺乏，进而引起低钙血症。

（4）肾脏疾病：慢性肾衰竭患者由于活性维生素D_3合成减少以及肾脏对磷的排泄减少引起高磷血症等原因导致患者血钙降低；肾小管疾病如范科尼综合征及某些金属导致肾小管损伤可影响钙的重吸收，进而导致低钙血症。

（5）其他因素：药物如抗癫痫药、抑制骨吸收药物（双膦酸盐、降钙素）等；另外，免疫治疗可引起原发性甲状旁腺功能低下，患者可出现低钙血症并伴有相应临床症状。镁缺乏可引起甲状旁腺素效果不良，引起低钠。低蛋白血症患者可出现低血钙现象，但游离钙可正常。

2．低钙血症的临床表现

低钙血症患者临床症状常取决于血钙下降速度、程度及持续时间，与血钙下降速度关系更为明显，当血钙迅速下降，即使血清总钙浓度＞2mmol/L（8mg/mL），也会出现临床症状；当血清总钙浓度低于0.88mmol/L（3.5mg/mL）时，称低钙危象，可出现严重呼吸困难、惊厥、癫痫样发作，甚至出现呼吸、心搏骤停。低钙血症患者常表现为：

（1）手足抽搐、面部肌肉痉挛。

（2）感觉异常：表现为口唇、手足麻木或刺痛。

（3）心血管系统：表现为心律失常或心搏骤停等。

（4）消化系统：可出现消化不良、恶心、呕吐、便秘等。

（5）神经系统：可表现为易怒、嗜睡、抑郁、焦虑等精神状态异常。

（6）低钙击面征（Chvostek sign）和低钙束臂征（Trousseau sign）阳性。

3．低钙血症的治疗（图2-5-7）

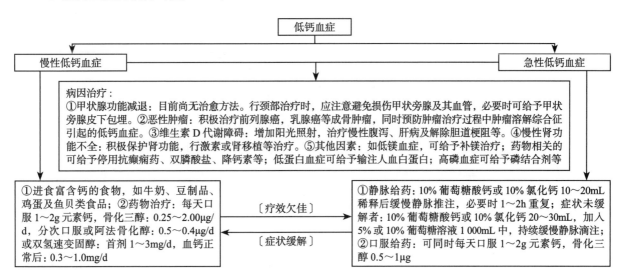

图2-5-7　低钙血症的治疗

（1）急性低钙血症的治疗：当血钙明显降低或合并明显临床症状，如心律失常、抽搐、惊厥、癫痫发作等情况时，需迅速补钙以纠正低钙血症。可予 10% 葡萄糖酸钙或 10% 氯化钙 10～20mL 稀释后缓慢静推（注意：同体积的 10% 葡萄糖酸钙含钙量为 10% 氯化钙的 1/2），根据患者具体情况，必要时可在 1～2h 后重复 1 次；若患者抽搐症状持续，可继续给予 10% 葡萄糖酸钙或 10% 氯化钙 20～30mL，加入 5% 或 10% 葡萄糖溶液 1 000mL 中，持续缓慢静脉滴注，补钙过程中应及时复查血钙，将血钙补至 2.22mmol/L（9mg/dL）左右，不必补至正常范围；如补钙效果差，应考虑是否合并低镁血症，必要时补镁；患者症状缓解后，改为口服钙剂及维生素 D，一般可给予骨化三醇 0.25～0.5μg/ 次，2 次 /d。需要注意的是，使用洋地黄患者静脉补钙时可导致心血管不良事件，补钙时应加以注意。

（2）慢性低钙血症的治疗：对于慢性无症状的轻度低钙血症患者，首先应针对病因进行治疗，如维生素 D 缺乏、营养不良等；同时，给予口服钙剂及维生素 D 制剂，维持空腹血清钙浓度正常（＞2.1mmol/L，8.5mg/dL），或接近低限（2～2.1mmol/L，8～8.5mg/dL）而无症状。补钙治疗一般通过饮食及口服钙剂和活性维生素 D_3。牛奶富含钙离子，在日常饮食中可适当增加奶制品的摄入量；口服钙剂和活性维生素 D_3 的剂量应根据患者实际情况决定，目前临床常用的活性维生素 D_3，包括骨化三醇、阿法骨化醇及双氢速甾醇。一般的甲状旁腺功能减退患者，骨化三醇每天常规剂量 0.25～2.00μg，分次口服；阿法骨化醇常规剂量 0.5～0.4μg/d，由于半衰期较长，可 1d 口服 1 次；双氢速甾醇一般首剂 1～3mg/d，血钙上升至正常后必须减量，常用维持剂量为 0.3～1.0mg/d，顿服。治疗期间定期监测血钙浓度变化，以调整药物用量。

（3）颈部术后低钙血症的治疗：颈部病变相关的有创操作，如食管癌、甲状腺癌或甲状旁腺功能亢进手术治疗，可能伤及甲状旁腺和 / 或其血管导致血钙降低，尤其近年来随着甲状腺癌发病率的增加，术后相关低钙血症也随之增加，急慢性低钙血症治疗详见上述。当然减少术中伤及甲状旁腺是最根本的预防及治疗手段，在手术中若不慎伤及甲状旁腺及其血管应当给予及时补救，必要时可给予皮下包埋甲状旁腺，以避免出现甲状旁腺功能低下引起的低钙血症。

（4）治疗原发病：慢性肾衰竭患者应积极改善肾功能；甲状旁腺功能减退的患者，需长期口服钙剂及维生素 D_3。

五、小结

钙是一种人体必需的无机盐。它既是骨骼、牙齿的主要原料，还参与体内生理生化过程。恶性肿瘤引起的钙代谢异常，其病理机制是错综复杂的，作为肿瘤专科医师，对肿瘤相关的钙代谢异常应该更加重视。由于钙是维持神经、肌肉、心肌等组织正常兴奋性和功能必不可少的成分，故当机体出现钙代谢异常，就会出现一系列临床病理变化，加重恶性肿瘤的病情。恶性肿瘤患者，高钙血症更加常见，低钙血症常出现在肿瘤溶解综合征时。合并钙代谢异常的恶性肿瘤患者，预后通常不佳。因此，当机体出现钙代谢异常的情况，积极处理原发肿瘤的同时，还要兼顾钙代谢异常的治疗，否则影响患者的生存期。目前临床中，血清钙的检测已是一种常规检测项目，若出现钙浓度异常，尤其是血清钙升高，应想到有恶性肿瘤的可能，结合其他检查，寻找病因。而对已确诊的恶性肿瘤患者，血清钙浓度异常会对患者是否发生骨转移事件提供一定的诊断依据。

杨润祥（云南省肿瘤医院 / 昆明医科大学第三附属医院）

蔡丽娟（云南省肿瘤医院 / 昆明医科大学第三附属医院）

樊燕青（大同市第二人民医院）

附：肾癌致高钙血症病例分析

病例摘要

患者，男性，59岁。肾细胞癌并肝转移半年。3d前出现精神状态改变至急诊就诊。辅助检查：血清钙4.04mmol/L（2.09～2.54mmol/L），游离钙0.54mmol/L（0.28～0.33mmol/L），给予患者降钙素、唑来膦酸盐对症降钙治疗后，钙浓度恢复正常，精神状态恢复，治疗有效。

病历简介

现病史：患者，男性，59岁。半年前诊断为肾细胞癌并肝转移。3d前，患者出现精神状态改变，表现为定向障碍、嗜睡和意识不清，有咳痰、腹痛及胸背部疼痛、自感食欲减退、疲劳、肌肉无力，伴左手震颤、多饮、多尿，无咯血、胸闷、呼吸困难、大小便失禁等不适。自发病以来，患者精神、饮食、睡眠差，体重持续下降（每周减轻约4.5kg）。为进一步诊治，由家属送至肿瘤急诊中心。

既往史：诊为抑郁症、糖尿病和哮喘40年。目前服用药物包括：帕罗西汀30mg，1次/d，吡格列酮30mg，1次/d，格列吡嗪5mg，1次/d。否认手术史及药物过敏史。

个人史：吸烟40年，20支/d。否认饮酒史。

婚育史：结婚35年，育有两个孩子。

家族史：父亲患有糖尿病，母亲患有关节炎。侄子和外祖父均患有脑瘤。

体格检查

T 35.3℃，P 97次/min，R 16次/min，BP 119/75mmHg，SpO_2 100%。患者一般情况差，嗜睡、意识不清，记忆、计算、理解、定向反应迟钝，口唇干燥。心、肺、腹查体未见明显异常。疼痛刺激有反应，四肢肌张力正常，肌力、共济运动检查不能配合，双下肢水肿。生理反射存在，病理反射未引出。

辅助检查

电解质：血清钙16.2mg/L（8.4～10.2mg/L），游离钙2.15mg/L（1.13～1.32mg/L），氯92mmol/L（98～108mmol/L）。

血常规：血红蛋白13.4g/dL（14.0～18.0g/dL），中性粒细胞百分率85.4%（42%～66%）。

血生化：血尿素氮21mg/dL（8～20mg/dL），白蛋白3.0g/dL（3.5～4.7g/dL），碱性磷酸酶158U/L（38～126U/L），空腹血糖17.7mmol/L（3.9～6.1mmol/L）。肌酸激酶＜20U/L（35～232U/L），CK-MB 0.5ng/mL（0.6～6.3ng/mL）。其余血样本指标正常。

诊治经过

诊断：①肾细胞癌并肝转移Ⅳ期；②高钙血症；③低蛋白血症；④2型糖尿病；⑤电解质紊乱；⑥肾衰竭。

影像学检查：颅脑CT平扫和胸部X线检查均为阴性。

治疗：①静脉注射生理盐水，150mL/h；②降钙素 250 单位皮下注射，1 次 /12h，共 2d；③唑来膦酸盐 4mg 溶于 100mL 生理盐水，静脉滴注。

治疗结果：患者血钙 3d 后恢复正常。

专家点评

高钙血症是常见的临床急症之一。多种原因可引起血钙升高。对于初诊患者，需完善血清钙、甲状旁腺素、甲状旁腺素相关蛋白、25-OH- 维生素 D、1, 25-(OH)₂- 维生素 D 等相关检查以明确高钙血症的原因。肿瘤合并高钙血症在肿瘤患者中有着较高的发生率，很多因素可造成肿瘤患者血钙升高，如肿瘤转移、肿瘤相关体液介导因子或分泌相关激素等。肿瘤相关高钙血症已成为决定患者预后的重要因素之一，血钙异常会引起机体各系统器官功能障碍，合并高钙血症的肿瘤患者有着对治疗更差的反应和更短的生存期，一旦发现高钙血症，应早期积极给予降血钙等治疗（降钙素可快速降低血钙浓度，但持续时间短，双膦酸盐作用时间长，一般 3d 后才起效，所以对于高钙血症患者，可将两者联合使用可达到较好的治疗效果。补充生理盐水及静脉注射呋塞米可以促进钙的排泄，若上述治疗效果不佳，可给予血液透析治疗），以尽可能改善患者病情，延长生存期，提高生活质量。

蔡海波（宣威云峰医院）

第五节　钾、镁、磷代谢异常

钾是机体重要的矿物质之一。是细胞内最主要的电解质。参与机体的许多重要的生理功能：参与、维持细胞的正常代谢，维持细胞内液的渗透压和酸碱平衡，维持神经肌肉组织的兴奋性，以及维持心肌的正常功能。机体中镁离子存在于骨骼及细胞内，其对神经活动的控制、神经肌肉兴奋性的传递、肌肉收缩及心脏激动性等方面均具有重要作用。磷是核酸及磷脂的基本成分，是高能磷酸键的成分之一，参与酸碱平衡、蛋白质的磷酸化及细胞膜的组成等。由此可见，维持机体的许多重要生理功能均需钾、镁、磷的参与，其对细胞的正常功能至关重要，是机体不可或缺的离子，且离子之间相互影响，共同作用；若代谢紊乱将会导致多种临床症状，甚至危及生命。故了解其维持代谢平衡的生理机制和基本病理生理学对于及时诊断及治疗至关重要。

一、钾代谢紊乱

（一）体内钾的存在及代谢

钾是细胞内最重要的电解质。通常，全身血清钾约 98% 分布在细胞内，2% 分布在细胞外，这种细胞内外的浓度梯度对许多重要过程起着决定性作用，如维持心脏和骨骼肌细胞的静息膜电位或神经元兴奋性。成人每天需从进食的蔬菜及肉类中摄入 1.6 ～ 2.0mg 钾，主要由胃及十二指肠吸收，以维持细胞正常的生理功能。钾的排泄途径主要有 3 个。①肾脏排泄：体内超过生理需求量的钾，约 85% 经肾脏排出。肾小球滤过的钾 90% ～ 95% 在近曲小管重吸收，当流经远曲小管和集合管时由于管腔侧细胞膜内外化学电位差的变化再进行 Na⁺-K⁺ 离子的交换从而将钾排出。②肠道排泄：每天经肠道排泄的钾约占 10%，当肾衰竭时，肠道排钾量可增加 3 ～ 4 倍。③汗腺排泄：每天经汗腺排钾仅微量，当多汗或大汗时排钾可有小幅度增加。人体内钾的摄入与排泄处于动态平衡中。

（二）钾平衡的调节

在缺钾的情况下，钾的分泌受到抑制，钾通过集合管被重新吸收，而在高钾血症的情况下，钾通过集合管的主细胞与钠交换，从血液释放到尿液中，从而维持机体的钾平衡。钾排泄最重要的两个生理决定因素是血清醛固酮浓度和远端肾小管钠浓度。

1. **血清醛固酮浓度**　醛固酮（aldosterone）是一种增进肾脏对于离子及水分子再吸收作用的类固醇类激素（盐皮质激素家族），主要作用于肾脏，进行钠离子及水分子的再吸收，以及钾离子的排泄。醛固酮通过与细胞内醛固酮受体结合而引起钠通道和 Na-K-ATP 酶的表达增加，并通过明确的钠通道刺激钠在腔内膜上的再吸收，使更多的钠从尿液吸收到血液中；当钠被重新吸收时，肾小管管腔的电负性增加，从而为远曲小管的钾通道分泌钾提供了更有利的驱动力，并通过钠钾泵将钾离子输送到尿液中，排泄到体外，从而维持机体钾代谢平衡。若机体血清中醛固酮浓度增加，如发生原发性醛固酮增多症时，则其保钠排钾作用相应增强，使大量钾离子排泄出体外，导致低钾血症。

2. **钾的跨膜转移**　细胞内外钾平衡对维持细胞代谢及人体生理功能起非常重要作用。细胞内外钾的含量存在巨大差异，保持此浓度差并不取决于细胞膜的通透性，而主要是通过胞膜上 Na^+-K^+-ATP 酶活性转移的结果。影响 Na^+-K^+-ATP 酶活性的因素包括：①高钾饮食能使 Na^+-K^+-ATP 酶活性增加，钾快速进入细胞内；②儿茶酚胺类物质增加，能够阻断 α 受体或兴奋 β 受体而增加 Na^+-K^+-ATP 酶活性，促进钾进入细胞；③胰岛素也能通过激活 Na^+-K^+-ATP 酶而促进钾进入细胞内；④镁作为 Na^+-K^+-ATP 酶的辅酶因子，能增强其活性，从而促进钾离子进入细胞内。

3. **其他调节**　①血清 pH：机体发生碱中毒时，胞外 H^+ 浓度低于胞内，胞内 H^+ 通过细胞 H^+-K^+ 交换向胞外转移，而 K^+ 移入胞内，导致肾小管上皮细胞内富 K^+，使得肾小管上皮细胞 Na^+-K^+ 交换增强、Na^+-H^+ 减弱，钾通过尿液排出增多；②血浆渗透压：血浆渗透压增高可促进钾离子外移；③组织细胞破坏：细胞内钾释放入血，致血钾增高；④运动：剧烈运动时，肌肉收缩，神经信号的传导过程激活肌肉细胞膜上的钠钾电压门离子通道，肌肉细胞中的钾会通过钠钾电压门离子通道外流，使血钾升高。

（三）钾的生理功能

血清钾参与机体的糖原与蛋白质代谢，维持体液的酸碱平衡及渗透压，细胞内钾则保持神经、肌肉的应激性及细胞电活动的稳定性。特别是对心肌，轻度的钾代谢紊乱就会引起心电活动异常、严重的心律失常，甚至可危及生命。

（四）钾代谢紊乱

钾代谢紊乱指钾在体内的异常吸收、排泄或分布，临床常表现为高钾血症和低钾血症。临床上测定的血钾浓度为细胞外的钾浓度，正常血清总钾浓度为 3.5～5.5mmol/L，当血清总钾浓度＞5.5mmol/L 时为高钾血症，＜3.5mmol/L 则为低钾血症。血钾异常患者可出现多种临床表现及并发症，及时诊断及治疗对减少患者器官功能损害及降低死亡率至关重要。

1. **高钾血症**　高钾血症是最常见的临床急症之一。一般认为血清总钾浓度＞5.5mmol/L，伴有或不伴有临床症状，均称为高钾血症，根据血清总钾浓度升高的程度可分为三类，轻度高钾血症：5.5～6.0mmol/L，中度高钾血症：6.1～7.0mmol/L，重度高钾血症：＞7.0mmol/L。当血清总钾浓度＞7.0mmol/L，伴有严重临床症状者称为高钾危象，是内科急症，若处理不及时可危及生命。

（1）高钾血症的病因：

1）摄入过多：除了罕见地把 KCl 误当成其他药物作静脉注射而发生的医疗事故，或 KCl 静脉滴注过快、浓度过高，或对肾功能不全患者补含钾溶液外，几乎没有其他使钾摄入过多的情况。口服含钾溶液，即使钾浓度较高，因肠道对钾吸收有限，过高浓度钾又会引起呕吐、腹泻，故一般不会引起有严重后果的高钾血症。

2）钾排泄减少：这是引起体内钾潴留和高钾血症的主要原因。肾排钾减少可见于：①急性肾衰竭的少尿期；慢性肾衰竭终末期（少尿）；休克、大失血等原因引起的肾小球滤过率（glomerular filtration rate，GFR）严重降低，可发生高钾血症。无尿的患者，每天血清钾浓度可增高 0.7mmol/L。②高钾型远曲小管性酸中毒，又称Ⅳ型肾小管性酸中毒。由于同时存在泌 H^+ 和 Na^+ 重吸收的障碍，Na^+ 重吸收障碍使肾小管腔内负电位减小，K^+ 的排出也就受限。③醛固酮分泌减少或肾小管对醛固酮反应性降低的有关疾病或病理变化，如 Addison 病、双侧肾上腺切除、糖尿病性肾病、肾小管 – 间质性肾病、醛固酮抵抗等。由于肾小管对钠的重吸收减少，使钾的分泌也减少，引起钾潴留。④长期使用能引起钾潴留的利尿剂，如氨苯蝶啶和螺内酯，有拮抗醛固酮的作用。慢性肾功能不全时，过多使用这类利尿药能促进高钾血症的发生。

3）钾跨细胞膜移位：使 K^+ 由细胞内释出增多能引起细胞外液 K^+ 增高的因素有：①酸中毒，引起细胞内、外 K^+-H^+ 交换的同时，肾小管则以 Na^+-H^+ 交换为主，Na^+-K^+ 交换减少，导致细胞外液 K^+ 增高；②大量溶血或组织损伤、坏死，包括肿瘤溶解综合征，使组织细胞释出大量 K^+；③各种原因引起的严重组织缺氧，细胞 ATP 生成不足，膜钠泵功能障碍，使细胞内 Na^+ 增高，细胞外 K^+ 增多；④肌肉过度运动，如破伤风、癫痫持续状态，肌细胞糖原、蛋白质分解加强，K^+ 释出增多；⑤糖尿病酮症酸中毒时，除了因酸中毒引起血钾增高外，由于胰岛素不足，K^+ 进入细胞内减少；高血糖使血浆渗透压增高，引起细胞脱水和细胞内 K^+ 增高，促进 K^+ 的外移；同时又有细胞内糖原、蛋白质分解及肾功能障碍等因素，因而严重糖尿病患者可出现血钾增高；⑥家族性高血钾性周期性麻痹，发作时细胞内 K^+ 转移至细胞外，引起高钾血症；⑦某些药物的作用，如过量洋地黄能抑制钠泵活性，普萘洛尔可阻滞 β 受体，两者都影响细胞外 K^+ 进入细胞内，引起细胞外液 K^+ 增高。

4）恶性肿瘤：腹腔淋巴瘤巨大淋巴结、后腹壁广泛性恶性肿瘤和腹膜后纤维化均可压迫输尿管导致尿路梗阻；恶性肿瘤患者因脱水、低蛋白血症所致循环衰竭，以及失血性血管内血浓缩引起的肾小球滤过率减低，均可引起高钾血症；放疗后大量恶性细胞的摧毁，白血病、淋巴瘤化疗中，细胞毒性药物使细胞迅速发生溶解反应，钾自细胞内释放出来，亦是高钾血症的原因，慢性淋巴性白血病患者可因此突然死亡；慢性单核细胞白血病、慢性淋巴细胞白血病的脾区照射可致严重高钾血症；此外，高尿酸性肾病常导致高钾血症。

（2）高钾血症临床症状：高钾血症可危害机体多个系统，但临床表现常无明显特异性。若当血清总钾浓度 > 7.0mmol/L，常出现高钾危象的临床症状，表现为病情常迅速恶化，出现明显肌无力、意识模糊、恶性心律失常、循环衰竭、心搏骤停、猝死等情况。高钾血症的主要临床表现如下：

1）神经系统症状：如口唇及四肢麻木感、全身无力、腱反射消失、呼吸困难、发音不清、烦躁不安、精神恍惚及意识模糊。

2）循环系统表现：如血压降低、心动过缓、心音减弱、心律不齐、传导阻滞乃至心室颤动或心搏骤停。

3）酸碱紊乱：高钾血症患者常表现为代谢性酸中毒，并通过肾脏作用出现反常性碱性尿。

4）在出现临床症状之前往往已有心电图改变，当血钾 > 5.5mmol/L 时，心电图可见 T 波高尖，基底狭窄，两肢对称；血钾 > 6.5mmol/L 时，QRS 波开始增宽，振幅降低，S 波增宽而深，并与 T

波连成一直线；血钾达 8mmol/L 时，P 波降低甚至消失，出现不同程度的房室传导阻滞；血钾更高时就可发生心室扑动、颤动或心搏骤停。

（3）高钾血症的治疗：高钾血症的直接危险是它对心脏传导和肌肉力量的影响，有导致患者心搏突然停止的危险，因此一经诊断，应积极给予治疗。急性治疗的目的是防止潜在的危及生命的心脏传导和神经肌肉紊乱，将钾转移到细胞内，消除过量的钾，并积极解决原发病。

1）减少摄入、增加排泄：①减少摄入：慢性高钾血症患者应建议减少膳食钾的摄入，急性高血钾的患者应立即停止一切含钾的药物或溶液；②增加排泄：可口服聚磺苯乙烯、环硅酸锆钠，从消化道带走钾离子，并可同时口服山梨醇或甘露醇以导泻。

2）静脉注射钙剂：如果存在心电图改变，应给予静脉钙，通过稳定心肌细胞膜，快速恢复心肌去极化，来防止危及生命的传导障碍，对抗钾离子的心肌毒性；如果 5min 后，随访心电图继续显示高钾血症的迹象，剂量应重复。静脉注射钙的作用持续时间很短，30～60min 不等。

3）促进 K^+ 转入细胞内：①胰岛素＋葡萄糖：在细胞间转移钾最可靠的方法是葡萄糖联合胰岛素。通常，予以 5～10 个单位的胰岛素联合 25g 葡萄糖，促进钾离子转移进入细胞内，同时葡萄糖可预防低血糖。值得注意的是，低血糖的风险发生在给药后 2～3h 内，因此需在输注后密切监测血糖（每小时检测血糖 1 次）。②碳酸氢钠：在合并代谢性酸中毒和低血容量患者中，静脉滴注碳酸氢钠可显著地使 K^+ 转入细胞内。

4）透析疗法：严重高钾血症合并严重急性肾功能损伤或慢性肾衰竭的患者应考虑肾脏替代治疗，可迅速降低血钾水平，血液透析和腹膜透析均可。

2. 低钾血症　当血清总钾浓度低于 3.5mmol/L 时表示存在低钾血症，根据血清总钾浓度降低的程度可分为三类，轻度低钾血症：3.0～3.5mmol/L，中度低钾血症：2.5～3.0mmol/L，重度低钾血症：≤2.5mmol/L。

（1）低钾血症的病因

1）钾异常丢失：①长期呕吐是患者严重低钾血症的最常见原因。长期呕吐、肠瘘、持续胃肠减压的患者，因为胃液的丢失而使大量钾流失，导致低钾血症。②呕吐可引起醛固酮分泌减少，其保钾作用减弱，导致低钾血症。③在肾衰竭多尿期，以及不恰当使用大量排钾利尿剂时，血清钾大量排泄出体外，导致低钾血症。

2）钾摄入不足：长期营养不良、进食不足，补液患者长期接受不含钾盐的液体，以及因病情需给予全胃肠外营养（total parenteral nutrition，TPN）的患者中钾盐补充不足，均可造成低钾血症。

3）钾跨细胞膜移位：①在细胞间转移钾最可靠的方法是葡萄糖联合胰岛素，通常用于治疗高钾血症，以促进 K^+ 转入细胞内，但当使用不当，如输注大量胰岛素＋葡萄糖时，可导致钾离子大量进入细胞内，分布异常，导致低钾血症；②呕吐时胃液大量丢失可伴有 Cl^-、K^+ 的丢失和细胞外液容量减少，这些因素异常与代谢性碱中毒的发生有关，代谢性碱中毒时，细胞外氢离子浓度降低，细胞内外形成离子梯度差，氢离子常协同钠离子由细胞内转移至细胞外，在 Na-K-ATP 酶作用下，钾离子进入细胞内以维持离子平衡，从而导致低钾血症。

4）肾脏排出钾增多：包括肾脏疾病、肾上腺皮质激素作用异常和药物所致尿钾排出增多。①肾脏疾病：急性肾衰竭多尿期、肾小管性酸中毒、尿路梗阻解除后利尿等肾小管病变导致重吸收钾的能力受损，尿钾排出增多；②肾上腺皮质激素增多：如原醛瘤、肾素瘤、肾动脉狭窄等，引起原发性或继发性醛固酮增多症；③药物：排钾性利尿药：如呋塞米、布美他尼、氢氯噻嗪等；化疗药物，如铂类、环磷酰胺、异环磷酰胺以及抗真菌药物，如两性霉素等具有肾小管毒性，导致肾脏对钾离子重吸收功能下降；④渗透性利尿药：如甘露醇、山梨醇等；⑤补钠过多，致肾小管钾钠交换使钾排出增多。

5）恶性肿瘤相关的低钾血症：其发生机制主要与以下方面有关：①肿瘤患者晚期由于长期恶性消耗所致体质虚弱，进食量明显减少，甚至因并发症而无法进食，导致患者恶病质，造成钾摄入量严重不足；②大部分患者放化疗会出现不同程度的胃肠道反应，呕吐造成钾丢失过多，食欲缺乏造成钾摄入不足，同时放化疗造成胃肠功能紊乱、消化吸收功能下降，导致人体所需的多种营养成分吸收不良，出现低血钾；③晚期肿瘤患者并发症（如胸腔积液、腹水、全身性水肿等）的治疗过程中应用利尿药物，造成机体中钾离子大量丢失。

（2）低钾血症的临床症状：轻度低钾血症时患者一般无明显临床症状，当血清总钾浓度为2.5mmol/L 或以下时，常表现为肌无力、肌肉疼痛和抽搐。偶有病例报道，肌肉痉挛，甚至横纹肌溶解可能在严重低钾血症患者中发生。低钾血症的主要临床表现如下：

1）肌无力，是最早的临床表现，先是四肢软弱无力，以后可延及躯干和呼吸肌，一旦呼吸肌受累，可致呼吸困难或窒息，同时伴随软瘫、腱反射减弱或消失。

2）神经系统：患者可表现为精神萎靡、冷漠、嗜睡等。

3）胃肠系统：患者有厌食、恶心、呕吐、腹胀、肠蠕动消失等肠麻痹的表现。

4）心血管系统：心脏受累主要表现为传导阻滞和节律异常，低钾血症可引起室性或室上性快速心律失常。

5）酸碱紊乱：低钾血症患者常表现为代谢性碱中毒，并通过肾脏作用出现反常性酸性尿。

6）心电图：由于电解质紊乱，69% 的重度低钾血症患者出现心电图改变，低钾血症的典型心电图表现包括 T 波低平，ST 段下移，其中典型表现为 U 波出现。

（3）低钾血症的治疗：低钾血症的治疗首先需明确病因，去除诱因，同时予及时补钾治疗：

1）鼓励低钾血症患者摄入富含 K 的食物，如香蕉、葡萄和菠萝等。

2）口服补钾：通常给予氯化钾口服液或片剂形式，但如果大量服用会刺激胃肠黏膜引起出血和溃疡，氯化钾片剂服用时必须用大量的温水送服，且应避免在睡觉前服用，因为它们可以在食管下段停留很长的时间，并可能导致溃疡。

3）静脉补钾：静脉补钾有浓度及速度的限制，通过外周静脉给药的钾浓度不应超过 40mmol/L，相当于 3g/L，在低钾血症严重病例中给予较高浓度，应通过中心静脉途径给予，并需输液泵控制。给药速率一般不应超过 10mmol/h，给药速率超过 20mmol/h 需要心电监测。补钾量应控制在 40 ～ 80mmol/d（相当于 3 ～ 6g/d）；如果患者伴有休克，则应先尽快恢复血容量，待尿量超过 40mL/h 后，再静脉补钾。

4）众所周知，在低钾血症患者中，除补钾外，还应适当纠正低镁血症。

二、镁代谢紊乱

（一）体内镁的存在及代谢

镁是维持人体生命活动的必需元素。是细胞内仅次于钾离子的第二丰富的阳离子，参与并维持机体的神经、肌肉兴奋性。体内镁总量约 1 000mmol，约合镁 23.5g，大约 60% 的镁储存在骨骼中，另有 38% 在软组织中，只有大约 2% 在细胞外液中，包括血浆中。细胞 Mg^{2+} 浓度估计为 10 ～ 20mmol/L。在胞质中，Mg^{2+} 主要与 ATP 形成复合物，在较小程度上与其他核苷酸和酶形成复合物，胞质中只有近 5% 的 Mg^{2+}（0.5 ～ 1.0mmol/L）是游离的。

人体对镁的需求量为 10.0 ～ 12.0mmol/d，一般以摄入 12 ～ 15mmol/d 为宜。其中 40% 来自食品，在绿叶蔬菜、豆类、坚果及肉类中含量丰富，另外饮水以硬水，如自来水、矿泉水等含量较高。镁的吸收主要在远侧肠道，即小肠和结肠，此外大肠和胃亦可吸收镁，镁主要通过肠上皮细胞被动扩散、迟缓溶解和主动转运三种机制吸收。食物中过多镁的排泄途径有汗腺、肠道和肾脏，前二者排泄量极少，肾脏是镁排泄的主要途径，也是调节镁平衡的主要器官。

（二）镁平衡的调节

正常人血镁浓度主要是通过肾脏滤过和重吸收维持。约70%的滤过镁在肾脏髓袢升支细段被重吸收，其余10%～25%在近端小管和远端集合小管吸收，通过调节最终的尿镁排泄来达到镁平衡。当镁摄入量较低时，肠道吸收可从40%增加到80%，肾可减少每天镁的排泄量至0.5mmol以下。

（三）镁的生理功能

镁在维持脑、心脏、骨骼肌等器官组织功能中有着重要生理作用；在信号转导、氧化磷酸化、糖酵解，蛋白质和DNA合成以及其他生物过程中起重要作用；参与机体蛋白质的合成，影响骨骼的生长，参与能量代谢，参与人体多种酶促反应；镁可以影响人体肌肉收缩与舒张，通过影响细胞内Ca^{2+}流动性来调节心肌细胞阳离子通道活性和心肌收缩力，涉及心脏的兴奋收缩偶联；镁能影响钾、钠、钙离子的细胞内外转移，维持细胞膜的电势，调节神经肌肉和心肌的兴奋性，因此，镁代谢紊乱会导致人体多个器官功能紊乱。

（四）镁代谢紊乱

镁代谢紊乱指镁在体内的异常吸收、排泄。临床常表现为镁过多和镁缺乏。正常血清镁浓度为0.70～1.10mmol/L，当血清镁浓度＞1.10mmol/L时为高镁血症，＜0.70mmol/L则为低镁血症。由于实验室检测方法的不同，正常的血清镁浓度范围也会有所差异。血镁水平的改变可以引起人体循环系统、呼吸系统以及肌肉等多个脏器组织功能紊乱。

1．高镁血症 一般认为，血清镁浓度＞1.10mmol/L，伴有或不伴有临床症状，均称为高镁血症，是肾功能正常者罕见的电解质紊乱，其严重时常伴心脏传导障碍，应积极及时处理。

（1）高镁血症的病因

1）镁补充过量：当大量使用硫酸镁治疗孕产妇子痫时，补充大量镁离子，超过了肾脏重吸收的能力，使滤过与重吸收平衡被打破，造成体内镁过多；导泻时，通常使用硫酸镁，含有镁的泻药会因为无法控制的被动吸收导致镁不断被吸收到血液中，造成镁过多；若体内活性维生素D浓度升高，可增强肠道对镁的吸收。

2）镁排出障碍：最常见的原因为各种疾病导致的肾功能不全，随着肾功能的下降，肾脏重吸收镁的能力逐渐下降，同时肾小球滤过镁的能力也相应下降，因此尿镁排泄并不增加，使血清镁浓度升高，造成体内镁过多。此外，烧伤早期、广泛性外伤或外科应激反应、严重细胞外液量不足和严重酸中毒等也可引起血清镁增高。

（2）高镁血症的临床症状：镁过多主要表现为神经肌肉兴奋性降低。可归为以下几方面：①轻度症状为潮红、头痛、恶心、头晕、乏力和疲倦；②神经系统：腱反射消失、发音障碍、步态障碍；③心血管症状：血压下降、心动过缓和/或恶性室性心动过速；④晚期可出现呼吸抑制、嗜睡和昏迷，甚至心搏骤停。

（3）高镁血症的治疗：①针对引起高镁血症的病因，积极治疗原发病或停用相关镁制剂。②应用排钠利尿剂，如呋塞米、依他尼酸钠等，以促进镁自尿中排出。若心脏、肾脏功能良好，可适当增加水的入量，保证有足够的尿量，以利镁的排出。③出现镁相关的心脏及神经肌肉毒性症状及体征时，可缓慢静脉注射 10% 氯化钙或葡萄糖酸钙 10mL，若注射后 2min 无效时，上述剂量可重复。④在急、慢性肾衰竭并发严重的高镁血症时，可考虑进行透析疗法；若有呼吸抑制时，应及时应用呼吸机及氧气吸入。

2．**低镁血症**　通常情况下，当血清镁浓度＜ 0.70mmol/L 时考虑存在低镁血症。低镁摄入与较高的死亡率和心血管事件、糖尿病、脑卒中、癌症和骨折的发病率增加有关，但血清镁浓度与机体镁缺乏并不一定平行，即镁缺乏时血清镁浓度不一定降低，因此凡有诱因且有症状者，就应疑有镁缺乏。

（1）低镁血症的病因：①胃肠道吸收减少：绿叶蔬菜和全谷物的摄入量较低、呕吐、恶性胃肠道肿瘤、炎症性肠病、减肥手术、既往肠切除术、摄入减少（营养不良、酗酒、饮食结构不良）、低维生素 D 等均可导致镁的摄入、吸收减少，以及丢失过多。②败血症、长期剧烈运动、输血（柠檬酸盐螯合）等可引起镁缺乏。③药物因素：某些药物被认为是肾镁丢失的常见原因，一些作用于髓袢的利尿剂（如呋塞米、依他尼酸等）可干预髓袢对镁的重吸收而导致镁缺乏；此外，据报道环孢素、铂类、环磷酰胺、异环磷酰胺、两性霉素 B 等药物也可导致肾镁丢失引发低镁血症。④肾脏因素：遗传性高钙低镁血症、Gitelman 样低镁血症、线粒体低镁血症等；多数镁缺乏患者由镁排泄过量所致，近曲小管对镁的重吸收与管腔液体流速和钠的重吸收相关，因此，长期胃肠外液体输入尤其是含钠的液体输入可导致镁缺乏；尿糖（糖尿病）、甘露醇、尿素等发挥的渗透性利尿作用也可使肾镁丢失；高钙血症则可通过减少肾镁重吸收而使肾镁丢失。

（2）低镁血症的临床症状：与低镁血症相关的临床症状的严重程度和类型取决于低镁血症的程度、发病时间以及是否伴随电解质紊乱，如低钙血症和低钾血症。临床上缺镁常伴发缺钾、缺钙，当补钾、补钙纠正低钾、低钙血症后症状仍未缓解，应考虑镁缺乏。镁缺乏临床表现与钙缺乏很相似，有肌震颤、手足徐动症等；镁缺乏一般的症状是疲劳和嗜睡，出现神经肌肉兴奋性增高的症状是由于神经刺激阈值降低引起的；在严重低镁的患者中，在没有结构性脑损害的情况下，可观察到特定的垂直性眼球震颤；低血镁会增加异常的心脏传导和心律失常的风险，也与缺血性心脏病和充血性心力衰竭有关，容易诱发心功能紊乱从而增加心血管事件发生率，严重低镁会导致恶性室性心律失常并且增加心源性猝死的风险。回顾性研究显示，铂类药物化疗后出现低镁血症患者总生存期较短。

（3）镁缺乏的治疗：治疗低镁血症的一个指标是存在临床症状和 / 或严重的低镁血症（＜ 0.5mmol/L），需要静脉补充。目前的指南建议可按 0.25mmol/（kg·d）的剂量静脉补充镁盐［六水合氯化镁 0.025g/（kg·d）］或硫酸镁 0.062 5g/（kg·d），重症者可按 1mmol/（kg·d）补充镁盐。口服镁补充剂可以通过将其与肠道结合来减少磷酸盐的吸收，它是持续纠正慢性轻度至中度低镁血症的首选治疗方法，但考虑到细胞对镁的摄取缓慢，在需要血清镁浓度迅速上升的情况下是不适用的。完全纠正镁缺乏需较长时间，因此在解除症状后仍应每天补 25% 硫酸镁 5 ～ 10mL，持续 1 ～ 3 周。同时，一些并发低镁血症的患者通过增加肾脏对镁的排泄而导致补镁困难，如移植受者、糖尿病血糖控制不佳、蛋白尿及慢性肾衰竭患者，需特别注意。

三、磷代谢紊乱

（一）体内磷代谢及生理功能

磷是所有生物不可缺少的元素。是核酸及磷脂的基本成分，参与酸碱平衡、蛋白质的磷酸化等。磷酸盐是维持骨骼健康的主要因素之一，维持正常的磷酸盐平衡对于包括骨矿化在内的许多生理过程至关重要。人体每天平均饮食中摄入 1 000 ～ 1 200mg 磷，其中，约 800mg 被吸收到可交换磷池中。在基线稳态过程中，机体约 85% 的磷存在于骨骼中，骨骼外磷酸盐主要存在于细胞内，仅约 1% 存在于细胞外液中。大约 70% 的磷酸盐通过 1, 25- 二羟基维生素 D_3 刺激的钠依赖主动转运机制被肠道吸收，主要在十二指肠和空肠。人体通过肾脏排出的磷占排出量的70%，正常成人每天经肾小球滤过的磷可达5g，有80%～90%被近曲小管重吸收，如果急性磷酸盐负荷超过数小时，以及发生肾功能不全时，将会导致磷代谢紊乱。

（二）磷平衡的调节

血清磷浓度取决于膳食磷的摄入、肠道吸收、骨转换、磷在细胞内的分布和肾磷的排泄。磷酸盐在肾小球中自由过滤，在正常的稳态过程中，80%～90%的磷酸盐被肾小管重新吸收，其中60%～70%的重吸收发生在近端小管中，肾重吸收是调节血清磷酸盐水平的主要机制；磷的重吸收受维生素D、胰岛素、生长激素和甲状腺激素的刺激，受甲状旁腺激素、降钙素和糖皮质激素的抑制，其中甲状旁腺激素被认为是肾磷酸盐再吸收的主要调节因子，可通过直接抑制近端肾小管对磷的吸收，增加远端曲管对钙的重吸收，减少肾钙的排泄，排出尿磷，维持血磷及血钙水平稳定的作用；1,25-二羟基维生素D_3主要是通过促进钙、磷在肠道的吸收来调节钙磷代谢，其次1,25-二羟基维生素D_3还可以直接促进近端肾小管对钙、磷的重吸收。

（三）磷代谢紊乱

磷代谢紊乱指磷在体内的异常摄入、吸收及排泄。临床常表现为高磷血症和低磷血症。临床上测定的磷酸盐为无机形式的磷酸盐浓度，正常血清磷浓度为0.96～1.62mmol/L，当血清磷浓度＞1.62mmol/L时为高磷血症，＜0.96mmol/L则为低磷血症。血磷水平的改变可以引起细胞遗传信息储存、能量代谢、酸碱平衡等紊乱。当患者出现磷酸盐改变时，无论是缺乏或过多，均应立即采取措施纠正磷酸盐值，并维持患者的磷酸盐平衡。

1. **高磷血症**　当血清磷浓度＞1.62mmol/L时，提示存在高磷血症。临床上较少见。常伴低钙血症，若发生应积极处理。

（1）高磷血症的病因：高磷血症可由三种主要情况引起：大量急性磷酸盐负荷、肾磷酸盐重吸收增加、急性肾磷酸盐排泄受损或慢性肾功能不全。

1）大量急性磷酸盐负荷：①在短时间内摄入大量外源性或内源性磷酸盐会超过肾脏排泄磷酸盐的能力，如在准备结肠镜检查时，摄入过量含磷的泻药，可导致严重的外源性高磷血症，这在慢性肾衰竭和脱水患者中更明显；②内源性高磷血症可能是由于肿瘤溶解综合征、横纹肌溶解症、大量溶血或严重组织坏死使磷酸盐进入血液中而引起；③其他，如发生乳酸酸中毒和糖尿病酮症酸中毒时，细胞内磷酸盐释放到细胞外液中，均可导致高磷血症。

2）肾磷酸盐重吸收增加：在肾功能正常的患者中，由于近端磷酸盐重吸收的增加，肾磷酸盐排泄减少，可导致高磷血症。高磷血症是下述情况下肾小管重吸收增加所致：①甲状旁腺功能减退症：甲状旁腺激素（parathyroid hormone，PTH）的生理功能是升血钙、降血磷，发生甲状旁腺功能减退症时，甲状旁腺激素分泌缺乏导致肾小管对磷酸盐重吸收增加。②假甲状旁腺功能减退症：由于甲状旁腺激素抵抗，肾小管对磷酸盐重吸收增加并导致高磷血症。③肢端肥大症：生长激素和胰岛素样生长因子1直接刺激磷酸盐的重吸收致高磷血症。④家族性肿瘤钙化：是一种罕见的疾病，其特点是高磷血症，这是因为在本病中血清钙三醇水平升高，近端肾小管磷酸转运增加。钙三醇水平的增加与高磷血症共同作用导致肠道钙吸收增加，皮肤和皮下组织大量钙和磷酸盐沉积，因此而得名。

3）慢性肾功能不全：磷酸盐在肾小球自由过滤，80%～95%在近端小管被重吸收，5%～20%的过滤磷酸盐从尿液中排出。肾小球滤过率（glomerular filtration rate，GFR）急性或慢性降低将减少磷酸盐的过滤和排泄。肾衰竭早期，代谢尚能维持平衡，当GFR低于20～25mL/min时，尿排泄不能平衡膳食磷酸盐的摄入，可发生高磷血症。

（2）高磷血症的临床症状

1）继发性甲状旁腺功能亢进：继发性甲状旁腺功能亢进症是慢性肾脏病患者的常见并发症。高血磷通过负反馈机制促进 PTH 分泌，除了这种负反馈调节外，高血磷还可以直接刺激甲状旁腺细胞增殖。

2）肾性骨病：包括高转化性骨病、低转化性骨病和混合性骨病三种类型，是慢性肾脏病患者的常见并发症，其发生都与高血磷有直接或者间接的关系，临床上主要表现为骨痛、关节痛、骨骼变形、骨折等症状。

3）心血管等其他组织的表现：高磷血症会引起患者出现动脉硬化，增加患者脉搏速度，加重患者左心室重塑，从而增加患者心血管疾病发病风险。

4）高磷可引起细胞凋亡、炎症反应等，从而引起其他各组织受到一定程度损伤，加速机体衰老过程，甚至影响部分肿瘤的发生与进展。

（3）高磷血症的治疗

1）限制磷的摄入：由于食物中的磷主要存在于蛋白中，因此应给予患者低蛋白饮食，对于慢性肾衰竭患者，一般蛋白摄入量应控制在 0.6 ～ 0.8g/（kg·d）。

2）磷结合剂的使用：磷结合剂用药物抑制肠道吸收磷简便易行，降低血磷效果明显，目前已成为高磷血症治疗的主要措施。传统的磷结合剂有含铝、钙的磷结合剂，新型的磷结合剂有司维拉姆、碳酸镧、烟酸（烟酰胺）、含铁磷结合剂、考来替兰等，其降磷效果均已得到肯定。

3）充分透析治疗：对于维持性透析治疗的患者，调整透析治疗的模式及频率而进行充分的透析治疗是降低血磷水平的重要措施。常规 3 次 / 周、4h/ 次的普通血透对磷的清除仍不够充分。血液透析滤过与常规血液透析相比，能显著增加磷的清除，增加透析器膜面积也可增加磷的清除，而增加血流速度对磷的清除增加作用有限。

4）手术治疗：药物治疗无效的持续性高钙和 / 或高磷血症尿毒症患者，随着患者透析时间增加，可引起甲状旁腺激素亢进，导致患者发生激素调节水平紊乱，出现钙磷代谢失调，最终引起肾性骨病发生，可考虑择期行甲状旁腺切除术，可纠正高磷血症，显著降低尿毒症血液透析患者 PTH 水平，改善骨代谢异常。

2．低磷血症　当血清磷浓度＜ 0.96mmol/L 时，提示存在低磷血症，临床上的发生率并不低，但往往因无特异性的临床表现而常被忽略，故一旦根据血清磷浓度提示诊断后，应积极处理。

（1）低磷血症的病因：低磷血症可由三种主要情况引起：肠道吸收减少、内部再分配和尿丢失增加。

1）肠道吸收减少：严重的磷酸饮食限制，但鉴于磷酸盐普遍存在于食品中，因此只有在严重营养不良的情况下才会出现缺乏；使用磷酸盐结合抗酸剂、维生素 D 缺乏 / 抵抗、分泌性腹泻、呕吐等可导致肠道吸收磷减少。

2）内部再分配（最常见）：在大多数情况下，磷酸盐从细胞外到细胞内的急性转移是血清磷酸盐降低的主要原因。如糖尿病酮症酸中毒时予胰岛素治疗，胰岛素增加细胞对磷酸盐的摄取；呼吸性碱中毒（如脓毒症、焦虑、机械通气、中暑、水杨酸过量、肝性昏迷、痛风、戒酒），升高的 pH 刺激糖酵解，导致磷酸化代谢物的加速产生和磷酸盐快速转移到细胞中；快速细胞增殖 / 摄取：长期存在的甲状旁腺功能亢进的甲状旁腺切除术后，可发生饥饿骨综合征，其特征是骨中大量钙和磷酸盐沉积。

3）尿丢失增加：在原发性和继发性甲状旁腺功能亢进症中，由于 PTH 对共转运体的抑制，尿磷酸盐的丢失增加；不恰当使用利尿剂可导致尿磷排泄增加。

（2）低磷血症的临床症状：磷酸盐浓度降低可引起多种症状。①骨骼和肌肉：慢性磷酸盐缺乏可能导致近端肌病、虚弱和骨痛，在低磷血症患者中出现这些症状大多是因为伴随维生素 D 缺乏，急性低磷血症的横纹肌溶解是慢性低磷血症和肌肉损伤的共同作用，如慢性酗酒者；②心血管、呼吸系统：由于心肌、呼吸肌细胞 ATP 的耗竭引起心肌、呼吸肌、膈肌收缩力的损害，可致心力衰竭、呼吸衰竭；③神经系统：可引起中枢和周围神经病变，如神经精神障碍、癫痫发作、昏迷、感觉异常和震颤等；④血液系统：由于 ATP 的减少导致细胞溶血，在脓毒症中，低磷血症与 60% 的感染有关，并可能导致白细胞功能障碍。

（3）低磷血症的治疗：寻找原发病及潜在危险因素对于低磷血症的治疗尤为重要。低磷血症患者需要替代治疗：①最安全的治疗方式是口服。牛乳是一种很好的、容易获得的磷酸盐来源，每 1mL 牛乳含 1mg 磷酸盐；也可以使用磷酸钠或磷酸钾形式的口服制剂，但口服磷酸盐补充剂的一个重要不良反应是腹泻。②对于有明显症状和不能服用牛奶或药片的患者，可以静脉注射磷酸盐，急性且病因较单一者初始剂量为 0.08mmol/kg（2.5mg/kg），慢性且病因较复杂者为 0.16mmol/kg（5.0mg/kg），但输注时间必须超过 6h。静脉注射磷酸盐的不良反应有低钙血症、转移性钙化，与含钾补充剂相关的高钾血症，代谢酸中毒和高磷血症，应密切监测。

四、小结

在肿瘤患者的临床治疗时，应在早期即加强对钾、钠、钙、镁、磷等电解质指标的监测，做到早发现、早诊断、早治疗，这对患者的预后具有重要意义。本节讨论钾、镁和磷，关于钠和钙的讨论请参考其他章节。

钾、镁、磷均是人体必需的无机盐，均参与了体内各种生物活动过程，共同维持机体内外环境平衡，保证各器官功能正常运转。恶性肿瘤引起的钾、镁、磷代谢异常，其病理机制是错综复杂的，作为肿瘤专科医师，对肿瘤相关的代谢异常应该更加重视。由于钾、镁、磷是维持神经、肌肉、心肌等组织正常兴奋性和功能必不可少的成分，故当机体出现上述代谢异常时，会出现一系列临床病理变化，同时加重恶性肿瘤患者病情。且恶性肿瘤患者更容易出现镁、磷代谢紊乱，加重原发疾病的病情，通常预后不佳，患者生存期明显缩短。因此，当机体出现钾、镁、磷代谢异常时，在积极处理原发肿瘤的同时，更要积极纠正代谢紊乱，维持基本的代谢平衡。

罗志国（复旦大学附属肿瘤医院）

柯亭羽（昆明医科大学第二附属医院）

张晓伟（复旦大学附属肿瘤医院）

附：宫颈鳞癌合并低镁血症病例分析

病例摘要

患者，女性，67 岁。有ⅣB 期宫颈鳞状细胞癌病史，现接受顺铂、紫杉醇和贝伐珠单抗姑息化疗。患者夜间出现全身肌肉疼痛、足部肌肉痉挛，次日查电解质提示血镁 0.33mmol/L（0.70～1.10mmol/L）至急诊就诊。给予补镁等治疗后好转出院。

病例简介

现病史：患者，女性，67岁。5个月前诊断为宫颈鳞状细胞癌并肠系膜转移ⅣB期，接受顺铂＋紫杉醇＋贝伐珠单抗姑息性化疗后3个月，PET/CT示宫颈肿块及腹膜结节明显缩小，无淋巴结及远处转移。患者夜间出现全身肌肉疼痛、足部肌肉痉挛，无精神状态改变，无关节痛，无发热、胸痛、气短，无便秘、恶心、呕吐等不适。次日来院检查提示血镁0.33mmol/L（0.70～1.10mmol/L），遂至急诊就诊。

既往史：患者既往有胃食管反流病、高脂血症病史。否认高血压、糖尿病及心脏病等病史。

体格检查

T 36.8℃，BP 178/84mmHg，P 80次/min，R 18次/min。两肺听诊呼吸音清，未闻及干湿啰音。心律齐，无病理性杂音。腹软，无压痛及反跳痛，肝、脾肋下未及。双下肢无水肿。

辅助检查

（1）入院电解质：钠139mmol/L（137～147mmol/L），钾3.4mmol/L（3.5～5.3mmol/L），氯100mmol/L（98～108mmol/L），钙1.75mmol/L（2.1～2.6mmol/L），镁0.33mmol/L（0.70～1.10mmol/L），磷1.13mmol/L（0.96～1.62mmol/L）。

（2）入院1d后复查电解质：钠142mmol/L（137～147mmol/L），钾4.3mmol/L（3.5～5.3mmol/L），氯107mmol/L（98～108mmol/l），钙1.825mmol/L（2.1～2.6mmol/L），镁1.04mmol/L（0.70～1.10mmol/L），磷1.32mmol/L（0.96～1.62mmol/L）。

诊治经过

诊断：①宫颈鳞状细胞癌并肠系膜转移ⅣB期；②低镁血症；③低钾血症；④低钙血症；⑤高血压；⑥高脂血症。

治疗：①对低镁血症，予硫酸镁4g静脉滴注＋氧化镁片400mg，口服，3次/d；②对低钾血症，予氯化钾片缓释片3g，口服，1次/d；③对低钙血症，予葡萄糖酸钙1g静脉滴注＋碳酸钙500mg，口服，2次/d；④对高血压（既往无高血压病史），予拉贝洛尔10mg，静脉注射1次；⑤对高脂血症，继续予口服瑞舒伐他汀及依折麦布。

治疗结果：给予补镁、补钾、补钙、降压、降脂治疗后好转出院。

专家点评

低镁血症的临床症状的严重程度和类型取决于低镁血症的程度、发病时间以及是否伴随电解质紊乱。临床上缺镁常伴发缺钾、缺钙，当补钾、补钙纠正低钾、低钙血症后症状仍未缓解，应考虑镁缺乏。低镁血症除可引起肌震颤、手足徐动症等及疲劳和嗜睡等情况，低血镁还会增加心律失常的风险，也与缺血性心脏病和充血性心力衰竭有关，易诱发心功能紊乱从而增加心血管事件发生率，严重低镁还会导致恶性室性心律失常并增加心源性猝死的风险。回顾性研究显示，铂类药物化疗后出现低镁血症患者总生存期较短。

钾、镁、钙、磷均是人体必需的无机盐，参与了体内各种生物活动过程，共同维持机体内外环境平衡，保证各器官功能正常运转。恶性肿瘤患者的钾、镁、磷代谢异常很常见，其病理机制错综复杂。由于钾、镁、磷是维持神经、肌肉、心肌等组织正常兴奋性和功能必不可少的成分，故当机体出现上述代谢异常时，会出现一系列临床病理变化，加重恶性肿瘤患者病情，且恶性肿瘤患者更容易出现镁、磷代谢紊乱，加重原发疾病的病情，影响预后，使患者生存期明显缩短。在肿瘤患者的临床治疗时，早期即应加强对钾、钠、钙、镁、磷等电解质指标的监测，做到早发现、早诊断、早治疗，这对患者的预后具有重要意义。

崔艳江（大理州人民医院）

杨宗璐（昆明医科大学第二附属医院）

第六节　肿瘤溶解综合征

肿瘤溶解综合征（tumor lysis syndrome，TLS）是指肿瘤细胞大量溶解后，细胞内代谢产物快速释放入血，超过肾脏代谢能力，引起高尿酸血症、急性肾功能不全、高钾血症、高磷血症和低钙血症等一系列并发症。其最常见于化疗后肿瘤细胞大量破坏，也可见于肾功能不全、放疗、靶向治疗等，少数还可发生于肿瘤细胞的自动裂解。TLS 多见于生长速度快且对化疗敏感的恶性肿瘤，如血液肿瘤中的非霍奇金淋巴瘤、急性非淋巴细胞白血病、急性淋巴细胞白血病等，以及某些上皮来源的实体瘤如小细胞肺癌、晚期乳腺癌、神经管细胞瘤等。TLS 可导致肾损伤、心律失常、抽搐，甚至威胁生命，发生漏诊及延迟诊断将增加肿瘤患者死亡率，治疗前识别高风险患者并进行有效预防，以及对已发生 TLS 的患者及时干预尤为重要。

一、高危因素

（一）肿瘤负荷

肿瘤负荷大（肿瘤直径 > 5cm）是 TLS 发生的关键因素。同时乳酸脱氢酶（LDH）可以在一定程度上反映肿瘤负荷，LDH 高于正常上限两倍或白细胞计数高于 25×10^9/L 或广泛转移的患者易导致 TLS 的发生。

（二）肿瘤类型

TLS 常发生于高度恶性的血液肿瘤，如淋巴瘤和急性白血病，其中以伯基特淋巴瘤和急性淋巴细胞白血病为著，急性非淋巴细胞白血病的 M4/M5 亚型和异常核型 t（9；11）也是 TLS 的好发类型。在实体恶性肿瘤如神经内分泌癌、生殖细胞肿瘤、肺癌、乳腺癌、结直肠癌、肝细胞肝癌中也有越来越多的报道。

（三）药物因素

药物因素是造成 TLS 的重要诱因。化疗药物如阿糖胞苷、顺铂、柔红霉素、环磷酰胺、氨甲蝶呤等应用于化疗敏感性肿瘤易导致 TLS。表达糖皮质激素受体高的肿瘤细胞对糖皮质激素治疗敏感，易发生凋亡与坏死。维生素 C、噻嗪类利尿剂等增加尿酸水平的药物也会增加发病风险。

（四）宿主因素

宿主因素如患者自身机体的脱水、酸中毒和由于肿瘤浸润造成的肾脏损伤、尿路梗阻也是发生 TLS 的高危因素。

（五）其他

动脉栓塞术（therapeutic arterial embolization，TAE）发生 TLS 的危险因素包括广泛的肝转移、肿瘤快速分化和肾毒性药物。此外，肿瘤的姑息性或非侵袭性局部消融、放疗、单克隆抗体治疗等也可导致 TLS。

二、发病机制

肿瘤细胞溶解后释放大量的核酸、磷酸、钾和细胞因子等物质进入血液，这些代谢物质累积速度超过排出速度则导致 TLS 发生。核酸在黄嘌呤氧化酶作用下转化为次黄嘌呤、黄嘌呤，最终生成尿酸，导致高尿酸血症；磷酸盐释放导致高磷酸血症并可继发磷酸钙沉积，产生低钙血症；细胞内钾释放伴肾功能不全、钾排泄障碍产生高钾血症；释放的细胞因子可导致低血压、炎症和急性肾损伤，增加 TLS 发生风险。

三、临床表现

TLS 可以发生在治疗前，即肿瘤自发的崩解坏死，多见于增殖较快的肿瘤类型，如儿童 Burkitt 淋巴瘤；也常发生在肿瘤治疗的 7d 内，尤其是 12～72h 内，其临床表现可有恶心、呕吐、心悸、气短、心律不齐、充血性心力衰竭、水肿、尿浑浊、关节疼痛、癫痫发作、肌肉痉挛、手足抽搐和晕厥猝死。也有报道 TLS 可引起急性呼吸窘迫综合征。临床表现通常可分为以下几类：

（一）肾功能不全

TLS 的代谢紊乱可导致肾功能不全，表现为少尿、无尿、血肌酐快速升高及迅速发展为氮质血症，若不及时处理甚至危及生命。

（二）代谢紊乱

TLS 的典型代谢紊乱表现为三高一低，即高钾血症、高磷血症、高尿酸血症和低钙低镁血症。

1. 高钾血症　在 TLS 中较为常见。可表现为烦躁不安、恶心、呕吐、胸闷、气短等症状。还可以引起神经肌肉异常，如肌肉疼痛性痉挛和感觉异常。高钾血症心电图常表现为 T 波高尖、QRS 增宽、P-R 间期延长与房室传导阻滞等。血钾超过 7mmol/L 时可出现严重心律失常，如室性心动过速、心室颤动和心搏骤停。若患者同时存在肾脏功能损伤，对钾的排泄能力降低，则会加重高钾血症，更易引起恶性心律失常及猝死。

2. 高磷血症　可诱发加重肾衰竭和低钙血症。高磷血症通常表现为消化道症状，也可以继发肾功能受损表现。通过国内外文献的分析，高磷血症在诊断 TLS 中敏感性较强，低钙血症的特异性较强。

3. 高尿酸血症　发生高尿酸血症的患者可有恶心、呕吐等症状，尿酸沉积在关节和肾脏中，可产生关节痛风和尿酸性肾病，在临床中多表现为关节疼痛和肾绞痛与肾损害症状。

4. 低钙低镁血症　严重的低钙低镁血症可致感觉异常、手足抽搐、足腕部及支气管痉挛、低钙击面征（Chvostek sign）和低钙束臂征（Trousseau sign）阳性。

5. 代谢性酸中毒　TLS 还可出现全身酸碱平衡紊乱，主要是代谢性酸中毒，可表现为疲乏、呼吸深快，严重者可出现恶心、呕吐、嗜睡、昏迷。

（三）全身炎症反应综合征

实际上是继发的高细胞因子血症全身表现。可表现为高分解代谢状态、高动力循环状态、凝血功能障碍、多器官功能障碍综合征等。

四、诊断标准

采用 Cairo-Bishop 标准，实验室 TLS 指治疗开始 3d 前或 7d 后，下列因素 ≥2 个异常：①尿酸 ≥476μmol/L 或增加 25%；②钾 ≥6.0mmol/L 或增加 25%；③磷 ≥2.1mmol/L（儿童）或 ≥1.45mmol/L（成人）或增加 25%；④钙 ≤1.75mmol/L 或减少 25%。

临床 TLS 则定义为实验室 TLS 合并以下任一项：①肾损害血肌酐 ≥1.5 倍年龄校正的正常上限；②心律失常或猝死；③癫痫。也有研究认为，血肌酐与患者年龄、水化情况等有关，存在个体差异，以肾小球滤过率作为诊断指标，更能反映肾功能的实际情况。

五、分级系统

TLS 的分级系统可以良好地定义疾病的危险程度，推荐将 TLS 分为四级，危险度分为三层（表 2-5-4、表 2-5-5）。

表 2-5-4 TLS 分级系统

项目	Ⅰ级	Ⅱ级	Ⅲ级	Ⅳ级
实验室 TLS	+	+	+	+
肾功能不全	肌酐 =1.5 倍正常上限或肌酐清除率 30～45mL/min	肌酐 >1.5～3 倍正常上限或肌酐清除率 20～30mL/min	肌酐 >3～6 倍正常上限或肌酐清除率 10～20mL/min	肌酐 >6 倍正常上限或肌酐清除率 <10mL/min
心律失常	无干预指征	无紧急干预指征	有症状的和不能完全控制的或可用器械控制（如除颤仪）	危及生命，如心律失常合并充血性心力衰竭、低血压、晕厥和休克
癫痫发作	无	一次短暂全身发作，抗惊厥药可控制或偶有不影响日常生活的局灶性运动性癫痫发作	有意识改变的癫痫；控制不佳的癫痫发作；尽管药物干预，仍暴发癫痫全身大发作	长期、反复或难以控制的癫痫（如癫痫持续状态或顽固性癫痫）

表 2-5-5 TLS 危险度分层

肿瘤类型	危险度分层		
	低危	中危	高危
淋巴瘤	惰性淋巴瘤	弥漫大 B 细胞淋巴瘤	Burkitt 淋巴瘤、T 淋巴母细胞淋巴瘤
ALL	WBC ≤50×10⁹/L	WBC（50～100）×10⁹/L	WBC ≥100×10⁹/L
AML	WBC ≤10×10⁹/L	WBC（10～50）×10⁹/L	WBC ≥50×10⁹/L
CLL	WBC ≤10×10⁹/L	WBC（10～100）×10⁹/L 或氟达拉滨治疗	—
其他血液恶性肿瘤（CML、MM）和实体瘤	余下患者	肿瘤增殖速度快或可能对治疗反应敏感	—

六、预防及治疗

（一）预防

1. **监测相关指标**　对有发病危险者，入院后立即检查生化及肝肾功能，对于高风险患者每 6h 监测血清钠、钾、钙、磷、LDH、尿酸、肌酐、尿素氮水平及肝肾功能，中危患者应每 8 ~ 12h 监测 1 次。监测过程中，一旦血清值发生异常，即应给予适当的治疗，并且每 6 ~ 12h 重复检测异常的指标，直至化疗完成或达正常实验室数值。

2. **水化**　充分地补液水化并且维持出入量平衡是预防 TLS 的重要的方法。静脉补液增加肾血流量及肾小球滤过率，可以防止尿酸等结晶的沉积，还有利于高血钾、高血磷的排泄。除已有急性肾衰竭或尿路梗阻表现及心脏负荷过重的患者，应于化疗前 24 ~ 48h 即进行静脉补液，液体为 1/2 张含钠液或 5% 的低分子右旋糖酐，保证每小时尿量＞ 3mL/（kg·h），原则上不加钾离子，而且应持续至化疗完成后 48 ~ 72h。

3. **高尿酸血症的预防**　TLS 低风险患者需注意监测相关实验室指标，必要时给予别嘌呤醇预防，别嘌呤醇治疗起效一般需 2 ~ 3d，因此，应该在化疗开始前 2 ~ 3d 开始使用，中等风险患者需连续给予 7d 的别嘌呤醇预防；而高风险患者则需给予拉布立酶（rasburicase）预防化疗后的高尿酸血症。

（二）治疗

1. **静脉补液**　目的在于改善肾灌注及肾小球滤过率，减少尿酸及磷酸钙在肾小管的沉积。液体量应控制在 2 500 ~ 3 000mL/（m²·d），必要时予以利尿剂，保证尿量 3 000mL/d 以上，如利尿剂效果欠佳可考虑静脉应用甘露醇 200 ~ 500mg/kg。

2. **碱化尿液**　以增加尿酸的溶解度，加速尿酸的排出，减少其在肾小管的沉积。推荐碱化尿液 pH 维持在 7 ~ 7.5，可给予 5% 碳酸氢钠 100 ~ 150mL/d 静脉滴注或碳酸氢钠 6 ~ 8g/d 口服。但需注意的是，尿少时碱化尿液无法防止尿酸结晶，对于已经发生 TLS 并且存在显著高磷血症的患者，碱化尿液可能促进磷酸钙结晶和黄嘌呤结晶在肾脏、心脏及其他器官中沉积。因此，目前专家共识是碱化仅用于代谢性酸中毒患者，对尿液高 pH 和高血磷的患者不需要碱化尿液。应用拉布立酶的患者也不需要碱化尿液。

3. **降尿酸治疗**　目前常规使用的降低尿酸的药物有黄嘌呤氧化酶抑制剂（xanthine oxidase inhibitors，XOI）如别嘌呤醇、非布司他等和尿酸氧化酶（urate oxidase，UO）两类。此外还可通过血液透析等方式降低尿酸。

（1）别嘌呤醇：是一种次黄嘌呤类似物，可竞争性地抑制黄嘌呤氧化酶，阻断次黄嘌呤和黄嘌呤代谢生成尿酸。可作为 TLS 低危和血尿酸正常的中危患者的首选初始药物。别嘌呤醇常规的用法为 10mg/（kg·d），分 3 次口服（最大剂量不超过 800mg/d）。使用时应停用噻嗪类利尿剂，并调整氯磺丙脲和环孢素等药物用量。需注意的是别嘌呤醇对已经生成的尿酸无作用，且别嘌呤醇起效较慢主要经肾脏排泄，会引起黄嘌呤和次黄嘌呤的底物堆积，故可能会加重急性梗阻性肾功能不全。另外，别嘌呤醇还可发生超敏反应综合征危及生命，在使用别嘌呤醇时应注意该药物不良反应。

（2）非布司他：是一种黄嘌呤氧化酶的强效选择性抑制剂，不推荐用于无临床症状的高尿酸血症者，在没有拉布立酶或者禁用拉布立酶的情况下，不能耐受别嘌呤醇的高尿酸血症患者可谨慎使用非布司他。

（3）尿酸氧化酶：通过催化尿酸氧化形成溶解度更大的尿素从肾脏排泄从而降低尿酸。目前临床常用的是重组尿酸氧化酶，代表药物是拉布立酶。拉布立酶的作用快速高效，安全性好，与别嘌呤醇相比可以有效地降低血尿酸和血肌酐水平。目前推荐用量为：静脉滴注拉布立酶 0.15～0.20mg/（kg·d），静脉滴注 30min，因拉布立酶价格昂贵，也有研究表明，静脉滴注 3mg/（次·d）也能有效降低尿酸，一般应用 5～7d，用药后 24h 内可使尿酸浓度降至 2～3mg/dL。

（4）血液透析：有研究表明，血液透析在快速降低尿酸浓度方面也非常有效。当血清尿酸浓度高于 10mg/dL 时，血液透析对急性尿酸性肾病引起的少尿作用显著，而腹膜透析在降低尿酸浓度方面的效率较低。

4．电解质紊乱 出现电解质紊乱的患者应注意监测电解质并予及时处理。

（1）高钾血症：高钾血症的治疗通常分为两种：一是促进 K^+ 向细胞内转移（葡萄糖＋胰岛素、碳酸氢钠或 β 受体激动剂，如沙丁胺醇雾化吸入），二是使 K^+ 快速排出体外（呋塞米促进其通过尿液排出体外，聚磺苯乙烯树脂促进其通过肠道排出）。出现高钾血症或低钙血症者，应完善心电图并监测心律，直至高钾血症纠正。如潜在性心律失常是继发于高钾血症和低钙血症，可以通过静脉给予钙剂保护心肌。若血钾 ≥ 6mmol/L 或高出基础值 25% 时，予以心电监护并适当增加水化量。若血钾 ≥ 6.5mmol/L 或出现急性心脏毒性时，应立即分次予以 10% 葡萄糖酸钙 0.2～0.5mL/kg，并予葡萄糖 2～5g＋胰岛素 5U 静脉滴注，若高血钾仍不能控制，应及时行透析治疗。

（2）高磷血症：可采用持续水化、限制磷的摄入、磷酸盐螯合剂［氢氧化铝凝胶 50～150mg/（kg·d）、醋酸钙 1 334～2 668mg/ 餐，每天三餐与食物一起服用］。病情严重者可行血液透析治疗。

（3）低钙血症：补充钙剂是为了缓解症状，无症状者可暂不治疗，否则加重钙磷沉积。如血钙 ≤ 1.75mmol/L 或低于基础值 25%、有症状的患者可给予 10% 葡萄糖酸钙缓慢静脉滴注，单次最大剂量不超过 1g。

5．急性肾衰竭 即使对高危患者及时进行干预，仍有部分患者会发展为急性肾衰竭。对于难以纠正的电解质紊乱、水化后液体超负荷以及肾功能急剧恶化的患者，更应该及时进行透析治疗。治疗方式包括血液透析、腹膜透析、连续性静脉 – 静脉血液滤过、连续性动脉 – 静脉血液滤过、连续性动脉 – 静脉血液透析、连续性静脉 – 静脉血液透析。在常规血液透析的同时可配合持续性肾脏替代治疗（continuous renal replacement therapy，CRRT），其指征为：血磷＞ 3.3mmol/L、肺水肿、维持液体平衡、改善急性呼吸窘迫综合征（acute respiratory distress syndrome，ARDS）的气体交换、多器官功能衰竭患者的炎症状态。对于透析患者支持治疗，主张早期只予碳水化合物，情况好转时予优质蛋白低盐饮食。少尿期应予低钾低磷食物。可使用碳酸钙中和胃酸预防胃肠道出血，同时可降低血清磷。

七、小结

TLS 常发生于恶性血液肿瘤及肿瘤负荷大、抗肿瘤治疗敏感的实体肿瘤，故在进行化疗之前，准确地识别具有发生 TLS 风险的患者，并及时进行干预、调节内环境及预处理。在治疗前和治疗中应及时进行血液检查、监测生命体征及尿量，以确保早诊断早治疗。治疗方法与预防方法类似，包括静脉输液，别嘌呤醇，拉布立酶等。危重患者可能需要到重症监护病房，及时纠正电解质紊乱，对难以纠正的电解质紊乱与高尿酸血症采取肾替代治疗。

杨润祥（云南省肿瘤医院 / 昆明医科大学第三附属医院）

雷　巧（云南省肿瘤医院 / 昆明医科大学第三附属医院）

/附：直肠腺癌治疗致肿瘤溶解综合征病例分析/

病例摘要

患者，男性，64 岁。诊断为直肠低分化腺癌 1 个月余，行 1 周期靶向联合化疗治疗。7d 前患者出现恶心、呕吐、食欲缺乏、精神状态改变。辅助检查显示：尿酸 1 035μmol/L，血钾 8.5mmol/L，血磷 2.62mmol/L，血钙 2.07mmol/L。考虑为肿瘤溶解综合征。给予补液、降低尿酸、降低血钾及对症治疗，症状好转后出院。

病史简介

现病史：患者，男性，64 岁。患者 1 个月余前无明显诱因出现右上腹绞痛，与饮食及体位无关，初始为轻至中度疼痛，患者未在意，后疼痛逐渐加重。患者就诊至当地医院。行腹部增强 CT 显示：肝双叶多发占位，恶性可能，最大约 13.8cm×13.2cm。后患者行 CT 引导下肝占位穿刺活检，病理结果显示：转移性低分化腺癌，考虑直肠原发；行肠镜检查提示：直肠恶性肿瘤；行基因检测：RAS 野生型。确诊后于当地医院行 1 周期西妥昔单抗 +FOLFOX 方案治疗（西妥昔单抗 650mg d0，5-FU 2.75g 静脉注射 48h，5-FU 0.5g 静脉注射 d1，L-OHP 140mg 静脉注射 d1，CF 100mg 静脉注射 d1～d3，1 次 /14d）。7d 前患者出现恶心、呕吐、食欲减退，伴精神状态改变，表现为嗜睡、轻度定向障碍。患者自行口服药物治疗（具体药物及剂量不详），症状未见明显好转，遂急诊入我院。自发病以来，精神、食欲、睡眠差，小便量少，大便正常，体重未见明显改变。

既往史：否认肝炎、结核等传染病病史。否认高血压、糖尿病、冠心病等慢性病史。否认手术、外伤史、输血史。否认食物、药物过敏史。预防接种史不详。

个人史：吸烟 40 年，20 支 /d；饮酒 30 年，白酒 100mL/d。

婚育史：23 岁结婚，育有 2 子 1 女。子女及配偶均身体健康。

家族史：否认家族遗传病史、传染病史、肿瘤病史。

体格检查

T 36.6℃，P 105 次 /min，R 18 次 /min，BP 101/69mmHg，SpO_2 96%（未吸氧）。慢性病容，嗜睡状态，呼之可应，查体合作。皮肤干燥，记忆、计算、理解、定向反应迟钝；左肺底闻及少量湿啰音；心、腹查体未见明显异常；疼痛刺激有反应，四肢肌张力正常，双下肢无水肿，生理反射存在，病理反射未引出。

辅助检查

（1）实验室检查

1）血常规：白细胞 25.7×10⁹/L［（3.5～9.5）×10⁹/L］，中性粒细胞百分率 93%（40%～75%），中性粒细胞绝对值 21.71×10⁹/L［（1.8～6.3）×10⁹/L］，血红蛋白 103g/L。

2）血生化：尿酸为 1 035μmol/L（140～414μmol/L），肌酐 305μmol/L（53～106μmol/L），肾小球滤过率 20mL/（min·1.73m²）。

3）电解质：血钾 8.5mmol/L（3.5～5.5mmol/L），血磷 2.62mmol/L（0.96～1.61mmol/L），血钙

2.07mmol/L（2.25～2.75mmol/L）。

（2）影像学检查：头颅CT（入院当天）：头部未见明显异常。胸部X线检查（入院当天）：左肺底炎性浸润影。

诊治经过

诊断：①直肠低分化腺癌伴肝脏多发转移Ⅳ期；②肿瘤溶解综合征；③肺部感染。

治疗：患者出现急性肾衰竭伴高钾血症及高磷、低钙血症，结合化疗史，考虑为肿瘤溶解综合征。①给予静脉补液，约4000mL/d，尿少时给予呋塞米利尿，以改善肾灌注及肾小球滤过率；②给予50%葡萄糖注射液50mL+5U胰岛素静脉推注，沙丁胺醇雾化吸入治疗高钾血症，聚磺苯乙烯树脂30g口服促进排钾；并予监测心电图，同时检测血钾4h/次，直至血钾恢复正常；③给予别嘌呤醇首剂300mg/d，分3次口服，后续100mg/d口服抑制尿酸生成；④优质蛋白饮食，限制磷摄入给予氢氧化铝凝胶50～150mg/（kg·d），给予10%葡萄糖酸钙缓慢静脉推注，改善高磷低钙血症。患者白细胞及中性粒细胞明显高于正常，结合体征及胸部X线片，考虑肺部感染，根据经验予头孢吡肟首剂2g，后续1g，1次/12h，静脉注射，抗感染治疗。

治疗结果：治疗后患者临床症状明显改善，5d后复查血常规、血生化、电解质正常，生命体征平稳予以出院。

专家点评

肿瘤溶解综合征（tumor lysis syndrome，TLS）是肿瘤细胞大量溶解后，细胞内的核酸、磷酸、钾和细胞因子等物质进入血液，超过肾脏代谢能力，引起的高尿酸血症、急性肾功能不全、高钾血症、高磷血症和低钙血症等一系列并发症。TLS发生误诊及漏诊会增加患者的死亡风险，因此早期识别高风险患者并进行有效预防并及时干预尤为重要。

因此，对于肿瘤负荷较大或对治疗敏感的患者，在治疗前和治疗中应及时进行血液检查、监测生命体征及尿量，以确保早发现、早诊断、早治疗，如有TLS发生应及时纠正电解紊乱。当尿酸严重升高时可给予拉布立酶降低尿酸及血肌酐。危重患者必要时应转至重症监护病房，对难以纠正的电解质紊乱与高尿酸血症采取肾脏替代治疗。

董付瑶（云南省肿瘤医院/昆明医科大学第三附属医院）
董梦媛（云南省肿瘤医院/昆明医科大学第三附属医院）

第七节　肿瘤免疫治疗相关内分泌疾病

随着对肿瘤发生发展的深入研究和生物技术的发展，生物治疗逐渐成为除手术、化疗及放疗外的第四种肿瘤综合治疗模式。生物治疗的方法主要包括免疫治疗和基因治疗。其中免疫治疗较传统治疗方法更有优势，免疫疗法主要通过调动宿主的天然防御机制，增强抗肿瘤的免疫力，从而达到控制和清除肿瘤的效果。免疫疗法主要包括单克隆抗体类免疫检查点抑制剂、治疗性抗体、癌症疫苗、细胞治疗等。其中免疫检查点抑制剂是如今临床上相对较成熟的针对恶性肿瘤的免疫疗法。如今越来越多的免疫检查点抑制剂运用于临床，治疗癌症过程中常发生内分泌不良事件。

T细胞在自身耐受和抗肿瘤细胞方面都存在着重要作用。T细胞的激活会受到协同刺激分子与协同抑制分子的双向调节，T细胞上的刺激因子CD28与抗原提呈细胞上的配体B7分子结合后能激活T细胞，协同抑制分子细胞毒性 T 淋巴细胞相关抗原 4（CTLA-4）与 CD28 竞争性结合于 B7 分子，下调 T 细胞的抗肿瘤免疫应答。在生理条件下，B7 与 CTLA-4 的亲和力比与 CD28 的亲和力更大，因此 CTLA-4 抑制了 T 细胞的活性，使自身细胞免受 T 细胞的攻击，其意义在于维持自我耐受和调节免疫反应。另一个抑制因子程序性死亡受体 1（PD-1），会干扰 T 细胞抗原介导的信号。同理，程序性死亡受体 1（PD-1）与其配体（PD-L1）也参与调节 T 细胞相关的免疫反应，维持自身耐受。肿瘤细胞也携带 CTLA-4 和 PD-1 受体的配体，其因此逃避了免疫攻击。免疫检查点抑制剂（immune checkpoint inhibitors，ICIs）可以阻断肿瘤细胞与免疫检查点的结合，激活 T 细胞，增强免疫系统，阻止肿瘤细胞免疫逃逸。但这也将导致肿瘤细胞表面抗原和自身组织表面抗原同时激活 T 细胞，使 T 细胞过度激活，破坏自身的免疫耐受，继而发生免疫相关不良事件（irAEs）。CTLA-4、PD-1 和 PD-L1 抑制剂的作用机制见图 2-5-8。

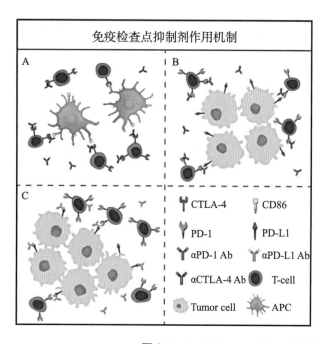

CTLA-4：细胞毒性 T 淋巴细胞相关抗原 4

CD86：抗原呈递细胞 B7 家族，B7-2

PD-1：程序性死亡受体 1

PD-L1：程序性死亡受体配体 1

αPD-1 Ab：程序性死亡受体 1 抗体

αPD-L1 Ab：程序性死亡受体配体 1 抗体

αCTLA-4 Ab：细胞毒性 T 淋巴细胞相关抗原 4 抗体

T-cell：T 细胞

Tumor cell：肿瘤细胞

APC：抗原呈递细胞

图 2-5-8　CTLA-4、PD-1 和 PD-L1 抑制剂的作用机制图

注：免疫检查点抑制剂主要包括 CTLA-4 抑制剂与 PD-1 抑制剂，主要针对免疫 T 细胞激活过程中的两个关键免疫检查点通路：CTLA-4/CD86 和 PD-1/PD-L1。CTLA-4 表达于活化的 CD8$^+$ 和 CD4$^+$T 细胞，在 CD8$^+$ T cell 中，细胞表面的 CTLA-4 竞争性抑制 CD28 与 APCs 细胞表面的 B7 蛋白（CD80、CD86）结合介导的共刺激信号，从而抑制 CD8$^+$T cell 的免疫活性。CTLA4 抗体能与 T 细胞表面的 CTLA-4 结合，正好能解除对 CD8$^+$T cell 抑制作用，T 细胞激活。PD-1 是表达在 T 细胞表面的另一种重要的免疫抑制跨膜蛋白，为 CD28 超家族成员。肿瘤细胞能够表达 PD-L1，这 PD-L1 与 T 细胞表面的 PD-1 结合会导致 PD-1 的胞内结构域的酪氨酸磷酸化，抑制 T 细胞活化。PD-1 及 PD-L1 与其抗体结合后，使得 PD-1 不能与 PD-L1 结合，此通路的抑制会加速和加强自身免疫，T 细胞持续活化。

目前国内已批准上市的免疫检查点抑制剂共有 10 种，应用于转移性黑色素瘤、晚期非小细胞肺癌（NSCLC）、晚期肾细胞癌、难治性霍奇金淋巴瘤等恶性肿瘤。

目前认为，免疫检查点抑制剂导致的免疫相关性不良事件可累及全身各系统，常累及皮肤、内分泌、消化道等。其中内分泌系统的不良反应事件发生率为 12% ～ 34%，可表现为甲状腺功能异常（甲状腺功能亢进或甲状腺功能减退）、肾上腺功能障碍、性腺功能减退、自身免疫性糖尿病、血脂异常、垂体炎等。目前发生免疫相关不良事件的机制还尚未十分清楚。

一、免疫检查点抑制剂导致的内分泌系统免疫相关不良事件

（一）垂体炎

1. 发生率　垂体炎是与 ICIs 相关的一种内分泌系统 irAEs，主要见于 CTLA-4 抑制剂 ±PD-1 抑制剂，是一种新的自身免疫性垂体炎，常发生在用药后几周至几个月内。与年轻女性易患的原发性淋巴细胞垂体炎不同的是 ICIs 相关性垂体炎在老年男性更易发生。在所有的内分泌 irAEs 中，单药纳武单抗（nivolumab）（抗 PD-1 药物）、单药伊匹单抗（ipilimumab）（抗 CTLA-4 药物）以及联合使用时引起自身免疫性垂体炎的发生率分别是 1%、4% 和 7%。

2. 临床症状　ICIs 相关性垂体炎的临床症状常常是非特异性的，这就需要临床医生重点关注，谨慎判断，早发现、早诊断、早治疗。头痛常常为患者最早的表现。可能由于垂体功能障碍或非内分泌相关因素，患者还会出现疲乏、恶心、呕吐、厌食和腹泻等非特异性的症状。还可能存在垂体功能障碍导致的继发性肾上腺皮质功能减退症、继发性甲状腺功能减退症及继发性性腺功能减退症的表现，如低血压、低血糖、低血钠、勃起功能障碍、性欲减退、两颞侧偏盲等症状。

3. 诊断　当怀疑患者发生了 ICIs 相关性垂体炎的时候，我们除了关注患者的表现以外还应进行血中相关激素的测定。当发生垂体炎时，促肾上腺皮质激素（ACTH）、促甲状腺激素（thyroid-stimulating hormone，TSH）、黄体生成素（luteinizing hormone，LH）、促卵泡生成激素（follicle-stimulating hormone，FSH）、生长激素（growth hormone，GH）及其靶腺轴上相应的皮质醇、游离甲状腺激素、性激素都呈下降趋势。若仅是靶腺受到损伤引起的靶腺激素水平的下降，则 ACTH、TSH、LH、FSH 是升高的。在免疫相关性垂体炎中最常见的神经影像学表现是垂体轻度至中度增大，呈凸形，增强后明显强化，部分不均匀，有时伴有垂体柄增粗。临床上也有的患者蝶鞍 MRI 是正常表现，但相对少见。根据癌症免疫治疗协会（Society for Immunotherapy of Cancer，SITC）毒性管理工作组的一致建议，没有严格的诊断垂体炎的标准。SITC 提出的标准包括 ≥1 种垂体激素（TSH 或 ACTH）缺乏且 MRI 异常，或 ≥2 种垂体激素（TSH 或 ACTH）缺乏且伴有头痛和其他症状存在的情况下可考虑诊断为垂体炎。因此患者在进行免疫治疗前应进行相关血液激素检测作为基线，以作为免疫治疗之后判断垂体功能的依据。

4. 治疗　在垂体炎的治疗上，主要包括垂体激素的替代治疗和停用检查点抑制剂和 / 或使用大量的类固醇激素来抑制免疫。在急性期时，使用 1mg/（kg·d）泼尼松龙可以缓解逆转炎症的发生过程，尽可能地防止长期激素替代的发生。若为一级（G1）的轻型垂体炎可继续免疫治疗密切关注患者的症状 1 周之内是否缓解，若症状无缓解或诊断为二级（G2）垂体炎时继续免疫治疗的同时口服小剂量氢化可的松替换剂量（20～30mg/d）激素替代治疗。若为三级（G3）病例，则考虑大剂量类固醇激素治疗［泼尼松龙或甲泼尼龙 1～2mg/（kg·d）或地塞米松 4mg 1 次 /6h］，大剂量皮质类固醇应在 2～4 周内逐渐减少到维持剂量，并随访病情。若分为 4 级（G4）则应停止免疫治疗且使用大剂量皮质类固醇，后逐渐减量至生理剂量维持，并密切随访病情。若出现磁共振明显异常的情况按 G4 处理。内分泌毒性分级依据美国国家卫生研究院、国家癌症研究所在不良事件的通用术语标准（Common Terminology Criteria for Adverse Events，CTCAE）报告中的内分泌毒性分级系统（表 2-5-6）。只有极少数患者治疗后可以恢复正常不需要长期激素替代治疗。据报道，继发性甲状腺功能减退的恢复率为 6%～64%，而性腺轴的恢复率为 11%～57%。一项前瞻性研究表明，对转移性黑色素瘤患者随访 6 年后，患者持续存在促肾上腺皮质激素、促甲状腺激素和促性腺激素减退的比例分别是 87%（13/15）、13%（2/15）和 13%（2/15），且 78%（11/14）患者垂体影像学表现持续异常。大部分患者会继发甲状腺功能减退，必须长期补充缺乏的激素（左甲状腺素治疗）或继发肾上腺皮质功能减

退必须使用氢化可的松替代剂量治疗（每天早上20mg，午后10mg）。或继发性腺功能减退可根据患者情况酌情补充睾酮/雌激素，需注意的是在恶性肿瘤活动期禁用生长激素。有研究表明，使用大剂量皮质醇激素治疗不会对抗CTLA-4药物的抗肿瘤作用产生影响。一些研究建议，除了G4外，患者经过类固醇治疗垂体功能得到改善，可以重新启动免疫治疗。

表2-5-6　免疫检查点抑制剂致垂体损伤的临床管理建议

等级	CTCAE的描述	激素替代	是否停用ICIs	激素检查	垂体MRI
1	无症状或轻度症状	只需观察临床症状变化，不需要干预	否	前半年每个月1次；后半年每3个月1次；其后每2年1次复查	每3个月1次
2	轻中度，轻微的局部症状；非侵入治疗；自理能力轻度受损	结合激素水平给予糖皮质激素和甲状腺激素替代治疗	否		
3	严重或临床重要的，但暂时没有生命危险；需要住院或住院时间延长；自理能力严重受损		急性期暂停，激素替代治疗，症状改善后评估		
4	威胁生命，需要紧急干预	氢化可的松100mg，静脉滴注，1次/8h；必要时补充盐皮质激素；治疗原发病，去除诱因；病情稳定后过渡为口服			
5	死亡	—	—	—	—

（二）甲状腺功能障碍

1. **发生率**　甲状腺功能障碍是最普遍的irAEs。自身免疫性甲状腺疾病表现为继发于破坏性甲状腺炎的原发性甲状腺功能减退或与毒性弥漫性甲状腺肿相关的甲状腺功能亢进，但原发性甲状腺功能减退的发生率高于原发性甲状腺功能亢进。据报道，ICIs相关性甲状腺疾病在女性中更为常见，其中包括甲状腺炎（甲状腺功能亢进或减退）、毒性弥漫性甲状腺肿（甲状腺功能亢进、Graves眼病），偶尔也有严重的表现，如甲状腺危象、黏液水肿性昏迷。使用PD-1抑制剂（发生率40%）后发生甲状腺功能障碍的可能性要大于CTLA-4抑制剂（发生率1%～7%），同时甲状腺功能障碍几乎是PD-L1抑制剂（发生率6%～11%）唯一的内分泌不良反应。

2. **临床表现**　甲状腺功能障碍的临床表现是非特异性的，在癌症患者中因为使用其他抗肿瘤药物及由于肿瘤的影响很难及时发现ICIs相关性甲状腺炎。ICIs导致的甲状腺功能障碍包括：

（1）无痛性甲状腺炎：甲状腺组织被破坏，表现为暂时性的甲状腺毒症，过后则表现为甲状腺功能减退症，与平时常见的无痛性甲状腺炎不同的是，其发生的甲状腺功能减退可能会持续数月或成为永久性的。

（2）桥本甲状腺炎：可以在超过1/3的患者血液中检测到特异性自身抗体，包括甲状腺过氧化物酶抗体（TPO-Ab）和甲状腺球蛋白抗体（Tg-Ab）。此时，患者将表现为甲减的症状，如疲乏加重、体重增加、怕冷、便秘或抑郁。

（3）毒性弥漫性甲状腺肿：ICIs 导致的毒性弥漫性甲状腺肿相关的甲状腺功能亢进是罕见的。其主要表现为体重减轻、怕热、出汗、心悸、颤抖和腹泻，有时也可伴有 Graves 眼病。

3. 诊断 当发现血清游离三碘甲腺原氨酸/血清游离甲状腺素（FT_3/FT_4）比例升高且超声检查提示甲状腺肿大、双回声低、不均匀，血管化增加，持续甲状腺毒症或有甲状腺眼病症状时，应考虑是否为毒性弥漫性甲状腺肿。在原发性甲状腺炎表现为甲状腺功能减退时，甲状腺功能显示为 FT_3、FT_4 降低而 TSH 升高。在二者都处于甲状腺毒症时，甲状腺功能显示为 FT_3、FT_4 增高而 TSH 降低。因为两者的治疗方式不同，因此需要进行甲状腺抗体检测、甲状腺超声及吸碘率对二者进行鉴别。因为促甲状腺素受体抗体（TR-Ab）在毒性弥漫性甲状腺肿甲状腺功能亢进症中升高，但在无痛性甲状腺炎中不升高，而仅有 TPO-Ab 和 Tg-Ab 升高时应考虑甲状腺炎。与毒性弥漫性甲状腺肿相关的甲状腺功能亢进吸碘率是显著增强的，而甲状腺炎是正常或减少的。鉴别诊断见表 2-5-7。

表 2-5-7 鉴别诊断

疾病项目	FT_3、FT_4	TSH	甲状腺抗体检测	甲状腺超声	吸碘率
毒性弥漫性甲状腺肿	FT_3/FT_4 升高	降低	TR-Ab 升高	甲状腺肿大、双回声低、不均匀，血管化增加	显著增强
甲状腺炎	降低	升高	TR-Ab 不升高；仅有 TPO-Ab 和 Tg-Ab 升高	甲状腺弥漫对称性肿大、双侧或单侧实质内出现散在或多发的不规则低回声区	正常或减少

4. 治疗 原发性甲状腺功能减退症的治疗通常应用甲状腺激素的替代治疗（左旋甲状腺素）。发生急性甲状腺炎时，短期使用大剂量类固醇（1mg/kg 泼尼松龙）可能有抗炎作用能减轻症状，部分患者甲状腺功能可恢复正常，但另一部分人可能出现长期的甲状腺功能减退，需要长期甲状腺激素替代治疗。对于有症状的甲状腺毒症，建议在无禁忌证的情况下，使用 β 受体阻滞剂。如确诊毒性弥漫性甲状腺肿，根据指南进行抗甲状腺药物治疗。大剂量糖皮质激素并非常规需要，仅用于严重病例，疗效并不确切。目前建议，仅当患者出现甲状腺功能亢进危象、黏液性水肿昏迷等急症时，应用糖皮质激素治疗。建议请内分泌科等其他相关科室协助诊治，必要时转诊。

（三）原发性肾上腺皮质功能障碍

1. 发生率 急性肾上腺功能危象是一种严重 irAE，因此及时发现肾上腺皮质功能障碍非常重要。肾上腺皮质功能障碍主要分为继发性和原发性，前文已对继发性肾上腺皮质功能障碍有了描述，现重点讨论原发性肾上腺皮质功能障碍。ICIs 相关性肾上腺皮质功能障碍在 irAEs 中相对少见。就 ICIs 相关性肾上腺功能障碍的发生率来说，抗 CTLA-4 单克隆抗体的原发性肾上腺功能不全发生率为 0.3% ～ 1.6%，抗 PD-L1 单克隆抗体和抗 PD-1 单克隆抗体的发生率为 0.5% ～ 1.0%。中位发生时间为 2.5 ～ 4.3 个月。抗 CTLA-4 抗体肾上腺皮质功能障碍的发生率要略高于 PD-1/PD-L1 抗体。联用纳武单抗（nivolumab）和伊匹单抗（ipilimumab）引起肾上腺皮质功能减退的发生率高达 4%，比单用 PD-1 抑制剂或 CTLA-4 抑制剂高。一项非小细胞肺癌 I 期试验中，联用伊匹单抗（ipilimumab）和帕博利珠单抗（pembrolizumab）有 6% 的患者出现 G3-4 急性肾上腺皮质功能不全（表 2-5-8）。

表 2-5-8 免疫检查点抑制剂致肾上腺损伤的临床管理建议

等级	CTCAE 的描述	是否停用ICIs	应用糖皮质激素	应用盐皮质激素	血皮质醇、ACTH（上午）及生化指标
1	无症状；只需临床或诊断性观察	考虑暂停ICIs直到激素替代使病情稳定	泼尼松口服5～10mg，或氢化可的松每天清晨口服10～20mg，下午口服5～10mg	部分PAI患者可能需要盐皮质激素替代治疗；氟氢化可的松0.05～0.2mg/d；可根据血压、血钾和血浆肾素水平进行调整	每2～3周复查，每6～12周进行随访
2	有症状；日常活动不受限	同等级1	出现2～3次症状时需到门诊治疗控制急性症状；泼尼松口服20mg/d或氢化可的松每天清晨口服20～30mg，下午口服10～20mg；症状控制后5～10d内逐渐将激素从应激剂量减少到维持剂量（同等级1）	同等级1	每2～3周复查，每6～12周进行随访
3	严重症状；日常活动受限；需住院治疗	暂停ICIs直到激素替代使病情稳定	考虑肾上腺危象时，静脉补充糖皮质激素；氢化可的松100mg或地塞米松4mg，同时大量补液（生理盐水至少2 000mL）；出院后7～14d内逐渐将激素从应激剂量减少到维持剂量（同等级1）	考虑肾上腺危象时，补充糖皮质激素后再根据病情补充盐皮质激素；氟氢化可的松0.05～0.2mg/d；根据血压、血钾和血浆肾素水平进行调整	考虑肾上腺危象时急查血皮质醇、ACTH和血清电解质、血糖等
4	危及生命；需紧急干预处理	同等级3	同等级3	同等级3	同等级3

注：PAI为原发性肾上腺皮质功能不全（primary adrenal insufficiency）。

2. 临床表现 患者出现乏力、体重减轻、脱水、低钠血症、高钾血症、低血压、低血糖、发热、腹痛、恶心、呕吐、腹泻、痉挛和肌肉疼痛，一般提示肾上腺功能不全急性发作，这些临床症状通常会与触发因素，如感染、创伤、手术等相关。出现低钠血症或高钾血症而无其他相关症状，也应怀疑为肾上腺功能不全。原发性肾上腺功能不全中位发病时间为开始ICIs治疗后4.3个月（范围：15d～21个月），这也提醒我们需要在这段时间提高警惕。

3. 诊断 主要根据其典型的临床表现和生物学表现来诊断。诊断的主要依据是皮质醇水平低，在上午8点或紧急情况下随时测量，并伴有ACTH升高以排除垂体起源，其次，可以进行抗21-羟化酶抗体测定，筛选盐皮质激素缺乏症。若已使用大剂量糖皮质激素抑制了ACTH，也可通过影像学的手段（蝶鞍区MRI）进行鉴别，同时建议进行影像检查以筛查肾上腺炎或肾上腺萎缩，并排除肾上腺转移癌的鉴别诊断。

4. 治疗 对于急性肾上腺功能不全，由于其可能危及患者生命，建议立即使用氢化可的松治疗，不需要等待检测结果。通常使用100mg氢化可的松琥珀酸钠静脉内或肌内或皮下注射，以后每8h加入补液中静脉滴注100mg，第2、3天可以减少至200mg/d，分次静脉滴注，并且同时纠正血容量不足、脱水和电解质紊乱，一旦临床和生物学症状改善，可开始以60mg/d的剂量口服氢化可的松，如果没有急性应激，则应减少至 15 ～ 30mg/d；对于慢性肾上腺功能不全，氢化可的松和氟氢可的松的剂量应根据临床状况（总体健康状况，血压、恶心、呕吐、腹泻和腹痛）以及低钠血症、血钾和肾功能进行调整，氢化可的松的治疗是终身的，如果已知接受免疫治疗的患者原发性肾上腺功能不全，则氢化可的松的剂量为 15 ～ 30mg/d。若为原发性的肾上腺功能减退，则治疗时单用糖皮质激素，对于继发性低钠血症及相关症状无完全缓解，应联合盐皮质激素一起治疗。

（四）自身免疫性糖尿病

1. 发生率　ICIs 诱发的自身免疫性糖尿病较罕见。纳武单抗（nivolumab）发生率为 0.9%，帕博利珠单抗（pembrolizumab）发生率为 0.2%。其中位发生时间约为 4.4 个月。有报道称治疗 12 个月后开始出现症状。一项研究发现，伊匹单抗（ipilimumab）与纳武单抗（nivolumab）联合运用会使糖尿病和 / 或糖尿病酮症酸中毒的发生率翻一倍（1.5%）。其发生糖尿病的机制可能和抗 PD-L1 单克隆抗体阻断 PD-L1、PD-1 和 B7-1 三者之间的相互作用有关。其阻断细胞毒性 T 淋巴细胞的抑制信号，T 细胞激活后破坏胰岛 β 细胞。

2. 临床表现　ICIs 相关性自身免疫性糖尿病与 1 型糖尿病相似，都会发生严重的糖尿病酮症酸中毒，但其发病原因与 1 型糖尿病相关性抗体无关。不及时治疗患者会出现多饮、多尿、多食和体重下降甚至糖尿病酮症酸中毒。当出现这些临床症状时表明 80% ～ 95% 胰岛 β 细胞已发生不可逆损坏。因此若在进行免疫治疗的同时发现血糖升高，应考虑自身免疫性糖尿病和 / 或糖尿病酮症酸中毒。

3. 诊断　发现血糖升高可通过胰岛素释放试验检测胰岛素和 C 肽水平，判断胰岛 β 细胞的功能。

4. 治疗　与 1 型糖尿病一样选用胰岛素进行治疗，且大部分患者需终身胰岛素治疗。DKA 治疗请参见相关章节。

（五）性腺功能减退症

在免疫检查点抑制剂的治疗过程中，除垂体因素引起的继发性性腺功能减退外，原发性的性腺功能减退在报道中比较罕见。有研究在伊匹单抗（ipilimumab）和伊匹单抗（ipilimumab）+ 纳武单抗（nivolumab）的治疗后，发现有患者在没有垂体炎的情况下出现了总睾酮水平降低的情况。针对该类患者可酌情予以睾酮 / 雌激素以缓解症状。

（六）其他内分泌疾病

动物研究发现，使用免疫检查点抑制剂会引起血脂异常，如胆固醇及低密度脂蛋白升高。有报道 ICIs 相关性甲状旁腺功能减退的病例，这是一种更加罕见的 ICIs 相关性内分泌疾病。患者接受联合治疗 1.5 个月后出现低血钙、低 PTH 和高磷血症，伴有全身乏力、腹痛、共济失调和四肢感觉异常的临床表现。

二、结论

免疫治疗在抗肿瘤方面取得了划时代的意义，给患者带来福音。但是在 ICIs 治疗肿瘤的同时，应关注 irAEs。目前广泛应用于临床的三种类型 ICIs 分别是 CTLA-4、PD-1 和 PD-L1 单克隆抗体。其通过阻断肿瘤细胞与 T 细胞上免疫检查点受体结合，从而阻止肿瘤细胞免疫逃逸，激活 T 细胞。同时也阻止了 T 细胞上的免疫检查点与自身正常细胞上的配体相结合，使 T 细胞破坏自身正常细胞，导致 irAEs 的发生。其中包括垂体功能减退、甲状腺功能减退或亢进、性腺功能减退以及自身免疫性糖尿病等。因此，进行 ICIs 治疗前应先进行激素水平检测以作为治疗后判断的基线。这些 irAEs 的临床表现缺乏特异性，需要临床医生密切随访患者治疗情况。在蝶鞍部 MRI 上发现垂体弥漫性增大时要高度警惕垂体炎，行垂体相关靶腺轴激素水平的检测，及时治疗，治疗过程中谨防肾上腺危象。对于 ICIs 相关性甲状腺炎患者前期出现甲状腺破坏引起的暂时性甲状腺毒症，应防止出现甲状腺危象。在予以糖皮质激素抗炎处理的同时应密切观察患者后期转变为甲状腺功能减退症后使用左甲状腺激素进行替代治疗。由于治疗的关注点有所不同，患者发现 FT_3、FT_4 下降的同时应鉴别原发性或继发性甲状腺功能减退。同样，肾上腺皮质功能减退也应鉴别原发或继发（垂体导致）。对于发生自身免疫性糖尿病的患者应保护其胰岛 β 细胞，长期使用胰岛素进行治疗。对于一些较为年轻的癌症患者发生性腺功能减退，第二性征消失严重影响生活质量的患者可行性激素治疗。还有其他罕见的 irAEs 报道较少。免疫治疗如今在治疗肿瘤上有着较高的地位，irAEs 也越来越多见，这提示我们要了解其相关不良反应且在运用免疫治疗的同时应密切随访观察患者是否出现该不良反应，并联系内分泌科进行多学科会诊。

付景云（昆明医科大学第一附属医院）

柯亭羽（昆明医科大学第二附属医院）

附：黑色素瘤治疗致甲状旁腺功能减退病例分析

病例摘要

患者，男性，73 岁。患有转移性黑色素瘤。以头昏、腹痛为主诉就诊于急诊科。患者黑色素瘤已广泛转移，于 45d 前开始使用伊匹单抗和纳武单抗进行免疫治疗。几天前出现四肢感觉异常、平衡障碍、腹部绞痛。急诊查血钙低且血浆甲状旁腺激素无法测出。腹部 X 线摄影和脑部 MRI 检查无明显异常。患者入院治疗低钙血症，并被诊断为原发性甲状旁腺功能减退。不久后出现甲状腺功能亢进，表现为心动过速和焦虑，随后又发展为原发性甲状腺功能减退。就诊 4 个月后，患者甲状旁腺功能及甲状腺功能未恢复，需继续使用甲状腺激素替代治疗及钙、维生素 D 治疗低钙血症。

病例简介

现病史：患者既往诊断为转移性黑色素瘤，广泛转移至软组织、骨骼和肝脏，脑部无转移。45d 前开始使用免疫检查点抑制剂治疗（伊匹单抗和纳武单抗），并在 10d 前接受了第 2 周期免疫检查点疗法。几天前出现四肢感觉异常、手脚有刺痛感、平衡障碍、腹部绞痛，四肢无乏力，无其他神经症状及胃肠道症状。患者因头晕和腹痛前来就诊，完善相关检查后，被诊断为急性重度低钙血症，遂入院接受进一步评估和治疗。

既往史：有前列腺癌、哮喘、抑郁和偶发性心律失常病史，目前在服用药物安非他酮和美托洛尔。无自身免疫性疾病史。曾行根治性前列腺切除术和右太阳穴局部黑色素瘤广泛切除术。

家族史：父亲患有前列腺癌，父亲的叔叔患有结直肠癌。

体格检查

生命体征平稳，意识清醒且定向力正常。除共济失调外，其余体格检查无异常。

辅助检查

实验室检查：总钙 5.0mg/dL，离子钙 0.67mmol/L，白蛋白 4.1g/dL，血镁 1.5mg/dL，血磷 6.6mg/dL。就诊前 1 周的化验结果显示甲状腺功能正常。

入院后完善相关实验室检查，血浆全段甲状旁腺激素（PTH）未测出（< 1pg/mL；正常范围 9 ～ 80pg/mL），血浆 25- 羟基维生素 D_3 浓度为 18ng/mL（30 ～ 100ng/mL），1, 25- 二羟维生素 D_3 浓度为 29pg/mL（18 ～ 64pg/mL），诊断为原发性甲状旁腺功能减退。住院第 3 天，24h 尿液收集显示尿钙过高（4 300mL 尿液中含钙 266mg；正常范围 50 ～ 150mg/24h），符合甲状旁腺功能减退的诊断。

入院后 1 周，因患者有心动过速，检查：促甲状腺素（TSH）0.03mIU/L（0.27 ～ 4.2mIU/L）；游离甲状腺素 4.46ng/dL（0.9 ～ 1.7ng/dL）。其甲状腺过氧化物酶抗体（TPO-Ab）为 19IU/mL（0 ～ 35IU/mL），未检测出刺激甲状腺免疫球蛋白（TSI）和促甲状腺素受体抗体（TR-Ab）。

心电图检查：显示右束支传导阻滞，校正 QT 间期（QTc）稍有延长（481ms）。影像学检查：腹部 X 线和脑部 MRI 检查未见异常。

诊治经过

诊断：①急性重度低钙血症（甲状旁腺功能减退）；②自身免疫性甲状腺炎；③低镁血症；④高磷血症；⑤哮喘；⑥抑郁；⑦偶发性心律失常；⑧根治性前列腺切除术后；⑨右太阳穴黑色素瘤广泛切除，术后复发广泛转移。

治疗：①予以患者静脉滴注葡萄糖酸钙（总剂量 3g，分次注射），然后改用麦角钙化醇和碳酸钙口服治疗，低钙血症纠正后共济失调和腹痛等症状好转，后续心电图 QTc 均正常；②静脉滴注硫酸镁（32mEq，输注时间 > 4h）治疗低镁血症；③在开始 ICIs 前患者甲状腺功能正常，就诊 1 周后，出现心动过速和焦虑，根据检查结果，排除毒性弥漫性甲状腺肿，患者被诊断为自身免疫性甲状腺炎甲状腺功能亢进阶段。使用美托洛尔控制患者心率过速症状。患者甲状腺疾病的临床病程符合自身免疫性甲状腺炎，出现暂时性的甲状腺毒症过后则表现为甲状腺功能减退症。当出现甲状腺功能减退时，开始甲状腺激素替代治疗。

治疗结果：患者在接受甲状腺激素（左甲状腺素 88μg，口服，1 次 /d）替代治疗后病情稳定，四肢感觉异常、腹痛等症状完全消失，必要时服用碳酸钙（500mg，口服，2 次 /d）和骨化三醇（0.25μg，口服，2 次 /d）治疗低钙血症，血钙、镁、磷酸盐恢复正常值范围后出院。出院后，继续口服上述药物治疗。在诊断后 4 个月内，根据甲状旁腺激素检测结果（全段甲状旁腺激素和维生素 D 仍保持较低水平），患者甲状旁腺功能没有恢复正常。

专家点评

免疫检查点是免疫系统中的抑制性通路，由配体 / 受体的相互作用所调控。它对于维持自身免疫耐受、调节生理性免疫应答的持续时间和幅度起重要作用，从而避免免疫系统对正常组织造成损伤和破坏。肿瘤细胞通过表达抑制性受体或免疫检查点的相应配体与其结合，激活免疫细胞内抑制性通路或抑制性免疫检查点，抑制免疫细胞活性或介导免疫细胞凋亡，从而逃脱免疫系统的监视。免疫检查点抑制剂（ICIs）治疗，就是通过共抑制或共刺激信号等一系列途径以调节 T 细胞活性来杀伤肿瘤细胞和提高抗肿瘤免疫反应的治疗方法。免疫治疗药物，包括抗细胞毒性 T 淋巴细胞相关蛋白 4（CTLA-4）的单克隆抗体（如伊匹单抗），针对程序性死亡受体 1（PD-1）的人源化抗体（如纳武单抗、派姆单抗），针对程序性死亡受体配体 1（PD-L1）的人源化抗体（如阿特珠单抗）。免疫检查点阻断在增加免疫系统活性的同时会出现炎症性不良反应，即所谓的免疫相关不良事件。

　　这是一例在纳武单抗和伊匹单抗治疗转移性黑色素瘤后发生的 ICIs 诱导的原发性甲状旁腺功能减退并继发甲状腺炎的病例。患者急性发作重度低钙血症，临床表现为四肢感觉异常、腹部绞痛、共济失调。后根据低钙血症、高磷血症和低血浆甲状旁腺素（PTH）水平诊断为原发性甲状旁腺功能减退。虽然低镁血症可导致甲状旁腺功能减退和低钙血症，然而在无原发性甲状旁腺功能减退的情况下，血浆 PTH 能被测出。原发性甲状旁腺功能减退的其他可能原因包括甲状腺手术中甲状旁腺损伤、迪乔治综合征（一种因 22q11.2 缺失引起的遗传性疾病）、血色病、威尔逊病（肝豆状核变性）、甲状旁腺浸润性疾病和甲状旁腺自身免疫性破坏。虽然本例患者有甲状旁腺和甲状腺两种内分泌腺功能障碍，但不符合已知三种的自身免疫性多内分泌腺综合征（autoimmune polyendocrinopathy syndrome，APS）的任一临床特征。自身免疫性疾病由自身免疫耐受紊乱引起，免疫检查点的基因多态性与桥本甲状腺炎、毒性弥漫性甲状腺肿、1 型糖尿病、乳糜泻、重症肌无力、系统性红斑狼疮、类风湿关节炎和 Addison 病（原发性慢性肾上腺皮质功能减退症）等多种自身免疫性疾病的易感性有关。尽管没有血清学试验或组织 / 细胞病理学方面的证据明确本例患者原发性甲状旁腺功能减退症作为自身免疫性疾病的病因，但根据其临床病程，ICIs 引发特定自身免疫不良反应（irAEs）以及继发甲状腺炎，使其诊断为自身免疫性原发性甲状旁腺功能减退的可能性最大。

　　目前认为，ICIs 导致的 irAEs 可累及全身各系统（如皮肤、内分泌、消化道等），表现为结肠炎、肺炎、肾炎和各种内分泌疾病（如垂体炎、甲状腺功能障碍、原发性肾上腺皮质功能障碍和原发性甲状旁腺功能减退）。本案例为 ICIs 诱导的甲状旁腺功能减退引起的急性重度低钙血症并继发甲状腺炎。低钙血症在临床上可能表现为手足抽搐、精神状态改变、难治性充血性心力衰竭或喘鸣。神经肌肉症状包括惊厥、抽搐和痉挛、口周和肢端麻木、感觉异常、喉痉挛、支气管痉挛和癫痫等。甲状旁腺功能减退会降低患者生活质量，增加肾结石形成、肾钙化并最终有导致肾衰竭的风险，其治疗十分重要。甲状旁腺功能减退引起的慢性低钙血症可增加癫痫发作和无症状或有症状的基底核钙化的风险。如果替代疗法不成功，可以考虑激素替代。急诊医生应该意识到这一系列癌症免疫治疗并发症。长期甚至永久性的甲状旁腺功能减退被列为伊匹单抗和纳武单抗的 irAEs。临床医生应密切关注肿瘤免疫学新时代里 ICIs 引起的 irAEs，因为及时而适当的管理策略至关重要。

杨世正（美国德克萨斯大学安德森癌症中心）

第六章

感染及全身炎症反应综合征

第一节 中性粒细胞减少伴发热及相关感染

中性粒细胞减少是指外周血中性粒细胞绝对值在成人低于 2.0×10^9/L。当中性粒细胞绝对值低于 0.5×10^9/L 时，称为粒细胞缺乏症（neutropenia）。粒细胞缺乏时患者感染危险性增高，临床上常出现发热 [单次口腔温度 ≥ 38.3℃（腋温 ≥ 38.0℃），或口腔温度 ≥ 38.0℃（腋温 ≥ 37.7℃）持续超过 1h]，定义为中性粒细胞减少发热（neutropenic fever/febrile neutropenia，FN）。FN 是白血病患者和接受化疗的肿瘤患者常见的严重并发症，常伴有畏寒、咽痛、淋巴结肿大，压痛等症状，根据感染部位不同可出现化脓性扁桃体炎、口腔黏膜和咽峡部溃疡、肺炎、尿路感染等，严重患者可出现脓毒血症或败血症，死亡率可达 6.8% ～ 20%。本节从粒细胞缺乏的病因、机制和治疗粒细胞缺乏的方法等方面进行阐述，为临床用药提供参考。

一、白细胞生理

（一）白细胞分类与数量

白细胞为无色、有核的细胞，在血液中一般呈球形。白细胞可分为中性粒细胞（neutrophil）、嗜酸性粒细胞（eosinophil）、嗜碱性粒细胞（basophil）、单核细胞（monocyte）和淋巴细胞（lymphocyte）五类。前三者因胞质中含有嗜色颗粒，故总称为粒细胞（granulocyte）。正常成人血液中白细胞数为（4.0 ～ 10.0）$\times 10^9$/L，其中中性粒细胞百分率为 50% ～ 70%，嗜酸性粒细胞百分率为 0.5% ～ 5%，嗜碱性粒细胞百分率为 0 ～ 1%，单核细胞百分率为 3% ～ 8%，淋巴细胞百分率为 20% ～ 40%。

（二）白细胞的生理特性和功能

白细胞在体内主要参与机体的防御功能，白细胞所具有的变形游走趋化吞噬和分泌等特性是执行防御功能的生理基础。

（1）白细胞渗出：除淋巴细胞外，所有白细胞都能伸出伪足，通过阿米巴运动穿过毛细血管壁，这一过程称为白细胞渗出（diapedesis）。白细胞渗出有赖于白细胞与内皮细胞之间的相互作用和黏附分子的介导，包括 CD18、CD11、CD2、CD58 等。

（2）趋化性：渗出到血管外的白细胞可通过变形运动在组织内游走，在某些化学物质如体细胞降解产物、抗原 - 抗体复合物、细菌毒素或细菌等的吸引下，迁移到炎症区发挥其生理作用。白细胞这种朝着某些化学物质进行定向运动的生理特性，称为趋化性（chemotaxis），能够吸引白细胞发生定向运动的化学物质，称为趋化因子（chemokine）。白细胞按照趋化因子的浓度梯度游走到炎症部位，吞噬细菌等异物，进而将它们消化和杀灭。

（3）吞噬功能：白细胞的吞噬具有选择性。正常细胞的表面光滑，且存在可排斥吞噬的保护性蛋白，故不易被吞噬。而坏死组织和外源性颗粒，因缺乏相应的保护机制而易被吞噬。此外，在特异性抗体和某些补体的激活产物调理下，白细胞对外源性异物的识别和吞噬作用加强。

（4）分泌功能：白细胞可分泌多种细胞因子，如白细胞介素、干扰素、肿瘤坏死因子、集落刺激因子等，通过自分泌、旁分泌作用参与炎症和免疫反应的调控。

（三）中性粒细胞生理特性与功能

中性粒细胞的胞核呈分叶状，因此又称多形核白细胞。从中性粒细胞发生的过程来看，中性粒细胞在骨髓中可为干细胞池（多能造血干细胞→粒系定向祖细胞）、分裂池（原始粒细胞→中幼粒细胞）、贮存池（晚幼粒细胞→成熟粒细胞）。成熟的中性粒细胞多贮存在骨髓中，可随时释放入血，释放入血的中性粒细胞，约 1/2 附着在小血管壁，称为边缘池，另 1/2 随血液流动进行循环，称为循环池。临床上的白细胞计数主要反映循环池中性粒细胞的数目，因此当边缘池内中性粒细胞数目相对大量增加时，临床上可出现中性粒细胞计数的减少，称为假性粒细胞减少。肾上腺素可促进中性粒细胞自边缘池进入循环池，5 ～ 10min 内即可使外周血中的中性粒细胞增高 50%。此外，在骨髓中还有约 2.5×10^{12} 个成熟中性粒细胞的储备，是外周血液中性粒细胞总数的 15 ～ 20 倍，在机体需要时，可在数小时内大量进入循环血液。

中性粒细胞具有很强的变形游走能力和吞噬活性，是体内游走速度最快的细胞。因此在感染发生时，中性粒细胞是首先到达炎症部位的效应细胞，6h 左右局部中性粒细胞的数目即可增高 10 倍以上。当细菌入侵时，中性粒细胞在趋化因子作用下，自毛细血管渗出游走到病变部位吞噬细菌，吞噬细菌后立即启动杀菌过程。中性粒细胞杀菌途径可分为依氧杀菌途径与非氧杀菌途径，依氧杀菌通过产生大量强细胞毒性作用的活性氧基团（如超氧阴离子、过氧化氢、羟自由基及单线态氧等），破坏病原菌的生物膜，改变蛋白质的功能，损害 DNA 的遗传信息，最终抑制或杀死入侵的病原微生物，非氧杀菌则主要依赖细胞质颗粒中所含有的水解酶、乳铁蛋白、杀菌性通透性增加蛋白等抗菌性蛋白分子进行杀菌，杀菌后通过溶酶体中大量的溶酶体酶对细菌进行分解，当中性粒细胞吞噬 3 ～ 20 个细菌后，即出现自身溶解，释放出各种溶酶体酶，造成周围组织的溶解形成脓液。

发生炎症时，由于炎症产物的作用，骨髓内储存的中性粒细胞可大量释放进入外周血液，使更多的中性粒细胞进入炎症区域，因此血液中中性粒细胞数的增多，有利于机体炎症的提示。而当血液中的中性粒细胞数减少到 1.0×10^9/L 时，机体的抵抗力明显降低，容易发生感染。此外，中性粒细胞还可吞噬和清除衰老红细胞和抗原抗体复合物等。

（四）白细胞的生成与调节

粒细胞的生成受集落刺激因子（colony stimulating factor，CSF）调节。CSF 是可刺激骨髓中产生一种或多种细胞系的细胞因子，包括粒细胞 – 巨噬细胞集落刺激因子（granulocyte macrophage-CSF，GM-CSF）、粒细胞集落刺激因子（granulocyte-CSF，G-CSF）、巨噬细胞集落刺激因子（macrophage-CSF，M-CSF）等。其中，GM-CSF 由活化的淋巴细胞产生，能刺激中性粒细胞、单核细胞和嗜酸性粒细胞的生成，还可与骨髓基质细胞产生的干细胞因子联合作用，刺激早期造血干细胞与祖细胞的增殖与分化；G-CSF 由巨噬细胞、内皮细胞和间质细胞释放，促进粒系祖细胞和前体细胞的增殖和分化，增强成熟粒细胞的功能活性，动员骨髓中的干细胞与祖细胞进入血液。此外，乳铁蛋白和转化生长因子 β 等作为白细胞的生成的抑制因素，与促白细胞生成的刺激因子共同维持白细胞生成过程的稳态。

（五）白细胞的破坏

一般来说，中性粒细胞在循环血液中停留 6 ～ 8h 后进入组织，4 ～ 5d 后衰老死亡或经消化道排出；若有细菌入侵，中性粒细胞在吞噬过量细菌后，会释放溶酶体酶而发生自我溶解，与破坏的细菌和组织碎片共同形成脓液。单核细胞在血液中停留 2 ～ 3d，然后进入组织，并发育成巨噬细胞，在组织中可生存 3 个月左右。淋巴细胞可往返于血液、组织液和淋巴之间，并能增殖分化，因此寿命较难准确判断。

二、中性粒细胞缺乏症

（一）流行病学

数据显示，80% 以上的造血系统恶性肿瘤患者与 10%～50% 的实体肿瘤患者在化疗后会发生与中性粒细胞缺乏有关的发热，其中，65%～75% 发生在化疗的早期疗程，高龄（＞70 岁）、化疗早期使用生长因子等均可能是肿瘤患者出现粒细胞缺乏的风险因素。造血系统恶性肿瘤患者发生中性粒细胞缺乏伴感染时常伴有较高的死亡率，达 12%～42%。

在我国，粒细胞缺乏并发感染多以革兰阴性杆菌常见，占全部细菌总数的 54.0%。常见的革兰氏阴性菌包括大肠埃希菌、肺炎克雷伯菌、铜绿假单胞菌、嗜麦芽窄食单胞菌、鲍曼不动杆菌；常见的革兰氏阳性菌包括表皮葡萄球菌、肠球菌［包括耐万古霉素肠球菌（vancomycin resistant enterococcus，VRE）］、链球菌属、金黄色葡萄球菌［包括耐甲氧西林金黄色葡萄球菌（methicillin resistant staphylococcus，MRSA）］、凝固酶阴性葡萄球菌。由于近年来静脉导管的广泛应用，大量抗革兰氏阴性杆菌药物的使用及大剂量化疗药物所致黏膜损伤的因素，革兰氏阳性球菌感染趋势明显增多。国外数据显示，中性粒细胞缺乏患者继发革兰氏阳性球菌感染占比已超过 60%。

（二）病因与发病机制

结合中性粒细胞的细胞动力学，中性粒细胞减少的病因与发病机制大致分为三类：中性粒细胞生成缺陷，消耗过多及周围循环粒细胞分布异常。

1. 生成缺陷

（1）粒细胞生成减少

1）电离辐射、化学毒物、细胞毒类药物破坏、损伤或抑制造血干/祖细胞及早期分裂细胞：两性霉素 B、更昔洛韦及大多数抗肿瘤药物（除激素、博来霉素、L-门冬酰胺酶外）都具有骨髓抑制作用，可减少中性粒细胞的生成，增大机体感染风险；化学物苯及其衍生物、二硝基酚、砷、铋等对造血干细胞都具有毒性作用；电离辐射如 X 射线、Y 射线和中子能可直接损伤造血干细胞和骨髓，造成急慢性放射损害，出现粒细胞减少甚至缺乏。

2）异常细胞浸润骨髓引起中性粒细胞减少：多见于造血系统的原发肿瘤（如白血病、骨髓瘤）或造血系统外肿瘤骨髓转移，骨髓内大量异常细胞浸润，使得造血系统发生恶性病变，进而出现骨髓造血功能异常或衰竭，中性粒细胞生成减少。

3）异常免疫和感染：病毒感染早期可抑制骨髓粒系增殖、分化、成熟，以及抑制造血的负性调控因子，如 TNF-α、TGF-β 等。

4）影响造血干细胞的疾病：如再生障碍性贫血、周期性中性粒细胞减少症等。

（2）粒细胞成熟障碍：维生素 B_{12}、叶酸缺乏或代谢障碍、骨髓增生异常综合征等可引起造血细胞分化成熟障碍，粒细胞在原位及血液中过早被破坏，出现无效造血，外周血粒细胞缺乏。

2. 破坏或消耗过多

（1）免疫性因素

1）药物：多见于非甾体抗炎药、青霉素、磺胺类、诺氟沙星、环丙沙星等。具体机制包括药物作为半抗原附着于粒细胞表面形成复合物，诱导抗复合物抗体生成以及药物作为半抗原与抗体结合形成免疫复合物，吸附于血液有形成分表面并激活补体，两种途径最终都使得粒细胞破坏增多，数目减少。

2）自身免疫性疾病：多见于系统性红斑狼疮、类风湿关节炎、Felty综合征及同种免疫性新生儿中性粒细胞减少等。某些肝炎病例也可通过自身免疫机制导致中性粒细胞减少。

3）病毒感染：病毒感染晚期损害主要通过免疫介导损伤粒细胞，如释放特异性抗中性粒细胞抗体，形成免疫复合物和激活补体系统等。

（2）非免疫性因素：当机体处于严重感染状态时，炎症介质通过激活中性粒细胞上的白细胞黏附分子与血管内皮细胞上的黏附分子，使白细胞易于黏附于血管壁并穿越内皮细胞迁移至组织，造成中性粒细胞一过性的大量消耗，最终导致血液内出现短暂的粒细胞减少症；脾功能亢进时大量中性粒细胞在脾内滞留、破坏，也可出现粒细胞的减少。

3．周围循环粒细胞分布异常

（1）假性粒细胞减少：中性粒细胞转移至边缘池导致循环池的粒细胞相对减少，边缘池内粒细胞量相对大量增加，但粒细胞总数并不减少。见于异体蛋白反应、内毒素血症等，全身感染及过敏反应时也可引起反应性的获得性假性粒细胞缺乏。

（2）粒细胞滞留循环池其他部位：如在血液透析起始阶段，粒细胞可滞留于肺血管内；脾大，滞留于脾脏内。

（三）临床表现

根据中性粒细胞减少的程度，可分为轻度 $\geqslant 1.0 \times 10^9/L$，中度 $(0.5 \sim 1.0) \times 10^9/L$ 和重度 $< 0.5 \times 10^9/L$。轻度中性粒细胞减少的患者临床上可无特殊症状，仅表现为原发病症状。中度和重度中性粒细胞减少患者则可出现疲乏、无力、头晕、食欲减退等非特异性症状，典型症状包括发热与继发感染。

1．发热　中性粒细胞缺乏会减弱对新生感染的炎症反应，减少感染的体征和症状，因此中性粒细胞减少症患者发热可能是唯一症状。对于粒细胞缺乏患者的体温测量，不推荐测量直肠温度，以防止定植于肠道的微生物进入周围黏膜和软组织。但对于全身状况不良的患者，尤其是老年患者，要警惕感染时无发热或低体温。

2．继发感染　在我国中性粒细胞缺乏伴发热患者中，54.7%能够明确感染部位，最常见的感染部位是肺，其次为上呼吸道、肛周、血液等。临床可表现为高热、畏寒、咽痛、颌下及颈部淋巴结肿大、黏膜坏死性溃疡及严重的败血症，脓毒血症或感染性休克。当中性粒细胞严重缺乏时，感染部位由于不能形成有效的炎症反应，常无脓液，X线检查可无炎症浸润，脓肿穿刺可无脓液。

（四）辅助检查

1．常规检查　至少每3d复查1次全血细胞计数、肝肾功能和电解质。粒细胞缺乏患者血常规检查可见白细胞减少，中性粒细胞减少，淋巴细胞百分率增加。骨髓涂片因病因不同，骨髓象各异。

2．微生物检查　应当重视血培养结果，血培养时推荐至少同时行两套培养检查如果存在中心静脉置管，标本应分别从中心静脉管腔和外周静脉采集，如无中心静脉管，标本应从不同部位的静脉进行采集，若患者经验性抗菌治疗后仍有持续发热，可每间隔2d进行1次血培养。

3．其他检查

（1）肾上腺素试验：肾上腺素可促使边缘池中性粒细胞进入血液循环池，可用于鉴别假性粒细胞减少。

（2）中性粒细胞特异性抗体检测：包括白细胞聚集反应、免疫荧光粒细胞抗体检测法等，用于鉴别自身免疫性疾病引起的粒细胞缺乏。

（3）影像学检查：对于有呼吸道症状和体征的患者应行胸部 CT 检查，以排除肺炎；有临床指征时，可对相应部位进行 CT 检查。

（五）诊断与鉴别诊断

根据血常规检查结果即可得出白细胞减少、中性粒细胞减少或粒细胞缺乏症的诊断。但根据病因的不同，还应注意从以下方面进行鉴别诊断。

1. **病史** 有药物、毒物或放射线的接触史或放化疗史者应考虑相关疾病诊断；有感染史随访血常规检查数周后白细胞恢复正常，骨髓检查无特殊发现者应考虑感染引起的反应性白细胞减少；有自身免疫性疾病者应考虑是其在血液系统的表现。

2. **家族史** 明确家族成员中有无相似患者，如有家族史考虑周期性中性粒细胞减少，应定期检查血常规，以明确中性粒细胞减少的速度、持续时间和周期性。

3. **查体** 脾大、骨髓粒系增生者考虑有脾功能亢进的可能；淋巴结和肝脾大、胸骨压痛者要注意外周血血常规和骨髓象有无白血病、转移瘤等细胞浸润。

4. **实验室检查** 如伴有三系减少，应考虑各种全血细胞减少疾病的可能；肾上腺素试验阳性者提示有粒细胞分布异常的假性粒细胞减少的可能；如中性粒细胞特异性抗体阳性应考虑自身免疫性疾病等。

（六）患者风险评估

中性粒细胞缺乏伴发热患者在治疗前须进行危险度分层，以便后续经验性选择抗菌药物。参照美国传染病协会（IDSA）指南标准（表 2-6-1），将中性粒细胞缺乏伴发热患者分为高危和低危，高危患者应首选住院接受经验性静脉抗菌药物治疗，不符合低危标准的患者在临床上均应参照高危患者进行治疗。此外，中性粒细胞缺乏伴发热患者在经验性治疗前还应参考欧洲白血病抗感染指南（ECIL-4）进行耐药评估（表 2-6-2），减少细菌耐药的风险。

表 2-6-1 中性粒细胞缺乏伴发热患者的危险度分层

危险度	定义
高危	符合以下任何一项者： · 严重中性粒细胞缺乏（< 0.1×10^9/L）持续 > 7d · 有以下任何一种临床合并症（包括但不限于）：①血流动力学不稳定；②口腔或胃肠道黏膜炎，吞咽困难；③胃肠道症状（腹痛、恶心、呕吐、腹泻）；④新发的神经系统病变或精神症状；⑤血管内导管感染，尤其是导管腔道感染；⑥新发的肺部浸润或低氧血症，或有潜在的慢性肺部疾病 · 肝功能不全（转氨酶水平 > 5 倍正常上限值）或肾功能不全（肌酐清除率 < 30mL/min） · 合并免疫功能缺陷疾病 · 接受分子靶向药物或免疫调节药物治疗
低危	预计中性粒细胞缺乏时间 ≤ 7d，无活动性合并症，肝肾功能正常或损害较轻且稳定

表 2-6-2　中性粒细胞缺乏伴发热患者耐药细菌感染的危险因素

序号	耐药细菌感染的危险因素
1	患者有耐药病原体定植或感染病史，尤其是：①产超广谱 β 内酰胺酶（ESBL）或产碳青霉烯的肠杆菌；②耐药非发酵菌：铜绿假单胞菌、鲍曼不动杆菌、嗜麦芽窄食单胞菌；③耐甲氧西林金黄色葡萄球菌（MRSA），尤其是万古霉素最低抑菌浓度（MIC）≥ 2mg/L；④耐万古霉素肠球菌（VER）
2	接触过广谱抗菌药物（尤其是第三代头孢菌素类、喹诺酮类）
3	重症疾病，如晚期肿瘤、脓毒血症、肺炎
4	院内感染
5	长期和 / 或反复住院
6	留置尿管
7	老年患者
8	重症监护病房患者

（七）治疗方案

1. 病因治疗　对于接受化疗的肿瘤患者而言，尤其是老年患者，中性粒细胞缺乏可能对整体化疗计划具有重要影响，包括引起化疗的剂量减少、延迟，甚至中止或转向替代化疗。需注意的是，化疗剂量的减少和 / 或治疗延迟可能会影响原发肿瘤的治疗疗效和生存率，动物研究表明，化疗剂量的相对降低可将治愈率降低 50% 或更高。此外，一项大型随机试验的结果表明，早期乳腺癌患者采用剂量密集（14d）辅助治疗方案与标准 21d 治疗方案相比，可提高患者生存率，但同时也增加了化疗药物对骨髓的抑制，提示化疗剂量强度是影响治疗效果重要因素之一。集落刺激因子的预防性使用以及选择性预防性使用抗菌剂可降低高热中性粒细胞减少症及其并发症的风险。

2. 防治感染

（1）抗细菌药物的应用：粒细胞缺乏患者 80% 以上均并发感染，其中细菌感染占比最大，因此在对患者进行感染危险度和耐药评估后，应立即经验性使用抗菌药物。初始经验性抗菌药物治疗的目的在于减少细菌感染所致的严重并发症和死亡，在未明确致病菌前，用药应遵循"广谱、高效、足量"的原则。对于低危患者，初始治疗可在门诊或住院接受口服或静脉注射经验性抗菌药物治疗，并密切观察病情变化。推荐联合口服氟喹诺酮类药物（环丙沙星、左氧氟沙星、莫西沙星）和阿莫西林 – 克拉维酸。若患者对阿莫西林过敏，可用克林霉素替代。不能耐受口服抗菌药物治疗或不能保证在病情变化时及时到达医院的患者应住院治疗。因反复发热或出现新的感染征象须再次住院的患者，按静脉广谱抗菌药物经验性用药常规进行治疗。

高危患者须立即住院治疗，根据危险度分层、耐药危险因素、当地病原菌和耐药流行病学数据及疾病的复杂性（表 2-6-3）对患者进行个体化评估。对病情较轻的患者采取升阶梯策略，通过经验性使用头孢菌素类等广谱抗菌药物来降低因抗菌药物过度使用造成的细菌耐药率增高；对病情较为危重的患者采取降阶梯策略，以改善预后（表 2-6-4）。既往发生过耐药菌定植或感染的高危患者，选择初始经验性用药应慎重，可参考 ECIL-4 指南。既往有产超广谱 β- 内酰胺酶（extended-spectrum β-lactamases，ESBL）细菌定植或感染史者，可选择碳青霉烯类；既往有产碳青霉烯酶菌（carbapenem-resistant enterobacteriaceae，CRE）或耐药非发酵菌定植或感染史者，建议选择 β- 内酰胺酶抑制剂复合制剂联合氨基糖苷类、磷霉素或替加环素等。

表 2-6-3 复杂临床感染的危险因素

序号	复杂临床感染的危险因素
1	休克、血流动力学不稳定、低血压、感觉丧失
2	局灶性感染（肺炎、肠炎、中心静脉导管相关感染）
3	住院
4	长期和严重营养不良
5	并发症（出血、脱水、器官衰竭、慢性病）
6	高龄（60 岁以上）

表 2-6-4 中性粒细胞缺乏伴发热患者升阶梯和降阶梯治疗策略的适应证和经验性抗菌药物选择的建议

治疗策略	适应证	初始抗菌药物选择
升阶梯策略	· 无复杂临床表现 · 不确定有无耐药菌定植 · 此前无耐药菌感染 · 本中心中性粒细胞缺乏伴发热因耐药菌导致感染罕见	· 抗假单胞菌头孢菌素（如头孢吡肟、头孢他啶） · β- 内酰胺酶抑制剂复合制剂（哌拉西林 / 他唑巴坦、头孢哌酮 / 舒巴坦） · 哌拉西林 + 阿米卡星
降阶梯策略	· 复杂临床表现 · 存在耐药菌定植 · 有耐药菌感染病史 · 本中心中性粒细胞缺乏伴发热因耐药菌导致感染常见	· 碳青霉烯类单药 抗假单胞菌 β- 内酰胺类联合氨基糖苷类或喹诺酮类（重症患者选择 β- 内酰胺类中的碳青霉烯类） · 早期覆盖革兰氏阳性耐药菌（如果存在革兰氏阳性风险）：糖肽类、利奈唑胺或新型抗菌药物

在接受经验性抗菌药物治疗后，根据危险分层、确诊病原菌和患者对初始治疗的反应等综合判断，决定后续抗菌治疗的调整：对于明确病原菌的患者，根据药敏结果调整为窄谱抗生素治疗；正在接受经验性口服或静脉治疗的低危门诊患者，若发热和临床症状在 48h 内无好转，应住院重新评估并开始静脉应用广谱抗菌药物治疗；抗菌药物治疗无效时应考虑真菌和其他病原菌感染的可能性，尽早开始抗真菌或抗其他病原菌治疗。

另外，对于低危患者、自体造血干细胞移植患者、存在插管情况的患者，不主张常规预防性应用抗菌药物，因预防性使用抗生素可增加耐药风险，但对于高危患者及异基因造血干细胞移植患者，建议预防性用药以防止感染发生。

（2）抗真菌药物的应用：广谱抗生素治疗后，若患者发热无好转，应考虑真菌或其他病原体感染。常用的抗真菌药包括多烯大环内酯类抗真菌药（如两性霉素），唑类抗真菌药（如氟康唑、伊曲康唑、伏立康唑、拉伏康唑、泊沙康唑和酮康唑等），棘白菌素类抗真菌药（如卡泊芬净、米卡芬净等）。其中，伊曲康唑对曲霉菌作用较好；氟康唑安全性好，应用较广泛，但对部分假丝酵母菌和曲霉菌无效；两性霉素 B 可用于全身真菌感染，但耐受性差，且具有较强的肾毒性，一般较少使用，两性霉素 B 脂质体作为代替品，生物利用度高，耐受性好，肾毒性小，脑脊液浓度高，临床也较常应用。除单一用药外，根据患者病情的评估，也可考虑多种抗真菌药进行联用。

3. 促进粒细胞生成

（1）重组人粒细胞巨噬细胞集落刺激因子：临床已证实，重组人粒细胞集落刺激因子（rhG-CSF）和重组人粒细胞巨噬细胞集落刺激因子（rhGM-CSF）可促进中性粒细胞增生和释放，增强其吞噬杀菌及趋化功能，缩短粒细胞缺乏的病程。G-CSF 的预防使用可选择普通短效剂型多次注射，或者半衰期更长的聚乙二醇化重组人粒细胞集落刺激因子（PEG-rhG-CSF）注射液单次注射。具体用法如下：

G-CSF：每天剂量为 5μg/kg（按四舍五入至最接近的药瓶剂量），1 次 /d，化疗后次日开始使用或最长至化疗后 3 ～ 4d 内开始每天使用，直至中性粒细胞计数从最低点恢复正常或接近正常水平。

PEG-rhG-CSF：单次剂量：成人 6mg，儿童 100μg/kg（最大剂量为 6mg），每周期化疗后 24h 使用，推荐与下一周期化疗间隔时间至少为 12d。PEG-rhG-CSF 可用于 3 周或 2 周化疗方案后中性粒细胞下降的预防，每周化疗方案不推荐使用。同步放化疗患者不推荐预防性使用 G-CSF；粒细胞 – 巨噬细胞集落刺激因子（沙格司亭）不推荐用于 FN 的预防。

对于确诊 FN 的患者，根据是否预防性使用过 G-CSF，分以下情况处理：

• 若患者已经预防性使用短效 G-CSF，则继续给药至中性粒细胞绝对计数（absolute neutrophil count，ANC）恢复正常水平或者接近正常实验室标准值。

• 若患者曾预防性使用过长效 PEG-rhG-CSF，一般情况不建议额外予以补充短效 G-CSF。

• 未预防性使用 G-CSF 且伴有并发感染风险因素者可考虑治疗性使用，主要感染风险因素包括：①脓毒血症；②患者年龄 > 65 岁；③ANC < 0.5×10^9/L；④中性粒细胞持续减少时间预计 > 10d；⑤合并有肺炎或其他感染疾病；⑥侵袭性的真菌感染；⑦住院期间伴发热；⑧既往曾发生过 FN。

• 未预防性使用 G-CSF 而不伴有并发感染风险患者，如粒细胞下降但不伴有发热的患者不推荐治疗性使用 G-CSF 需要强调的是，治疗性应用 G-CSF 不推荐长效 PEG-rhG-CSF。

治疗性使用 G-CSF 的用法及用量：hG-CSF 按照每天 5μg/kg，皮下注射，持续每天给药，直到中性粒细胞绝对计数（ANC）自最低点至恢复正常水平或者接近正常实验室水平标准值。常见不良反应包括发热、肌肉骨骼酸痛、皮疹等。

研究表明，在血液恶性肿瘤或实体瘤患者中预防性使用 G-CSF 可有效降低中性粒细胞减少症的风险或持续时间，以及在特定情况下降低总体死亡率和与感染相关的死亡率，但已有明显感染的中性粒细胞减少症患者使用 G-CSF，益处则有限。

（2）其他升白细胞药：在临床上对抗肿瘤药物导致的粒细胞缺乏，维生素 B_4、辅酶 A、肌苷、脱氧核糖核酸、碳酸锂、鲨肝醇等临床疗效有待进一步验证。对于免疫介导的粒细胞缺乏，肾上腺皮质激素能刺激骨髓造血功能，促进中性粒细胞的生成，同时根据剂量不同，肾上腺素能够抑制细胞免疫或体液免疫，减少抗体生成，抑制抗原抗体的反应，降低药物对中性粒细胞的破坏，但对于化疗导致的粒细胞缺乏患者应慎用肾上腺皮质激素。

4．粒细胞输注　目的在于通过直接向外周血补充中性粒细胞数目来缓解机体粒细胞不足的情况。由于其价格贵，剂量大，采集的粒细胞数量无法满足临床需要，滤过性分离得到的粒细胞功能存在缺陷等，限制了其在临床上的使用。但近年来，研究已发现应用 G-CSF 的动员方案可有力地促进供体骨髓中性粒细胞流向外周，同时还可抑制中性粒细胞在体外的凋亡并延长其生存。联合应用 G-CSF 与糖皮质激素可进一步提高动员效果，减少不良反应，由此采集的粒细胞已能有效保存 >24h。因此，对于严重粒细胞缺乏症感染患者，特别是真菌感染患者，粒细胞输注是可考虑的辅助性治疗方法。

5．血浆置换　血浆置换疗法治疗中性粒细胞缺乏目前临床仍较少应用，但对于肿瘤患者化疗和放疗后引起严重骨髓毒性粒细胞缺乏症，用血浆置换疗法治疗取得显著疗效已有相关报道，因此可根据病情酌情考虑。

（八）预后

轻度、中度中性粒细胞减少患者，若不进展则预后较好。重度粒细胞减少患者病死率较高，尤其是接受化疗的癌症患者，需要及时进行医疗干预，统计数据显示，实体瘤患者并发中性粒细胞缺乏的患者总死亡率约为 5%（低风险人群为 1%），血液恶性肿瘤患者死亡率高达 11%；中性粒细胞缺乏并发菌血症的患者预后最差，革兰氏阴性菌血症和革兰氏阳性菌血症患者的死亡率分别为 18% 和 5%。老年人化疗后出现发热性中性粒细胞减少症的风险较高，发病率和死亡率均较高。

三、小结

中性粒细胞是机体抵御病原微生物最重要的防御细胞，中性粒细胞的缺乏，使得机体吞噬和杀伤病原菌的能力下降，感染风险增高。引起中性粒细胞缺乏的病因多样，对于接受化疗的癌症患者来说，中性粒细胞缺乏是常见的并发症之一，预后常常不佳，因此作为肿瘤专科医师，在制订化疗方案时应有预见性地避免多个具有骨髓毒性的化疗药物同时使用，对于在化疗过程中出现的中性粒细胞减少要予以重视，寻找可能病因，密切监测患者血细胞计数，根据患者病情与危险分度适时对化疗方案进行调整。尽可能改善患者病情、延长生存期、提高生活质量。

蔡修宇（中山大学肿瘤防治中心）

附：左肺腺癌治疗致中性粒细胞减少伴发热病例分析

病例摘要

患者，女性，50 岁。诊断为左肺腺癌 2 年。行基因检测提示 EGFR 19del。开始口服埃克替尼靶向治疗。口服靶向药物治疗 1 个月后出现胸腔积液，予加用培美曲塞化疗 9 周期，3 个月前复查 CT 提示病情进展，行重组人血管内皮抑制素 + 培美曲塞 + 卡铂化疗 2 周期。1d 前出现乏力、食欲减退、气促不适，急诊入院。入院后完善血常规检查提示白细胞及中性粒细胞绝对值下降，诊断为化疗后Ⅳ度骨髓抑制，予重组人粒细胞集落刺激因子皮下注射升白细胞治疗。入院当天出现发热，体温最高 39.0℃，给予抗感染治疗。经治疗后患者血常规恢复正常，未再发热。

病例简介

现病史：患者，女性，50 岁。患者 2 年前无明显诱因反复咳嗽、咳痰，伴胸部疼痛、活动后胸闷、气促，到医院就诊明确诊断为左肺下叶腺癌并双肺、纵隔淋巴结转移 $T_2N_3M_1$ Ⅳ期，基因检测示 EGFR 19del。开始口服埃克替尼靶向治疗。口服靶向药物治疗 1 个月后出现左侧胸腔大量积液及心包少量积液，给予胸腔穿刺引流及胸腔灌注化疗，并予埃克替尼 + 培美曲塞方案治疗 3 周期后，胸腔及心包积液控制，后行埃克替尼 + 培美曲塞方案治疗 6 周期。3 个月前复查 CT 提示：左肺下叶基底段占位病变较前增大，评估病情进展，更换治疗方案为重组人血管内皮抑制素 + 培美曲塞 + 卡铂治疗 2 周期。1d 前出现乏力、食欲缺乏、气促不适，急诊入院。

既往史：否认高血压、糖尿病、冠心病等慢性病史。否认肝炎、结核等传染病病史。无外伤、手术、输血史。无药物过敏史。

个人史：否认吸烟饮酒史。

婚育史：22 岁结婚，育有 2 女。

家族史：无肿瘤等相关家族史。

体格检查

T 36.6℃，P 121 次 /min，HR 20 次 /min，BP 113/83mmHg。慢性病容，面色苍白，意识清醒，对答切题，浅表淋巴结未触及肿大，心律齐，各瓣膜听诊区未闻及杂音，无心包摩擦音，双肺呼吸音粗，未闻及干湿啰音。腹平软，无压痛，肝脾未触及，移动性浊音（－）；双下肢无水肿。

辅助检查

（1）实验室检查（表 2-6-5）

表 2-6-5　入院当天及入院第 3 天血细胞分析指标对比

检查项目	入院当天	入院第 3 天	正常值范围
白细胞	0.73×10^9/L	1.63×10^9/L	（$3.50 \sim 9.50$）$\times 10^9$/L
中性粒细胞绝对值	0.16×10^9/L	0.47×10^9/L	（$1.80 \sim 6.30$）$\times 10^9$/L
淋巴细胞百分率	63.0%	58.3%	20.0% $\sim$ 50.0%
中性粒细胞百分率	21.9%	28.8%	40.0% $\sim$ 75.0%
淋巴细胞绝对值	0.46×10^9/L	0.95×10^9/L	（$1.10 \sim 3.20$）$\times 10^9$/L
红细胞	2.71×10^{12}/L	3.22×10^{12}/L	（$3.80 \sim 5.10$）$\times 10^{12}$/L
血红蛋白	79g/L	94g/L	115 $\sim$ 150g/L
血细胞比容	24.3%	28.5%	35.0% $\sim$ 45.0%
血小板	128×10^9/L	127×10^9/L	（$125 \sim 350$）$\times 10^9$/L

（2）其他检查结果无异常。

诊治经过

诊断：①化疗后Ⅳ度骨髓抑制；②左肺下叶腺癌并双肺、纵隔淋巴结转移 $T_2N_3M_1$ Ⅳ期，EGFR 19del；③中度贫血。

治疗：①重组人粒细胞集落刺激因子（400μg，2 次 /d）皮下注射，咖啡酸片口服；②申请同型悬浮红细胞输注纠正贫血；③入院后出现发热，予以哌拉西林 / 他唑巴坦 4.5g，1 次 /8h，静脉滴注，抗感染治疗。

专家点评

目前肿瘤常用的治疗方案，包括化疗、放疗、免疫检查点抑制剂等，均可导致免疫功能缺陷，其中放化疗对骨髓有抑制作用，极易合并感染；尤其是既往有慢性肺部疾病，或者原发肺部肿瘤患者，极易引发粒细胞缺乏性发热，严重时危及患者生命，增加住院频率及费用。本例患者化疗后出现Ⅳ度骨髓抑制，入院当天出现发热，予积极重组人粒细胞集落刺激因子升白细胞治疗同时予广谱抗生素抗感染治疗，病情逐渐好转，该患者确为低危患者，可以改为口服抗生素治疗，不需静脉注射。另外，化疗导致的粒细胞缺乏与免疫检查点抑制剂导致的粒细胞缺乏机制不同，免疫反应引起的粒细胞缺乏需要采用糖皮质激素进行治疗。

中性粒细胞缺乏伴发热患者由于免疫功能低下，炎症的症状和体征不明显，病原菌及感染灶也不易明确，能够明确感染微生物概率较小，发热可能是感染的唯一征象，如没有给予及时正确的抗菌药物治疗，感染相关死亡率极高。推荐这些患者尽早经验性应用抗菌药物治疗以提升预后。在我国中性粒细胞缺乏伴发热患者中，54.7% 能够明确感染部位者，最常见的感染部位是肺，其次为上呼吸道、肛周、血液等。临床可表现为高热、畏寒、咽痛、颌下及颈部淋巴结肿大、黏膜坏死性溃疡及严重的败血症，脓毒血症或感染性休克。当中性粒细胞严重缺乏时，感染部位由于不能形成有效的炎症反应，影像学检查甚至不能发现感染病灶。

肿瘤科医师在制订化疗方案时应避免多个具有骨髓毒性的化疗药物同时使用，对化疗过程中出现中性粒细胞减少应予重视，寻找可能病因，密切监测患者血细胞计数，一旦出现粒细胞缺乏并发热，应及时予以升白细胞及抗感染治疗，尽量避免重症感染危及患者生命。

罗金艳（云南省肿瘤医院/昆明医科大学第三附属医院）

郭　睿（云南省肿瘤医院/昆明医科大学第三附属医院）

第二节　脓毒症

由于存在免疫缺陷、中性粒细胞缺乏、黏膜屏障破坏、使用皮质类固醇、接受造血干细胞移植或使用其他细胞毒性制剂等危险因素，肿瘤患者呈现更高的感染发病率和死亡率。败血症是指各种致病菌侵入血液循环，并在血中生长繁殖，产生毒素而发生的急性全身性感染，但这一命名不够准确，歧义较多，容易造成概念混乱。另外，从指南的角度出发，《拯救脓毒症运动指南》（surviving sepsis campaign guideline，SSCG）在重症医学领域无疑是最受关注的临床指南，从 2004 年第 1 版到 2016 年版的颁布，该指南推动了全球对于脓毒症的认识，sepsis 在我国最早被翻译为"败血症"，现在仍然能在一些杂志和教科书中见到。2007 年中华医学会重症医学分会颁布的《成人全身严重感染和感染性休克血流动力学监测和治疗指南》将 sepsis 定义为全身严重感染，而后又经过反复讨论将 sepsis 翻译为"脓毒症"，从 sepsis 的病理生理角度考虑更贴近其感染和过度炎症反应的实际。因此，在目前在临床实践中，除部分新生儿科医生仍习惯用败血症而非脓毒症这一概念外，目前国内外医学领域不再使用败血症这一概念，而是将诊断定义在脓毒症上。脓毒症（sepsis）系指严重感染引起的各种宿主反应失调导致的危及生命的器官功能障碍。

脓毒症和多器官功能障碍综合征（multiple organ dysfunction syndrome，MODS）已成为全球重要的公共卫生问题，也是重症患者的主要死亡原因之一。据美国疾病控制中心 2011 年统计，美国每年脓毒症花费约 200 亿美元，占卫生支出的 5.2%，但脓毒症的发病率仍呈上升趋势，造成约 21.5 万人死亡，系良性疾病的第一死因，且由脓毒症造成的远期生理、心理和认知功能障碍日趋严重。因此，临床医师有必要提高对脓毒症和 MODS 的诊治水平。

一、脓毒症的发病机制及病理生理

脓毒症的发病机制仍然是重症医学领域研究的热点与难点之一。尽管其治愈率近年不断提高，但是病死率始终徘徊在 30% ～ 50%。近年来研究认为由于严重感染导致的宿主异常应答，并最终引起器官功能障碍是脓毒症的主要病理生理机制，但仍有许多问题尚待完善。

（一）宿主异常应答是脓毒症的核心机制

既往脓毒症的病理生理学认识主要集中在感染所导致的全身炎症反应，但这种观点正在改变，目前普遍认为异常的宿主反应对机体自身的伤害作用才是脓毒症发生的核心机制。但对于高度复杂的宿主反应，更关键在于识别其究竟是机体的适应性防御还是促使机体恶化的主因，而这方面的研究尚处于初级阶段。

（二）严重感染是脓毒症的关键环节

感染是脓毒症的必需条件，但并非所有感染都导致脓毒症，所以脓毒症应该指情况更加恶化的感染，这种严重感染就是指可导致器官功能障碍的感染，而器官功能障碍是导致患者预后差的主要原因。

（三）细菌内毒素与炎症介质是脓毒症的重要促进因素

在脓毒症的发病机制中，细菌的内毒素对其发生发展具有促进作用。大量研究揭示，内毒素具有极广泛而又复杂的生物学效应，脓毒症、MODS 病理生理过程中出现的失控炎性反应、免疫功能紊乱、高代谢状态均可由内毒素直接或间接触发。严重感染会激活机体单核巨噬细胞系统及其他炎性反应细胞，产生并释放大量炎性介质，引起失控的炎症反应，也是脓毒症发生的重要促进因素。内源性炎性介质，包括血管活性物质、细胞因子、趋化因子、氧自由基、急性期反应物质、生物活性脂质、血浆酶系统产物以及血纤维蛋白溶解途径等，它们相互作用形成网络效应，一旦失控，可引起全身各系统、各器官的广泛损伤。

（四）凝血功能紊乱与脓毒症

在脓毒症发生发展过程中，凝血活化、炎症反应及纤溶抑制相互作用，其中凝血活化是脓毒症发病的重要环节。凝血酶联接触系统的激活和吞噬细胞的活化使机体产生相同的炎症反应，二者相互作用，互为因果，形成恶性循环，最终导致弥散性血管内凝血（DIC）的发生。重要器官的微血管内血栓形成可导致器官功能衰竭，而凝血因子的消耗和继发性纤溶系统的激活可导致凝血功能障碍，导致临床出血发生。

（五）肠道细菌 / 毒素易位与脓毒症

肠道是机体最大的细菌及内毒素储存库，肠道细菌 / 毒素易位所致感染与随后发生的脓毒症及MODS 密切相关。大量研究表明，严重损伤后的应激反应可造成肠黏膜屏障破坏、肠道菌群生态失调及机体免疫功能下降，从而发生肠道细菌 / 毒素易位，触发机体异常的宿主反应，导致器官功能损害。

（六）基因多态性与脓毒症

脓毒症患者的临床表现呈现多样性，包括实验室生化指标差异很大。临床可以见到两个受到同一种病原微生物感染的患者，其临床表现、预后截然不同。最新研究确定了 4 种与宿主反应模式和临床结果相关的临床表型，并且模拟表明这些表型可能有助于理解治疗效果的异质性。脓毒症的临床表现多样性与环境因素、疾病的过程等固然相关，但遗传因素对脓毒症的发生、发展起了重要的作用。德国的 Frank 教授在国际上首次报道了肿瘤坏死因子（TNF）基因多态性与脓毒症易感性、转归的相关性研究，从此掀起了从分子遗传学水平上研究炎症介质基因多态性在脓毒症发病机制、防治作用中的热潮。不难理解机体对病原微生物入侵后是否产生免疫应答、应答的强弱及炎症介质释放方式一定程度上受到遗传因素影响，基因多态性将影响个体细胞因子产生水平、免疫应答反应强度、全身性炎症反应和脓毒症的发生与发展。

二、定义及诊断标准

（一）相关概念

1. 感染（infection）　是指病原微生物、潜在病原微生物或其毒素侵入机体，引起机体组织局部或全身炎症反应的过程。必须强调，临床上许多感染可能没有微生物学证据。

2. 菌血症（bacteremia）　是指循环血液中存在活体细菌，其诊断依据主要为血培养阳性。同样，也适用于病毒血症（viremia）、真菌血症（fungemia）和寄生虫血症（parasitemia）等。

3. 全身炎症反应综合征（systemic inflammatory response syndrome，SIRS）　是指任何致病因素作用于机体所引起的全身炎症反应，且患者有 2 项或 2 项以上的下述临床表现：①体温 > 38℃ 或 < 36℃；②心率 > 90 次 /min；③呼吸频率 > 20 次 /min 或 $PaCO_2$ < 32mmHg；④外周血白细胞计数 > 12×10^9/L 或 < 4×10^9/L 或未成熟细胞 > 10%。SIRS 是机体对各种损害产生的炎症反应，可由感染引起，也可由一些非感染性因素（如胰腺炎、严重创伤、大面积烧伤等）所致。

（二）脓毒症概念的沿革

1. SEPSIS 1.0 和 SEPSIS 2.0 的制定历史　脓毒症概念最早是 1991 年由美国胸科医学会（American College of Chest Physicians，ACCP）和重症医学会（Society of Critical Care Medicine，SCCM）等讨论和制定的，该定义主要根据感染所引起的全身反应综合征（SIRS）及其所造成的各器官系统功能障碍的情况，把患者病情划分为脓毒血症、严重脓毒症、感染性休克直至多器官功能障碍综合征这样一个疾病严重程度逐渐加重的过程。该定义有助于临床医生早期发现脓毒症，并且对我们加深关于炎症、脓毒症、MODS 发病机制及防治的认识具有十分重要的意义，并在该定义的基础上先后提出了 SEPSIS 1.0 和 SEPSIS 2.0 的两版诊断标准。SEPSIS 1.0 就是根据 1992 年的脓毒症定义，提出在感染的基础符合 SIRS 的 2 条及以上即可确诊；SEPSIS 2.0 是 2001 年制定的脓毒症诊断标准，指在确定或可疑感染的基础上，同时伴有全身炎性反应的临床表现、炎症指标、血流动力学指标、器官功能障碍指标及组织灌注指标五个方面即可诊断为脓毒症，因过于复杂，在临床应用反而不如 SEPSIS 1.0 普及。

2. 以 SIRS 诊断脓毒症的缺陷　SEPSIS 1.0 和 SEPSIS 2.0 都是基于 SIRS 的定义和诊断标准，随着人们对脓毒症并发症的了解更加深入，单纯以 SIRS 为基础的传统脓毒症定义的缺陷日趋明显。表现为：① SIRS 诊断标准太过宽泛，缺乏特异性。以 SIRS 为基础的定义可以将一个简单感染或局部感染定义为脓毒症。②脓毒症诊断扩大化。因为脓毒症纳入标准过于宽泛，使得全球每年估计有 1 900 万患者因为脓毒症住院，而符合真正脓毒症诊断的病例是有限的。随着脓毒症的主要发生机制确定为严重感染引起的宿主反应失调导致的致命性器官功能障碍，且以 SIRS 为核心的诊断缺陷日益明显，使用新的脓毒症诊断标准的呼声越来越高。

（三）SEPSIS 3.0

在这一背景下，2016 年 2 月美国重症医学会（SCCM）和欧洲危重病医学会（European Society of Intensive Care Medicine，ESICM）联合发布最新脓毒症定义 SEPSIS 3.0。新定义的基础就是其主要发病机制 – 严重感染引起的宿主反应失调导致的致命性器官功能障碍，其评价的核心指标就从 SIRS 转变为器官功能障碍，选择的评价标准是序贯性器官功能衰竭评估（sequential organ failure assessment，SOFA）得分（表 2-6-6），器官功能障碍指感染引起的 SOFA 总分急性改变 ≥ 2 分（对于基础器官功能障碍未知的患者可疑假设基线 SOFA 评分为 0），也就是说有脓毒症 = 感染 +Δ SOFA ≥ 2。

表 2-6-6　序贯性器官功能衰竭评估（SOFA）

器官系统	检测项目	1	2	3	4	得分
呼吸	PaO_2/FiO_2/mmHg	300 ～ 400	200 ～ 300	100 ～ 200	< 100	
	呼吸支持（是 / 否）			是	是	
凝血	血小板 /（$10^9 \cdot L^{-1}$）	100 ～ 150	50 ～ 100	20 ～ 50	< 20	
肝	胆红素 /（$\mu mol \cdot L^{-1}$）	20.5 ～ 32.5	34.2 ～ 100.9	102.6 ～ 203	> 205	
循环	平均动脉压 /mmHg	<70mmHg				
	多巴胺 /［$\mu g \cdot (kg \cdot min)^{-1}$］		≤ 5	> 5	> 15	
	肾上腺素 /［$\mu g \cdot (kg \cdot min)^{-1}$］			≤ 0.1	> 0.1	
	去甲肾上腺素 /［$\mu g \cdot (kg \cdot min)^{-1}$］			≤ 0.1	> 0.1	
	多巴酚丁胺（是 / 否）		是			
神经	GCS 评分	13 ～ 14	10 ～ 12	6 ～ 9	< 6	
肾脏	肌酐 /（$\mu mol \cdot L^{-1}$）	110 ～ 170	171 ～ 299	300 ～ 440	> 440	
	24h 尿量 /（$mL \cdot 24h^{-1}$）			< 500	< 200	

有细菌学证据或有高度可疑的感染灶，同时 SOFA 评分 ≥ 2 分，可诊断为脓毒症。若患者尚无 SOFA 翔实数据，可行 qSOFA（quick SOFA）评分即：①呼吸频率 ≥ 22 次 /min；②收缩压 ≤ 100mmHg；③意识状态改变，满足两项及以上者可诊断为脓毒症，并进一步行 SOFA 评分确认。经充分液体复苏，仍需要升压药物维持平均动脉压 ≥ 65mmHg，并且血乳酸 > 2mmol/L 的脓毒症患者可诊断为感染性休克（septic shock）。

三、脓毒症和感染性休克的治疗

（一）监测

组织灌注及容量状态监测有助于脓毒症治疗。严重脓毒症和感染性休克具有一系列反映组织低灌注的临床表现，其中休克的 3 个窗口期包括意识障碍、四肢末梢皮肤温度降低、尿量减少等。这些征象可以作为感染性休克的诊断依据和观察指标，但这些指标的缺点是不够敏感，也不能较好地反映组织氧合。因此，反映机体血流动力学状态和微循环的指标显得尤为重要。由于每个指标的监测意义不尽相同，需同时联合多个指标进行综合评估及判断。近年来床旁重症超声的不断发展为脓毒症患者容量的持续、动态、无创的监测及精准化治疗提供了重要的方式。

1. **血乳酸**　是提示组织灌注不足的指标。脓毒症时，组织缺氧使乳酸生成增加。在常规的血流动力学监测指标改变之前，组织低灌注和缺氧就已经存在，乳酸水平已经升高，血乳酸水平升高和疾病严重程度密切相关，当感染性休克血乳酸 > 4mmol/L，病死率高达 80%，因此血乳酸浓度可作为评价疾病严重程度和预后的重要指标之一。但是仅以血乳酸浓度尚不能充分反映组织的氧合情况，如在肝功能不全的患者，血乳酸可能明显升高。因此，动态检测血乳酸浓度变化或计算乳酸清除率对于疾病预后的评价更有价值。

2. **中心静脉血氧饱和度**（central venous oxygen saturation，$ScvO_2$）和混合静脉血氧饱和度（mixed venous oxygen saturation，SvO_2） 是反映氧输送与氧耗量之间平衡的指标，也是早期液体复苏重要的监测指标之一。一般情况下 SvO_2 的范围为 65% ～ 70%，$ScvO_2$ 的范围略高为 70% ～ 75%。临床上，$ScvO_2$ 和 SvO_2 降低常见的原因包括心排血量减少、血红蛋白氮结合力降低、贫血和组织氧耗增加。在严重脓毒症和感染性休克早期，全身组织灌注就已经发生改变，即使血压、心率、尿量和中心静脉压（central venous pressure，CVP）处于正常范围，此时可能已经出现了 $ScvO_2$ 和 SvO_2 的降低，提示 $ScvO_2$ 和 SvO_2 能较早地反映病情变化。

3. **静 – 动脉血二氧化碳分压差**［P（cv-a）CO_2］ 是反映流量充分性的指标。当 $ScvO_2$ 达标后，患者有可能仍然存在组织灌注不足的表现，需要 P（cv-a）CO_2 指导进一步的液体管理。正常人 P（cv-a）CO_2 < 6mmHg，如果 > 6mmHg 提示患者有效血流量不足可适当继续予以补液治疗。近年来研究表明，P（cv-a）CO_2 的动态变化可对流量复苏起到较好的指导作用，可以作为感染性休克早期复苏的目标之一。

4. **中心静脉压（CVP）** 是反映右心室舒张末压，也是反映前负荷的压力指标。休克早期复苏过程中，增加静脉回流量从而提高心排血量是改善组织灌注的重要手段。根据 Cuyton 的静脉回流理论，静脉回流量决定于体循环平均充盈压（mean systemic filling pressure，MSFP）和 CVP 的变化梯度；当 MSFP 升高或 CVP 降低，静脉回流量增多；而当 MSFP 降低或 CVP 升高，静脉回流量减少。因此，《2012 国际严重脓毒症和脓毒症休克治疗指南（SSC）》建议，将严重脓毒症和感染性休克患者液体复苏目标定为 CVP 提高到 8 ～ 12mmHg 来指导，但输液的目的是提高 MSFP，增加静脉回流量进而提高心排血量。但是，高 CVP 增加器官间质压力并减少了器官和微循环的血流，导致包括肾脏、心脏和肝脏等重要器官的间质水肿，不利于静脉回流。因此，血流动力学治疗过程中，保证组织灌注的前提下，尽可能维持低 CVP。

5. **组织氧代谢** 胃肠道血流低灌注导致黏膜细胞缺血缺氧，H^+ 释放增加与 CO_2 聚积。消化道黏膜 pH（pHi）是目前反映胃肠组织细胞氧合状态的主要指标。研究表明，严重创伤患者 24h 连续监测 pHi，pHi > 7.30 的患者存活率明显高于 pHi < 7.30，当 pHi < 7.30 持续 24h，病死率高达 85%。随着对休克患者局部氧代谢的研究，舌下 PCO_2 与 pHi 存在很好的相关性，并且可在床旁直接观察和动态监测，成为了解局部组织灌注水平的指标。

6. **重症超声** 超声被称为可视化听诊器。重症超声是由重症医师操作的在重症医学理论指导下的超声检查，既可以对患者主要问题的病因判断，又可在床旁对血流动力学各环节如前负荷、左右心功能、下腔静脉变异度等各个方面进行连续性评估，为严重脓毒症和感染性休克患者的血流动力学治疗提供方向并成为精细调整的重要手段。连续肺部超声 B 线评估有助于指导肺水肿的治疗。研究表明，肾脏血流及脑血流超声持续监测可辅助诊断急性肾损伤及评估脑血管自动调节功能等。

（二）液体复苏

1. **早期液体复苏及集束化治疗**（bundle therapy） 脓毒症血流动力学改变的基础是外周血管收缩舒张功能异常，从而导致血流的分布异常，在感染发生的早期，由于血管的扩张和毛细血管通透性改变，往往出现循环系统的低血容量状态，表现为感染性休克（经过初期的补液试验后仍持续低血压或血乳酸浓度≥4mmol/L）。前期研究表明，早期目标导向治疗（early goal directed therapy，EGDT）的液体复苏有助于改善感染性休克患者的预后。但除了积极有效的血流动力学监测及支持外，还需要同时联合其他有效的治疗，即集束化治疗。目前推荐的3h集束化治疗目标为：①监测血乳酸水平；②使用抗生素前留取血培养标本；③诊断明确后1h内使用广谱抗生素；④低血压或血乳酸≥4mmol/L时，按30mL/kg给予晶体液复苏。6h集束化治疗早期复苏目标应达到：①中心静脉压（central venous pressure，CVP）：8～12mmHg（机械通气患者为12～15mmHg）；②平均动脉压（mean arterial pressure，MAP）≥65mmHg；③尿量≥0.5mL/（kg·h）；④ $ScvO_2$≥70%或SvO_2≥65%。在严重感染或感染性休克患者前6h内CVP达标，而$ScvO_2$或SvO_2未达到目标要求时，应输入浓缩红细胞（red blood cell，RBC）使血细胞比容（hematocrit，HCT）≥30%和/或给予多巴酚丁胺［不超过20μg/（kg·min）］以达到该治疗目标。在液体复苏过程中，乳酸和乳酸清除率可作为判断预后的指标。

2．**液体管理**　既往认为晶体液及胶体液在脓毒症及感染性休克液体复苏中无明显区别，但近来有meta分析及RCT研究表明在严重脓毒症和感染性休克患者进行液体复苏时，羟乙基淀粉与晶体液相比，前者不能改善近期和远期生存率，但可增加脓毒症患者的急性肾损伤（acute kidney injury，AKI）发生率及肾脏替代治疗（renal replacement therapy，RRT）的需求，因此在液体的选择上，推荐晶体液作为严重脓毒症和感染性休克的首选复苏液体。不建议使用羟乙基淀粉进行严重脓毒症和感染性休克的液体复苏，但白蛋白可考虑应用。尽管最新的研究未显示白蛋白可以改善脓毒症患者的28d病死率，然而meta分析显示白蛋白可以降低感染性休克患者的病死率。

（三）控制感染

1．**病原微生物培养及感染的监测**　使用抗生素之前应尽快针对性留取标本送病原微生物进行需氧、厌氧或其他特殊的培养。为了更好地识别病原微生物，至少要获得两份血培养标本，其中一份来自外周静脉，另一份经每个留置导管的血管内抽取（导管留置时间>48h）；对于其他可能的感染部位，也应该获取标本进行培养，如尿液、脑脊液、伤口分泌物、呼吸道分泌物或者其他体液。当感染病原菌的鉴别诊断涉及侵袭性真菌病时，建议采用1,3-β-D葡聚糖检测（G试验）和/或甘露聚糖（GM试验）和抗甘露聚糖抗体检测。一项包含30个临床试验的meta分析显示，降钙素原（procalcitonin，PCT）是重症患者脓毒症早期诊断的有效指标，建议应用PCT对可疑感染的重症患者进行脓毒症的早期诊断。

2．**抗生素的使用**　一旦明确诊断严重脓毒症/感染性休克，应在1h内开始有效的静脉抗生素治疗，在使用抗生素前应该进行病原微生物培养，但不能因此而延误抗生素的给药。初始经验性抗感染治疗方案应采用覆盖所有可能致病菌（细菌和/或真菌）在疑似感染源组织内能达到有效浓度的单药或多药联合治疗。对流感病毒引起的严重脓毒症/感染性休克尽早开始抗病毒治疗。抗生素治疗应每天进行再评估，一旦有明确病原学依据，应考虑降阶梯治疗，确保获得最佳的疗效的同时防止耐药的发生、减少毒性并降低治疗费用。脓毒症患者的抗感染疗程一般为7～10d，监测血清PCT水平可作为脓毒症停用抗菌药物的辅助手段。

3．**清除感染源**　对于某些特定部位的感染（如坏死性筋膜炎、弥漫性腹膜炎、胆管炎、肠梗死）需要采取紧急的治疗措施，所以应该尽快寻找病灶、做出诊断或排除诊断；在此基础上，对所有严重脓毒症的患者都应该采取干预措施清除感染源，特别是脓肿和局部感染灶的引流、感染坏死组织的清除、潜在感染器材的去除或可能发生感染的微生物污染源的去除等。当需要采取干预措施处理感染源时，应该选择对生理功能影响最小的有效手段（如经皮穿刺引流脓肿要优于外科手术）。如果认为血管内植入物是严重脓毒症或感染性休克可能的感染源，那么在建立其他的静脉通道后迅速去除该器材。

（四）血管活性药物和正性肌力药物

低外周血管阻力是脓毒症与感染性休克主要的特征，即使经过初始的积极目标指导性液体复苏，仍然不能维持循环，或者不能达到复苏目标，可考虑应用血管活性药物和 / 或正性肌力药物以提高和保持组织器官的灌注压，常用的缩血管药物包括去甲肾上腺素、多巴胺、肾上腺素、升压素等。推荐去甲肾上腺素作为首选缩血管药物。多巴胺作为缩血管药物仅用于对快速性心律失常风险低或心动过缓的患者，同时不推荐将低剂量多巴胺作为肾脏保护药物。在使用去甲肾上腺素的情况下，仍需要联合更多的缩血管药物来维持血压，可选用肾上腺素和升压素。如已取得了充足的血容量和足够的 MAP 仍出现灌注不足征象，或者血流动力学监测提示存在心脏充盈压升高、心排血量（cardiac output，CO）降低时，建议使用正性肌力药物。推荐药物包括多巴酚丁胺或左西孟旦，使心脏指数（cardiac index，CI）达到正常范围即可，不建议 CI 达到超常水平。一项左西孟旦与安慰剂的随机对照研究证实，左西孟旦除改善血流动力学状态外，还能改善脓毒症患者的组织微循环状态。

（五）糖皮质激素和免疫治疗

糖皮质激素常应用于治疗肾上腺皮质功能不全，但低剂量糖皮质激素是否预防重症患者严重感染和感染性休克的发生目前尚无定论。有大规模随机双盲对照试验提示，糖皮质激素可缩短住院时间，但不会影响病死率。因此，糖皮质激素不常规用于治疗感染性休克。但对于依赖缩血管药物的感染性休克患者，目前推荐小剂量糖皮质激素治疗（氢化可的松 200 ～ 300mg/d，分 3 ～ 4 次给药）。对于接受骨髓移植、骨髓瘤或经过高剂量糖皮质激素治疗的肿瘤患者，易出现继发性肾上腺功能不全，应给予应激剂量氢化可的松（氢化可的松 200 ～ 300mg/d，分 3 ～ 4 次给药）。

脓毒症的免疫调理治疗曾经使人们对改善脓毒症的预后寄予极大希望，但临床免疫治疗脓毒症的可行性还处于初级研究阶段，在各项指南中均未获推荐。

（六）深静脉血栓预防

脓毒症时容易导致凝血功能紊乱，其机制包括内毒素及致炎因子将组织因子和血小板激活，导致血小板、内皮细胞之间的黏附、聚集，从而使血液凝固，血栓形成；抗凝血酶系统、蛋白 C 系统等生理性抗凝系统的减弱；纤溶系统作用减弱等，使血液处于高凝状态，容易继发 DIC。因此，相对于普通 ICU 患者，严重脓毒症患者发生静脉血栓的风险更高，如果发生肺动脉栓塞等情况，可能会致命。meta 分析显示与普通肝素相比，低分子量肝素的预防效果更好，可以显著降低静脉血栓栓塞及肺栓塞的发生率，且有降低病死率的趋势，使得低分子量肝素的地位较前提升。近年来，在无禁忌证的情况下，推荐对严重脓毒症患者应用低分子量肝素进行深静脉血栓的预防。

（七）其他支持治疗

1. **机械通气**　对于脓毒症诱发急性呼吸窘迫综合征（ARDS）患者进行机械通气时，按照 ARDS 肺保护通气策略和 ARDS 分层治疗策略进行。近年来，随着俯卧位通气研究的深入，来自国外的随机对照研究显示俯卧位通气可以显著降低中重度 ARDS 患者的病死率，之后的 meta 分析也得到了相似的结果。因此，《2016 国际严重脓毒症和脓毒症休克治疗指南（SSC）》中推荐针对患者氧合指数 < 150 的患者予以俯卧位通气治疗，并且是强力推荐。

2．营养支持治疗　严重脓毒症 / 感染性休克复苏后血流动力学稳定者尽早开始营养支持（48h 内），选肠内营养（enteral nutrition，EN），小剂量血管活性药物不是使用早期 EN 的禁忌证。

对于存在营养风险的严重脓毒症患者，早期营养支持应避免过度喂养，以 20 ～ 25kcal/kg 为目标。如接受 EN 3 ～ 5d 仍不能达到 60% 目标量，建议添加补充性肠外营养（parenteral nutrition，PN）。

3．肾脏替代治疗　对于需要行肾脏替代治疗的脓毒症患者，持续性肾脏替代治疗（CRRT）与间歇性肾脏替代治疗相比，近年的多项研究并未发现肾脏替代治疗的模式何种更有利。一项研究比较了 CRRT 和间歇性肾脏替代治疗，结果显示，两种方法的住院病死率及总住院病死率、肾功能恢复、住院时间均无明显差异，但 CRRT 对血流动力学稳定有更好的耐受性。建议脓毒症合并急性肾损伤（AKI）的患者，如需肾脏替代治疗，应采用持续性肾脏替代治疗。基于当前研究证据，尚不建议使用高容量血液滤过治疗脓毒症合并 AKI。

肖　云（云南省肿瘤医院 / 昆明医科大学第三附属医院）

赵金凤（云南省肿瘤医院 / 昆明医科大学第三附属医院）

附：直肠腺癌合并感染性休克病例分析

病例摘要

患者，男性，71 岁。因直肠癌术后 4 年余，腹痛伴肛门停止排便 1 周入院。入院后完善相关检查，考虑急腹症，予急诊手术治疗，术后出现感染性休克及多脏器功能障碍，给予严密监测、液体复苏、外科引流、抗感染、器官功能支持等治疗后患者病情好转，治疗有效。

病例简介

现病史：患者，男性，71 岁。4 年前诊断为直肠腺癌，行直肠癌根治术。术后 2 年复查发现肿瘤吻合口复发，行多周期局部放射治疗及化疗。近 1 周来出现腹痛，进行性加重，肛门停止排便，伴发热，呈间歇性，体温最高 39.2℃。患者精神、饮食、睡眠差，体重下降 2kg。为进一步诊治，就诊于省肿瘤专科医院。

既往史：否认肝炎、结核等传染病病史。否认高血压、糖尿病等慢性病史。否认外伤史、输血史。否认食物及药物过敏史。预防接种史不详。

个人史：吸烟 30 年，20 支 /d，已戒烟 2 年。否认饮酒史。

婚育史：结婚 40 年，育有两子。儿子及配偶均身体健康。

家族史：父母已故（具体不详）。否认家族遗传病病史、传染病史。

体格检查

T 38.9℃，P 104 次 /min，R 32 次 /min，BP 132/68mmHg。一般情况差，情感淡漠，急性痛苦病容，心肺（－）。腹部膨隆，全腹压痛，反跳痛明显，伴肌紧张，未触及明显包块，肝脾未及肿大，移动性浊音阴性，肠鸣音 4 次 /min。双下肢轻度水肿，生理反射存在，病理反射未引出。

辅助检查

血常规：白细胞 $9.71 \times 10^9/L$ [（$4.0 \sim 10.0$）$\times 10^9/L$]，中性粒细胞百分率 90.3%（50% ~ 70%），血红蛋白 82g/L（120 ~ 160g/L）。

感染标志物：降钙素原 5.94ng/mL（< 0.1ng/mL），C 反应蛋白 236.5mg/L。

血生化：肌酐 112μmol/L，尿素氮 13.18mmol/L（3.2 ~ 7.1mmol/L），白蛋白 32g/L（35 ~ 51g/L），K^+ 6.07mmol/L（3.5 ~ 5.5mmol/L）。

影像学检查：腹部立位 X 线片提示肠梗阻可能。

胸部正位 X 线片提示：双肺散在渗出病灶，考虑炎变。

诊治经过

入院诊断：①腹痛待查（肠穿孔？肠坏死？）；②不完全性肠梗阻；③肺部感染；④肾功能不全（BUN 13.18mmol/L）；⑤高钾血症（K^+ 6.07mmol/L）；⑥中度贫血（血红蛋白 82g/L）；⑦低蛋白血症（白蛋白 32g/L）；⑧直肠中分化腺癌术后吻合口二次复发放化疗后 $rpT_3N_{2a}M_0$ Ⅲ b 期。

治疗：完善术前准备后于入院当日行急诊剖腹探查术 + 回肠造瘘术。术后诊断：直肠穿孔并腹腔感染。术后转入 ICU，加强监护，抗感染，对症支持治疗。

病情变化：入 ICU 第 2 天无明显诱因出现腹痛加剧、呼吸急促、情感淡漠。查体腹部压痛、反跳痛明显，肢端湿冷，少尿。左右腹腔引流管引流液呈粪水样。

实验室检查回报：谷草转氨酶 2 468U/L（0 ~ 40U/L）；谷丙转氨酶 1 125U/L（0 ~ 40U/L）；血肌酐 195μmol/L；血尿素氮 14.27mmol/L（3.2 ~ 7.1mmol/L）；C 反应蛋白 144.79mg/L；降钙素原 56.81ng/mL（< 0.1ng/mL）；NT-pro BNP 1 336pg/mL；白细胞 $7.07 \times 10^9/L$；中性粒细胞百分率 90.6%；血红蛋白 140g/L；1, 3-β-D 葡聚糖（G 试验）：760.3pg/mL（< 100.5pg/mL）。血气分析：pH 7.25（7.35 ~ 7.45），PCO_2 31mmHg（35 ~ 45mmHg），PO_2 58mmHg（95 ~ 100mmHg），PO_2/FiO_2 96，BE -11.2mmol/L（-3 ~ +3mmol/L），K^+ 5.6mmol/L，血乳酸 9.6mmol/L（0.5 ~ 1.7mmol/L），混合静脉血氧饱和度 60%（静息状态下大约 75%）。

考虑：①感染性休克；②腹腔感染；③急性呼吸窘迫综合征；④急性肾损伤；⑤急性肝损伤；⑥直肠穿孔，急诊剖腹探查 + 回肠造瘘术后；⑦乳酸中毒；⑧Ⅰ型呼吸衰竭。

病原微生物培养结果：腹腔引流液培养多次检出屎肠球菌；血培养及痰液培养检出光滑假丝酵母菌。

治疗措施：①持续负压冲洗引流；②呼吸机辅助呼吸；③充分液体复苏；④去甲肾上腺素维持血压；⑤持续性肾脏替代治疗；⑥病原微生物培养；⑦抗感染治疗（注射用美罗培南 1g，1 次 /8h；注射用替加环素 100mg，首剂 50mg，1 次 /12h；注射用米卡芬净 100mg，1 次 /24h）。

治疗结果：一般情况好转，循环稳定，停用去甲肾上腺素；肾功能恢复；肺部情况改善，顺利脱机拔管；造口排气排便，逐步加强肠内营养支持；腹腔冲洗颜色转淡；转出 ICU。

专家点评

脓毒症是常见的临床急症之一。肿瘤患者由于其疾病本身以及抗肿瘤治疗使其容易发生感染，且呈现出更高发病率和死亡率。对于肿瘤患者，一旦发生脓毒症，很容易进展为多器官功能障碍，已成为决定患者预后的重要因素之一，因此需要临床医生尽早识别和及时干预，以尽可能改善患者病情、延长生存期、提高生活质量。该患者在急诊入院时有发热、心动过速、呼吸加快、意识淡漠，且患者感染指标升高，根据 qSOFA 评分该患者可诊断脓毒症。患者腹部立位 X 线片提示肠梗阻，应该立即进行腹盆部 CT 检查，CT 检查结果对决定是否手术和手术方案具有重要指导意义。该病例中患者在接受抗肿瘤综合治疗后合并外科感染时，虽然及时进行了外科手术干预，但患者术后仍然合并了感染性休克及多脏器功能障碍，患者最终转归良好得益于完善的监测手段、有效的液体复苏、及时且强有力的抗感染治疗、充分的外科引流和充分的器官功能支持。当脓毒症患者血乳酸水平高于 4mmol/L 时，病死率＞50%，但该患者血乳酸为 9.6mmol/L 且最终救治成功，为以后临床工作中肿瘤合并脓毒症患者的处理提供了借鉴。

肖　云（云南省肿瘤医院 / 昆明医科大学第三附属医院）
赵金凤（云南省肿瘤医院 / 昆明医科大学第三附属医院）

第三节　细胞因子风暴

细胞因子是由人体多种细胞所合成和分泌的小分子可溶性蛋白，包括白细胞介素、干扰素超家族、肿瘤坏死因子超家族、集落刺激因子、趋化因子、生长因子等。通过其细胞因子网络作用，在体内发挥调控免疫应答、调节多种细胞生长分化、参与炎症反应等生理作用。细胞因子风暴是由病原体感染、药物所引起的全身性炎症性反应，是临床常见急症之一，患者可出现多种临床表现及并发症，不及时诊治将危及生命。了解细胞因子网络及细胞因子风暴机制对临床诊断及治疗至关重要。

一、细胞因子

细胞因子（cytokine，CK）是由免疫细胞（如 T 淋巴细胞、B 淋巴细胞、单核巨噬细胞及 NK 细胞）和某些非免疫细胞（如胸腺和骨髓中的基质细胞、血管内皮细胞、成纤维细胞等）受到免疫原或其他刺激后分泌产生的一类可调节细胞功能的高活性、多功能的小分子可溶性蛋白。细胞因子通过与相应的高亲和力受体结合发挥作用，分子量小，大部分都低于 10kD；作用强，低浓度就可显示生物学效应。细胞因子在免疫反应及炎症中调节反应的持续时间及幅度，通过结合相应受体调控免疫应答，调节多种细胞生长分化，在一定条件下也参与炎症等多种疾病的发生。细胞因子按照结构和功能可分为白细胞介素、干扰素超家族、肿瘤坏死因子超家族、集落刺激因子、趋化因子、生长因子六类。

（一）细胞因子分类

1. **白细胞介素**（interleukin，IL）　是一类能够双向调节免疫系统的细胞因子家族，这类细胞因子是在感染过程释放中最重要的因子，由白细胞和内皮细胞分泌，其在调节和激活免疫细胞、介导 T、B 细胞活化、增殖与分化、传递信息及在炎症中起重要作用。IL 可分为促炎性白介素和抗炎性白介素。促炎性白介素负责调节细胞活化、组织损伤和坏死，而抗炎性白介素则旨在抑制并最终逆转炎症过程。目前，已发现了 IL-41、IL-1、IL-6 是重要的促炎白介素。IL-6 来源于巨噬细胞，在细胞因子级联反应中起着重要作用。

2. **干扰素**（interferon，IFN）　主要在病毒和其他病原体的先天免疫中起核心作用。干扰素根据其结合的高亲和力受体不同可分为 I 型干扰素、II 型干扰素和 III 型干扰素。I 型干扰素包括 IFN-α、IFN-β、IFN-δ、IFN-ε、IFN-κ、IFN-τ 和 IFN-ω 等，由单核细胞、成纤维细胞等细胞分泌。其中

IFN-α、IFN-β 发挥着抗病毒作用。Ⅱ型干扰素即 IFN-γ，由活化 T 细胞、NK 细胞等细胞分泌，主要参与免疫调控。Ⅲ型干扰素是一类新型的干扰素，目前发现了 IFN-λ1、IFN-λ2、IFN-λ3 和 IFN-λ4。

3．肿瘤坏死因子（tumor necrosis factor，TNF）　是一类具有杀伤肿瘤细胞，并能引起机体发热的细胞因子。其超家族成员目前已经发现 30 余种，主要有 TNF-α、TNF-β 等。TNF-α 是促炎因子，由活化的单核巨噬细胞和淋巴细胞分泌，具有高亲和力的受体分布于肝、肾、肺、肠、肌肉及多种细胞表面，在启动瀑布式炎症反应、激活凝血系统和补体系统等方面有着重要作用。

4．集落刺激因子（CSF）　主要作用为刺激骨髓造血干细胞增殖和分化，包括粒细胞巨噬细胞集落刺激因子（GM-CSF）、粒细胞集落刺激因子（G-CSF）、巨噬细胞集落刺激因子（M-CSF）和促红细胞生成素（erythropoietin，EPO）等。与其他集落刺激因子相比，GM-CSF 在炎症方面的作用更多。GM-CSF 的调控与 IL-1 和 TNF 相关，其可能是通过激活巨噬细胞来发挥炎症作用。

5．趋化因子（chemokine）　是一个具有趋化作用的细胞因子超家族。根据其氨基酸序列和两个半胱氨酸残基之间的间隔，可以分为 4 种类型的趋化因子 CXC（α）、CC（β）、CX3C（δ）和 C（γ）。趋化因子在功能上可分为两类，炎性趋化因子和稳态趋化因子。炎性趋化因子仅在先天免疫系统细胞在感染和损伤时被诱导表达，表达量很低。其作用是引导适应性免疫细胞（特别是中性粒细胞和单核细胞）和先天性免疫细胞到活动性感染部位，从而扩大已在进行的免疫应答，如 CXCL8（也称 IL-8）是募集中性粒细胞至炎症部位的最佳趋化因子，单核细胞趋化蛋白 1（monocyte chemotactic protein 1，MCP-1）专门作用于巨噬细胞的募集。

6．生长因子（growth factor，GF）　是一类具有刺激细胞生长作用的肽类分子超家族。主要包括表皮生长因子（epidermal growth factor，EGF）、转化生长因子（transforming growth factor，TGF）、成纤维细胞生长因子（fibroblast growth factor，FGF）、血小板源性生长因子（platelet derived growth factor，PDGF）、血管内皮生长因子（vascular endothelial growth factor，VEGF）。生长因子 TGF-β 有着抗炎和促炎双重作用，高浓度 TGF-β 可抑制 T 细胞生长，抑制炎症反应；低浓度的 TGF-β 又可以参与 Th17 细胞分化，达到趋化炎症细胞的作用。

（二）细胞因子网络

细胞因子以自分泌、旁分泌和内分泌的方式进行远距离和近距离的通信，使得一个复杂免疫细胞的作用系统形成。而复杂的细胞因子网络和免疫细胞的通信网络是通过不同的细胞因子，特别是抗炎和促炎细胞因子在不同的细胞之间相互作用形成的。这些相互作用主要是通过细胞因子的多向性和重叠性，即一种细胞因子可作用于不同的靶细胞、多种细胞因子也可以和同种细胞受体结合等，从而形成了一个非线性的细胞因子和免疫细胞之间的通信网络。细胞因子网络和神经系统、内分泌系统、代谢系统一样控制着整个机体的生命活动。生物因素、环境因素、药物因素都会对细胞因子网络产生扰动。当过度免疫应答，促炎因子和抗炎因子失衡，促炎因子分泌过多，就会造成全身性的炎症，IL-6、IL-8、MCP-1 和 IL-10 的细胞因子网络在急性期起作用。

二、细胞因子风暴

细胞因子风暴（cytokine storm）是一种全身性的炎症反应。可由某些感染和药物引起，也称为细胞因子释放综合征（cytokine release syndrome，CRS）。细胞因子风暴这一概念首次被提出是在 1993 年关于移植物抗宿主病的一项研究。细胞因子风暴主要以高热、肌肉痛、精神不振等为临床表现，重者可表现为低血压、低氧血症、血管渗漏、凝血障碍、多器官障碍，甚至危及生命。当病原体或者药物进入人体后，体内免疫细胞（如单核巨噬细胞、B 淋巴细胞、T 淋巴细胞、NK 细胞等）和非免疫细胞（如内皮细胞等）大量被激活，产生急性炎性细胞因子，这过度活跃的免疫应答反应，导致炎症反应失控，从而形成细胞因子风暴。在 CRS 中升高的细胞因子包括 IFN-γ、IL-6、IL-2、IL-8、IL-1、GM-CSF、IL-17、IL-12、TNF-α、MCP-1 等。IFN-γ 被认为是在细胞因子风暴中首先启动的细胞因子。IL-6 在细胞因子风暴机制中占据重要地位，主要由巨噬细胞分泌，可通过反式信号通路与其可溶性受体（soluble interleukin 6 receptor，sIL-6R）结合启动单核细胞向巨噬细胞的分化。

（一）病因

1. **肿瘤免疫治疗**　是应用免疫学原理和方法，提高肿瘤细胞的免疫原性和对效应细胞杀伤的敏感性，激发和增强机体抗肿瘤免疫应答，并将免疫细胞和效应分子输注体内，协同机体免疫系统杀伤肿瘤、抑制肿瘤生长。2013 年，肿瘤免疫治疗被《科学》杂志列在突破性研究进展第一位。CRS 见于多种抗肿瘤药物治疗报道中，主要包括：

（1）嵌合抗原受体 T 细胞（CAR-T）免疫疗法：CAR-T 免疫疗法在肿瘤免疫治疗中是最常发生 CRS 的免疫疗法，约 2/3 的肿瘤患者在接受 CAR-T 治疗后发生 CRS。CAR-T 治疗是指将从患者体内获得的 T 细胞经过基因工程技术转化为特异的嵌合抗原受体（CAR），从而与肿瘤细胞特异的抗原相结合，发挥肿瘤杀伤作用。目前为止，最为常见也最成功的肿瘤抗原是 CD19，在 B 细胞上存在，多用于治疗 B 细胞类的恶性肿瘤。2017 年 FDA 相继批准了 Kymriah 和 Yes-carta 分别用于治疗急性淋巴细胞白血病和特定类型非霍奇金淋巴瘤。

（2）双特异性 T 细胞结合单链抗体构建体：博纳吐单抗（blinatumomab）是一种全人源化双特异性抗体，结合到 B 细胞系表面表达的 CD19 和 T 细胞表面表达的 CD3 上。其通过用 B 细胞上的 CD19 与 T 细胞受体复合物的 CD3 连接，来激活内源性 T 细胞。博纳吐单抗介导 T 细胞和肿瘤细胞之间的突触的形成，上调细胞黏附分子，产生细胞溶解蛋白，释放炎症性细胞因子，促进 T 细胞增殖，从而引起 CD19$^+$ 细胞定向溶解，用于治疗成人或儿童复发性 / 难治性前体 B 细胞急性淋巴细胞白血病。

（3）免疫检查点抑制剂（ICIs）：免疫检查点是表达于免疫细胞（主要是 T 细胞）细胞膜上的防止细胞过度激活的蛋白通路，包括程序性死亡受体 1（PD-1）其配体（PD-L1）和细胞毒性 T 淋巴细胞相关蛋白 4（CTLA-4），而肿瘤细胞可通过免疫细胞上的免疫检查点，逃脱免疫监视。免疫检查点抑制剂基本作用机制是释放免疫调节的闸门并恢复其抗肿瘤免疫反应。PD-1 抑制剂帕博利珠单抗（pembrolizumab）和纳武单抗（nivolumab），CTLA-4 抑制剂伊匹单抗（ipilimumab）和曲美木单抗（tremelimumab）在治疗黑色素瘤、肾癌、前列腺癌、肺癌等都取得了良好应用。有报道 ICIs 可引起 CRS，但极为罕见。

对于肿瘤免疫治疗如何引起免疫系统过度激活的机制目前尚未清楚。但来自中国科学院的一项研究无疑是振奋人心的。研究发现 CAR-T 细胞与特异性抗原结合后启动由 Gasdermin E（GSDME）介导的靶细胞焦亡途径，使靶细胞发生焦亡，焦亡释放因子刺激巨噬细胞产生促炎因子，在敲除 GSDME、消耗巨噬细胞或抑制 caspase 1 的试验中均可消除 CRS 在小鼠模型中的发生。其在 CRS 中升高的细胞因子包括 IFN-γ、IL-6、IL-2、IL-8、sIL-2Rα、可溶性糖蛋白 130（soluble glycoprotein 130，sgp130）、sIL-6R 和 GM-CSF 等。在 CAR-T 免疫疗法中，激活的 T 细胞或肿瘤细胞自身大量释放 IFN-γ 会触发 CRS。分泌的 IFN-γ 诱导其他免疫细胞（最重要的是巨噬细胞）活化。活化的巨噬细胞会产生过量的其他细胞因子，如 IL-1、IL-8、IL-10、TNF-α、MCP-1 和 MIP1α 等，进一步活化 T 细胞以及其他免疫细胞，形成正反馈效应，进而放大体内细胞因子及炎症水平。在肿瘤免疫治疗发生的 CRS，其临床症状强度与患者肿瘤负荷强度有着重要关系。在 CAR-T 免疫疗法中，还发现 CAR 构建体的性质会影响 CRS 临床表现的可能性、严重性和时间。

2．**冠状病毒**（coronavirus，CoV）　是一类有囊膜的单股正链 RNA 病毒，是能引起人和动物呼吸道感染的重要病原体。有 α-CoV 家族和 β-CoV 家族两类。α-CoV 家族包括 HCoV-NL63、HCoV-229E、HCoV-HKU2、HCoV-OC43；β-CoV 家族包括引起严重急性呼吸综合征（severe acute respiratory syndrome，SARS）和中东呼吸综合征（middle east respiratory syndrome，MERS）的 CoV，新型冠状病毒也属于 β-CoV 家族。α-CoV 家族病毒传染性低、临床表现轻、易治愈，而 β-CoV 家族病毒则具有高传染性、高致命性等特点，可引起严重的呼吸道和消化道症状，甚至死亡。研究发现，细胞因子风暴是引起新型冠状病毒肺炎（coronavirus disease 2019，COVID-19）、SARS 和 MERS、急性呼吸窘迫综合征（acute ARDS）和多器官功能障碍综合征（MODS）的重要原因，重症患者的血清炎症因子水平显著升高，包括 IL-6、TNF-α、IL-2、MCP-1 等。COVID-19 与 SARS、MERS 相比，细胞因子风暴出现得更晚，通常在感染了一段时间或治疗之后才会出现，MODS 发生的可能性更大。研究表明，新型冠状病毒通过血管紧张素转化酶 2（angiotensin-converting enzyme 2，ACE2）进入细胞，而肺泡上皮细胞高表达的 ACE2 已经成为新型冠状病毒的主要侵袭目标，其机制可能是病毒侵入气道和肺泡的上皮细胞后激活先天免疫系统。病毒感染后的上皮细胞、先天免疫细胞（如巨噬细胞、树突状细胞等）和内皮细胞会分泌多种细胞因子如 IFN-α/β、TNF、IL-6、CXCL10 来阻止病毒的传播和复制。同时，特异性免疫系统的效应细胞（如 $CD4^+$ 和 $CD8^+$T 细胞）也被激活，募集到炎症部位以加速感染细胞的凋亡，其分泌的 IFN-γ 又能刺激巨噬细胞活化进一步激活先天免疫系统，级联反应产生更多的细胞因子。过多的细胞因子导致弥漫性肺泡损伤、透明膜形成和肺纤维化。当细胞因子进入循环系统后，会引起广泛的内皮功能障碍、弥散性血管内凝血和 MODS。

3．**单倍体造血干细胞移植**（haploid hematopoietic stem cell transplantation，haplo-HCT）　目前多用于血液系统肿瘤和再生障碍性贫血。根据干细胞来源可分为骨髓干细胞移植（bone marrow stem cell transplantation，BMT）和外周血干细胞移植（peripheral blood stem cell transplantation，PBT）。有研究发现，大约 45% 的 haplo-BMT 接受者在非髓细胞单倍型 BMT 后的前 1～3d 内发热而没有任何其他 CRS 的征兆，很少发生严重的 CRS，但 PBT 后的发生率要高得多，并具有较高的发病率和死亡率。干细胞移植患者大部分已住院治疗，这类患者在肿瘤急症中极为罕见。

4．**其他病因**　抗体类药物，抗人胸腺细胞球蛋白和靶向 CD52［阿仑单抗（alemtuzumab）］、CD20［利妥昔单抗（rituximab）、奥滨尤妥珠单抗（obinutuzumab）］、CD28（TGN1412）、CD40［达西珠单抗（dacetuzumab）］、CD30［本妥昔单抗（brentuximab）］等单克隆抗体药物，以及非蛋白抗肿瘤药物奥沙利铂和来那度胺均有报道细胞因子风暴的不良反应。其他病原体感染，如流感病毒、埃博拉病毒、寨卡病毒、登革热病毒、急性 HIV-1、猪链球菌感染等发病机制也与细胞因子风暴有关。

（二）临床表现

细胞因子风暴的临床表现是由免疫系统过度激活所分泌的高炎症细胞因子所引起的。

1．**一般表现**　发热、寒战、头痛、头晕、肌痛和精神不振。高热是 CRS 的特征性标志，通常先于其他任何临床表现。

2．系统表现

（1）血液学表现：凝血障碍、出血。

（2）皮肤表现：皮疹、红皮病、水肿。

（3）心血管系统表现：低血压、心律失常、心肌损害、休克。

（4）呼吸系统表现：呼吸道症状在细胞因子风暴患者中很常见。轻度病例可能会出现咳嗽和呼吸急促，但可能会发展为急性呼吸窘迫综合征（ARDS）并伴有呼吸困难、难以纠正的低氧血症。

（5）消化系统毒性：包括胃肠炎、水样腹泻、肝炎、急性肝衰竭。

（6）肾脏系统表现：肾炎、急性肾衰竭。

（三）实验室检查

细胞因子风暴患者常见的实验室异常，包括血细胞减少、肌酐和肝酶升高、凝血参数紊乱和急性反应期蛋白（CRP）升高。血液中的细胞因子和趋化因子水平显著升高，其中包括 IL-1、IL-6、IL-7、IL-8、I-L9、IL-10、G-CSF、GM-CSF、IFN-γ、IFN-γ 诱导蛋白 10（IP10）、MCP-1 及 TNF-α 等。重症监护病房的一些严重病例显示出高水平的促炎细胞因子，包括 IL-6、TNF-α、IL-8、CXCL-10。鉴于炎性细胞因子水平升高时会发生 CRS，研究人员致力于确定循环细胞因子，将其用作预测重症细胞因子风暴的模型，目前发现 MCP-1 可作为较为灵敏的预测指标，尽管 C 反应蛋白和铁蛋白的升高与 CRS 相关，但它们并不是严重 CRS 的准确预测因子。

（四）临床诊断及分级

由于所致细胞因子风暴的病因复杂，且不同病因所致的细胞因子风暴临床表现不一致，因此细胞因子风暴的诊断并没有一个统一的标准。细胞因子风暴的分级目前只在肿瘤领域有具体的分级。2018 年 6 月，在美国血液与骨髓移植协会（American Society for Blood and Marrow Transplantation, ASBMT）的支持下，来自该领域的各学科专家制定了免疫细胞疗法相关的 CRS 和神经毒性的新定义和分级（表 2-6-7）。

表 2-6-7　CRS 严重程度分级

分级	分级标准
1 级	发热≥ 38.0℃
2 级	发热≥ 38.0℃，伴低血压（不需要使用血管升压药物）和 / 或缺氧 [仅需要低流量鼻导管吸氧（≤ 6L/min）]
3 级	发热≥ 38.0℃，伴低血压（需要使用一种含有或不含有加压素的血管升压药物）和 / 或缺氧 [需要高流量鼻导管吸氧（≥ 6L/min）]，面罩，非循环呼吸器面罩或文丘里面罩
4 级	发热≥ 38.0℃，伴低血压（需要加压素以外的多种血管升压药物）和 / 或需要正压通气缺氧（如 CPAP、BiPAP、插管和机械通气）
5 级	排除其他原因，由 CRS 导致的死亡

（五）治疗

由于对细胞因子风暴的病理生理机制的认识有限，细胞因子风暴的临床治疗仍具有挑战性，主要靠临床医生的经验性治疗，以抢救生命为主。当患者出现危及生命的临床表现如难以纠正的低血压、急性呼吸窘出现迫综合征（ARDS）时，可立即转入重症监护室治疗，同时监测患者生命指标、器官功能指标、细胞因子水平，使用相应的血管活性药物及正压通气治疗，凝血功能障碍时可应用抗凝治疗，其他的器官功能障碍如肾衰竭时，使用相应的对症治疗（CRS 的管理见图 2-6-1）。

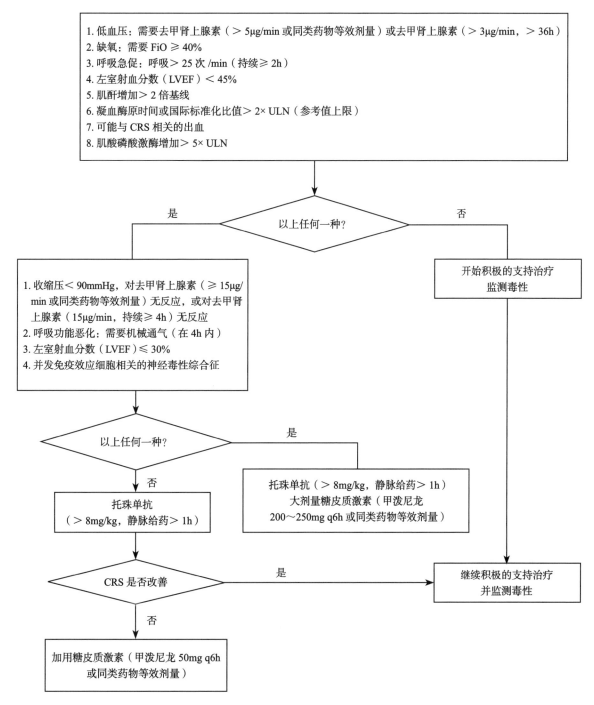

图 2-6-1 CRS 的管理

1．**一般治疗** 如维持水、电解质及酸碱平衡，使内环境稳定；营养支持，使患者具有良好的抵抗力从而更快地恢复。

2．**病因治疗** 对于引起细胞因子风暴的病因，如冠状病毒、流感病毒感染，可使用抗病毒治疗，如洛匹那韦或利托那韦（100mg，口服，2 次/d，疗程不超过 10d）；细菌感染时，根据细菌种类及病情状况合理使用抗生素；出现 ICIs 相关的 CRS，应立即停药，使用大剂量糖皮质激素和 / 或免疫抑制剂（如英夫利西单抗），具体参考中国临床肿瘤学会《2021 免疫检查点抑制剂相关的毒性管理指南》。

目前对于高细胞因子的治疗方法有以下几种：

（1）IL-6 拮抗剂：IL-6 在细胞因子风暴病理生理学中起关键作用。托珠单抗已成为治疗中 - 重度细胞因子风暴的首选药物。托珠单抗是 IL-6 受体单抗，既能结合 IL-6R，也能结合 sIL-6R，在 CAR-T 免疫治疗、COVID-19、单倍体造血干细胞移植等所导致的细胞因子风暴均有良好的疗效。Lee 等人建议托珠单抗的使用剂量为成人 4mg/kg，儿童 8mg/kg。若给药 24h 后发热和低血压等症状未能缓解，可再给药 1 次或者加用糖皮质激素。此外，关于托珠单抗的病例研究中建议临床尽早使用托珠单抗控制细胞因子风暴。

（2）糖皮质激素：可抑制炎症因子及趋化因子的生成，具有很强的抗炎作用。在细胞因子的治疗中，对于大剂量使用糖皮质激素一直存在疑惑，可能增加患者感染的风险。在肿瘤免疫治疗后所导致的细胞因子风暴中，糖皮质激素用于托珠单抗无效的难治性细胞因子风暴和重症细胞因子风暴。研究发现，高剂量的糖皮质激素可能影响 CAR-T 在体内的活性，而低剂量的糖皮质激素有效，推荐的甲泼尼龙起始剂量为 1 ～ 2mg/（kg·d）。因此，对于危重患者，酌情短期使用糖皮质激素（3 ～ 5d），建议使用剂量不超过相当于甲泼尼龙 1 ～ 2mg/（kg·d）。

（3）血浆置换疗法：通过体外细胞因子吸附技术，如级联血液过滤、血浆置换、大容量血液过滤、血浆耦合过滤吸附等，可以控制过度的炎症因子。在 CAR-T 免疫治疗和 COVID-19 重症细胞因子风暴中均有一定的疗效。

（4）其他治疗：目前有 IL1R 抗体 anakinra、抗 GM-CSF 抗体、靶向 A3 腺苷受体激动剂中，酪氨酸激酶受体抑制剂舒尼替尼等在临床试验中对于 CRS 的高细胞因子有一定抑制作用。

三、小结

细胞因子对人体起着调节多种细胞生长分化、调控免疫应答、参与炎症反应以及促进创伤愈合等方面的作用。当病原体、药物进入人体后，可刺激机体内细胞因子大量分泌，免疫系统过度激活，造成全身性炎症反应，即细胞因子风暴。随着肿瘤免疫疗法的临床应用增加，也出现了更多 CRS 病例，但目前对于细胞因子风暴的机制尚未完全清楚。因此，透彻了解 CRS 的分子机制和潜在途径对于有效控制这种炎症综合征非常重要，对 CRS 患者的基础研究将为 CRS 的潜在机制提供有价值的见解，并有助于制订预防和治疗 CRS 的分子靶向治疗策略。CRS 是可迅速发展成危及生命的疾病，作为肿瘤科医生须高度重视。在患者肿瘤免疫治疗后，须密切关注患者生命体征、症状，早发现、早诊断 CRS，诊断后加强对症治疗。随着对 CRS 病理生理学的进一步了解和毒性管理经验的增加，有望使肿瘤免疫疗法更加安全有效。

周永春（云南省肿瘤医院 / 昆明医科大学第三附属医院）

附：套细胞淋巴瘤治疗致细胞因子释放综合征、免疫效应细胞相关的神经毒性综合征病例分析

病例摘要

患者，老年女性。患有套细胞淋巴瘤。27d 前行靶向 CD19 的嵌合抗原受体 T 细胞（CAR-T）免疫疗法。CAR-T 免疫治疗后第 6 天，诊断为：2 级细胞因子释放综合征（CRS），行托珠单抗治疗。CAR-T 免疫治疗后第 10 天，诊断为：2 级免疫效应细胞相关的神经毒性综合征（immune effector cell-associated neurotoxic syndrome，ICANS），行地塞米松治疗后好转出院。CAR-T 免疫治疗后第 27 天，患者因精神状态改变，就诊于急救中心。患者自觉恶心，有思维混乱与因卧位引起的轻微背痛。

病例简介

主诉：CAR-T 免疫治疗后 27d，精神状态改变 1d。

现病史：患者患有套细胞淋巴瘤，经氟达拉滨和环磷酰胺进行淋巴耗竭化疗后，27d 前行靶向 CD19 的 CAR-T 免疫治疗。CAR-T 免疫治疗后第 6 天，被诊断：2 级 CRS，行托珠单抗治疗。CAR-T 免疫治疗后第 10 天，被诊断：2 级 ICANS，行地塞米松 10mg，静脉注射，1 次 /12h×2 治疗。于第 15 天停用地塞米松，出院。CAR-T 免疫治疗后第 27 天，患者因精神状态改变，就诊于急救中心。患者自觉恶心，有思维混乱与因卧位引起的轻微背痛。无头痛、眩晕、头晕、癫痫样活动等特殊不适。

既往史、个人史：无特殊。

体格检查

清醒和定向力正常。瞳孔等大等圆，对光反射灵敏。肌肉骨骼活动范围正常，颈部柔软。心率和节律正常，脉搏正常。肺功能正常。腹部柔软，无压痛、反跳痛、肌紧张。

辅助检查

脑部 CT：无急性颅内异常。右侧枕下皮下软组织肿块 / 淋巴瘤进一步消退。右前颞叶淋巴瘤改善。

肝肾功能 + 电解质：钾为 3.0μmmol/L，其余未见显著异常。UA（－）。

诊疗经过

患者在接受 CAR-T 免疫治疗的第 29 天可以平稳行走，未出现 CRS，免疫细胞相关性脑病（immune cell associated encephalopathy，ICE）评分表（表 2-6-8）=8（不能写句子，不能从 100、90、80、70 一直倒数到 0），ICANS 评定为 1 级。患者开始使用地塞米松后不久，ICANS 便得到了改善。患者正在服用左乙拉西坦片（开浦兰），且脑电图未显示任何癫痫发作活动。

表 2-6-8　免疫细胞相关性脑病（ICE）评分表

项目	分值
定位：年，月，城市，医院	4分
命名：命名3个对象（如，指向时钟、笔、按钮）	3分
做出指令：例如，给我看两根手指或闭上眼睛、伸出舌头	1分
写作：能够写一个标准句子（如，我们的国花是牡丹花）	1分
注意：从100倒数	1分

注：10分为没有损害；7～9分为1级ICANS；3～6分为2级ICANS；0～2分为3级ICANS；因患者昏迷或无法进行ICE评估而得0分为4级ICANS。

专家点评

　　CAR-T免疫疗法属新型精准靶向治疗肿瘤细胞技术，指从受试者血液中分离T淋巴细胞，通过基因工程技术导入含有特异性抗原识别分子、共刺激信号分子的CAR基因修饰T细胞，使其不仅获得识别肿瘤细胞表面特异性抗原的能力，又能获得细胞激活能力。将这种构建的CAR-T经体外扩增、纯化后回输至受试者体内，从而达到靶向杀伤肿瘤细胞，治疗疾病的目的。CAR-T免疫治疗范围集中在以下领域：①复发的急性B系淋巴细胞白血病（经过治疗缓解后再次发作），或者难治的急性B系淋巴细胞白血病（使用其他抗白血病治疗后病情没有缓解的）；②两种或两种以上方法治疗失败的大B细胞非霍奇金淋巴瘤；③CD19阳性复发、难治恶性淋巴瘤；④CD19治疗失败，CD22阳性的急性淋巴细胞白血病。其可能产生的毒性及不良反应包括CRS、ICANS、不受控的T细胞扩增、发热、长时间的血细胞减少症与感染、感染巨噬细胞激活综合征/噬血细胞性淋巴组织细胞增多症、肿瘤溶解综合征（tumor lysis syndrome，TIS）等。

　　CRS、ICANS作为CAR-T免疫治疗第一常见、第二常见的毒性。2018年美国血液和骨髓移植协会（ASBMT）的共识，CRS指任何免疫治疗后导致内源性或输注性T细胞和/或其他免疫效应细胞的激活或参与的超生理反应。症状可能是进行性的，发病时必须包括发热，可能包括低血压，毛细血管渗漏（缺氧）和终末器官功能障碍。CRS出现在CAR-T输注后的3周内。发作的中位时间为2～3d。典型的CRS临床表现，包括发热、乏力、厌食及腹泻等全身症状和心血管、呼吸道、肝、肾、胃肠道、血液和神经系统等局部脏器毒性症状。实验室可检测到患者血清白介素-6/2/10/8、干扰素-γ、肿瘤坏死因子-α等多种细胞因子浓度的增高，其中以白介素-6/10和干扰素-γ的增高最为显著。治疗CRS的目的是：避免有害毒性，同时最大化细胞疗法的抗肿瘤作用。CRS严重程度分级及一般处理原则见表2-6-9。

　　ICANS是指一种以任何免疫治疗后，由内源性或输注的T细胞和/或其他免疫效应细胞的激活或参与，累及中枢神经系统的病理过程为特征的疾病。症状或体征是进行性的，包括失语、意识水平改变、认知能力受损、运动无力、癫痫发作和脑水肿。CAR-T免疫疗法相关的神经毒性管理由毒性分级指导，并且可以通过并发CRS的严重性来报告。治疗：①抗IL-6疗法和糖皮质激素：神经毒性可能在CRS之前、同时发生（第1～7天）和/或之后独立于CRS发生。中位发生时间是CAR-T输注后的4～5d。神经毒性≥1级同时CRS≥2级的患者可以从抗IL-6疗法中受益。相反，独立于CRS发生的神经毒性不应用托珠单抗治疗，因为抗IL-6治疗不能穿过血脑屏障并且与CAR-T免疫治疗相关性脑病的消退无关。对于无CRS的≥2级神经毒性患者，应考虑使用类固醇进行初始治疗而不是抗IL-6治疗。神经毒性治疗反应通常比对CRS症状的反应慢。②抗癫痫和支持治疗：通常，神经毒性/CRS高风险的患者在接受CAR-T免疫治疗前30d口服或静脉注射左乙拉西坦750mg/12h

以预防癫痫发作，特别是使用 CD19 与 CD28 CAR-T 免疫疗法和 B 细胞成熟抗原（B cell maturation antigen，BCMA）CAR-T 免疫疗法。神经毒性 /CRS 高风险任何可以增加体内 CAR-T 数量的因素，包括高疾病负担、高 CAR-T 输注剂量、高强度的淋巴清除方案，以及一些患者的特征，包括预先存在的内皮细胞活化、严重的血小板减少都可能增加 CRS 和 / 或神经毒性的风险。增强的体内 CAR-T 扩增能力还与氟达拉滨的高强度淋巴耗竭相关，其可导致更大程度的淋巴细胞消耗，并防止抗 -CAR 免疫应答。IL-15（可以改善 T 细胞活化和功能的细胞因子之一）的水平由于更大程度的淋巴细胞消耗而升高。

表 2-6-9　CRS 严重程度分级

分级	分级标准	一般处理原则
1 级	发热 ≥ 38.0℃	密切监护，支持治疗，评估感染，检测体液平衡，按需使用解热镇痛药
2 级	发热 ≥ 38.0℃，伴低血压（不需要使用血管升压药物）和 / 或缺氧 [仅需要低流量鼻导管吸氧（≤ 6L/min）]	密切监护，支持治疗，检测心脏及其他脏器功能，老年或合并并发症的患者可以使用托珠单抗（抗 IL-6 受体单抗）和 / 或糖皮质激素
3 级	发热 ≥ 38.0℃，伴低血压（需要使用一种含有或不含有加压素的血管升压药物）和 / 或缺氧 [需要高流量鼻导管吸氧（≥ 6L/min）]，面罩，非循环呼吸器面罩或文丘里面罩	密切监护，支持治疗，使用托珠单抗和 / 或糖皮质激素
4 级	发热 ≥ 38.0℃，伴低血压（需要加压素以外的多种血管升压药物）和 / 或需要正压通气缺氧（如 CPAP、BiPAP、插管和机械通气）	使用托珠单抗和 / 或糖皮质激素
5 级	排除其他原因，由 CRS 导致的死亡	

　　本例患者系套细胞淋巴瘤，在接受 CAR-T 免疫治疗之前曾施行氟达拉滨联合环磷酰胺的高强度淋巴细胞耗竭化疗，在 CAR-T 免疫治疗后第 4 天及第 10 天分别出现 CRS、ICANS 不良反应。按现有的 CRS 及 ICANS 严重程度分级及毒性管理指南，分别给予抗 IL-6（托珠单抗）、糖皮质激素治疗。针对 CRS 高风险的患者在接受 CAR-T 免疫治疗前 30d 口服或静脉注射左乙拉西坦 750mg/12h 以预防癫痫发作。随着 CAR-T 免疫治疗的临床应用，提高毒性的认识及关注其毒性及管理也需引起肿瘤科及血液科医生的重视。

罗　慧（云南省肿瘤医院 / 昆明医科大学第三附属医院）
张万琳（云南省肿瘤医院 / 昆明医科大学第三附属医院）

第四节　分化综合征

　　急性早幼粒细胞白血病（acute promyelocytic leukemia，APL）是急性髓系白血病（acute myelogenous leukemia，AML）的法美英（France、American and Britain，FAB）分型中的一种。其特征是由 t（15；17）（q22；q21）染色体易位产生的 *PML-RARA* 融合基因，导致大量异常早幼粒细胞在骨髓中聚集，从而影响正常造血细胞的功能。APL 主要的临床表现为严重的出血倾向，早期死亡率很高。全反式维 A 酸和三氧化二砷的临床应用将 APL 从一种高致命性疾病转变为一种可治愈的疾病，极大地延长了 APL 患者的生存期。但是在接受全反式维 A 酸和 / 或三氧化二砷诱导化疗期间会发生一种可危及生命的并发症，临床常表现主要包括呼吸困难、发热和其他症状，严重者甚至表现为呼吸窘迫或急性肾衰竭，称为分化综合征（differentiation syndrome，DS），也称维 A 酸综合征。

一、分化综合征的发生机制

分化综合征的发生机制尚不十分清楚。研究发现与过度的炎症反应、增多的细胞因子、黏附分子和趋化因子均有关系。全反式维 A 酸和三氧化二砷均可以诱导早幼粒细胞的分化，增加早幼粒细胞上黏附受体的表达，使其黏附于肺毛细血管。APL 能使细胞因子 IL-1β 或 G-CSF 的浓度升高，促进白细胞的增殖，还可以诱导内皮细胞表达细胞间黏附分子 -1（intracellular adhesion molecule-1，ICAM-1）和血管细胞黏附分子（vascular cell adhesion molecule-1，VCAM-1）增加，促进 APL 细胞与内皮结合。总之，目前研究发现分化综合征的主要发病机制是全反式维 A 酸或三氧化二砷诱导早幼粒细胞分泌大量趋化因子和其受体，使大量早幼粒细胞广泛浸润肺组织导致分化综合征的发生。

二、临床表现

分化综合征通常发生在全反式维 A 酸和 / 或三氧化二砷诱导化疗前 2 周，发生率为 20% ～ 25%。近年来，在复发或难治性急性髓系白血病患者中，接受异柠檬酸脱氢酶（isocitrate dehydrogenase，IDH）抑制剂治疗过程中可出现分化综合征，ivosidenib（IDH1 抑制剂）和 enasidenib（IDH2 抑制剂）分别是治疗 IDH1 或 IDH2 突变的复发或难治性急性髓系白血病的口服靶向药物；在 I 期或 II 期临床试验中，接受 enasidenib 治疗的患者中，IDH 抑制剂诱导的分化综合征发生率为 11.7%，中位发病时间为 48d（10 ～ 340d）；而接受 ivosidenib 患者分化综合征发生率为 10.6%，中位发病时间为 29d（5 ～ 59d）。因此，IDH 抑制剂诱导的分化综合征可能发生在治疗开始后 1 周～ 5 个月。此外，IDH 抑制剂诱导的分化综合征可在治疗中断或剂量增加后复发。其临床表现没有特异性，常表现为体重增加、不明原因发热、低血压、胸腔积液、心包积液、呼吸窘迫、急性肾衰竭等。罕见症状包括内皮损伤引起的弥漫性肺泡出血和急性热性中性粒细胞性皮肤病（Sweet 综合征）。APL DS 的一个微妙迹象是体重增加。我们建议在 APL 诱导治疗期间对患者的体重进行严格的每天评估，并关注在基线体重基础上增加＞ 5kg 的患者，这是发生 APL DS 的一个危险信号。在更严重的 APL DS 病例中，可以看到肌酐和尿素氮水平升高所显示的器官功能障碍，以及肝功能测试升高，所以对分化综合征的早期诊断和及时治疗是降低 APL 早期死亡率的关键。

三、诊断

目前分化综合征缺乏明确生物学诊断标准，现多采用 Frankel 等描述的症状和体征诊断分化综合征：呼吸困难、不明原因的发热、不明原因的低血压、体重增加＞ 5kg、胸部 X 线片或者 CT 显示肺部浸润、胸腔或心包积液、急性肾衰竭。符合 2 ～ 3 项者为轻度分化综合征；符合 4 项及以上者为重度分化综合征。临床上分化综合征的诊断需要慎重，有的 APL 患者治疗前就存在肺部感染情况或者合并心肺等基础疾病，那需要考虑是不是在白血病这种疾病状态原有感染未控制或者基础疾病加重，所以诊断前需要综合判断。突然出现的低氧血症伴弥漫性肺浸润需要排除肺水肿和弥漫性肺泡出血（diffuse alveolar hemorrhage，DAH）。另一方面，突然出现低氧血症的患者如胸部影像学上无明显浸润，应提示临床医生排除肺栓子。在临床实践中，可能并不总是能够对 APL DS 做出绝对肯定的诊断。如果有疑问，应开始类固醇治疗，若类固醇治疗能显著缓解症状和体征将有助于确定 APL DS 的诊断。

四、分化综合征的高危因素

分化综合征的发生与哪些因素有关呢？Montesinos 等的研究发现白细胞计数 $> 10 \times 10^9/L$、LDH 增高、外周血原始细胞 $> 70\%$ 是预测因素，且白细胞数增高是独立的高危因素。Breccia 等还发现 BMI $> 25kg/m^2$ 的患者发生分化综合征的风险明显升高，认定 BMI 为分化综合征发生的独立危险因素。

五、分化综合征的治疗

1．**停用全反式维 A 酸和 / 或三氧化二砷**　发生分化综合征时是否需停用全反式维 A 酸和 / 或三氧化二砷目前尚无定论。有研究认为，出现分化综合征时继续应用三氧化二砷，有利于分化综合征症状的缓解。但实际临床中对于一般状态差、有严重器官功能障碍、对地塞米松反应差或者白细胞持续增长的分化综合征患者，应暂停使用全反式维 A 酸和 / 或三氧化二砷。

2．**糖皮质激素治疗**　目前多项研究均主张一旦怀疑分化综合征，就早期应用糖皮质激素治疗。Botton 等研究推荐应用地塞米松 20mg/d，分 2 次静脉滴注，疗程至少 3d，而 Tallman 等的研究则推荐使用地塞米松直至症状消失。《中国急性早幼粒细胞白血病诊疗指南（2018 年版）》也提出当出现分化综合征时尽早使用地塞米松（10mg，静脉注射，2 次 /d）直至低氧血症解除。Breccia 等建议对于 BMI $\geqslant 25kg/m^2$ 的 APL 患者在诱导化疗中可以使用糖皮质激素进行预防。Sanz 等研究还建议对白细胞 $> 5 \times 10^9/L$ 的患者使用地塞米松（$2.5mg/m^2$，静脉滴注，1 次 /12h，d1 ～ 15）进行选择性分化综合征预防。但目前对于分化综合征的预防仍无明确指南。而且实际临床工作中糖皮质激素剂量与疗程需个体化治疗，当患者存在糖皮质激素使用的相对禁忌，比如患者存在基础疾病，激素的使用可使患者血糖、血压难以控制，可酌情减少激素剂量。

3．**细胞毒性药物治疗**　在诱导化疗期间联合细胞毒性药物可以降低分化综合征的发生率和死亡率。联合细胞毒性药物可以抑制白细胞的增高，防止高白细胞综合征的发生，加快诱导缓解的进程。Mathews 等的研究认为在 APL 诱导分化过程中，若白细胞增加迅速，应加入羟基脲控制，甚至考虑使用蒽环类药物。目前建议白细胞计数在（$5.0 \sim 10.0$）$\times 10^9/L$ 开始应用细胞毒性药物，包括羟基脲、柔红霉素、阿糖胞苷等，并根据白细胞数变化情况进行调整，使用过程中需观察骨髓抑制情况以及化疗药物不良反应。

4．**支持治疗**　支持治疗是管理分化综合征的基础。密切关注体重变化，严格控制容量负荷，持续导管 / 面罩吸氧，维持血氧饱和度正常，维持生命体征的基本稳定。

六、总结

全反式维 A 酸和 / 或三氧化二砷的应用从根本上提高了 APL 患者的疗效，5 年无病生存率达到 85% 以上，但仍有近 10% 的死亡率，主要是分化综合征、出血、感染等所致。另外，虽然 IDH 抑制剂诱导的分化综合征发生率比急性早幼粒细胞白血病的发病率要低，但临床医生仍需重视，以便及时诊断和处理。分化综合征缺乏诊断特异性容易被忽略，导致最佳治疗时机延误，严重的甚至导致患者死亡，所以对于分化综合征的早期诊断应足够重视，早期干预和皮质类固醇治疗可以将死亡率从 30% 降到 1% 以下。

曾　云（昆明医科大学第一附属医院）

周　强（昆明医科大学第一附属医院）

/附：急性早幼粒细胞白血病治疗致分化综合征病例分析/

病例摘要

患者，女性，46 岁，为初诊的急性早幼粒细胞白血病，全反式维 A 酸或三氧化二砷双诱导化疗后第 8 天出现发热、胸闷、体重增加。辅助检查：胸部 CT 平扫提示双侧胸腔少量积液，血常规提示白细胞 14.7×10^9/L [$(3.5 \sim 9.5) \times 10^9$/L]，肌酐 176μmol/L（$57 \sim 111$μmol/L），给予患者糖皮质激素 + 柔红霉素治疗后，症状缓解，治疗有效。

病例简介

现病史：患者，女性，46 岁。BMI：26kg/m^2。因全身散在瘀斑 2 周，牙龈出血 5d 就诊。2 周前患者无明显诱因出现全身散在瘀斑，大小不等，面积最大者 5cm^2，主要分布在四肢，无发热、胸闷、视物模糊、头痛等不适。5d 前患者出现牙龈自发出血，为进一步诊治，遂于我院就诊。病程中患者精神、睡眠可，饮食欠佳，体重无明显增减。

既往史：3 年前诊断为 2 型糖尿病，目前口服阿卡波糖 50mg，3 次 /d，血糖控制可，否认输血史、药物过敏史。

个人史：籍贯为云南昆明，否认烟酒嗜好及冶游史。

婚育史：结婚 23 年，丈夫身体健康，关系和睦。育有两子，身体健康。

月经史：初潮 15 岁，周期 $25 \sim 30$d，持续 $5 \sim 7$d。末次月经时间：2019 年 4 月 13 日，近 1 年经期不规律，经量少，无痛经史，白带量不多，无异常。

家族史：父母均健在，家族中无同样症状患者。

体格检查

T 36.8℃，P 94 次 /min，R 18 次 /min，BP 105/68mmHg。SpO$_2$（未吸氧）97%。患者一般情况尚可，贫血貌，皮肤巩膜无黄染，全身散在瘀斑，大者约 5cm^2，双肺呼吸音稍粗，其余心、肺、腹部查体未见异常。双下肢无水肿，生理反射存在，病理征未引出。

辅助检查

（1）实验室检查

1）血常规：白细胞 1.3×10^9/L [$(3.5 \sim 9.5) \times 10^9$/L]，Hb 82g/L（$120 \sim 165$g/L），PLT 24×10^9/L [$(125 \sim 350) \times 10^9$/L]，原始幼稚细胞百分率 67%（0%）。

2）血生化：总蛋白 58.9g/L（$65 \sim 85$g/L），白蛋白 36g/L（$40 \sim 55$g/L），谷草转氨酶 43IU/L（$15 \sim 40$IU/L），谷丙转氨酶 59IU/L（$9 \sim 50$IU/L），肌酐 59.4μmol/L（$57 \sim 111$μmol/L），血糖 7.63mmol/L（$3.2 \sim 5.6$mmol/L），钾 3.1mmol/L（$3.5 \sim 5.3$mmol/L）。

3）凝血功能：凝血酶原时间 16.3s（$11 \sim 13.7$s），活化凝血酶原时间 56.3s（$31.5 \sim 43.5$s），纤维蛋白原 0.82g/L（$2.0 \sim 4.0$g/L）。

（2）骨髓检查

1）形态学：增生极度活跃，粒红比 =79：1，粒细胞系异常增生，以异常的早幼粒细胞为主，占 76.3%，Auer 小体多见，过氧化酶（peroxidase，POX）染色强阳性 99%，淋巴细胞系统、红细胞系统比例偏低，全片可见巨核细胞 5 个。

2）免疫分型：分析 84.7% 的粒细胞群，表达 CD13、CD33、CD117 和 MPO，弱表达 CD34、CD11b，少数表达 CD56。符合早幼粒细胞表型。

3）融合基因检测：*PML-RARA* 基因阳性。

4）染色体核型分析：46，XX，t（15；17）（q22；q12）。

（3）影像学检查：胸部 CT 平扫和腹部 B 超检查未见异常。

诊治经过

初步诊断：急性早幼粒细胞白血病 低危组。

治疗：全反式维 A 酸 20mg/（$m^2 \cdot d$）口服 + 三氧化二砷 0.16mg/（$m^2 \cdot d$）静脉滴注，辅助血浆输注、水化碱化尿液、维持水电解质平衡等治疗。双诱导治疗第 8 天，患者出现胸闷、近 3d 体重增加 5kg、发热。查体：T 38.7℃，P 108 次 /min，R 22 次 /min，BP 98/64mmHg。SpO$_2$（未吸氧）90%。贫血貌，双肺呼吸音粗，双下肺叩诊实音，心、肺、腹部查体未见异常。双下肢无水肿，生理反射存在，病理征未引出。复查胸部 CT 平扫提示双侧胸腔少量积液，血常规示白细胞 14.7×10^9/L $[（3.5 \sim 9.5）\times 10^9$/L$]$，肌酐 176μmol/L（57 ～ 111μmol/L）。给予地塞米松 10mg，2 次 /d，d1 ～ 7，柔红霉素 60mg，d1 ～ 2，辅助利尿、维持水电解质平衡治疗。

治疗结果：患者发热、胸闷症状消失，SpO$_2$（未吸氧）98%。复查血肌酐正常，胸部 CT 胸腔积液消失。

专家点评

近年来急性早幼粒细胞白血病的治疗效果因全反式维 A 酸和三氧化二砷的应用而得到很大的改善，使得急性早幼粒细胞白血病成为一种可治愈的疾病。但疾病初期严重的凝血功能障碍导致颅内出血、DIC 等严重并发症仍然危及生命。而且在全反式维 A 酸和三氧化二砷双诱导过程中还可出现的一种少见但致命的严重并发症，且其症状无特异性，称之为分化综合征。此患者化疗过程中出现发热、体重增加、胸腔积液、白细胞和肌酐升高，复查胸部 CT 平扫提示双侧胸腔少量积液，综合判断考虑肺部感染继发上述改变可能性小，多考虑出现分化综合征。而且经糖皮质激素 + 柔红霉素治疗后症状及体征均得到缓解，也说明当初考虑分化综合征的判断正确。临床医生要警惕分化综合征的发生，一旦怀疑就应该立即采取治疗措施，改善患者早期死亡率，延长生存期。

值得注意的是：当患者出现发热时，分化综合征可能性大，在排除感染所引起的发热前，经验性抗感染治疗必不可少。

曾　云（昆明医科大学第一附属医院）

周　强（昆明医科大学第一附属医院）

附　录

附录 1　成人高级心血管生命支持

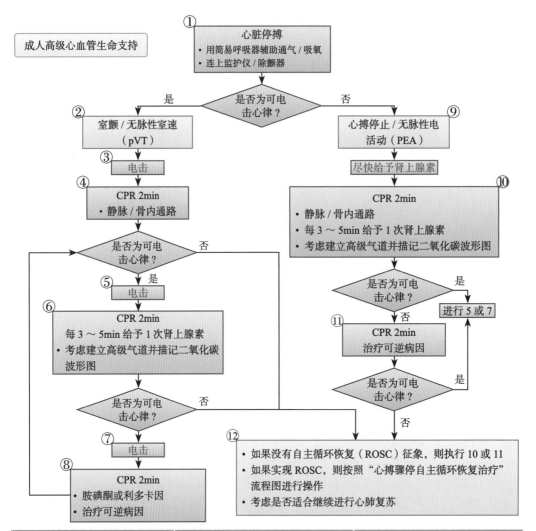

药物治疗	除颤的电击能量	心搏骤停后自主循环恢复（ROSC）
• 肾上腺素 静脉 / 骨内注射剂量：每 3 ～ 5 min 给 lmg • 胺碘酮 静脉 / 骨内注射剂量：首剂 300mg 推注，第二剂 150mg 或 　利多卡因 静脉 / 骨内注射剂量：首剂 1 ～ 1.5mg/kg，第二剂 0.50 ～ 0.75mg/kg	• 双相波：制造商建议能量（例如，初始能量剂量为 120 ～ 200J）；如果未知，请使用允许的最大剂量。第 2 次和随后的能量应相当，而且可考虑使用更高能量。 • 单相波：360J	• 脉搏和血压 • $PETCO_2$ 突然持续升高（通常 ≥ 40mmHg） • 动脉内检测到自发性动脉压力波

CPR 质量	可逆病因	高级气道
• 用力按压：按压深度至少为 5cm，并快速按压（100 ～ 120 次 /min），并使胸廓完全回弹 • 尽量减少胸外按压过程中断 • 避免过度通气 • 每 2min 轮换 1 次按压员，如感觉疲劳可提前轮换 • 如果没有高级气道应采用 30 ：2 的按压 – 通气比率 • 二氧化碳波形图定量分析 – 如果 $PETCO_2$ 偏低或下降，则重新评估 CPR 质量	• 低血容量（hypovolemia） • 缺氧（hypoxia） • 氢离子（hydrogen ion）酸中毒 • 低钾血症或高钾血症（hypo-/hyperkalemia） • 低体温（hypothermia） • 张力性气胸（tension pneumothorax） • 心脏压塞（cardiac tamponade） • 毒素（toxins） • 血栓形成（thrombosis），肺部 • 血栓形成（thrombosis），冠状动脉	• 气管插管或声门上高级气道 • 通过描记二氧化碳波形图或二氧化碳测定，确认并监测气管插管的放置 • 置入高级气道后，每 6s 进行 1 次通气（10 次 /min），并持续进行胸外按压

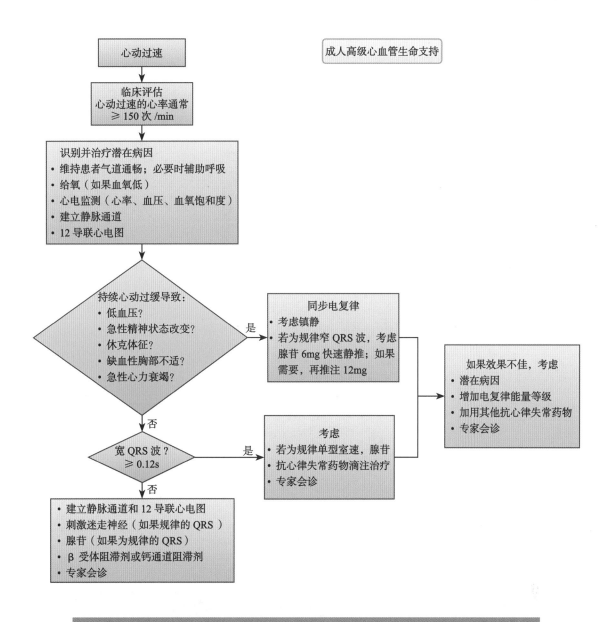

给药剂量详情

同步复律法：
参考使用设备推荐的能量等级，最大限度地实现首次电击治疗成功
腺苷静脉输注剂量：
首次剂量：6mg 快速静脉推注；迅速用生理盐水冲洗。
二次剂量：12mg（如有需要）

宽 QRS 波心动过速的抗心律失常输注剂量：
普鲁卡因酰胺静脉输注剂量：
20 ～ 50mg/min 直至控制心律失常、出现低血压、QRS 间期增加＞ 50% 或达到最高剂量 17mg/kg
维持剂量：1 ～ 4mg/min
如病人有 QT 间期延长或充血性心力衰竭，避免使用

胺碘酮静脉输注剂量：
首次剂量：150mg 约 10min 输注，若有需要，可重复输注；随后 6h 内维持剂量为 1mg/min

索他洛尔静脉输注剂量：
100mg（1.5mg/kg）约 5min 输注
如患者 QT 间期延长，避免使用

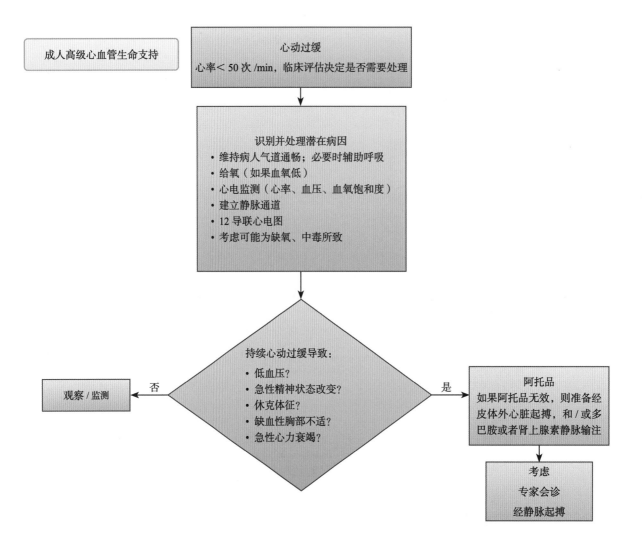

成人高级心血管生命支持

心动过缓

心率 < 50 次 /min，临床评估决定是否需要处理

识别并处理潜在病因

- 维持病人气道通畅；必要时辅助呼吸
- 给氧（如果血氧低）
- 心电监测（心率、血压、血氧饱和度）
- 建立静脉通道
- 12 导联心电图
- 考虑可能为缺氧、中毒所致

持续心动过缓导致：

- 低血压？
- 急性精神状态改变？
- 休克体征？
- 缺血性胸部不适？
- 急性心力衰竭？

否 → 观察 / 监测

是 → **阿托品**

如果阿托品无效，则准备经皮体外心脏起搏，和 / 或多巴胺或者肾上腺素静脉输注

考虑

专家会诊
经静脉起搏

药物剂量详情	病因
阿托品静脉推注剂量： 首次剂量 1mg 静脉推注 每 3 ～ 5min 重复一次 最大总剂量 3mg 多巴胺静脉滴注： 常规滴注剂量为 5 ～ 20μg/（kg·min） 根据病情调整剂量 肾上腺素静脉滴注： 2 ～ 10μg/min 滴注 根据病情调整剂量	• 心肌缺血 / 梗死 • 药物 / 中毒（如钙通道阻滞剂、 　β 受体阻滞剂、地高辛） • 缺氧 • 电解质异常（如高钾血症）

附录 2　成人紧急药物治疗指南

药物	单次剂量	输液浓度	输液速率
阿托品 *ETT* 1mg/10mL	心动过缓：0.5mg 静脉注射 / 骨内注射，推注 q3 ～ 5min 总的最大剂量：3mg（0.04mg/kg）		
去氧肾上腺素 50mg/5mL		10 ～ 300μg/min	
胺碘酮 150mg/3mL	无脉室性心动过速 / 心室颤动：300mg 溶于 20mL 5%GS 静脉注射 / 骨内注射，第 2 次剂量 150mg 溶于 10mL 5%GS 有脉性心动过速：150mg 溶于 100mL 5%GS 静脉注射 / 骨内注射，大约 10min	450mg/250mL 5%GS	1mg/min×6h，0.5mg/min×18h
地西泮（安定）	开始 10mg，静脉注射，以后按需 5 ～ 10mg/3 ～ 4h。24h 总量以 40 ～ 50mg 为限。癫痫持续状态和严重频发性癫痫，开始静脉注射 10mg，每隔 10 ～ 15min 可按需增加甚至达最大限用量	＜ 5mg/min	
多巴胺 800mg/250mL 5%GS		2 ～ 20μg/（kg·min）	
50% 葡萄糖 25g/50mL	25g（50mL）静脉 / 骨内推注或者 0.5g/kg 静脉推注，超过 3min		
氟马西尼 1mg/10mL	起始剂量：0.2mg 静脉推注，超过 30s 重复剂量：0.3mg 超过 30s，每 1min 重复 1 次（最大量：3mg）		
10% 氯化钙 1g/10mL	0.5 ～ 1g 静脉注射 / 骨内注射，超过 5min 如果需要可以重复输注		
利多卡因 *ETT* 100mg/5mL	1 ～ 1.5mg/kg 静脉 / 骨内推注；可以重复给药 0.5 ～ 0.75mg/kg 静脉注射 / 骨内推注 q5 ～ 10min；最大量为 3mg/kg	2 000mg/500mL 5%GS	1 ～ 4mg/min
50% 硫酸镁 8mEq/2mL	8 ～ 16mEq/5%GS 10mL 静脉注射 / 骨内推注超过 1min	16mEq/100mL	8 ～ 16mEq/h
去甲肾上腺素 4mg/4mL		0.5 ～ 30μg/min	
肾上腺素 *ETT* 1mg/10mL（1：10 000）30mg/30mL（1：1 000）	成人高级心血管生命支持：1mg 静脉注射 / 骨内推注，每 3 ～ 5min 过敏性反应：0.1mg 静脉推注，每 3 ～ 5min，0.2 ～ 0.5mg（1：1 000）肌内注射 / 皮下注射，每 5 ～ 15min	8mg/250mL 5%GS	2 ～ 10μg/min
碳酸氢钠 50mEq/50mL	1mEq/kg 或 50mEq 静脉 / 骨内推注，后续 0.5mEq/kg 静脉 / 骨内推注，每 10min	150mEq/5%GS 1 000mL	
腺苷 6mg/2mL	6mg 的静脉 / 骨内快速注射，随后立即 20mL NS 冲注，可以在 1 ～ 2min 内重复 12mg		

续表

药物	单次剂量	输液浓度	输液速率
纤溶酶原激活物 50mg/50mL	肺动脉栓塞：100mg 静脉注射，约在 2h 完成输注 缺血性脑卒中：0.9mg/kg 静脉注射（最大 90mg）		
升压素 *ETT 20U/mL	40U 静脉 / 骨内推注，超过 1min		
胰高血糖素 1mg/mL	低血糖：1mg 静脉 / 肌肉 / 皮下推注，超过 1min β 受体阻滞剂毒性：3 ～ 10mg 静脉推注，超过 5min		

注：*ETT（endotracheal tube）表示可经气管内插管，通常是 2 ～ 2.5 倍的静脉注射剂量，稀释在 10mL NS 中。
GS 表示葡萄糖注射液；NS 表示 0.9% 氯化钠注射液。

附录3　小儿高级心血管生命支持

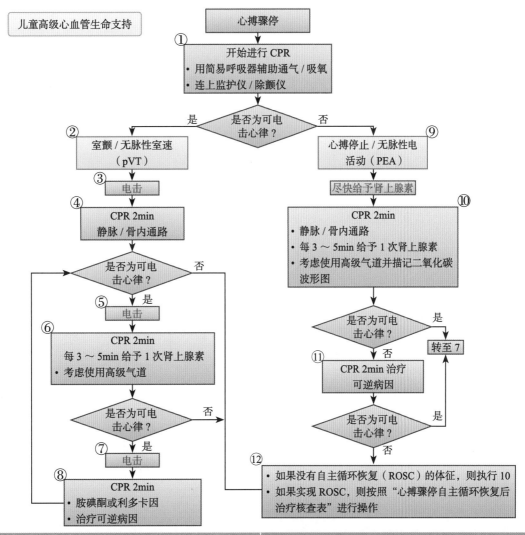

CPR 质量	除颤的电击能量
• 用力快速（100 ～ 120 次 /min）按压（≥ 1/3 胸部前后径），保证胸廓完全回弹 • 尽量减少胸外按压过程中断 • 每 2min 轮换一次按压员，如感觉疲劳可提前轮换 • 如果没有高级气道，应采用 15 : 2 的按压 – 通气比率 • 如果有高级气道，应进行持续按压，并每 2 ～ 3s 给予 1 次人工呼吸	• 第 1 次电击 2J/kg • 第 2 次电击 4J/kg • 后续电击 ≥ 4J/kg，最高 10J/kg 或成人剂量

可逆病因	药物治疗
• 低血容量（hypovolemia） • 缺氧（hypoxia） • 氢离子（hydrogen ion）（酸中毒） • 低血糖症（hypoglycemia） • 低钾血症 / 高钾血症（hypo-/hyperkalemia） • 低体温（hypothermia） • 张力性气胸（tension pneumothorax） • 心脏压塞（cardiac tamponade） • 毒素（toxins） • 血栓形成（thrombosis），肺部 • 血栓形成（thrombosis），冠状动脉	• 肾上腺素静脉 / 骨内注射剂量: 0.01mg/kg（0.1mg/mL 浓度下 0.1mL/kg）。最大剂量 1mg。每隔 3 ～ 5min 重复 1 次。若无静脉 / 骨内通路，可通过气管给药: 0.1mg/kg（1mg/mL 浓度下 0.1mL/kg） • 胺碘酮静脉 / 骨内注射剂量: 心搏骤停期间 5mg/kg 推注。对于顽固性室颤 / 无脉性室速可重复注射最多 3 次或者 • 利多卡因静脉 / 骨内注射剂量: 初始: 1mg/kg 负荷剂量
	高级气道
	• 气管插管或声门上高级气道 • 通过描记二氧化碳波形图或二氧化碳测定，确认并监测气管插管的放置

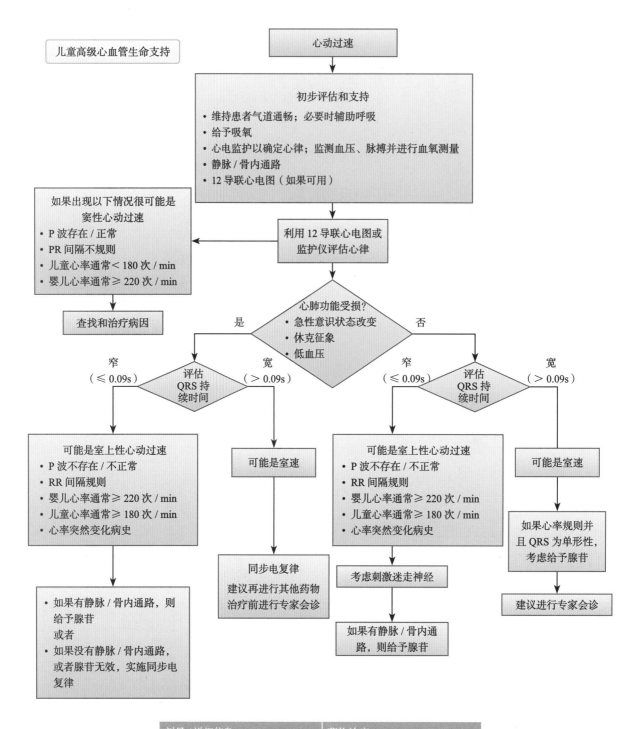

剂量 / 详细信息	药物治疗
同步电复律 从 0.5～1J/kg 开始；如无效，则增加至 2J/kg。如有需要，进行镇静治疗，但不能延迟电复律	腺苷静脉 / 骨内注射 • 首剂：0.1mg/kg 快速推注（最大：6mg） • 第二剂：0.2mg/kg 快速推注（最大第二次剂量：12mg）

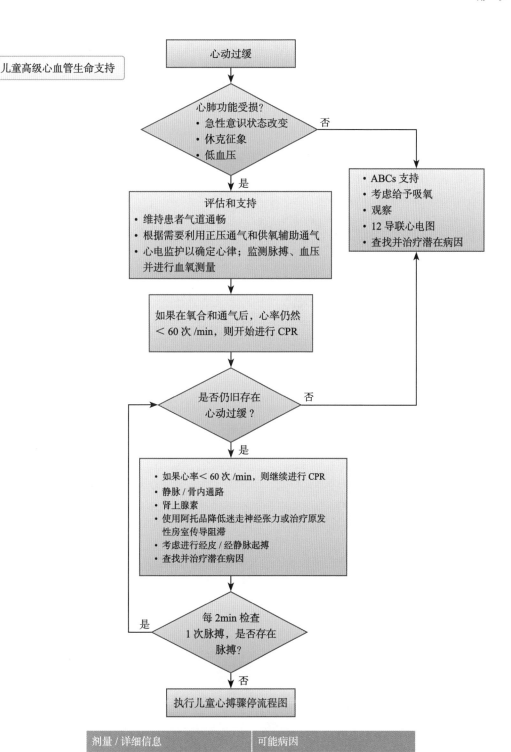

儿童高级心血管生命支持

心动过缓

心肺功能受损?
- 急性意识状态改变
- 休克征象
- 低血压

否 →

ABCs 支持
- 考虑给予吸氧
- 观察
- 12 导联心电图
- 查找并治疗潜在病因

是 ↓

评估和支持
- 维持患者气道通畅
- 根据需要利用正压通气和供氧辅助通气
- 心电监护以确定心律;监测脉搏、血压并进行血氧测量

如果在氧合和通气后,心率仍然 < 60 次 /min,则开始进行 CPR

是否仍旧存在心动过缓? 否 →

是 ↓

- 如果心率 < 60 次 /min,则继续进行 CPR
- 静脉 / 骨内通路
- 肾上腺素
- 使用阿托品降低迷走神经张力或治疗原发性房室传导阻滞
- 考虑进行经皮 / 经静脉起搏
- 查找并治疗潜在病因

每 2min 检查 1 次脉搏,是否存在脉搏? 是 →

否 ↓

执行儿童心搏骤停流程图

剂量 / 详细信息	可能病因
肾上腺素静脉 / 骨内注射量:0.01mg/kg(0.lmg/mL 浓度下 0.1mL/kg)。每隔 3 ~ 5min 重复 1 次。如无法建立静脉 / 骨内通路,但置入气管插管,则可通过气管给药:0.lmg/kg(lmg/mL 浓度下 0.1mL/kg) 阿托品静脉 / 骨内注射剂量:0.02mg/kg。可重复注射 1 次。最小剂量为 0.lmg,最大单次剂量为 0.5mg	· 低体温 · 缺氧 · 药物

附录 4　小儿紧急药物治疗指南

儿科（<50kg）紧急用药指南

药物	单次剂量	输注浓度	输液速度
阿托品 *ETT* 1mg/10mL	0.02mg/kg 静脉 / 骨内推注（最小剂量为 0.1mg），可重用药一次单次最大剂量：儿童 0.5mg，青少年 1mg 最大累积剂量：儿童 1mg，青少年 2mg 气管导管给药：0.04 ～ 0.06mg/kg（最小剂量 0.1mg）		
胺碘酮 150mg/3mL	无脉性室性心动过速 / 心室颤动：5mg/kg（最大剂量 300mg）静脉 / 骨内推注；室性心动过速（有脉搏）：5mg/kg（最大剂量 300mg）静脉 / 骨内滴注，超过 20 ～ 60min 每次症状出现可重复用药两次最大累积剂量 15mg/kg		
苯海拉明 50mg/1mL	1 ～ 2mg/kg（单次最大剂量 50mg）静脉推注，超过 5min/ 肌内注射		
去氧肾上腺素 50mg/5mL		50mg/NS 250mL	0.05 ～ 0.5μg/（kg·min）
苯妥英 250mg/5mL	20mg/kg 缓慢静脉注射（注射速度 <50mg/min）。仅用 NS 稀释苯妥英可用于静脉 / 骨内 / 肌内注射	500mg/50mL 最终浓度：10mg/mL	
多巴胺 800mg/250mL 5%GS		800mg/5%GS 250mL	2 ～ 20μg/（kg·min）
呋塞米 100mg/10mL	1mg/kg 静脉推注，超过 1 ～ 2min/ 肌内注射		
氟马西尼 1mg/10mL	0.01mg/kg（单次最大剂量 0.2mg）静脉推注，超过 15s。每分钟可重复给药。最大累积剂量：0.05mg/kg 或 1mg，选择剂量较低者		
劳拉西泮 2mg/mL	癫痫持续状态：静脉缓慢推注 0.1mg/kg（单次最大剂量：4mg）10 ～ 15min 内可重复用药		
利多卡因 *ETT* 100mg/5mL	快速静脉 / 骨内推注 1mg/kg（单次最大剂量 100mg）气管导管给药：2 ～ 3mg/kg	2 000mg/5%GS 500mL 溶液预混袋	20 ～ 50μg/（kg·min）
50% 硫酸镁 8mEq/2mL （8mEq =1g）	25 ～ 50mg/kg，单次最大剂量 2 000mg，用 10mL 5%GS 溶液稀释后静脉 / 骨内推注超过 1min 用于尖端扭转型室性心动过速或 10 ～ 20min 用于室性心动过速（有脉搏）	1g/NS100mL	
纳洛酮 *ETT* 0.4mg/mL	呼吸抑制：1 ～ 5μg/kg 静脉 / 骨内 / 肌内 / 皮下注射，2min 内可重复给药（单次最大剂量 0.4mg）完全复苏：< 5 岁或 < 20kg：0.1mg/kg（单次最大剂量 2mg）> 5 岁或 > 20kg：2mg 静脉 / 骨内注射气管导管给药：0.2 ～ 0.3mg/kg	1mg/NS250L	最小速度：1μg/（kg·h）最大速度：100μg/（kg·h）
50% 葡萄糖 25g/50mL	0.5 ～ 1g/kg 静脉 / 骨内推注，超过 1 ～ 2min		

药物	单次剂量	输注浓度	输液速度
10% 葡萄糖酸钙 1g/10mL	20mg/kg 静脉 / 骨内缓慢推注，超过 5min，10min 内可重复用药（单次最大剂量 4g）		
去甲肾上腺素 4mg/4mL		8mg/NS250mL	0.05 ～ 2μg/（kg·min）
肾上腺素 *ETT* 1mg/10mL（1：10 000） 30mg/30mL（1：1 000）	高级心脏生命支持：每 3 ～ 5min 静脉 / 骨内推注 0.01mg/kg，单次最大剂量 1mg 过敏反应：每 3 ～ 5min 静脉推注 0.01mg/kg（最大剂量 1mg）（1：10 000）或每 15min 肌内 / 皮下注射 0.01mg/kg（最大剂量 0.3mg）（1：1 000）气管导管给药：0.1mL/kg（1：1 000）	8mg/5%GS 250mL	0.1 ～ 1μg/（kg·min）
碳酸氢钠 50mEq/50mL	1mEq/kg 单次缓慢静脉 / 骨内注射，超过 15s 每 10min 可重复静脉 / 骨内给药 0.5 ～ 1mEq/kg	150mEq/1 000mL 5%GS 溶液	可变
腺苷 6mg/2mL	0.1mg/kg（最大剂量 6mg）静脉 / 骨内快速注射，随后立即 5 ～ 10mL NS 冲注。可以在 1 ～ 2min 内重复 0.2mg/kg（最大剂量 12mg）		
碳酸氢钠 50mEq/50mL	低血糖：≤ 20kg 的儿童：0.5mg 静脉 / 肌内 / 皮下注射；>20kg 的儿童：1mg 静脉 / 肌内 / 皮下注射；β- 阻断剂中毒：儿童：静脉推注 0.03 ～ 0.15mg/kg 超过 5min，随后 0.07mg/kg/h 滴注（最大剂量 5mg/h）青少年：5 ～ 10mg 静脉推注超过 5min，随后 1 ～ 5mg/h 滴注		

附录 5　成人常用静脉推注用药

通用名	稀释度（最终浓度）	最大注射速度	注释
阿替普酶	由药剂师配制	1min	弹丸式静脉推注
阿托品	不稀释	0.6mg/min	在心肺复苏期间 1～2s 静脉推注
布美他尼	不稀释	1～2min	
苯海拉明	不稀释	25mg/min	
地西泮	不稀释	5mg/min	不要与其他药物混合
地高辛	不稀释	5min	
地尔硫草	不稀释	2min	
氟马西尼	不稀释	15～30s	
叶酸	不稀释	5mg/min	
芬太尼	10mL NS 稀释	2min	
法莫替丁	不稀释	10mg/min	
呋塞米	不稀释	20mg/min	用借道静脉输液法给药，剂量＞80mg
肝素	不稀释	1min	
格拉司琼	不稀释	30s	
琥珀酸钠氢化可的松	50mg/mL	30s	剂量＞500mg，用借道静脉输液法给药
氢化吗啡酮	不稀释	2～3min	剂量＞4mg，用借道静脉输液法给药
肼屈嗪	不稀释	5mg/min	
肾上腺素	1：10 000 不稀释 1：1 000 1mL 用 9mL 的 NS 稀释	5min	除了心搏骤停，紧急情况下使用
格隆溴铵	不稀释	0.2mg/min	
腺苷	不稀释	1～2s	用药后冲管
依那普利	不稀释	5min	
昂丹司琼	不稀释	2～5min	用借道静脉输液法给药，剂量＞4mg
奥曲肽	不稀释	3min	
苯妥英	不稀释	50mg/min	用借道静脉输液法给药，剂量＞250mg
常规胰岛素	不稀释	50U/min	
毒扁豆碱	不稀释	1mg/min	
哌替啶	用 NS 稀释至 10mg/mL	25mg/min	
酚妥拉明	用 1mL 无菌注射用水稀释	5mg/min	
琥珀酰胆碱	不稀释	10～30s	骨骼肌松弛药
甲泼尼龙琥珀酸钠	40 或 62.5mg/mL	5min	用借道静脉输液法给药，剂量＞125mg
甲氧氯普胺	不稀释	1～2min	用借道静脉输液法给药，剂量＞10mg
拉贝洛尔	不稀释	2min	
劳拉西泮	用等量的无菌注射用水稀释（1mg/mL）	2mg/min	

通用名	稀释度（最终浓度）	最大注射速度	注释
硫胺素	不稀释	5min	剂量＞100mg，用借道静脉输液法给药
硫酸吗啡	不稀释	4～5min	用借道静脉输液法给药，剂量＞10mg
美托洛尔	不稀释	1～2min	
咪达唑仑	不稀释	2min	
纳洛酮	不稀释或用 9mL NS 稀释（0.04mg/mL）	0.4mg/30s	
帕洛诺司琼	不稀释	30s	
泮托拉唑	用 10mL NS 稀释	2～5min	
普鲁氯嗪	不稀释	5mg/min	
普萘洛尔	不稀释	1mg/min	
碳酸氢钠	不稀释	5min	仅用于紧急情况
酮咯酸	不稀释	1min	
维拉帕米	不稀释	2～3min	
新斯的明	不稀释	1min	
亚甲蓝	不稀释	5min	
异丙酚	不稀释	3～5min	
异丙肾上腺素	每毫升异丙肾上腺素用 9mL NS 稀释	0.2mg/min	
鱼精蛋白	不稀释	1～3min	每 10min 内使用剂量应少于 50mg
左甲状腺素	用 5mL 不含防腐剂的 NS（PFNS）稀释	100μg/min	

附录6　急诊静脉内持续药物注射

药物	初始剂量	初始注射	注射	注解
抗心律失常药				
胺碘酮	150mg借道静脉推注,超过10min	前6h,1mg/min,后0.5mg/min	0.5～1mg/min 上限:1mg/min	心室颤动或无脉性室性心动过速:剂量=300mg紧急静脉推注;需要时重复静脉推注150mg
艾司洛尔	500μg/kg静脉注射,超过1min	50μg/(kg·min)	50～200μg/(kg·min) 上限:300μg/(kg·min)	注意窦性心动过缓,传导阻滞超过Ⅰ度,心源性休克或者明显心力衰竭的患者
地尔硫䓬	0.25mg/kg静脉注射,超过2min	5mg/h	5～10mg/h 上限:15mg/h	如果在初始剂量的15min后没有或反应不够充分,则需要重复1次0.35mg/kg静脉推注,超过2min
利多卡因	1～1.5mg/kg静脉注射,超过3～5min	1mg/min	1～4mg/min 上限:4mg/min	难治性心室颤动或无脉性室性心动过速:可能需要重复0.5～0.75mg/h静脉注射,超过3～5min达到最大剂量3mg/kg
血管升压素				
去氧肾上腺素	N/A	20μg/min	20～300μg/min 上限:500μg/min	注意:疱疹 中心线更推荐
垂体后叶激素	N/A	0.04U/min	0.03～0.04U/min 上限:0.04U/min	注意:疱疹 中心线更推荐
多巴胺	N/A	5μg/(kg·min)	5～20μg/(kg·min) 上限:20μg/(kg·min)	注意:疱疹 中心线更推荐
去甲肾上腺素	N/A	5μg/min	5～30μg/min 上限:200μg/min	注意:疱疹 中心线更推荐 避光
肾上腺素	N/A	1μg/min	1～10μg/min 上限:10μg/min	注意:疱疹 中心线更推荐
正性肌力药物				
多巴酚丁胺	N/A	2.5μg/(kg·min)	2.5～15μg/(kg·min) 上限:20μg/(kg·min)	注意:疱疹 中心线更推荐 避光
米力农	50μg/kg静脉注射,超过10min	0.375μg/(kg·min)	0.375～0.5μg/(kg·min) 上限:0.75μg/(kg·min)	注意:心动过缓(如服用片剂) 剂量调整至肾脏可耐受
杂项药物				
奥曲肽	50μg静脉推注,超过3min	50μg/h	50μg/h 上限:50μg/h	没有同其他药物的兼容性数据(专线更推荐)
呋塞米	40～80mg静脉推注	2mg/h	2～10mg/h (上限:40mg/h)	避光

附录 7　肾脏损伤时抗生素使用剂量

药物	肌酐清除率 > 50mL/min	肌酐清除率 30～50mL/min	肌酐清除率 10～29mL/min	肌酐清除率 < 10mL/min 和血液透析
阿昔洛韦（静脉注射）如果肥胖则使用理想体重或实际体重	带状疱疹：10mg/kg q8h	10mg/kg q12h	10mg/kg q24h	5mg/kg q24h
	单纯疱疹：5mg/kg q8h	5mg/kg q12h	5mg/kg q24h	2.5mg/kg q24h
阿莫西林	500mg q8h	500mg q8h	500mg q12h	500mg q24h
阿莫西林 / 克拉维酸	875mg q12h	875mg q12h	500mg q12h	500mg q24h
氨曲南	2g q8h	2g q8h	1g q8～12h	500mg q8h
奥司他韦	75mg 口服 q12h	30mg 口服 q12h	30mg 口服 q24h	不推荐
利巴韦林	10mg/kg（上限：1 200mg）1 次后 20mg/kg q8h（上限：1 800mg q24h）	减少 50% 的日常剂量	减少 75% 的日常剂量	200mg 口服 q24h
达托霉素	菌血症 10mg/kg 4～6mg/kg q24h	菌血症 10mg/kg 4～6mg/kg q24h	菌血症 10mg/kg 4～6mg/kg q48h	4～6mg/kg q48h
厄他培南	1g q24h	1g q24h	500mg q24h	500mg q24h
氟康唑（静脉注射 / 口服）	大剂量：12mg/kg 日常：6mg/kg q24h	每 24h 给 50% 的剂量或每 48h 给全部剂量		
呋喃妥英	50～100mg q12h	50～100mg q12h	禁忌	禁忌
伐昔洛韦	预防：500mg 口服 q24h	500mg 口服 q24h	500mg 口服 q48h	500mg 口服 q24h
	生殖器单纯疱疹 1 000mg 口服 q8h	1 000mg 口服 q12h	1 000mg 口服 q24h	1 000mg 口服 q24h
更昔洛韦（肥胖者使用实际体重）	巨细胞病毒：诱导期，5mg/kg q12h	肌酐清除率 50～70 2.5mg/kg q12h	肌酐清除率 30～50 2.5mg/kg q24h	1.25mg/kg 1 周 3 次血液透析后
	巨细胞病毒：维持期，5mg/kg q24h	1.25mg/kg q24h	0.625mg/kg q24h	0.625mg/kg 1 周 3 次血液透析后
环丙沙星（静脉注射）	400mg q8～12h	400mg q8～12h	400mg q12～24h	400mg q24h
环丙沙星（口服）	500mg q8～12h	250～500mg q8～12h	500mg q12～24h	250～500mg q24h
磺胺甲噁唑 / 甲氧苄啶（口服 / 静脉注射）剂量参考甲氧苄啶	卡氏肺囊肿 / 狭窄：15～20mg/（kg·d）或 q6～8h	卡氏肺囊肿 / 狭窄：15～20mg/（kg·d）或 q6～8h	卡氏肺囊肿 / 狭窄：7.5～10mg/（kg·d）或 q12h	5mg/kg q12h
	尿路感染 / 皮肤和软组织感染：1～2 片 口服 q12h	1～2 片 口服 q12h	1 片 口服 q12h	1 片 口服 q24h

续表

药物	肌酐清除率 > 50mL/min	肌酐清除率 30～50mL/min	肌酐清除率 10～29mL/min	肌酐清除率 < 10mL/min 和 血液透析
缬更昔洛韦	巨细胞病毒：诱导期，900mg q12h	450mg q12～24h	450mg q48h	不推荐 使用更昔洛韦静脉注射
	巨细胞病毒：维持期，900mg q24h	450mg q24～48h	450mg 每周 2 次	不推荐 使用更昔洛韦静脉注射
克拉霉素	500mg q12h	500mg q12h	250mg q12h	250mg q12h
美罗培南	1g q8h（脑膜炎：2g q8h）	1g q12h	500mg q12h	500mg q24h
哌拉西林 / 他唑巴坦（戊糖核酸）	4.5g q6h	3.375g q6h	3.375g q8h	2.25g q8h
哌拉西林 / 他唑巴坦	3.375g q6h	2.25g q6h	2.25g q6h	2.25g q12h
青霉素	2 000mg q4h	2 000mg q6～8h	2 000mg q8～12h	2 000mg q12～16h
青霉素 / 舒巴坦	3g q6h	3g q8h	3g q12h	3g q24h
头孢唑林	2g q8h	2g q8h	1g q12h	2g 1 周 3 次 血液透析后
头孢硫脒	2g q8h	2g q12h	2g q24h	1g q24h
头孢泊肟	200mg 口服 q12h	200mg 口服 q12h	200mg 口服 q24h	200mg 口服 1 周 3 次 血液透析后
头孢洛林	600mg q12h（菌血症 q8h）	400mg q12h	300mg q12h	200mg q12h
头孢他啶	2g q8h	2g q12h	2g q24h	1g q24h
头孢氨苄	500mg q6h	500mg q8～12h	500mg q12h	500mg q12h
万古霉素（口服）	125mg q6h	125mg q6h	125mg q6h	125mg q6h
左氧氟沙星（静脉注射 / 口服）	500～750mg q24h	750mg q48h 或 250mg q24h	250～500mg q48h	250～500mg q48h

注：肾脏损伤时不需要调整用药剂量的抗生素有阿奇霉素、头孢曲松钠[1]、克林霉素、双氯青霉素、异烟肼、利奈唑酮、甲硝唑、莫西沙星、萘夫西林、苯甲异噁唑青霉素、利福平、替加环素。[1]：如果同时有肝肾损害，每天最多使用 2g。

附录 8　参考感染源推荐使用的抗生素

疾病状况	常见病原体	经验	持续
鼻部			
鼻窦炎	肺炎球菌，流感嗜血杆菌，卡他莫拉菌	阿莫西林 / 克拉维酸 500/125mg 口服 q8h 或 875/125mg 口服 q12h 青霉素过敏：多西环素，左氧氟沙星，莫西沙星	5 ～ 7d
耳部			
急性中耳炎	肺炎球菌，流感嗜血杆菌，卡他莫拉菌	前 1 个月没有接受抗生素治疗：阿莫西林 前 1 个月有接受抗生素治疗：阿莫西林 / 克拉维酸，头孢地尼，头孢泊肟，或头孢呋辛	＜2 岁：10d ≥2 岁：5 ～ 7d
外耳道炎症	铜绿假单胞菌，金黄色葡萄球菌，真菌	新霉素、多黏菌素 B、氢化可的松，4 滴，4 次 /d 止痛药：安替比林和苯佐卡因 – 用溶液充满耳道； 用溶液弄湿棉球，塞入外耳道，每 1 ～ 2h 重复 1 次直到疼痛和阻塞缓解 真菌感染：2% 的醋酸溶液浸透引流纱布条；保持 24h 潮湿；每天移开引流纱布条 3 ～ 4 次，滴入 5 滴	5 ～ 7d
骨髓炎			
	年龄＜ 4 个月：金黄色葡萄球菌，革兰氏阳性菌，B 族链球菌	存在耐甲氧西林金黄色球菌感染：头孢他啶或头孢硫脒 + 万古霉素 没有耐甲氧西林金黄色球菌感染：萘夫西林 / 苯甲异噁唑青霉素 青霉素过敏：利奈唑胺 + 氨曲南	
	儿童＞ 4 个月以及成人：金黄色葡萄球菌，A 族链球菌	可能有耐甲氧西林金黄色球菌感染：万古霉素（如果有革兰氏阳性菌则加入头孢唑林或头孢硫脒） 没有耐甲氧西林金黄色球菌感染：萘夫西林 / 苯甲异噁唑青霉素；克林霉素 或哌拉西林 / 他唑巴坦，如果过敏则用利奈唑胺	
尿路感染			
非复杂型	大肠杆菌，腐生葡萄球菌	呋喃妥因，磺胺甲噁唑 / 甲氧苄啶，环丙沙星，左氧氟沙星	3 ～ 5d
复杂型	肠杆菌，铜绿假单胞菌，肠球菌	环丙沙星，左氧氟沙星，头孢曲松钠；如果有铜绿假单胞菌感染的风险，抗 β 内酰胺假单胞菌（哌拉西林 / 他唑巴坦，头孢硫脒） 病情好转后转为口服 氟康唑或磺胺甲噁唑 / 甲氧苄啶	7 ～ 14d
肾盂肾炎（门诊患者）	肠杆菌，肠球菌	口服：环丙沙星，左氧氟沙星，磺胺甲噁唑 / 甲氧苄啶	5 ～ 14d
肾盂肾炎（住院患者）	肠杆菌，肠球菌	静脉滴注：氟喹诺酮，哌拉西林 / 他唑巴坦，头孢曲松钠	14d
皮肤和软组织感染			
动物 / 人类咬伤	多种微生物，巴斯德菌，艾肯菌	阿莫西林 / 克拉维酸，阿莫西林	5 ～ 10d

疾病状况	常见病原体	经验	持续
非化脓性	坏死性感染，蜂窝组织炎，丹毒	严重：哌拉西林／他唑巴坦＋万古霉素 中等程度：青霉素，头孢曲松钠，头孢唑林，克林霉素 轻度：青霉素钾，头孢菌素，双氯青霉素，克林霉素 A族链球菌：青霉素＋克林霉素	5～10d
化脓性	疖，痈，脓肿	严重：万古霉素，达托霉素，利奈唑胺 轻中度：磺胺甲噁唑／甲氧苄啶，双氯青霉素	5～10d
脓疱疮	链球菌，葡萄球菌，耐甲氧西林金黄色葡萄球菌	链球菌：青霉素 金黄色葡萄球菌：双氯青霉素，克林霉素，磺胺甲噁唑／甲氧苄啶	7d
手术部位感染	甲氧西林敏感金黄色葡萄球菌，耐甲氧西林金黄色葡萄球菌，革兰氏阴性菌	胃肠道或泌尿道手术：哌拉西林／他唑巴坦（美罗培南、厄他培南、头孢曲松钠、左氧氟沙星或环丙沙星）＋甲硝唑 除腋窝或会阴的肢体手术：苯甲异噁唑青霉素，萘夫西林，头孢唑林，头孢氨苄，磺胺甲噁唑／甲氧苄啶，万古霉素 腋窝／会阴部手术：甲硝唑＋（环丙沙星、左氧氟沙星或头孢曲松钠）	5～10d
社区获得性肺炎			
社区获得性（门诊患者）	肺炎球菌，肺炎支原体，卡他莫拉氏菌	门诊患者（3个月内未使用抗生素）：阿奇霉素或多西环素 莫西沙星／左氧氟沙星或β内酰胺类抗生素＋大环内酯类抗生素	
社区获得性（住院患者，ICU）	肺炎球菌，肺炎支原体，卡他莫拉氏菌，铜绿假单胞菌，耐甲氧西林金黄色葡萄球菌	（头孢噻肟、哌拉西林／他唑巴坦或美罗培南）＋（环丙沙星或左氧氟沙星）或（头孢噻肟、哌拉西林／他唑巴坦或美罗培南）＋阿奇霉素 耐甲氧西林金黄色葡萄球菌感染特别注意：加入万古霉素或利奈唑胺，β内酰胺类过敏：用氨曲南替换	
胃肠			
高风险的社区获得性腹内感染	肠杆菌，畸形菌体，链球菌	哌拉西林／他唑巴坦，美罗培南或者头孢噻肟，头孢他啶＋环丙沙星 若病情危重：加入卡泊芬净	4～7d，如果没有合并穿孔性阑尾炎则为24h
艰难梭状芽孢杆菌感染	轻中度（白细胞＜15×10⁹/L且血清肌酐正常）	环丙沙星500mg口服q8h	10～14d
艰难梭状芽孢杆菌感染	严重（白细胞≥15×10⁹/L且血肌酐≥1.5倍正常值）	万古霉素125mg口服qid 非达霉素200mg口服2次/d	10～14d
轻中度风险的社区获得性腹内感染	肠杆菌，畸形菌体，链球菌	头孢西丁，厄他培南，替加环素或者头孢曲松钠，环丙沙星／左氧氟沙星＋甲硝唑	4～7d，如果没有合并穿孔性阑尾炎则为24h

续表

疾病状况	常见病原体	经验	持续
医疗保健相关的腹内感染	肠杆菌，超广谱β内酰胺酶，耐甲氧西林金黄色葡萄	ESBL：碳青霉烯，氨基糖苷类 假单胞菌：碳青霉烯，哌拉西林 / 他唑巴坦，氨基糖苷类 MRSA：万古霉素 如果 HC 菌属相关性（如手术后）：哌拉西林 / 他唑巴坦或万古霉素治疗肠杆菌感染	4 ～ 7d，如果没有合并穿孔性阑尾炎则为 24h

心内膜炎				

两者之一	HACEK 微生物	头孢曲松钠 2g 静脉滴注 q24h 或青霉素 2g 静脉滴注 q4h 或环丙沙星 1 000mg/24h 口服或 800mg/24h 分两次静脉滴注	4 周
两者之一	肠球菌	青霉素 2g q4h 或青霉素 G 1 800 万～ 3 000 万 U/d+ 庆大霉素 1mg/kg 静脉滴注 q8h	4 ～ 6 周
		双倍内酰胺 B 青霉素 2g 静脉滴注 q4h+ 头孢曲松钠 2g q12h	6 周
人工瓣膜	草绿色链球菌，牛链球菌	青霉素敏感型：青霉素 G 2 400 万 U/d 分 4 ～ 6 次静脉滴注	6 周，庆大霉素 2 周
		或头孢曲松钠 2g q24h ± 庆大霉素 1mg/kg 静脉滴注 q8h，如果无法耐受头孢曲松钠可用万古霉素	6 周
人工瓣膜	草绿色链球菌，牛链球菌	青霉素抵抗型：青霉素 G 2 400 万 U/d，分 4 ～ 6 次静脉滴注	6 周
		或头孢曲松钠 2g q24h+ 庆大霉素 1mg/kg 静脉滴注 q8h，如果无法耐受头孢曲松钠可用万古霉素	6 周
人工瓣膜	葡萄球菌	甲氧西林敏感金黄色葡萄球菌：萘夫西林 / 苯甲异噁唑青霉素 12g/d 分 4 ～ 6 次静脉滴注 + 利福平 300mg 口服 3 次 /d + 庆大霉素 1mg/kg 静脉滴注 q8h	≥ 6 周，庆大霉素仅 2 周
		耐甲氧西林金黄色葡萄球菌：万古霉素 15mg/kg 静脉滴注 q12h+ 利福平 + 庆大霉素	
自体瓣膜	草绿色链球菌，牛链球菌青霉素不敏感型	青霉素 G 2 400 万 U/d，分 4 ～ 6 次静脉滴注 + 庆大霉素 1mg/kg 静脉滴注 q8h	4 周，万古霉素 2 周
		若无法耐受头孢曲松钠可用万古霉素	6 周
自体瓣膜	草绿色链球菌，牛链球菌青霉素敏感型	青霉素 G 1 200 万～ 1 800 万 U/d，分 4 ～ 6 次静脉滴注 或头孢曲松钠 2g 静脉滴注 q24h	4 周 2 周
		青霉素 G 或头孢曲松钠 + 庆大霉素 1mg/kg 静脉滴注 q8h	4 周
		若无法耐受头孢曲松钠可用万古霉素	
自体瓣膜	葡萄球菌	甲氧西林敏感金黄色葡萄球菌：萘夫西林 / 苯甲异噁唑青霉素 12g/d，分 4 ～ 6 次静脉滴注	6 周
		耐甲氧西林金黄色葡萄球菌：万古霉素或达托霉素 ≥ 8mg/kg 静脉滴注 q8h	
		青霉素过敏：头孢唑林 2g 静脉滴注 q8h	

眼部				

| 角膜炎 | 病毒性 | 生殖器单纯疱疹：1% 三氟尿苷或 0.15% 更昔洛韦软膏或口服阿昔洛韦，伐昔洛韦，或泛昔洛韦 | 7 ～ 14d |
| 角膜炎 | 细菌性：葡萄球菌，链球菌，肠杆菌 | 未知：头孢唑林 + 妥布霉素或庆大霉素或氟喹诺酮
革兰氏阳性球菌：头孢唑林，万古霉素，杆菌肽，氟喹诺酮
革兰氏阴性杆菌：头孢唑林或庆大霉素，头孢他啶，氟喹诺酮
革兰氏阴性球菌：头孢曲松钠，头孢他啶，氟喹诺酮
诺卡氏菌：磺乙酰胺，伐昔洛韦，阿米卡星，磺胺甲噁唑 / 甲氧苄啶 | 7d |

续表

疾病状况	常见病原体	经验	持续
结膜炎	病毒性	腺病毒：大部分不需特别治疗 生殖器单纯疱疹：0.15% 更昔洛韦眼膏 2～5 次 /d 或阿昔洛韦 200～400mg 5 次 /d 或伐昔洛韦 500mg 2～3 次 /d 水痘带状疱疹病毒：阿昔洛韦 800mg 5 次 /d 或伐昔洛韦 1 000mg q8h	7d
结膜炎	淋病奈瑟菌	头孢曲松钠 250mg 肌内注射 1 次 + 阿奇霉素 1g 口服 1 次剂量或多西环素 100mg 口服 1 次 若角膜感染则进行抗生素静脉滴注治疗 3d	
结膜炎	沙眼衣原体	阿奇霉素 1g 口服 1 次剂量或多西环素 100mg 口服 2 次 /d，服用 7d	
结膜炎	细菌性：金黄色葡萄球菌，肺炎球菌，卡他莫拉氏菌	滴眼液：0.5% 加替沙星，环丙沙星，0.3% 氧氟沙星；1～2 滴清醒时 q2h，2d 后改为 q4～6h 10% 磺乙酰胺：2 滴，清醒时 q2h，2d 后改为 q4～6h	5～7d
眼内炎	细菌性：凝固酶阴性葡萄球菌，金黄色葡萄球菌，链球菌，蜡样芽孢杆菌	玻璃体腔内注射（请眼科会诊）：万古霉素 1mg/0.1mL NS 以及头孢他啶 2mg/0.1mL NS 头孢他啶 1～2g 静脉滴注 q8h	如果没有改善需要重复给药
眼内炎	真菌：念珠菌	玻璃体腔内注射（请眼科会诊）：两性霉素 B 10μg/0.1mL×1 次 伏立康唑 6mg/kg q12h 两次剂量静脉滴注，后 4mg/kg 静脉滴注 q12h	伏立康唑需要 6 周
医院获得性肺炎，呼吸机相关性肺炎			
医院获得性肺炎	铜绿假单胞菌，不动杆菌，耐甲氧西林金黄色葡萄球菌	无生命危险：单独用药，哌拉西林 / 他唑巴坦、头孢硫脒、左氧氟沙星或美罗培南 无生命危险但是考虑耐甲氧西林金黄色葡萄球菌：哌拉西林 / 他唑巴坦、头孢硫脒、左氧氟沙星或美罗培南 + 万古霉素或利奈唑胺 重症肺炎或 90d 内静脉滴注过抗生素：（哌拉西林 / 他唑巴坦、头孢硫脒或美罗培南）+（左氧氟沙星、环丙沙星或氨基糖苷类）+（万古霉素或利奈唑胺）	7～14d
呼吸机相关性肺炎	铜绿假单胞菌，不动杆菌，耐甲氧西林金黄色葡萄球菌	（头孢硫脒、头孢他啶、美罗培南或哌拉西林 / 他唑巴坦）+（环丙沙星、左氧氟沙星或氨基糖苷类）+（利奈唑胺或万古霉素） 若存在 MSSA 而无 MRSA：苯甲异噁唑青霉素，萘夫西林，头孢唑林	7～14d
中枢神经系统			
病毒性脑炎	生殖器单纯疱疹病毒，水疱性口炎病毒，巨细胞病毒	阿昔洛韦 10mg/kg 静脉滴注 q8h 更昔洛韦 + 膦甲酸钠（参考说明书）	14～21d

续表

疾病状况	常见病原体	经验	持续
细菌性脑膜炎	1 个月婴儿～ 50 岁成人：肺炎球菌，脑膜炎双球菌	成人：头孢曲松 2g 静脉滴注 q12h 或美罗培南 2g 静脉滴注 q8h 免疫功能不全：加入氨苄西林 2g 静脉滴注 q4h 或美罗培南 2g 静脉滴注 q8h 儿童：美罗培南 40mg/kg 静脉滴注 q8h+ 万古霉素 15mg/kg 静脉滴注 q8h	脑膜炎双球菌：7d 肺炎球菌：10 ～ 14d
	＞ 50 岁：肺炎球菌，脑膜炎双球菌，李斯特菌	氨苄西林 2g 静脉滴注 q4h+ 头孢曲松 2g 静脉滴注 q12h+ 万古霉素 15mg/kg 静脉滴注 q8h	李斯特菌：≥ 21d
	既往神经手术史：革兰氏阴性杆菌，葡萄球菌	万古霉素 15mg/kg 静脉滴注 q12h+ 头孢硫脒 2g 静脉滴注 q8h，头孢他啶 2g 静脉滴注 q8h，或美罗培南 2g 静脉滴注 q8h	革兰氏阴性菌：21d
	＜ 1 个月的早产婴儿：B 族链球菌，大肠杆菌，李斯特菌	氨苄西林 100mg/kg 静脉滴注 q12h+ 头孢噻肟 50mg/kg 静脉滴注 q6h 或庆大霉素 2.5mg/kg 静脉滴注 q8h 如果感染耐甲氧西林金黄色葡萄球菌风险高：万古霉素 15mg/kg 静脉滴注 q8h+ 头孢噻肟	无菌脑脊液持续 2 周后或≥ 3 周

注：HACEK 微生物为 H 代表嗜血杆菌属（Haemophilus），A 代表放线杆菌属（Actinob-acillus），C 代表心杆菌属（Cardiobacterium），E 代表艾肯菌属（Eikenella），K 代表金氏菌属（Kingella）。ESBL：超广谱 β 类酰胺酶。MRSA：耐甲氧西林金黄色葡萄球菌。

附录 9   激素相关信息

糖皮质激素换算表

药物	等效剂量 /mg	糖代谢（比值）	水盐代谢（比值）	有效时间 /h	剂量范围 /（mg·d⁻¹）	半衰期 /min
氢化可的松	20	1	1	8～12	15～240	90
可的松	25	0.8	0.8	8～12	20～300	30
泼尼松	5	4	0.8	12～36	5～60	60
泼尼松龙	5	4	0.8	12～36	5～60	200
甲泼尼松	4	5	0.5～0	12～36	4～48	180
曲安西龙	4	5	0	12～36	4～48	300
地塞米松	0.75	30	0	36～72	0.75～9.00	100～300
氟氢可的松	—	10	125	—	—	200

局部外用皮质类固醇注意事项如下：

- 弱至中效剂通常用于治疗浅表、急性、炎性皮肤病。
- 强效或超高强效剂用于治疗慢性、角化过度型皮肤病变。
- 面部区域：首选弱效剂，慎用强效和超强效剂。
- 手掌和足跖：首选强效或超强效剂。
- 婴儿和老年患者：首选弱效剂，慎用强效和超强效剂。
- 软膏剂型可用于苔藓样变等肥厚性病变，可增强药物的渗透性。
- 乳膏型适用于急性 / 亚急性皮肤病，可用于皮肤薄嫩区域。
- 溶液、凝胶和喷雾剂是头皮区域的首选。

局部外用皮质类固醇的效价

类固醇		剂型
超强效		
0.050%	倍他米松二丙酸酯	凝胶，洗剂，软膏
0.050%	丙酸氯倍他索	乳霜，凝胶，洗剂等
0.050%	二醋酸二氯	软膏
0.050%	丙酸氯倍他索	乳霜，软膏
强效		
0.100%	戊酸倍他米松	软膏
0.050%	地塞米松	凝胶
0.250%	地塞米松	乳霜，软膏
0.050%	二醋酸二氯	乳霜，软膏
0.050%	氟轻松	乳霜，软膏，凝胶
0.100%	哈西奈德	乳霜，软膏
0.500%	曲安奈德	乳霜，喷雾

续表

类固醇		剂型
中效		
0.050%	倍他米松二丙酸酯	洗剂
0.100%	戊酸倍他米松	乳霜
0.050%	丁酸甘哌酯	乳霜
0.100%	特戊酸氯可托龙	乳霜
0.050%	地塞米松	乳霜
0.100%	异氟烷酮	乳霜，软膏
0.020%	富马酸特戊酸	乳霜
0.025%	氟轻松	乳霜，软膏
0.050%	氟烷	乳霜，软膏，洗剂
0.005%	丙酸氟替卡松	软膏
0.050%	丙酸氟替卡松	乳霜，洗剂
0.100%	丁酸氢化可的松	软膏，溶液
0.200%	戊酸氢化可的松	乳霜，软膏
0.100%	糠酸莫米松	乳霜，软膏，洗剂
0.100%	泼尼卡酯	乳霜，软膏
0.025%	曲安奈德	乳霜，软膏，洗剂
0.100%	曲安奈德	乳霜，软膏，洗剂
弱效		
0.050%	二丙酸阿扑克米松	乳霜，软膏
0.050%	地奈德	乳霜，软膏
0.010%	氟轻松	乳霜，溶液
0.500%	氢化可的松	乳霜，软膏，洗剂
0.500%	醋酸氢化可的松	乳霜，软膏
1.000%	醋酸氢化可的松	乳霜，软膏
1.000%	氢化可的松	乳霜，软膏，洗剂
2.500%	氢化可的松	乳霜，软膏，洗剂

杨世正（美国德克萨斯大学安德森癌症中心）

窦兴葵（昆明医科大学第二附属医院）

骆奕辰（暨南大学基础医学与公共卫生学院）

马长春（汕头大学医学院附属肿瘤医院）

参考文献

[1] ELSAYEM AF, BRUERA E, VALENTINE A, et al. Advance directives, hospitalization, and survival among advanced cancer patients with delirium presenting to the emergency department: a prospective study. Oncologist, 2017, 22 (11): 1368-1373.

[2] EL MAJZOUB I, QDAISAT A, THEIN KZ, et al. Adverse effects of immune checkpoint therapy in cancer patients visiting the Emergency Department of A Comprehensive Cancer Center. Ann Emerg Med, 2019, 73 (1): 79-87.

[3] RIVERA DR, GALLICCHIO L, BROWN J, et al. Trends in adult cancer-related emergency department utilization: an analysis of data from the nationwide emergency department sample. JAMA Oncol, 2017, 3 (10): e172450.

[4] DUFTON PH, DROSDOWSKY A, GERDTZ MF, et al. Socio-demographic and disease related characteristics associated with unplanned emergency department visits by cancer patients: a retrospective cohort study. BMC health Serv Res, 2019, 19 (1): 647.

[5] MAYER DK, TRAVERS D, WYSS A, et al. Why do patients with cancer visit emergency departments? Results of a 2008 population study in North Carolina. J Clin Oncol, 2011, 29 (19): 2683-2688.

[6] HSU J, DONNELLY JP, MOORE JX, et al. National characteristics of Emergency Department visits by patients with cancer in the United States. Am J Emerg Med, 2018, 36 (11): 2038-2043.

[7] LASH RS, BELL JF, BOLD RJ, et al. Emergency department use by recently diagnosed cancer patients in California. J Community Support Oncol, 2017, 15 (2): 95-102.

[8] CATERINO JM, ADLER D, DURHAM DD, et al. Analysis of diagnoses, symptoms, medications, and admissions among patients with cancer presenting to emergency departments. JAMA Netw Open, 2019, 2 (3): e190979.

[9] 陈宇, 杨涛. 静脉血栓栓塞症抗凝治疗微循环血栓防治专家共识. 中华老年多器官疾病杂志, 2017, 16（4）: 241-244.

[10] GREGSON J, KAPTOGE S, BOLTON T, et al. Cardiovascular risk factors associated with venous thromboembolism. JAMA Cardiol, 2019, 4 (2): 163-173.

[11] CHOPARD R, ALBERTSEN IE, PIAZZA G. Diagnosis and treatment of lower extremity venous thromboembolism: a review. JAMA, 2020, 324 (17): 1765-1776.

[12] ZHANG Z, LEI J, SHAO X, et al. Trends in hospitalization and in-hospital mortality from VTE, 2007 to 2016, in China. Chest, 2019, 155 (2): 342-353.

[13] 马军, 秦叔逵, 吴一龙, 等. 肿瘤相关静脉血栓栓塞症预防与治疗指南（2019版）. 中国肿瘤临床, 2019, 46（13）: 653-660.

[14] 中华医学会外科学分会血管外科学组. 深静脉血栓形成的诊断和治疗指南（第3版）. 中华普通外科杂志, 2017, 32（9）: 807-812.

[15] GOLDHABER SZ, BOUNAMEAUX H. Pulmonary embolism and deep vein thrombosis. Lancet, 2012, 379 (9828): 1835-1846.

[16] KONSTANTINIDES SV, MEYER G, BECATTINI C, et al. 2019 ESC Guidelines for the diagnosis and management of acute pulmonary embolism developed in collaboration with the European Respiratory Society (ERS). Eur Heart J, 2020,

41 (4): 543-603.

[17] WELLS PS, HIRSH J, ANDERSON DR, et al. Accuracy of clinical assessment of deep-vein thrombosis. Lancet, 1995, 345 (8961): 1326-1330.

[18] BATES SM, JAESCHKE R, STEVENS SM, et al. Diagnosis of DVT: antithrombotic therapy and prevention of thrombosis, 9th ed: American college of chest physicians evidence-based clinical practice guidelines. Chest, 2012, 141 (2 Suppl): e351S-e418S.

[19] VAN ES N, VAN DER HULLE T, VAN ES J, et al. Wells rule and d-dimer testing to rule out pulmonary embolism: a systematic review and individual-patient data meta-analysis. Ann Intern Med, 2016, 165 (4): 253-261.

[20] LE GAL G, RIGHINI M, ROY PM, et al. Prediction of pulmonary embolism in the emergency department: the revised Geneva score. Ann Intern Med, 2006, 144 (3): 165-171.

[21] WELLS PS, GINSBERG JS, ANDERSON DR, et al. Use of a clinical model for safe management of patients with suspected pulmonary embolism. Ann Intern Med, 1998, 129 (12): 997-1005.

[22] 中华医学会呼吸病学分会肺栓塞与肺血管病学组，中国医师协会呼吸医师分会肺栓塞与肺血管病工作委员会，全国肺栓塞与肺血管病防治协作组. 肺血栓栓塞症诊治与预防指南. 中华医学杂志，2018，98（14）：1060-1087.

[23] STEIN PD, FOWLER SE, GOODMAN LR, et al. Multidetector computed tomography for acute pulmonary embolism. N Engl J Med, 2006, 354 (22): 2317-2327.

[24] WITT DM, CLARK NP, KAATZ S, et al. Guidance for the practical management of warfarin therapy in the treatment of venous thromboembolism. J Thromb Thrombolysis, 2016, 41 (1): 187-205.

[25] ERBEL R, ABOYANS V, BOILEAU C, et al. 2014 ESC Guidelines on the diagnosis and treatment of aortic diseases: Document covering acute and chronic aortic diseases of the thoracic and abdominal aorta of the adult. The Task Force for the Diagnosis and Treatment of Aortic Diseases of the European Society of Cardiology (ESC). Eur Heart J, 2014, 35 (41): 2873-2926.

[26] KEARON C, AKL EA, ORNELAS J, et al. Antithrombotic therapy for VTE disease: chest guideline and expert panel report. Chest, 2016, 149 (2): 315-352.

[27] BEYTH RJ, MILLIGAN PE, GAGE BF. Risk factors for bleeding in patients taking coumarins. Curr Hematol Rep, 2002, 1 (1): 41-49.

[28] MEWISSEN MW, SEABROOK GR, MEISSNER MH, et al. Catheter-directed thrombolysis for lower extremity deep venous thrombosis: report of a national multicenter registry. Radiology, 1999, 211 (1): 39-49.

[29] 中国医师协会介入医师分会，中华医学会放射学分会介入专业委员会，中国静脉介入联盟. 下腔静脉滤器置入术和取出术规范的专家共识（第2版）. 中华医学杂志，2020，100（27）：2092-2101.

[30] GUANELLA R, DUCRUET T, JOHRI M, et al. Economic burden and cost determinants of deep vein thrombosis during 2 years following diagnosis: a prospective evaluation. J Thromb Haemost, 2011, 9 (12): 2397-2405.

[31] TURPIE AG. Management of deep vein thrombosis and pulmonary embolism. Scot Med J, 2000, 45 (2): 40-42.

[32] EKLOF B, PERRIN M, DELIS KT, et al. Updated terminology of chronic venous disorders: the VEIN-TERM transatlantic interdisciplinary consensus document. J Vasc Surg, 2009, 49 (2): 498-501.

[33] ARSHAD N, ISAKSEN T, HANSEN JB, et al. Time trends in incidence rates of venous thromboembolism in a large cohort recruited from the general population. Eur J Epidemiol, 2017, 32 (4): 299-305.

[34] ZHANG S, ZHAI Z, YANG Y, et al. Pulmonary embolism risk stratification by European Society of Cardiology is

associated with recurrent venous thromboembolism: Findings from a long-term follow-up study. Int J Cardiol, 2016, 2022: 75-281.

[35] JIMÉNEZ D, DE MIGUEL-DÍEZ J, GUIJARRO R, et al. Trends in the management and outcomes of acute pulmonary embolism: analysis from the RIETE registry. J Am Coll Cardiol, 2016, 67 (2): 162-170.

[36] HEIT JA, SPENCER FA, WHITE RH. The epidemiology of venous thromboembolism. J Thromb Thrombolysis, 2016, 41 (1): 3-14.

[37] 马旭，王丹. 肿瘤患者静脉血栓栓塞症的一级预防及研究进展. 中国肿瘤临床，2020，47（6）：309-313.

[38] SENG S, LIU Z, CHIU SK, et al. Risk of venous thromboembolism in patients with cancer treated with Cisplatin: a systematic review and meta-analysis. J Clin Oncol, 2012, 30 (35): 4416-4426.

[39] NALLURI SR, CHU D, KERESZTES R, et al. Risk of venous thromboembolism with the angiogenesis inhibitor bevacizumab in cancer patients: a meta-analysis. JAMA, 2008, 300 (19): 2277-2285.

[40] SONPAVDE G, JE Y, SCHUTZ F, et al. Venous thromboembolic events with vascular endothelial growth factor receptor tyrosine kinase inhibitors: a systematic review and meta-analysis of randomized clinical trials. Crit Rev Oncol Hematol, 2013, 87 (1): 80-89.

[41] CHAKRABORTY R, BIN RIAZ I, MALIK SU, et al. Venous thromboembolism risk with contemporary lenalidomide-based regimens despite thromboprophylaxis in multiple myeloma: A systematic review and meta-analysis. Cancer, 2020, 126 (8): 1640-1650.

[42] YAMSHON S, CHRISTOS PJ, DEMETRES M, et al. Venous thromboembolism in patients with B-cell non-Hodgkin lymphoma treated with lenalidomide: a systematic review and meta-analysis. Blood Adv, 2018, 2 (12): 1429-1438.

[43] QDAISAT A, WU CC, YEUNG SJ. Normal D-dimer levels in cancer patients with radiologic evidence of pulmonary embolism. J Thromb Thrombolysis, 2019, 48 (1): 174-179.

[44] QDAISAT A, WU W, LIN JZ, et al. Clinical and cancer-related predictors for venous thromboembolism in cancer patients presenting to the emergency department. J Emerg Med, 2020, 58 (6): 932-941.

[45] QDAISAT A, SOUD RA, WU CC, et al. Poor performance of D-dimer in excluding venous thromboembolism among patients with lymphoma and leukemia. Haematologica, 2019, 104 (6): e265-e268.

[46] CHANG HM, MOUDGIL R, SCARABELLI T, et al. Cardiovascular Complications of Cancer Therapy: Best Practices in Diagnosis, Prevention, and Management: Part 1. J Am Coll Cardiol, 2017, 70 (20): 2536-2551.

[47] WHELTON PK, CAREY RM, ARONOW WS, et al. 2017 ACC/AHA/AAPA/ABC/ACPM/AGS/APhA/ASH/ASPC/ NMA/PCNA guideline for the prevention, detection, evaluation, and management of high blood pressure in adults: executive summary: a report of the American college of cardiology/American heart association task force on clinical practice guidelines. Circulation, 2018, 138 (17): e426-e483.

[48] LI X, CHEN H, WANG G, et al. Metabolic syndrome components and the risk of colorectal cancer: a population-based prospective study in Chinese men. Front Oncol, 2019, 9: 1047.

[49] VATTEN LJ, TRICHOPOULOS D, HOLMEN J, et al. Blood pressure and renal cancer risk: the HUNT study in Norway. Br J Cancer, 2007, 97 (1): 112-114.

[50] MARTIN RM, VATTEN L, GUNNELL D, et al. Components of the metabolic syndrome and risk of prostate cancer: the HUNT 2 cohort, Norway. Cancer Causes Control, 2009, 20 (7): 1181-1192.

[51] SUNG H, FERLAY J, SIEGEL RL, et al. Global cancer statistics 2020: GLOBOCAN estimates of incidence and mortality worldwide for 36 cancers in 185 countries. CA Cancer J Clin, 2021, 71 (3): 209-249.

[52] XIE L, WU K, XU N, et al. Hypertension is associated with a high risk of cancer. J Hum Hypertens, 1999, 13 (5): 295-301.

[53] 谢良地, 吴可贵, 许能锋, 等. 高血压病人发生肿瘤危险性的研究. 高血压杂志, 1998（4）: 18-22.

[54] STOCKS T, VAN HEMELRIJCK M, MANJER J, et al. Blood pressure and risk of cancer incidence and mortality in the metabolic syndrome and cancer project. Hypertension, 2012, 59 (4): 802-810.

[55] 王增武, 王文. 中国高血压防治指南（2018 年修订版）解读. 中国心血管病研究, 2019, 17（3）: 193-197.

[56] CHOW WH, DONG LM, DEVESA SS. Epidemiology and risk factors for kidney cancer. Nat Rev Urol, 2010, 7 (5): 245-257.

[57] FELMEDEN DC, SPENCER CG, BELGORE FM, et al. Endothelial damage and angiogenesis in hypertensive patients: relationship to cardiovascular risk factors and risk factor management. Am J Hypertens, 2003, 16 (1): 11-20.

[58] FERRARA N. VEGF and the quest for tumour angiogenesis factors. Nature reviews. Cancer, 2002, 2 (10): 795-803.

[59] KOENE RJ, PRIZMENT AE, BLAES A, et al. Shared risk factors in cardiovascular disease and cancer. Circulation, 2016, 133 (11): 1104-1114.

[60] SIMON T, GAGLIANO T, GIAMAS G. Direct effects of anti-angiogenic therapies on tumor cells: vegf signaling. Trends Mol Med, 2017, 23 (3): 282-292.

[61] 许小兵, 季洪赞. 血管紧张素转化酶抑制剂抗肿瘤作用的研究进展. 医学研究生学报, 2008（3）: 325-329.

[62] ZHAO YT, LI PY, ZHANG JQ, et al. Angiotensin Ⅱ Receptor blockers and cancer risk: a meta-analysis of randomized controlled trials. Medicine, 2016, 95 (18): e3600.

[63] FUJIMOTO Y, SASAKI T, TSUCHIDA A, et al. Angiotensin Ⅱ type 1 receptor expression in human pancreatic cancer and growth inhibition by angiotensin Ⅱ type 1 receptor antagonist. FEBS lett, 2001, 495 (3): 197-200.

[64] ARRIETA O, GUEVARA P, ESCOBAR E, et al. Blockage of angiotensin Ⅱ type 1 receptor decreases the synthesis of growth factors and induces apoptosis in C6 cultured cells and C6 rat glioma. Br J Cancer, 2005, 92 (7): 1247-1252.

[65] SUGANUMA T, INO K, SHIBATA K, et al. Functional expression of the angiotensin Ⅱ type 1 receptor in human ovarian carcinoma cells and its blockade therapy resulting in suppression of tumor invasion, angiogenesis, and peritoneal dissemination. Clin Cancer Res, 2005, 11 (7): 2686-2694.

[66] EGAMI K, MUROHARA T, SHIMADA T, et al. Role of host angiotensin Ⅱ type 1 receptor in tumor angiogenesis and growth. J Clin Invest, 2003, 112 (1): 67-75.

[67] KANG YS, PARK YG, KIM BK, et al. Angiotensin Ⅱ stimulates the synthesis of vascular endothelial growth factor through the p38 mitogen activated protein kinase pathway in cultured mouse podocytes. J Mol Endocrinol, 2006, 36 (2): 377-388.

[68] 韦华, 王民登. 糖尿病与肿瘤关系研究现状. 中外医学研究, 2011, 9（22）: 155-157.

[69] ROSS R. The pathogenesis of atherosclerosis: a perspective for the 1990s. Nature, 1993, 362 (6423): 801-809.

[70] 张倩. 天麻钩藤汤对原发性高血压患者血清血管紧张素转化酶、胰岛素样生长因子 –1、血管紧张素Ⅱ水平的影响. 医疗装备, 2019, 32（18）: 143-144.

[71] BALKWILL F, MANTOVANI A. Inflammation and cancer: back to Virchow. Lancet, 2001, 357 (9255): 539-545.

[72] BERNSTEIN CN, BLANCHARD JF, KLIEWER E, et al. Cancer risk in patients with inflammatory bowel disease: a population-based study. Cancer, 2001, 91 (4): 854-862.

[73] ZHANG GM, ZHU Y, YE DW. Metabolic syndrome and renal cell carcinoma. World J Surg Oncol, 2014, 12: 236.

[74] 余湘玲. 子宫内膜癌淋巴结转移的危险因素分析. 西南军医, 2016, 18（5）: 423-425.

[75] 陈秀丽，苏海. 关于"特殊类型高血压"的思考. 中华高血压杂志，2020，28（12）：1101-1102.

[76] 张毅，曹小倩，卢新政. 药源性高血压研究进展. 国际心血管病杂志，2020，47（4）：216-220.

[77]《特殊类型高血压临床诊治要点专家建议》中高血压合并冠心病降压治疗推荐. 临床合理用药杂志，2020，13（27）：119.

[78] 韩雅玲，周玉杰. 冠心病合理用药指南（第2版）. 中国医学前沿杂志（电子版），2018，10（6）：1-130.

[79] IZZEDINE H, EDERHY S, GOLDWASSER F, et al. Management of hypertension in angiogenesis inhibitor-treated patients. Ann Oncol, 2009, 20 (5): 807-815.

[80] LANKHORST S, SALEH L, DANSER AJ, et al. Etiology of angiogenesis inhibition-related hypertension. Curr Opin Pharmacol, 2015, 21: 7-13.

[81] 周均，徐海龄，华敏，等. 阿帕替尼抗肿瘤治疗相关性高血压的观察. 中国当代医药，2020，27（8）：66-68.

[82] 崔海忠，戈伟，曹德东，等. 甲磺酸阿帕替尼联合肝动脉栓塞化疗治疗中晚期原发性肝癌的效果. 中国医药导报，2019，16（14）：88-91.

[83] YEH ET, BICKFORD CL. Cardiovascular complications of cancer therapy: incidence, pathogenesis, diagnosis, and management. J Am Coll Cardiol, 2009, 53 (24): 2231-2247.

[84] WILLIAMS B, MANCIA G, SPIERING W, et al. 2018 ESC/ESH Guidelines for the management of arterial hypertension. Eur Heart J, 2018, 39 (33): 3021-3104.

[85] ZAMORANO JL, LANCELLOTTI P, RODRIGUEZ MUÑOZ D, et al. 2016 ESC Position Paper on cancer treatments and cardiovascular toxicity developed under the auspices of the ESC Committee for Practice Guidelines: the task force for cancer treatments and cardiovascular toxicity of the European Society of Cardiology (ESC). Eur Heart J, 2016, 37 (36): 2768-2801.

[86] VIRANI SA, DENT S, BREZDEN-MASLEY C, et al. Canadian cardiovascular society guidelines for evaluation and management of cardiovascular complications of cancer therapy. Can J Cardiol, 2016, 32 (7): 831-841.

[87] VIRANI SS, ALONSO A, BENJAMIN EJ, et al. Heart disease and stroke statistics-2020 update: a report from the american heart association. Circulation, 2020, 141 (9): e139-e596.

[88] MANCIA G, FAGARD R, NARKIEWICZ K, et al. 2013 ESH/ESC Guidelines for the management of arterial hypertension: the task force for the management of arterial hypertension of the European Society of Hypertension (ESH) and of the European Society of Cardiology (ESC). J Hypertens, 2013, 31 (7): 1281-1357.

[89] ROSSI GP, BERNINI G, CALIUMI C, et al. A prospective study of the prevalence of primary aldosteronism in 1, 125 hypertensive patients. J Am Coll Cardiol, 2006, 48 (11): 2293-2300.

[90] BUONACERA A, STANCANELLI B, MALATINO L. Endocrine tumors causing arterial hypertension: pathophysiological mechanisms and clinical implications. High Blood Press Cardiovasc Prev, 2017, 24 (3): 217-229.

[91] 陈烨，赵森. 骨髓增殖性肿瘤与高血压. 中华高血压杂志，2020，28（8）：726-730.

[92] 杨军，武军元，何新华. 中国高血压急症诊治规范. 岭南急诊医学杂志，2020，25（5）：427-433+441.

[93] CARDINALE D, SANDRI MT, COLOMBO A, et al. Prognostic value of troponin I in cardiac risk stratification of cancer patients undergoing high-dose chemotherapy. Circulation, 2004, 109 (22): 2749-2754.

[94] SAWAYA H, SEBAG IA, PLANA JC, et al. Early detection and prediction of cardiotoxicity in chemotherapy-treated patients. Am J Cardiol, 2011, 107 (9): 1375-1380.

[95] LENIHAN DJ, STEVENS PL, MASSEY M, et al. The utility of point-of-care biomarkers to detect cardiotoxicity during anthracycline chemotherapy: a feasibility study. J Card Fail, 2016, 22 (6): 433-438.

[96] TIMÓTEO AT, MOURA BRANCO L, FILIPE F, et al. Cardiotoxicity in breast cancer treatment: what about left ventricular diastolic function and left atrial function. Echocardiography, 2019, 36 (10): 1806-1813.

[97] NEILAN TG, COELHO-FILHO OR, PENA-HERRERA D, et al. Left ventricular mass in patients with a cardiomyopathy after treatment with anthracyclines. Am J Cardiol, 2012, 110 (11): 1679-1686.

[98] PLANA JC, GALDERISI M, BARAC A, et al. Expert consensus for multimodality imaging evaluation of adult patients during and after cancer therapy: a report from the American Society of Echocardiography and the European Association of Cardiovascular Imaging. Eur Heart J Cardiovasc Imaging, 2014, 15 (10): 1063-1093.

[99] LÓPEZ-SENDÓN J, ÁLVAREZ-ORTEGA C, Zamora Auñon P, et al. Classification, prevalence, and outcomes of anticancer therapy-induced cardiotoxicity: the CARDIOTOX registry. Eur Heart J, 2020, 41 (18): 1720-1729.

[100] JONES DN, JORDAN JH, MELÉNDEZ GC, et al. Frequency of transition from stage a to stage b heart failure after initiating potentially cardiotoxic chemotherapy. JACC Heart failure, 2018, 6 (12): 1023-1032.

[101] LARSEN CM, MULVAGH SL. Cardio-oncology: what you need to know now for clinical practice and echocardiography. Echo Res Pract, 2017, 4 (1): R33-R41.

[102] CURIGLIANO G, CARDINALE D, DENT S, et al. Cardiotoxicity of anticancer treatments: epidemiology, detection, and management. CA Cancer J Clin, 2016, 66 (4): 309-325.

[103] CURIGLIANO G, LENIHAN D, FRADLEY M, et al. Management of cardiac disease in cancer patients throughout oncological treatment: ESMO consensus recommendations. Ann Oncol, 2020, 31 (2): 171-190.

[104] AKPEK M, OZDOGRU I, SAHIN O, et al. Protective effects of spironolactone against anthracycline-induced cardiomyopathy. Eur J Heart Fail, 2015, 17 (1): 81-89.

[105] CALVILLO-ARGÜELLES O, ABDEL-QADIR H, MICHALOWSKA M, et al. Cardioprotective effect of statins in patients with her2-positive breast cancer receiving trastuzumab therapy. Can J Cardiol, 2019, 35 (2): 153-159.

[106] GRAFFAGNINO J, KONDAPALLI L, ARORA G, et al. Strategies to prevent cardiotoxicity. Curr Treat Options Oncol, 2020, 21 (4): 32.

[107] MARTÍN-GARCIA A, LÓPEZ-FERNÁNDEZ T, MITROI C, et al. Effectiveness of sacubitril-valsartan in cancer patients with heart failure. ESC Heart Fail, 2020, 7 (2): 763-767.

[108] YANG F, LEI Q, LI L, et al. Delivery of epirubicin via slow infusion as a strategy to mitigate chemotherapy-induced cardiotoxicity. PloS one, 2017, 12 (11): e0188025.

[109] 董超, 杨润祥. 乳腺癌药物治疗所致的心脏毒性与对策. 中国临床医生杂志, 2017, 45（4）: 1-3.

[110] 杨润祥, 任宏轩, 聂建云, 等. 两种不同给药方式下表阿霉素治疗乳腺癌近期疗效观察. 肿瘤防治研究, 2012, 39（5）: 573-576.

[111] 谭文勇, 申维玺. 抗肿瘤药物相关性心血管疾病的发生机制研究进展. 肿瘤防治研究, 2018, 45（11）: 837-840.

[112] STOLZ L, VALENZUELA J, SITU-LACASSE E, et al. Clinical and historical features of emergency department patients with pericardial effusions. World J Emerg Med, 2017, 8 (1): 29-33.

[113] CANALE ML, CAMERINI A, CASOLO G, et al. Incidence of pericardial effusion in patients with advanced non-small cell lung cancer receiving immunotherapy. Adv Ther, 2020, 37 (7): 3178-3184.

[114] LAZAROS G, ANTONOPOULOS AS, LAZAROU E, et al. Age- and sex-based differences in patients with acute pericarditis. Eur J Clin Invest, 2021, 51 (3): e13392.

[115] MADHIVATHANAN PR, CORREDOR C, SMITH A. Perioperative implications of pericardial effusions and cardiac tamponade. BJA Educ, 2020, 20 (7): 226-234.

[116] 王宝明, 潘鑫. 恶性肿瘤所致的上腔静脉综合征的介入治疗. 现代肿瘤医学, 2014, 22（1）: 173-175.

[117] 赵于飞, 马军, 吴韦炜, 等. 冲击化疗加放疗治疗肺癌上腔静脉综合征 31 例. 临床肺科杂志, 2002, 7（1）: 7-8.

[118] 宫亮, 阮志华, 杨和平. 上腔静脉综合征: 病因和治疗分析. 中国新医药, 2003, 2（11）: 19-20.

[119] 轩菡, 吴翠娥, 汤蕾. 26 例上腔静脉综合征临床治疗疗效分析. 现代肿瘤医学, 2014, 22（7）: 1649-1650.

[120] 辛本磊, 张武, 许传斌, 等. 多层螺旋 CT 在诊断上腔静脉综合征中的应用. 现代医药卫生, 2017, 33（4）: 495-497.

[121] WILSON LD, DETTERBECK FC, YAHALOM J. Clinical practice. superior vena cava syndrome with malignant causes. N Engl J Med, 2007, 356 (18): 1862-1869.

[122] RIZVI AZ, KALRA M, BJARNASON H, et al. Benign superior vena cava syndrome: stenting is now the first line of treatment. J Vasc Surg, 2008, 47 (2): 372-380.

[123] LAGUNA DEL ESTAL P, GAZAPO NAVARRO T, MURILLAS ANGOITTI J, et al. Superior vena cava syndrome: a study based on 81 cases. An Med Interna, 1998, 15 (9): 470-475.

[124] ZIMMERMAN S, DAVIS M. Rapid fire: superior vena cava syndrome. Geriatr Nurs, 2018, 36 (3): 577-584.

[125] 吴义林, 施鸿毓, 仇兴标, 等. 支架植入术治疗恶性肿瘤合并上腔静脉综合征的疗效分析. 上海医学, 2018, 41（4）: 193-196.

[126] 金昌, 吴常生, 赵蒙, 等. 支架植入联合支气管动脉栓塞化疗治疗肺癌致上腔静脉综合征的临床疗效. 中华介入放射学电子杂志, 2017, 5（2）: 94-97.

[127] FAGEDET D, THONY F, TIMSIT JF, et al. Endovascular treatment of malignant superior vena cava syndrome: results and predictive factors of clinical efficacy. Cardiovasc Intervent Radiol, 2013, 36 (1): 140-149.

[128] BROWN KT, GETRAJDMAN GI. Balloon dilation of the superior vena cava (SVC) resulting in SVC rupture and pericardial tamponade: a case report and brief review. Cardiovasc Intervent Radiol, 2005, 28 (3): 372-376.

[129] 马骏, 谭遥, 樊一萌, 等. IMRT 与 VMAT 治疗小细胞肺癌合并上腔静脉压迫综合征患者的急性不良反应比较. 癌症进展, 2019, 17（7）: 804-807.

[130] 赫鸿昌. 上腔静脉综合征的急诊化疗. 医药论坛杂志, 2003（14）: 73.

[131] 郭燕, 马骏, 刘朝兴, 等. 同步放化疗及序贯放化疗在小细胞肺癌合并上腔静脉压迫综合征中的效果研究. 临床误诊误治, 2019, 32（10）: 90-94.

[132] 张新康, 魏建强, 陈俊花. 上腔静脉综合征急诊化疗同步放疗的临床探讨. 四川医学, 2003, 24（2）: 156-157.

[133] 顾红梅, 刘贤称, 马剑波, 等. 上腔静脉综合征 22 例治疗探讨. 陕西医学杂志, 2005（3）: 282-283.

[134] 钱军, 秦叔逵, 唐庆庆, 等. 吉非替尼治疗晚期难治性小细胞肺癌合并急性上腔静脉综合征. 临床肿瘤学杂志, 2005（3）: 243-244.

[135] 刘振邦, 董兵, 陈东红, 等. 上腔静脉综合征的诊断与外科治疗（附 27 例报告）. 临床外科杂志, 2005（4）: 237-238.

[136] GALLO M, PROTOS AN, TRIVEDI JR, et al. Surgical treatment of benign superior vena cava syndrome. Ann Thorac Surg, 2016, 102 (4): e369-371.

[137] SFYROERAS GS, ANTONOPOULOS CN, MANTAS G, et al. A review of open and endovascular treatment of superior vena cava syndrome of benign aetiology. Eur J Vasc Endovasc Surg, 2017, 53 (2): 238-254.

[138] 柯立, 范军, 徐美清, 等. 上腔静脉综合征的外科治疗. 安徽医科大学学报, 2008（3）: 330-333.

[139] KALRA M, SEN I, GLOVICZKI P. Endovenous and operative treatment of superior vena cava syndrome. Surg Clin North Am, 2018, 98 (2): 321-335.

[140] STREVEL EL, ING DJ, SIU LL. Molecularly targeted oncology therapeutics and prolongation of the QT interval. J Clin Oncol, 2007, 25 (22): 3362-3371.

[141] ERICHSEN R, CHRISTIANSEN CF, MEHNERT F, et al. Colorectal cancer and risk of atrial fibrillation and flutter: a population-based case-control study. Intern Emerg Med, 2012, 7 (5): 431-438.

[142] CARDINALE D, CICERI F, LATINI R, et al. Anthracycline-induced cardiotoxicity: a multicenter randomised trial comparing two strategies for guiding prevention with enalapril: the international cardiooncology society-one trial. Eur J Cancer, 2018, 94: 126-137.

[143] CARDINALE D, COLOMBO A, SANDRI MT, et al. Increased perioperative N-terminal pro-B-type natriuretic peptide levels predict atrial fibrillation after thoracic surgery for lung cancer. Circulation, 2007, 115 (11): 1339-1344.

[144] NOJIRI T, MAEDA H, TAKEUCHI Y, et al. Predictive value of B-type natriuretic peptide for postoperative atrial fibrillation following pulmonary resection for lung cancer. Eur J Cardiothorac Surg, 2010, 37 (4): 787-791.

[145] NOJIRI T, MAEDA H, TAKEUCHI Y, et al. Predictive value of preoperative tissue Doppler echocardiographic analysis for postoperative atrial fibrillation after pulmonary resection for lung cancer. J Thorac Cardiovasc Surg, 2010, 140 (4): 764-768.

[146] CARDINALE D, SANDRI MT, COLOMBO A, et al. Prevention of atrial fibrillation in high-risk patients undergoing lung cancer surgery: the PRESAGE trial. Ann Surg, 2016, 264 (2): 244-251.

[147] CHIN JH, MOON YJ, JO JY, et al. Association between postoperatively developed atrial fibrillation and long-term mortality after esophagectomy in esophageal cancer patients: an observational study. PloS one, 2016, 11 (5): e0154931.

[148] BICKFORD CL, AGARWAL R, URBAUER DL, et al. Efficacy and safety of ibutilide for chemical cardioversion of atrial fibrillation and atrial flutter in cancer patients. Am J Med Sci, 2014, 347 (4): 277-281.

[149] ILIESCU CA, GRINES CL, HERRMANN J, et al. SCAI Expert consensus statement: Evaluation, management, and special considerations of cardio-oncology patients in the cardiac catheterization laboratory (endorsed by the cardiological society of india, and sociedad Latino Americana de Cardiologıa intervencionista). Catheter Cardiovasc Interv, 2016, 87 (5): E202-223.

[150] FAHDI IE, GADDAM V, SAUCEDO JF, et al. Bradycardia during therapy for multiple myeloma with thalidomide. Am J Cardiol, 2004, 93 (8): 1052-1055.

[151] ARMENIAN SH, LACCHETTI C, BARAC A, et al. Prevention and monitoring of cardiac dysfunction in survivors of adult cancers: american society of clinical oncology clinical practice guideline. J Clin Oncol, 2017, 35 (8): 893-911.

[152] PELLEGRINI L, NOVAK U, ANDRES M, et al. Risk of bleeding complications and atrial fibrillation associated with ibrutinib treatment: A systematic review and meta-analysis. Crit Rev Oncol Hematol, 2021, 159: 103238.

[153] D' SOUZA M, CARLSON N, et al. CHA$_2$DS$_2$-VASc score and risk of thromboembolism and bleeding in patients with atrial fibrillation and recent cancer. Eur J Prev Cardiol, 2018, 25 (6): 651-658.

[154] HU WS, LIN CL. Comparison of CHA$_2$DS$_2$-VASc, CHADS$_2$ and HATCH scores for the prediction of new-onset atrial fibrillation in cancer patients: a nationwide cohort study of 760, 339 study participants with competing risk analysis. Atherosclerosis, 2017, 266: 205-211.

[155] WANG ML, BLUM KA, MARTIN P, et al. Long-term follow-up of MCL patients treated with single-agent ibrutinib: updated safety and efficacy results. Blood, 2015, 126 (6): 739-745.

[156] SHAH S, NORBY FL, DATTA YH, et al. Comparative effectiveness of direct oral anticoagulants and warfarin in patients with cancer and atrial fibrillation. Blood Adv, 2018, 2 (3): 200-209.

[157] VRONTIKIS A, CAREY J, GILREATH JA, et al. Proposed algorithm for managing ibrutinib-related atrial fibrillation. Oncology, 2016, 30 (11): 970-974, 980-981, C3.

[158] THOMPSON PA, LÉVY V, TAM CS, et al. Atrial fibrillation in CLL patients treated with ibrutinib. an international retrospective study. Br J Haematol, 2016, 175 (3): 462-466.

[159] KAPLAN BM, MILLER AJ, BHARATI S, et al. Complete AV block following mediastinal radiation therapy: electrocardiographic and pathologic correlation and review of the world literature. J Interv Card Electrophysiol, 1997, 1 (3): 175-188.

[160] ARBUCK SG, STRAUSS H, ROWINSKY E, et al. A reassessment of cardiac toxicity associated with Taxol. J Natl Cancer Inst Monogr, 1993 (15): 117-130.

[161] GHIASEDDIN A, REARDON D, MASSEY W, et al. Phase Ⅱ study of bevacizumab and vorinostat for patients with recurrent world health organization grade 4 malignant glioma. Oncologist, 2018, 23 (2): 157-e21.

[162] HERRMANN J. Tyrosine kinase inhibitors and vascular toxicity: impetus for a classification system. Curr Oncol Rep, 2016, 18 (6): 33.

[163] MIR H, ALHUSSEIN M, ALRASHIDI S, et al. Cardiac complications associated with checkpoint inhibition: a systematic review of the literature in an important emerging area. Can J Cardiol, 2018, 34 (8): 1059-1068.

[164] HERRMANN J. Adverse cardiac effects of cancer therapies: cardiotoxicity and arrhythmia. Nat Rev Cardiol, 2020, 17 (8): 474-502.

[165] MINNICH DJ, MATHISEN DJ. Anatomy of the trachea, carina, and bronchi. Thorac Surg Clin, 2007, 17 (4): 571-585.

[166] 中国版本图书馆月度 CIP 数据精选. 全国新书目, 2017（5）: 52-200.

[167] ITOH H, NISHINO M, HATABU H. Architecture of the lung: morphology and function. J Thorac Imaging, 2004, 19 (4): 221-227.

[168] 姚中骥. 溺水诱发的急性纤维素性支气管炎. 临床误诊误治, 2001, 14（1）: 75.

[169] FELSON B. Mucoid impaction (inspissated secretions) in segmental bronchial obstruction. Radiology, 1979, 133 (1): 9-16.

[170] DUNICAN EM, WATCHORN DC, FAHY JV. Autopsy and imaging studies of mucus in asthma. lessons learned about disease mechanisms and the role of mucus in airflow obstruction. Ann Am Thorac Soc, 2018, 15 (Suppl 3): S184-184, S191.

[171] VENUTA F, RENDINA EA, DE GIACOMO T, et al. Nd:YAG laser resection of lung cancer invading the airway as a bridge to surgery and palliative treatment. Ann Thorac Surg, 2002, 74 (4): 995-998.

[172] 金洁教授团队在《血液》发表有关口服砷剂治疗急性早幼粒细胞白血病的综述文章. 浙江大学学报（医学版）, 2019, 48（3）: 259.

[173] STRATAKOS G, VITSAS V, KOUFOS N, et al. Post-pneumonectomy and post-lobectomy syndromes: case series and review of the literature. Monaldi Arch Chest Dis, 2017, 87 (1): 810.

[174] WHITED RE. A prospective study of laryngotracheal sequelae in long-term intubation. Laryngoscope, 1984, 94 (3): 367-377.

[175] TADIÉ JM, BEHM E, LECUYER L, et al. Post-intubation laryngeal injuries and extubation failure: a fiberoptic endoscopic study. Intensive Care Med, 2010, 36 (6): 991-998.

[176] DIRKS ML, WALL BT, STEPHENS FB. Rebuttal from marlou L. dirks, benjamin T. wall and francis B. stephens. J Physiol, 2020, 598 (18): 3813-3814.

[177] SEEGOBIN RD, VAN HASSELT GL. Endotracheal cuff pressure and tracheal mucosal blood flow: endoscopic study of

effects of four large volume cuffs. Br Med J，1984, 288 (6422): 965-968.

[178] 尹莉芳. 气管插管术后气道阻塞 1 例报告. 广西医学，2009，31（11）：1749.

[179] SHRINE N, GUYATT AL, ERZURUMLUOGLU AM, et al. Author correction: new genetic signals for lung function highlight pathways and chronic obstructive pulmonary disease associations across multiple ancestries. Nat Genet, 2019, 51 (6): 1067.

[180] VAN DER PLAAT DA, DE JONG K, LAHOUSSE L, et al. Genome-wide association study on the FEV (1)/FVC ratio in never-smokers identifies HHIP and FAM13A. J Allergy Clin Immunol, 2017, 139 (2): 533-540.

[181] SALVI SS, BARNES PJ. Chronic obstructive pulmonary disease in non-smokers. Lancet, 2009, 374 (9691): 733-743.

[182] KÜPELI E, KHEMASUWAN D, LEE P, et al. "Pills" and the air passages. Chest, 2013, 144 (2): 651-660.

[183] ELBORN JS. Cystic fibrosis. Lancet, 2016, 388 (10059): 2519-2531.

[184] SZENTGYORGYI L, SHEPHERD C, DUNN KW, et al. Extracorporeal membrane oxygenation in severe respiratory failure resulting from burns and smoke inhalation injury. Burns, 2018, 44 (5): 1091-1099.

[185] LEE P, CULVER DA, FARVER C, et al. Syndrome of iron pill aspiration. Chest, 2002, 121 (4): 1355-1357.

[186] CATERINO U, BATTISTONI P, BATZELLA S, et al. Syndrome of iron pill inhalation in four patients with accidental tablet aspiration: Severe airway complications are described. Respir Med Case Rep, 2015, 15: 33-35.

[187] 韩志海，孟激光，赖莉芬，等. 中央气道阻塞的诊断与处理研究进展. 转化医学杂志，2012，1（3）：176-179.

[188] KECSKES SA. Lower airway obstruction in the PICU. Indian J Pediatr, 1990, 57 (2): 159-168.

[189] 胡晏宁，鲁炳怀. 呼吸道感染性疾病病原学诊断的挑战与解决策略. 中国临床新医学，2021，14（1）：8-12.

[190] 梁志忠，丘新才，古伟光，等. 调强放疗治疗良性气道狭窄及文献复习. 国际呼吸杂志，2013，33（14）：1065-1068+1121.

[191] 陈明强，王捷忠，潘建基. 近距离放射治疗中央型肺癌的临床观察. 临床肿瘤学杂志，2005（4）：401-403.

[192] 陈彬璞，伍少鹏，陈亚林，等. 气管狭窄的放射治疗. 中国肿瘤临床，2005（4）：50-51.

[193] 金发光. 大咯血诊疗规范. 中华肺部疾病杂志（电子版），2019，12（1）：1-8.

[194] 北京医师协会呼吸内科专科医师分会. 咯血诊治专家共识. 中国呼吸与危重监护杂志，2020，19（1）：1-11.

[195] IBRAHIM WH. Massive haemoptysis: the definition should be revised. Eur Respir J, 2008, 32 (4): 1131-1132.

[196] 张聪，杨雅吉，邢西迁. 238 例咯血患者支气管镜下特点与病因分析. 国际呼吸杂志，2019（13）：990-994.

[197] 苗彦，林棱，吴少杰. 40 例大咯血临床分析. 创伤与急诊电子杂志，2019，7（3）：130-134.

[198] CORDOVILLA R, BOLLO DE MIGUEL E, NUÑEZ ARES A, et al. Diagnosis and treatment of hemoptysis. Arch Bronconeumol, 2016, 52 (7): 368-377.

[199] 吴艺萍，潘玲玲. 综合护理对肺结核合并咯血患者临床疗效的影响. 临床合理用药杂志，2020，13（14）：145-146.

[200] 孟庆义. 咯血病因诊断的五步思维. 临床误诊误治，2017，30（7）：1-5.

[201] 李强，况虹宇，高娅，等. 儿童咯血病因分布的系统综述及率的 Meta 分析. 中国循证儿科杂志，2019，14（1）：58-63.

[202] HURT K, SIMMONDS NJ. Cystic fibrosis: management of haemoptysis. Paediatr Respir Rev, 2012, 13 (4): 200-205.

[203] VOIRIOT G, PARROT A, ANTOINE M, et al. Transcatheter embolotherapy of pulmonary artery aneurysms as emergency treatment of hemoptysis in Behcet patients: experience of a referral center and a review of the literature. Intern Emerg Med, 2018, 13 (4): 491-500.

[204] 陈冬梅，张庆. 1 例咯血患者使用垂体后叶素引起低钠血症病例分析. 中国现代药物应用，2019，13（1）：

153-154.

[205] 王玉, 叶晓芬, 柳杰. 垂体后叶素治疗咯血致低钠血症的药学监护. 医药导报, 2019, 38（8）: 1082-1084.

[206] 龙霞, 肖桂荣, 徐斑. 垂体后叶素联合酚妥拉明对比单用垂体后叶素治疗支气管扩张咯血疗效与安全性的系统评价. 中国药房, 2015, 26（33）: 4682-4685.

[207] 李发久, 李承红, 朱紫阳, 等. 大咯血患者的冷沉淀应用研究. 内科急危重症杂志, 2018, 24（2）: 158-159.

[208] 刘向前, 韩向前, 孙晓霞, 等. 支气管扩张合并大咯血患者铜绿假单胞菌感染与影像学分析. 中华医院感染学杂志, 2019, 29（11）: 1665-1668.

[209] PANDA A, BHALLA AS, GOYAL A. Bronchial artery embolization in hemoptysis: a systematic review. Diagn Interv Radiol, 2017, 23 (4): 307-317.

[210] 贺光辉, 高志强, 高志, 等. "三明治"栓塞技术在大咯血介入治疗中的应用. 现代医学与健康研究电子杂志, 2018, 2（10）: 15-16.

[211] 黄文诺, 徐兴祥, 吴晶涛, 等. 动脉栓塞治疗咯血复发原因及并发症分析. 中华肺部疾病杂志（电子版）, 2016, 9（5）: 561-564.

[212] 李亚华, 李静, 韩新巍. 重视肺动脉瘤性大咯血的诊断与介入治疗. 中国临床新医学, 2020, 13（3）: 222-225.

[213] 姚远, 焦德超, 陈建建, 等. 大咯血行支气管动脉栓塞的栓塞材料研究进展. 中华介入放射学电子杂志, 2019, 7（4）: 330-333.

[214] 刘春锋, 刘赛, 李俊红. 聚乙烯醇联合弹簧圈支气管动脉栓塞治疗大咯血的疗效分析. 中国医刊, 2020, 55（9）: 996-998.

[215] DAVIDSON K, SHOJAEE S. Managing massive hemoptysis. Chest, 2020, 157 (1): 77-88.

[216] 章玉坤, 张齐龙. 双腔支气管插管与肺血管介入在大咯血抢救中的对比研究. 中国医学创新, 2019, 16（32）: 47-50.

[217] 葛韬, 徐欣楠, 张鹏, 等. 支气管动脉栓塞术联合肺切除术治疗支气管扩张大咯血临床分析. 同济大学学报（医学版）, 2020, 41（4）: 449-453.

[218] JEAN-BAPTISTE E. Clinical assessment and management of massive hemoptysis. Crit Care Med, 2000, 28 (5): 1642-1647.

[219] PANOS RJ, BARR LF, WALSH TJ, et al. Factors associated with fatal hemoptysis in cancer patients. Chest, 1988, 94 (5): 1008-1013.

[220] COREY R, HLA KM. Major and massive hemoptysis: reassessment of conservative management. Am J Med Sci, 1987, 294 (5): 301-309.

[221] THOMPSON AB, TESCHLER H, RENNARD SI. Pathogenesis, evaluation, and therapy for massive hemoptysis. Clin Chest Med, 1992, 13 (1): 69-82.

[222] MILLER RR, MCGREGOR DH. Hemorrhage from carcinoma of the lung. Cancer, 1980, 46 (1): 200-205.

[223] KOEGELENBERG C, SHAW JA, IRUSEN EM, et al. Contemporary best practice in the management of malignant pleural effusion. Ther Adv Respir Dis, 2018, 12: 1753466618785098.

[224] 胡成平. 2014 恶性胸腔积液诊断和治疗专家共识要点解读. 中国实用内科杂志, 2014, 34（8）: 765-766.

[225] 杨婉玲, 付秀华, 顾岩. 恶性胸腔积液的治疗进展. 医学综述, 2017, 23（5）: 971-975+980.

[226] SHAFIQ M, FELLER-KOPMAN D. Management of malignant pleural effusions. Clin Chest Med, 2020, 41 (2): 259-267.

[227] 中国恶性胸腔积液诊断与治疗专家共识组. 恶性胸腔积液诊断与治疗专家共识. 中华内科杂志, 2014, 53（3）: 252-256.

[228] ASCIAK R, RAHMAN NM. Malignant pleural effusion: from diagnostics to therapeutics. Clin Chest Med, 2018, 39 (1): 181-193.

[229] MERIGGI F. Malignant pleural effusion: still a long way to go. Rev Recent Clin Trials, 2019, 14 (1): 24-30.

[230] SHOJAEE S, SHARMA A, GOTTEL N, et al. Microbiome profile associated with malignant pleural effusion. PloS one, 2020, 15 (5): e0232181.

[231] 孙美琪，张薇，郝倩文，等. 肿瘤标志物对良恶性胸腔积液鉴别的研究进展. 实用肿瘤杂志，2020，35（3）：278-283.

[232] 张琪，薛庆亮. 良恶性胸腔积液诊断的临床进展. 临床肺科杂志，2017，22（11）：2101-2105.

[233] VOLARIĆ D, FLEGO V, ŽAUHAR G, et al. Diagnostic value of tumour markers in pleural effusions. Biochem Med, 2018, 28 (1): 010706.

[234] TOPOLCAN O, HOLUBEC L, POLIVKOVA V, et al. Tumor markers in pleural effusions. Anticancer Res, 2007, 27 (4A): 1921-1924.

[235] TRAPÉ J, SANT F, MONTESINOS J, et al. Diagnostic Accuracy of CYFRA21-1 in the differential diagnosis of pleural effusions. Anticancer Res, 2019, 39 (9): 5071-5076.

[236] CHEN M, XIE S, WAN C, et al. Diagnostic performance of CTLA-4, carcinoembryonic antigen and CYFRA 21-1 for malignant pleural effusion. Postgrad Med, 2017, 129 (6): 644-648.

[237] 李金金，轩伟霞，张晓菊. 恶性胸腔积液产生的机制研究进展. 国际呼吸杂志，2018，38（10）：783-786.

[238] SOCOLA F, LOAIZA-BONILLA A, BENEDETTO P. Axitinib induced recurrent pneumothorax following near-complete response of renal cell carcinoma lung metastasis: an unexpected complication. Case Rep Oncol Med, 2012, 2012：390702.

[239] KOBAYASHI K, NAGAI A, MATSUNAGA Y, et al. A case of non-smoking female with peripheral small lung squamous cell carcinoma discovered after operation of spontaneous pneumothorax. Kyobu GEka, 1997, 50 (6): 499-502.

[240] KAWABATA H, ARIMOTO T, FUJII S, et al. Lung cancer detected in a patient under age 40 treated for pneumothorax. Nihon Kokyuki Gakkai Zasshi, 1999, 37 (1): 51-54.

[241] OKADA D, KOIZUMI K, HARAGUCHI S, et al. Pneumothorax manifesting primary lung cancer. Jpn J Thorac Cardiovasc Surg, 2002, 50 (3): 133-136.

[242] TAKAGI O, AKIYAMA H, KUBO H, et al. Three cases of pneumothorax due to lung cancer. Nihon Kyobu Shikkan Gakkai Zasshi, 1990, 28 (2): 330-335.

[243] HEIMLICH HJ, RUBIN M. Spontaneous pneumothorax as a presenting feature of primary carcinoma of the lung. Dis Chest, 1955, 27 (4): 457-464.

[244] 朱祥，郭依丹，王蓓娟，等. 肺癌并自发性气胸二例并文献复习. 实用心脑肺血管病杂志，2016，24（2）：119-120.

[245] REN SX, ZHOU SW, ZHANG L, et al. Erlotinib treatment for persistent spontaneous pneumothorax in non-small cell lung cancer: a case report. Chin Med J, 2010, 123 (23): 3501-3503.

[246] OHNISHI K, SHIOYAMA Y, NOMOTO S, et al. Spontaneous pneumothorax after stereotactic radiotherapy for non-small-cell lung cancer. Jpn J Radiol, 2009, 27 (7): 269-274.

[247] SMEVIK B, KLEPP O. The risk of spontaneous pneumothorax in patients with osteogenic sarcoma and testicular cancer. Cancer, 1982, 49 (8): 1734-1737.

[248] ALLAN BT, DAY DL, DEHNER LP. Primary pulmonary rhabdomyosarcoma of the lung in children. Report of two cases presenting with spontaneous pneumothorax. Cancer, 1987, 59 (5): 1005-1011.

[249] 郑苗光，沈寒放，汪愉，等. 恶性肿瘤并发自发性气胸（附 6 例报告）. 第三军医大学学报，1995（5）：455-457.

[250] 杨艳丽，李绍环. 原发性肺癌合并自发性气胸诊治体会. 中国当代医药，2009，16（5）：150.

[251] GILBERT CR, TOTH JW, KAIFI JT, et al. Endobronchial valve placement for spontaneous pneumothorax from stage ⅢA non-small cell lung cancer facilitates neoadjuvant therapy. Ann Thorac Surg, 2013, 96 (6): 2225-2227.

[252] O′ CONNOR BM, ZIEGLER P, et al. Spontaneous pneumothorax in small cell lung cancer. Chest, 1992, 102 (2): 628-629.

[253] SCHABATH MB, COTE ML. Cancer progress and priorities: lung cancer. Cancer Epidemiol Biomarkers Prev, 2019, 28 (10): 1563-1579.

[254] 王洪波，王志刚. 肺癌"肺自截"误诊自发性气胸 1 例报道. 局解手术学杂志，2017，26（5）：386-387.

[255] 徐艳艳. 8 例老年慢性阻塞性肺疾病初次气胸肺复张困难与肺癌相关性的分析. 临床医药文献电子杂志，2017，4（96）：18986+18989.

[256] 麦转英，阮旭东. 原发性肺癌合并自发性气胸 7 例临床分析. 临床肺科杂志，2012，17（5）：896.

[257] OTA T, SUZUMURA T, SUGIURA T, et al. Spontaneous pneumothorax due to bronchopleural fistula following reirradiation for locoregionally recurrent squamous cell lung cancer. Clin Case Rep, 2016, 4 (5): 481-485.

[258] MANIWA T, NAKAGAWA K, ISAKA M, et al. Pneumothorax associated with treatment for pulmonary malignancy. Interact Cardiovasc Thorac Surg, 2011, 13 (3): 257-261.

[259] COHEN MH, WILLIAMS GA, SRIDHARA R, et al. United States Food and Drug Administration drug approval summary: gefitinib (ZD1839; Iressa) tablets. Clin Cancer Res, 2004, 10 (4): 1212-1218.

[260] 李稳静，周慧星，崔瑗. 非小细胞肺癌靶向药物相关间质性肺疾病诊治研究进展. 中国实用内科杂志，2016，36（3）：252-255.

[261] HERBST RS, PRAGER D, HERMANN R, et al. TRIBUTE: a phase Ⅲ trial of erlotinib hydrochloride (OSI-774) combined with carboplatin and paclitaxel chemotherapy in advanced non-small-cell lung cancer. J Clin Oncol, 2005, 23 (25): 5892-5899.

[262] NISHINO M, RAMAIYA NH, AWAD MM, et al. PD-1 inhibitor-related pneumonitis in advanced cancer patients: radiographic patterns and clinical course. Clin Cancer Res, 2016, 22 (24): 6051-6060.

[263] PIPAVATH S, GODWIN JD. Imaging of the chest: idiopathic interstitial pneumonia. Clin Chest Med, 2004, 25 (4): 651-656, v-vi.

[264] KAWAJIRI H, TAKASHIMA T, ONODA N, et al. Interstitial pneumonia associated with neoadjuvant chemotherapy in breast cancer. Mol Clin Oncol, 2013, 1 (3): 433-436.

[265] WATANABE N, NIHO S, KIRITA K, et al. Second-line docetaxel for patients with platinum-refractory advanced non-small cell lung cancer and interstitial pneumonia. Cancer Chemother Pharmacol, 2015, 76 (1): 69-74.

[266] THOMAS R, CHEN YH, HATABU H, et al. Radiographic patterns of symptomatic radiation pneumonitis in lung cancer patients: imaging predictors for clinical severity and outcome. Lung Cancer, 2020, 145: 132-139.

[267] EBINA M, NUKIWA T. Idiopathic interstitial pneumonia--its physiopathology and possibility for molecular-targeted control. Nihon Naika Gakkai Zasshi, 2003, 92 (7): 1266-1271.

[268] 杨玲. 绝经期妇女阴道不规则出血临床分析. 中国医药指南，2010，8（17）：129-130.

[269] KAVIANI MJ, PIRASTEHFAR M, AZARI A, et al. Etiology and outcome of patients with upper gastrointestinal bleeding: a study from South of Iran. Saudi J Gastroenterol, 2010, 16 (4): 253-259.

[270] STRATE LL, GRALNEK IM. ACG clinical guideline: management of patients with acute lower gastrointestinal bleeding. Am J Gastroenterol, 2016, 111 (4): 459-474.

[271] REX DK, ADLER SN, AISENBERG J, et al. Accuracy of capsule colonoscopy in detecting colorectal polyps in a screening population. Gastroenterology, 2015, 148 (5): 948-957, e2.

[272] GRAY SEARS CL, WARD JF, SEARS ST, et al. Prospective comparison of computerized tomography and excretory urography in the initial evaluation of asymptomatic microhematuria. J Urol, 2002, 168 (6): 2457-2460.

[273] DAVIS R, JONES JS, BAROCAS DA, et al. Diagnosis, evaluation and follow-up of asymptomatic microhematuria (AMH) in adults: AUA guideline. J Urol, 2012, 188 (6 Suppl): 2473-2481.

[274] WIGINTON CD, KELLY B, OTO A, et al. Gadolinium-based contrast exposure, nephrogenic systemic fibrosis, and gadolinium detection in tissue. AJR, 2008, 190 (4): 1060-1068.

[275] 马闰卓, 邱敏, 何为, 等. 输尿管镜活检可协助上尿路尿路上皮癌危险分层. 北京大学学报（医学版）, 2017, 49（4）: 632-637.

[276] GRALNEK IM, DUMONCEAU JM, KUIPERS EJ, et al. Diagnosis and management of nonvariceal upper gastrointestinal hemorrhage: European Society of Gastrointestinal Endoscopy (ESGE) Guideline. Endoscopy, 2015, 47 (10): a1-46.

[277] 李兆申. 消化性溃疡出血的 Forrest 分级与内镜治疗. 中华消化内镜杂志, 2013, 30（11）: 601-603.

[278] TRIPATHI D, STANLEY AJ, HAYES PC, et al. U.K. guidelines on the management of variceal haemorrhage in cirrhotic patients. Gut, 2015, 64 (11): 1680-1704.

[279] 潘红艳, 穆雪峰, 丁巍, 等. 对《急性非静脉曲张性上消化道出血诊治指南（2015 年, 南昌）》中"不明原因消化道出血"定义的商榷. 中华消化杂志, 2016, 36（8）: 542.

[280] 宣徽, 刘超, 央珍, 等. 西藏地区肝硬化门静脉高压食管胃静脉曲张出血的筛查与防治现状: 一项多中心研究. 中华肝脏病杂志, 2020, 28（9）: 737-741.

[281] GARCÍA-PAGÁN JC, CACA K, BUREAU C, et al. Early use of TIPS in patients with cirrhosis and variceal bleeding. N Engl J Med, 2010, 362 (25): 2370-2379.

[282] GARCIA-PAGÁN JC, DI PASCOLI M, CACA K, et al. Use of early-TIPS for high-risk variceal bleeding: results of a post-RCT surveillance study. J Hepatol, 2013, 58 (1): 45-50.

[283] ZHANG QC, WU FT, HAO HM, et al. Modulating the rotation of a molecular rotor through hydrogen-bonding interactions between the rotator and stator. Angew Chem Int Ed Engl, 2013, 52 (48): 12602-12605.

[284] 姚勇, 张春乐, 徐建玉, 等. 经颈静脉肝内门体分流术联合胃冠状静脉栓塞术治疗肝硬化食管胃底静脉曲张出血的临床疗效. 华西医学, 2017, 32（8）: 1173-1178.

[285] ATTWOOD SE, ELL C, GALMICHE JP, et al. Long-term safety of proton pump inhibitor therapy assessed under controlled, randomised clinical trial conditions: data from the SOPRAN and LOTUS studies. Aliment Pharmacol Ther, 2015, 41 (11): 1162-1174.

[286] MURAKAMI K, SAKURAI Y, SHIINO M, et al. Vonoprazan, a novel potassium-competitive acid blocker, as a component of first-line and second-line triple therapy for Helicobacter pylori eradication: a phase Ⅲ, randomised, double-blind study. Gut, 2016, 65 (9): 1439-1446.

[287] LIU F, GUO W, ZHOU X, et al. Laparoscopic versus open nephroureterectomy for upper urinary tract urothelial carcinoma: A systematic review and meta-analysis. Medicine, 2018, 97 (35): e11954.

[288] XYLINAS E, KLUTH L, PASSONI N, et al. Prediction of intravesical recurrence after radical nephroureterectomy:

development of a clinical decision-making tool. Eur Urol, 2014, 65 (3): 650-658.

[289] ADLI M, SEVINC A, KALENDER ME. Re: Randomized trial of short- versus long-course radiotherapy for palliation of painful bone metastases. J Natl Cancer Inst, 2006, 98 (5): 364-365; author reply 365.

[290] 杨枢. 探讨子宫动脉栓塞术对难治性妇产科大出血疗效的影响. 中国实用医药, 2013, 8（10）: 64-65.

[291] 国家卫生计生委合理用药专家委员会. 消化道恶性肿瘤合理用药指南. 中国合理用药探索, 2017, 14（9）: 5-54.

[292] PISANO M, ZORCOLO L, MERLI C, et al. 2017 WSES guidelines on colon and rectal cancer emergencies: obstruction and perforation. World J Emerg Surg, 2018, 13: 5.

[293] 中国医师协会外科医师分会. 恶性肿瘤相关急腹症多学科管理中国专家共识. 中华胃肠外科杂志, 2020, 23（5）: 421-437.

[294] ZIELINSKI MD, MERCHEA A, HELLER SF, et al. Emergency management of perforated colon cancers: how aggressive should we be. J Gastrointest Surg, 2011, 15 (12): 2232-2238.

[295] BIONDO S, KREISLER E, MILLAN M, et al. Differences in patient postoperative and long-term outcomes between obstructive and perforated colonic cancer. Am J Surg, 2008, 195 (4): 427-432.

[296] ANWAR MA, D' SOUZA F, et al. Outcome of acutely perforated colorectal cancers: experience of a single district general hospital. Surg Oncol, 2006, 15 (2): 91-96.

[297] MANDAVA N, KUMAR S, PIZZI WF, et al. Perforated colorectal carcinomas. Am J Surg, 1996, 172 (3): 236-238.

[298] CHEN SC, YEN ZS, WANG HP, et al. Ultrasonography is superior to plain radiography in the diagnosis of pneumoperitoneum. Br J Surg, 2002, 89 (3): 351-354.

[299] VEYRIE N, ATA T, MUSCARI F, et al. Anastomotic leakage after elective right versus left colectomy for cancer: prevalence and independent risk factors. J Am Coll Surg, 2007, 205 (6): 785-793.

[300] 陈杰, 彭东, 牛松青, 等. 人体解剖学教材的回顾和发展. 吉林医药学院学报, 2011, 32（3）: 153-154.

[301] BARNETT C, MOEHNER S, DO MINH T, et al. Perforation risk and intra-uterine devices: results of the EURAS-IUD 5-year extension study. Eur J Contracept Reprod Health Care, 2017, 22 (6): 424-428.

[302] AUGUSTIN G, MAJEROVIĆ M, LUETIĆ T. Uterine perforation as a complication of surgical abortion causing small bowel obstruction: a review. Arch Gynecol Obstet, 2013, 288 (2): 311-323.

[303] SAPIENZA LG, JHINGRAN A, KOLLMEIER MA, et al. Decrease in uterine perforations with ultrasound image-guided applicator insertion in intracavitary brachytherapy for cervical cancer: A systematic review and meta-analysis. Gynecol Oncol, 2018, 151 (3): 573-578.

[304] RIPAMONTI CI, EASSON AM, GERDES H. Management of malignant bowel obstruction. Eur J Cancer, 2008, 44 (8): 1105-1115.

[305] DESSER TS, GROSS M. Multidetector row computed tomography of small bowel obstruction. Semin Ultrasound CT MR, 2008, 29 (5): 308-321.

[306] LO OS, LAW WL, CHOI HK, et al. Early outcomes of surgery for small bowel obstruction: analysis of risk factors. Langenbecks Arch Surg, 2007, 392 (2): 173-178.

[307] LAINE L, YANG H, CHANG SC, et al. Trends for incidence of hospitalization and death due to GI complications in the United States from 2001 to 2009. Am J Gastroenterol, 2012, 107 (8): 1190-1195; quiz 1196.

[308] GUNNARSSON H, HOLM T, EKHOLM A, et al. Emergency presentation of colon cancer is most frequent during summer. Colorectal Dis, 2011, 13 (6): 663-668.

[309] ALVAREZ JA, BALDONEDO RF, BEAR IG, et al. Presentation, treatment, and multivariate analysis of risk factors for

obstructive and perforative colorectal carcinoma. Am J Surg, 2005, 190 (3): 376-382.

[310] 崔进国，梁志会，周桂芬，等. 中晚期食管癌的介入治疗. 中国介入影像与治疗学，2006（2）：92-95.

[311] 陈昭典，韦思明，蔡松良. 急性上尿路梗阻性无尿应注意的临床问题. 中华外科杂志，2004（1）：51-53.

[312] PICKERSGILL NA, WRIGHT AJ, FIGENSHAU RS. Ureteropelvic junction obstruction caused by metastatic cholangiocarcinoma. Int Braz J Urol, 2019, 45 (6): 1266-1269.

[313] YANG Y, BAI Y, WANG X, et al. Internal double-J stent was associated with a lower incidence of ureteroileal anastomosis stricture than external ureteral catheter for patients undergoing radical cystectomy and orthotopic neobladder: A systematic review and meta-analysis. Int J Surg, 2019, 72: 80-84.

[314] 李志刚，李贤华，陈仲平. 静脉尿路造影、CT 尿路造影及磁共振尿路造影检查在泌尿系梗阻诊断中的应用价值对比. 中国医学工程，2016，24（7）：55-56.

[315] YIEE J, WILCOX D. Management of fetal hydronephrosis. Pediatr Nephrol, 2008, 23 (3): 347-353.

[316] TAYLOR AT. Radionuclides in nephrourology, part 1: Radiopharmaceuticals, quality control, and quantitative indices. J Nucl Med e, 2014, 55 (4): 608-615.

[317] 周晟，谭爱军. 64 排 CT 泌尿系成像技术对泌尿系梗阻的临床价值. 实用临床医学，2013，14（6）：90-91+110.

[318] NGUYEN HT, KOGAN BA. Upper urinary tract obstruction: experimental and clinical aspects. Br J Urol, 1998, 81 (Suppl 2): 13-21.

[319] LINGAM K, PATERSON PJ, LINGAM MK, et al. Subcutaneous urinary diversion: an alternative to percutaneous nephrostomy. J Urol, 1994, 152 (1): 70-72.

[320] DESGRANDCHAMPS F, LEROUX S, RAVERY V, et al. Subcutaneous pyelovesical bypass as replacement for standard percutaneous nephrostomy for palliative urinary diversion: prospective evaluation of patient's quality of life. J Endourol, 2007, 21 (2): 173-176.

[321] LÉVY E, PIEDBOIS P, BUYSE M, et al. Toxicity of fluorouracil in patients with advanced colorectal cancer: effect of administration schedule and prognostic factors. J Clin Oncol, 1998, 16 (11): 3537-3541.

[322] VAN CUTSEM E, FINDLAY M, OSTERWALDER B, et al. Capecitabine, an oral fluoropyrimidine carbamate with substantial activity in advanced colorectal cancer: results of a randomized phase Ⅱ study. J Clin Oncol, 2000, 18 (6): 1337-1345.

[323] YUMUK PF, AYDIN SZ, DANE F, et al. The absence of early diarrhea with atropine premedication during irinotecan therapy in metastatic colorectal patients. Int J Colorectal Dis, 2004, 19 (6): 609-610.

[324] BARATELLI C, ZICHI C, DI MAIO M, et al. A systematic review of the safety profile of the different combinations of fluoropyrimidines and oxaliplatin in the treatment of colorectal cancer patients. Crit Rev Oncol Hematol, 2018, 122: 21-29.

[325] PESSI MA, ZILEMBO N, HASPINGER ER, et al. Targeted therapy-induced diarrhea: A review of the literature. Crit Rev Oncol Hematol, 2014, 90 (2): 165-179.

[326] GUPTA A, DE FELICE KM, LOFTUS EV JR, et al. Systematic review: colitis associated with anti-CTLA-4 therapy. Aliment Pharmacol Ther, 2015, 42 (4): 406-417.

[327] HORVAT TZ, ADEL NG, DANG TO, et al. Immune-related adverse events, need for systemic immunosuppression, and effects on survival and time to treatment failure in patients with melanoma treated with ipilimumab at memorial sloan kettering cancer center. J Clin Oncol, 2015, 33 (28): 3193-3198.

[328] EGGERMONT AM, CHIARION-SILENI V, GROB JJ, et al. Prolonged survival in stage Ⅲ melanoma with ipilimumab

adjuvant therapy. N Engl J Med, 2016, 375 (19): 1845-1855.

[329] ROBERT C, RIBAS A, WOLCHOK JD, et al. Anti-programmed-death-receptor-1 treatment with pembrolizumab in ipilimumab-refractory advanced melanoma: a randomised dose-comparison cohort of a phase 1 trial. Lancet, 2014, 384 (9948): 1109-1117.

[330] LARKIN J, CHIARION-SILENI V, GONZALEZ R, et al. Combined nivolumab and ipilimumab or monotherapy in untreated melanoma. N Engl J Med, 2015, 373 (1): 23-34.

[331] WANG L, ZHOU Y, WANG X, et al. Mechanism of Asbt (Slc10a2)-related bile acid malabsorption in diarrhea after pelvic radiation. Int J Radiat Biol, 2020, 96 (4): 510-519.

[332] SIPAVICIUTE A, SILEIKA E, BURNECKIS A, et al. Late gastrointestinal toxicity after radiotherapy for rectal cancer: a systematic review. Int J Colorectal Dis, 2020, 35 (6): 977-983.

[333] ANDREYEV HJ, WOTHERSPOON A, DENHAM JW, et al. "Pelvic radiation disease": new understanding and new solutions for a new disease in the era of cancer survivorship. Scand J Gastroenterol, 2011, 46 (4): 389-397.

[334] BOSSI P, ANTONUZZO A, CHERNY NI, et al. Diarrhoea in adult cancer patients: ESMO Clinical Practice Guidelines. Ann Oncol, 2018, 29 (Suppl 4): iv126-iv142.

[335] KEANE C, WELLS C, O'GRADYG, et al. Defining low anterior resection syndrome: a systematic review of the literature. Colorectal Dis, 2017, 19 (8): 713-722.

[336] ARANGO JI, RESTREPO A, SCHNEIDER DL, et al. Incidence of Clostridium difficile-associated diarrhea before and after autologous peripheral blood stem cell transplantation for lymphoma and multiple myeloma. Bone Marrow Transplant, 2006, 37 (5): 517-521.

[337] O'BRIEN BE, KAKLAMANI VG, et al. The assessment and management of cancer treatment-related diarrhea. Clin Colorectal Cancer, 2005, 4 (6): 375-381; discussion 382-383.

[338] BURGERS K, LINDBERG B, BEVIS ZJ. Chronic diarrhea in adults: evaluation and differential diagnosis. Am Fam Physician, 2020, 101 (8): 472-480.

[339] REDDY HG, SCHNEIDER BJ, TAI AW. Correction: immune checkpoint inhibitor-associated colitis and hepatitis. Clin Transl Gastroenterol, 2018, 9 (11): 206.

[340] FALCO-WALTER JJ, SCHEFFER IE, FISHER RS. The new definition and classification of seizures and epilepsy. Epilepsy Res, 2018, 139: 73-79.

[341] FISHER RS, VAN EMDE BOAS W, BLUME W, et al. Epileptic seizures and epilepsy: definitions proposed by the International League Against Epilepsy (ILAE) and the International Bureau for Epilepsy (IBE). Epilepsia, 2005, 46 (4): 470-472.

[342] FISHER RS, ACEVEDO C, ARZIMANOGLOU A, et al. ILAE official report: a practical clinical definition of epilepsy. Epilepsia, 2014, 55 (4): 475-482.

[343] 李子孝, 王春娟, 王伊龙, 等. 卒中临床诊疗和疾病管理核心数据元及定义专家共识. 中国卒中杂志, 2020, 15 (4): 416-434.

[344] HAUSER WA, ANDERSON VE, LOEWENSON RB, et al. Seizure recurrence after a first unprovoked seizure. N Engl J Med, 1982, 307 (9): 522-528.

[345] FISHER RS, CROSS JH, FRENCH JA, et al. Operational classification of seizure types by the International League Against Epilepsy: position paper of the ILAE Commission for classification and terminology. Epilepsia, 2017, 58 (4): 522-530.

[346] KELLEY SA, KOSSOFF EH. Doose syndrome (myoclonic-astatic epilepsy): 40 years of progress. Dev Med Child Neurol, 2010, 52 (11): 988-993.

[347] WOLF P, YACUBIAN EM, AVANZINI G, et al. Juvenile myoclonic epilepsy: A system disorder of the brain. Epilepsy Res, 2015, 1142-1212.

[348] VERROTTI A, GRECO R, CHIARELLI F, et al. Epilepsy with myoclonic absences with early onset: a follow-up study. J Child Neurol, 1999, 14 (11): 746-749.

[349] STRIANO S, CAPOVILLA G, SOFIA V, et al. Eyelid myoclonia with absences (Jeavons syndrome): a well-defined idiopathic generalized epilepsy syndrome or a spectrum of photosensitive conditions. Epilepsia, 2009, 50 Suppl:515-519.

[350] KOUTROUMANIDIS M, ARZIMANOGLOU A, CARABALLO R, et al. The role of EEG in the diagnosis and classification of the epilepsy syndromes: a tool for clinical practice by the ILAE neurophysiology task force (Part 1). Epileptic Disord, 2017, 19 (3): 233-298.

[351] BERG AT, BERKOVIC SF, BRODIE MJ, et al. Revised terminology and concepts for organization of seizures and epilepsies: report of the ILAE Commission on Classification and Terminology, 2005-2009. Epilepsia, 2010, 51 (4): 676-685.

[352] PANAYIOTOPOULOS CP, MICHAEL M, SANDERS S, et al. Benign childhood focal epilepsies: assessment of established and newly recognized syndromes. Brain, 2008, 131 (Pt 9): 2264-2286.

[353] BEAUMANOIR A, NAHORY A. EEG in HIV infection. Neurophysiol Clin, 1992, 22 (5): 355-368.

[354] BERKOVIC SF, MCINTOSH A, HOWELL RA, et al. Familial temporal lobe epilepsy: a common disorder identified in twins. Ann Neurol, 1996, 40 (2): 227-235.

[355] SVEINBJORNSDOTTIR S, DUNCAN JS. Parietal and occipital lobe epilepsy: a review. Epilepsia, 1993, 34 (3): 493-521.

[356] NOWELL M, MISEROCCHI A, MCEVOY AW. Tumors in Epilepsy. Semin Neurol, 2015, 35 (3): 209-217.

[357] GIULIONI M, MARTINONI M, MARUCCI G. Challenges in epilepsy-associated tumors. J Neurooncol, 2016, 130 (1): 239-240.

[358] ERTÜRK ÇÖ, İŞLER C, UZAN M, et al. Epilepsy-related brain tumors. Seizure, 2017, 44: 93-97.

[359] VAN BREEMEN MS, WILMS EB, VECHT CJ. Epilepsy in patients with brain tumours: epidemiology, mechanisms, and management. Lancet Neurol, 2007, 6 (5): 421-430.

[360] RUDÀ R, TREVISAN E, SOFFIETTI R. Epilepsy and brain tumors. Curr Opin Oncol, 2010, 22 (6): 611-620.

[361] LUYKEN C, BLÜMCKE I, FIMMERS R, et al. The spectrum of long-term epilepsy-associated tumors: long-term seizure and tumor outcome and neurosurgical aspects. Epilepsia, 2003, 44 (6): 822-830.

[362] HOLTHAUSEN H, BLÜMCKE I. Epilepsy-associated tumours: what epileptologists should know about neuropathology, terminology, and classification systems. Epileptic Disord, 2016, 18 (3): 240-251.

[363] LOUIS DN, PERRY A, REIFENBERGER G, et al. The 2016 World Health Organization Classification of Tumors of the Central Nervous System: a summary. Acta Neuropathol, 2016, 131 (6): 803-820.

[364] GIULIONI M, MARUCCI G, MARTINONI M, et al. Epilepsy associated tumors: Review article. World J Clin Cases, 2014, 2 (11): 623-641.

[365] RUDÀ R, SOFFIETTI R. What is new in the management of epilepsy in gliomas. Curr Treat Options Neurol, 2015, 17 (6): 351.

[366] COWIE CJ, CUNNINGHAM MO. Peritumoral epilepsy: relating form and function for surgical success. Epilepsy Behav,

2014, 38: 53-61.

[367] PALLUD J, CAPELLE L, HUBERFELD G. Tumoral epileptogenicity: how does it happen. Epilepsia, 2013, 54 Suppl: 930-934.

[368] 张微微，朴月善. 长期癫痫相关肿瘤的分子遗传学研究进展. 北京医学，2019，41（5）：393-396.

[369] STONE TJ, KEELEY A, VIRASAMI A, et al. Comprehensive molecular characterisation of epilepsy-associated glioneuronal tumours. Acta Neuropathol, 2018, 135 (1): 115-129.

[370] DELEV D, DAKA K, HEYNCKES S, et al. Long-term epilepsy-associated tumors: transcriptional signatures reflect clinical course. Sci Rep, 2020, 10 (1): 96.

[371] BLÜMCKE I, ARONICA E, BECKER A, et al. Low-grade epilepsy-associated neuroepithelial tumours – the 2016 WHO classification. Nature reviews. Neurology, 2016, 12 (12): 732-740.

[372] PALLUD J, AUDUREAU E, BLONSKI M, et al. Epileptic seizures in diffuse low-grade gliomas in adults. Brain, 2014, 137 (Pt 2): 449-462.

[373] YOU G, SHA ZY, YAN W, et al. Seizure characteristics and outcomes in 508 Chinese adult patients undergoing primary resection of low-grade gliomas: a clinicopathological study. Neuro Oncol, 2012, 14 (2): 230-241.

[374] KERKHOF M, VECHT CJ. Seizure characteristics and prognostic factors of gliomas. Epilepsia, 2013, 54 (Suppl 9): 12-17.

[375] GLANTZ MJ, COLE BF, FORSYTH PA, et al. Practice parameter: anticonvulsant prophylaxis in patients with newly diagnosed brain tumors. report of the Quality Standards Subcommittee of the American Academy of Neurology. Neurology, 2000, 54 (10): 1886-1893.

[376] KERKHOF M, DIELEMANS JC, VAN BREEMEN MS, et al. Effect of valproic acid on seizure control and on survival in patients with glioblastoma multiforme. Neuro-oncology, 2013, 15 (7): 961-967.

[377] KIM YH, KIM T, JOO JD, et al. Survival benefit of levetiracetam in patients treated with concomitant chemoradiotherapy and adjuvant chemotherapy with temozolomide for glioblastoma multiforme. Cancer, 2015, 121 (17): 2926-2932.

[378] 王瑞彤，石丽霞，王志群. 脑肿瘤致难治性癫痫的影像特点分析. 神经损伤与功能重建，2019，14（6）：310-311+324.

[379] HUBERFELD G, VECHT CJ. Seizures and gliomas--towards a single therapeutic approach. Nature reviews. Neurology, 2016, 12 (4): 204-216.

[380] SÁNCHEZ FERNÁNDEZ I, LODDENKEMPER T. Seizures caused by brain tumors in children. Seizure, 2017, 44: 98-107.

[381] KEMERDERE R, YUKSEL O, KACIRA T, et al. Low-grade temporal gliomas: surgical strategy and long-term seizure outcome. Clin Neurol Neurosurg, 2014, 126:196-200.

[382] ENGLOT DJ, BERGER MS, BARBARO NM, et al. Factors associated with seizure freedom in the surgical resection of glioneuronal tumors. Epilepsia, 2012, 53 (1): 51-57.

[383] THOM M, TOMA A, AN S, et al. One hundred and one dysembryoplastic neuroepithelial tumors: an adult epilepsy series with immunohistochemical, molecular genetic, and clinical correlations and a review of the literature. J Neuropathol Exp Neurol, 2011, 70 (10): 859-878.

[384] ZHANG YX, SHEN CH, GUO Y, et al. BRAF V600E mutation in epilepsy-associated glioneuronal tumors: Prevalence and correlation with clinical features in a Chinese population. Seizure, 2017, 45: 102-106.

[385] YANG I, CHANG EF, HAN SJ, et al. Early surgical intervention in adult patients with ganglioglioma is associated with

improved clinical seizure outcomes. J Clin Neurosci, 2011, 18 (1): 29-33.

[386] ENGLOT DJ, BERGER MS, BARBARO NM, et al. Predictors of seizure freedom after resection of supratentorial low-grade gliomas. A review. J Neurosurg, 2011, 115 (2): 240-244.

[387] VAN ASCH CJ, LUITSE MJ, RINKEL GJ, et al. Incidence, case fatality, and functional outcome of intracerebral haemorrhage over time, according to age, sex, and ethnic origin: a systematic review and meta-analysis. Lancet Neurol, 2010, 9 (2): 167-176.

[388] ELMARIAH S, DOROS G, BENAVENTE OR, et al. Impact of clopidogrel therapy on mortality and cancer in patients with cardiovascular and cerebrovascular disease: a patient-level meta-analysis. Circulation. Circ Cardiovasc Interv, 2018, 11 (1): e005795.

[389] GRISOLD W, OBERNDORFER S, STRUHAL W. Stroke and cancer: a review. Acta Neurol Scand, 2009, 119 (1): 1-16.

[390] ARIESEN MJ, CLAUS SP, RINKEL GJ, et al. Risk factors for intracerebral hemorrhage in the general population: a systematic review. Stroke, 2003, 34 (8): 2060-2065.

[391] WIEBERDINK RG, POELS MM, VERNOOIJ MW, et al. Serum lipid levels and the risk of intracerebral hemorrhage: the rotterdam study. Arterioscler Thromb Vasc Biol, 2011, 31 (12): 2982-2989.

[392] FUGATE JE, LYONS JL, THAKUR KT, et al. Infectious causes of stroke. Lancet Infect Dis, 2014, 14 (9): 869-880.

[393] GLASS J. Neurologic complications of lymphoma and leukemia. Semin Oncol, 2006, 33 (3): 342-347.

[394] QUINONES-HINOJOSA A, GULATI M, SINGH V, et al. Spontaneous intracerebral hemorrhage due to coagulation disorders. Neurosurg Focus, 2003, 15 (4): E3.

[395] VELANDER AJ, DEANGELIS LM, NAVI BB. Intracranial hemorrhage in patients with cancer. Curr Atheroscler Rep, 2012, 14 (4): 373-381.

[396] CHAMBERLAIN MC. Leptomeningeal metastasis. Semin Neurol, 2010, 30 (3): 236-244.

[397] HEMPHILL JC 3RD, GREENBERG SM, ANDERSON CS, et al. Guidelines for the management of spontaneous intracerebral hemorrhage: a guideline for healthcare professionals from the American Heart Association/American Stroke Association. Stroke, 2015, 46 (7): 2032-2060.

[398] 张本瑜，师尚礼. 73 份俄罗斯百脉根的营养价值和相对饲喂价值的评价. 草原与草坪，2017，37（1）：67-78.

[399] STEINER T, KASTE M, FORSTING M, et al. Recommendations for the management of intracranial haemorrhage - part I: spontaneous intracerebral haemorrhage. The European Stroke Initiative Writing Committee and the Writing Committee for the EUSI Executive Committee. Cerebrovasc Dis, 2006, 22 (4): 294-316.

[400] GABEREL T, MAGHERU C, PARIENTI JJ, et al. Intraventricular fibrinolysis versus external ventricular drainage alone in intraventricular hemorrhage: a meta-analysis. Stroke, 2011, 42 (10): 2776-2781.

[401] MENDELOW AD, GREGSON BA, FERNANDES HM, et al. Early surgery versus initial conservative treatment in patients with spontaneous supratentorial intracerebral haematomas in the International Surgical Trial in Intracerebral Haemorrhage (STICH): a randomised trial. Lancet, 2005, 365 (9457): 387-397.

[402] TAN SH, NG PY, YEO TT, et al. Hypertensive basal ganglia hemorrhage: a prospective study comparing surgical and nonsurgical management. Surg Neurol, 2001, 56 (5): 287-292; discussion 292-293.

[403] ZHOU H, ZHANG Y, LIU L, et al. A prospective controlled study: minimally invasive stereotactic puncture therapy versus conventional craniotomy in the treatment of acute intracerebral hemorrhage. BMC Neurol, 2011, 11: 76.

[404] WANG WZ, JIANG B, LIU HM, et al. Minimally invasive craniopuncture therapy vs. conservative treatment for spontaneous intracerebral hemorrhage: results from a randomized clinical trial in China. Int J Stroke, 2009, 4 (1): 11-16.

[405] 潘锋. 中国脑计划开启临床神经科学研究新征程——访中国科学院院士、北京天坛医院赵继宗教授. 中国医药导报, 2018, 15（22）: 1-3.

[406] 哈尔滨医科大学附属第一医院神经外科简介. 临床神经外科杂志, 2011, 8（3）: 7-8.

[407] 孙胜玉, 马辉, 郝少才, 等. 重型颅脑损伤致中央型脑疝的手术治疗. 中华创伤杂志, 2016, 32（6）: 506-509.

[408] 陈强. 对冲性双额叶脑损伤致中央型脑疝的临床特点及手术救治时机探讨. 临床医药文献电子杂志, 2017, 4（88）: 17243.

[409] 秦兆为, 李义游, 苏华实, 等. 单纯硬膜外血肿致脑疝患者再灌注损伤的临床研究. 牡丹江医学院学报, 2018, 39（5）: 18-20+29.

[410] 孙雨梅. 综合护理干预对重型颅脑损伤并脑疝患者行标准大骨瓣开颅减压术术后并发症及护理满意度效果分析. 中外女性健康研究, 2019, （18）: 177-178.

[411] RIVEROS GILARDI B, MUÑOZ LÓPEZ JI, HERNÁNDEZ VILLEGAS AC, et al. Types of cerebral herniation and their imaging features. Radiographics, 2019, 39 (6): 1598-1610.

[412] 凌业生. 儿童脑肿瘤并发脑疝2例诊治体会. 世界最新医学信息文摘, 2017, 17（33）: 162.

[413] 黄培培, 殷竞争, 滕军放. 颅内压增高及脑疝治疗进展. 中国实用神经疾病杂志, 2014, 17（23）: 43-45.

[414] SALIH F, HOLTKAMP M, BRANDT SA, et al. Intracranial pressure and cerebral perfusion pressure inpatients developing brain death. J Crit Care, 2016, 34:1-6.

[415] 杜小燕, 刘庆军, 赵立波, 等. 脑梗死占比对大面积脑梗死患者脑疝形成的预判价值. 中国医药导报, 2020, 17（14）: 23-26.

[416] ESQUENAZI Y, LO VP, LEE K. Critical care management of cerebral edema in brain tumors. J Intensive Care Med, 2017, 32 (1): 15-24.

[417] 杨树源, 洪国良. 椎管内肿瘤402例报告. 中华神经外科杂志, 2000（3）: 31-33.

[418] GEZEN F, KAHRAMAN S, CANAKCI Z, et al. Review of 36 cases of spinal cord meningioma. Spine, 2000, 25 (6): 727-731.

[419] 范存刚, 刘如恩. 神经外科临床教学的困境与对策. 中国医药导报, 2020, 17（7）: 63-66.

[420] DEMACHI H, TAKASHIMA T, KADOYA M, et al. MR imaging of spinal neurinomas with pathological correlation. J Comput Assist Tomogr, 1990, 14 (2): 250-254.

[421] MINEHAN KJ, BROWN PD, SCHEITHAUER BW, et al. Prognosis and treatment of spinal cord astrocytoma. Int J Radiat Oncol Biol Phys, 2009, 73 (3): 727-733.

[422] MILANO MT, JOHNSON MD, SUL J, et al. Primary spinal cord glioma: a surveillance, epidemiology, and end results database study. J Neurooncol, 2010, 98 (1): 83-92.

[423] NA JH, KIM HS, EOH W, et al. Spinal cord hemangioblastoma : diagnosis and clinical outcome after surgical treatment. J Korean Neurosurg Soc, 2007, 42 (6): 436-440.

[424] 周春辉, 郝卓芳, 廖德贵, 等. 血管母细胞瘤40例临床病理分析. 临床与实验病理学杂志, 2010, 26（1）: 60-62+66.

[425] 董月青, 张远征, 张赛, 等. 椎管内先天性肿瘤的诊断与治疗. 中华神经外科疾病研究杂志, 2011, 10（6）: 524-527.

[426] 彭娟, 罗天友, 吕发金, 等. MRI鉴别诊断椎管内结核瘤、转移性肿瘤及神经纤维瘤病. 中国医学影像技术, 2011, 27（4）: 702-705.

[427] KALAYCI M, CAĞAVI F, GÜL S, et al. Intramedullary spinal cord metastases: diagnosis and treatment-an illustrated

review. Acta Neurochir, 2004, 146 (12): 1347-1354.

[428] WONG SS, DAKA S, PASTEWSKI A, et al. Spinal epidural abscess in hemodialysis patients: a case series and review. Clin J Am Soc Nephrol, 2011, 6 (6): 1495-1500.

[429] KOMORI H, SHINOMIYA K, NAKAI O, et al. The natural history of herniated nucleus pulposus with radiculopathy. Spine, 1996, 21 (2): 225-229.

[430] KATO S, KAWAHARA N, MURAKAMI H, et al. Surgical management of aggressive vertebral hemangiomas causing spinal cord compression: long-term clinical follow-up of five cases. J Orthop Sci, 2010, 15 (3): 350-356.

[431] XU P, GONG WM, LI Y, et al. Destructive pathological changes in the rat spinal cord due to chronic mechanical compression. Laboratory investigation. J Neurosurg Spine, 2008, 8 (3): 279-285.

[432] IKEDA H, USHIO Y, HAYAKAWA T, et al. Edema and circulatory disturbance in the spinal cord compressed by epidural neoplasms in rabbits. J Neurosurg, 1980, 52 (2): 203-209.

[433] 杨仁平. 核磁共振对椎管肿瘤诊断分析的临床价值分析. 临床医药文献电子杂志, 2015, 2（20）: 4219-4222.

[434] 周航, 王晖, 王全, 等. 核磁共振对椎管肿瘤诊断的临床价值评价. 中国卫生标准管理, 2016, 7（2）: 173-174.

[435] ŞENTÜRK S, ÜNSAL ÜÜ. Percutaneous full-endoscopic removal of lumbar intradural extramedullary tumor via translaminar approach. World Neurosurg, 2019, 125: 146-149.

[436] DEENEN JC, HORLINGS CG, VERSCHUUREN JJ, et al. The epidemiology of neuromuscular disorders: a comprehensive overview of the literature. J Neuromuscul Dis, 2015, 2 (1): 73-85.

[437] DETTERBECK FC, PARSONS AM. Thymic tumors. Ann Thorac Surg, 2004, 77 (5): 1860-1869.

[438] KESNER VG, OH SJ, DIMACHKIE MM, et al. Lambert-eaton myasthenic syndrome. Neurol Clin, 2018, 36 (2): 379-394.

[439] 史佳宇, 牛婧雯, 沈东超, 等. 免疫检查点抑制剂相关神经系统不良反应的临床诊治建议. 中国肺癌杂志, 2019, 22（10）: 633-638.

[440] SCHOSER B, EYMARD B, DATT J, et al. Lambert-Eaton myasthenic syndrome (LEMS): a rare autoimmune presynaptic disorder often associated with cancer. J Neurol, 2017, 264 (9): 1854-1863.

[441] BRAIN SD, COX HM. Neuropeptides and their receptors: innovative science providing novel therapeutic targets. Br J Pharmacol, 2006, 147 (Suppl 1): S202-211.

[442] CORTEZ JT, MONTAUTI E, SHIFRUT E, et al. CRISPR screen in regulatory T cells reveals modulators of Foxp3. Nature, 2020, 582 (7812): 416-420.

[443] TITULAER MJ, LANG B, VERSCHUUREN JJ. Lambert-Eaton myasthenic syndrome: from clinical characteristics to therapeutic strategies. Lancet Neurol, 2011, 10 (12): 1098-1107.

[444] NIKOLIC A, DJUKIC P, BASTA I, et al. The predictive value of the presence of different antibodies and thymus pathology to the clinical outcome in patients with generalized myasthenia gravis. Clin Neurol Neurosurg, 2013, 115 (4): 432-437.

[445] TITULAER MJ, MADDISON P, SONT JK, et al. Clinical Dutch-English Lambert-Eaton Myasthenic syndrome (LEMS) tumor association prediction score accurately predicts small-cell lung cancer in the LEMS. J Clin Oncol, 2011, 29 (7): 902-908.

[446] GILHUS NE, VERSCHUUREN JJ. Myasthenia gravis: subgroup classification and therapeutic strategies. Lancet Neurol, 2015, 14 (10): 1023-1036.

[447] MOTOMURA M, LANG B, JOHNSTON I, et al. Incidence of serum anti-P/O-type and anti-N-type calcium channel

autoantibodies in the Lambert-Eaton myasthenic syndrome. J Neurol Sci, 1997, 147 (1): 35-42.

[448] SABATER L, TITULAER M, SAIZ A, et al. SOX1 antibodies are markers of paraneoplastic Lambert-Eaton myasthenic syndrome. Neurology, 2008, 70 (12): 924-928.

[449] TITULAER MJ, SOFFIETTI R, DALMAU J, et al. Screening for tumours in paraneoplastic syndromes: report of an EFNS task force. Eur J Neurol, 2011, 18 (1): 19-e3.

[450] OFFNER H, SINHA S, BURROWS GG, et al. RTL therapy for multiple sclerosis: a Phase I clinical study. J Neuroimmunol, 2011, 231 (1-2): 7-14.

[451] SKEIE GO, APOSTOLSKI S, EVOLI A, et al. Guidelines for treatment of autoimmune neuromuscular transmission disorders. Eur J Neurol, 2010, 17 (7): 893-902.

[452] MADDISON P. Treatment in Lambert-Eaton myasthenic syndrome. Ann N Y Acad Sci, 2012, 1275: 85-91.

[453] KERTY E, ELSAIS A, ARGOV Z, et al. EFNS/ENS Guidelines for the treatment of ocular myasthenia. Eur J Neurol, 2014, 21 (5): 687-693.

[454] PALACE J, NEWSOM-DAVIS J, LECKY B. A randomized double-blind trial of prednisolone alone or with azathioprine in myasthenia gravis. Myasthenia Gravis Study Group. Neurology, 1998, 50 (6): 1778-1783.

[455] DANIEL VC, WRIGHT CD. Extended transsternal thymectomy. Thorac Surg Clin, 2010, 20 (2): 245-252.

[456] ZIELINSKI M, HAUER L, HAUER J, et al. Comparison of complete remission rates after 5 year follow-up of three different techniques of thymectomy for myasthenia gravis, Eur J Cardiothorac Surg, 2010, 37 (5): 1137-1143.

[457] BRAHMER JR, LACCHETTI C, SCHNEIDER BJ, et al. Management of immune-related adverse events in patients treated with immune checkpoint inhibitor therapy: american society of clinical oncology clinical practice guideline. J Clin Oncol, 2018, 36 (17): 1714-1768.

[458] 熊静, 王瑾, 张婕, 等. 脑小血管病患者磁共振总负担与认知障碍的相关性研究. 中国慢性病预防与控制, 2019, 27 (3): 214-218.

[459] MITCHELL WG, BLAES F. Cancer and autoimmunity: paraneoplastic neurological disorders associated with neuroblastic tumors. Semin Pediatr Neurol, 2017, 24 (3): 180-188.

[460] BLAES F, TSCHERNATSCH M. Paraneoplastic neurological disorders. Expert Rev Neurother, 2010, 10 (10): 1559-1568.

[461] ROBERTS WK, DELUCA IJ, THOMAS A, et al. Patients with lung cancer and paraneoplastic Hu syndrome harbor HuD-specific type 2 CD8[+] T cells. J Clin Invest, 2009, 119 (7): 2042-2051.

[462] PELLKOFER H, SCHUBART AS, HÖFTBERGER R, et al. Modelling paraneoplastic CNS disease: T-cells specific for the onconeuronal antigen PNMA1 mediate autoimmune encephalomyelitis in the rat. Brain, 2004, 127 (Pt 8): 1822-1830.

[463] SILLEVIS SMITT P, KINOSHITA A, DE LEEUW B, et al. Paraneoplastic cerebellar ataxia due to autoantibodies against a glutamate receptor. N Engl J Med, 2000, 342 (1): 21-27.

[464] ANTOINE JC, HONNORAT J, CAMDESSANCHÉ JP, et al. Paraneoplastic anti-CV$_2$ antibodies react with peripheral nerve and are associated with a mixed axonal and demyelinating peripheral neuropathy. Ann Neurol, 2001, 49 (2): 214-221.

[465] HONNORAT J, BYK T, KUSTERS I, et al. Ulip/CRMP proteins are recognized by autoantibodies in paraneoplastic neurological syndromes. Eur J Neurosci, 1999, 11 (12): 4226-4232.

[466] VERNINO S, TUITE P, ADLER CH, et al. Paraneoplastic chorea associated with CRMP-5 neuronal antibody and lung carcinoma. Ann Neurol, 2002, 51 (5): 625-630.

[467] VERNINO S, LENNON VA. New Purkinje cell antibody (PCA-2): marker of lung cancer-related neurological

autoimmunity. Ann Neurol, 2000, 47 (3): 297-305.

[468] SOMMER C, WEISHAUPT A, BRINKHOFF J, et al. Paraneoplastic stiff-person syndrome: passive transfer to rats by means of IgG antibodies to amphiphysin. Lancet, 2005, 365 (9468): 1406-1411.

[469] ROSENFELD MR, DALMAU J. Update on paraneoplastic and autoimmune disorders of the central nervous system. Semin Neurol, 2010, 30 (3): 320-331.

[470] DALMAU J, GLEICHMAN AJ, HUGHES EG, et al. Anti-NMDA-receptor encephalitis: case series and analysis of the effects of antibodies. Lancet Neurol, 2008, 7 (12): 1091-1098.

[471] LAI M, HUGHES EG, PENG X, et al. AMPA receptor antibodies in limbic encephalitis alter synaptic receptor location. Ann Neurol, 2009, 65 (4): 424-434.

[472] LANCASTER E, LAI M, PENG X, et al. Antibodies to the GABA (B) receptor in limbic encephalitis with seizures: case series and characterisation of the antigen. Lancet Neurol, 2010, 9 (1): 67-76.

[473] HUTCHINSON M, WATERS P, MCHUGH J, et al. Progressive encephalomyelitis, rigidity, and myoclonus: a novel glycine receptor antibody. Neurology, 2008, 71 (16): 1291-1292.

[474] SAIZ A, BRUNA J, STOURAC P, et al. Anti-Hu-associated brainstem encephalitis. J Neurol Neurosurg Psychiatry, 2009, 80 (4): 404-407.

[475] MATSUMOTO L, YAMAMOTO T, HIGASHIHARA M, et al. Severe hypokinesis caused by paraneoplastic anti-Ma2 encephalitis associated with bilateral intratubular germ-cell neoplasm of the testes. Mov Disord, 2007, 22 (5): 728-731.

[476] BATALLER L, GRAUS F, SAIZ A, et al. Clinical outcome in adult onset idiopathic or paraneoplastic opsoclonus-myoclonus. Brain, 2001, 124 (Pt 2): 437-443.

[477] BASTIAANSEN A, VAN SONDEREN A, TITULAER MJ. Autoimmune encephalitis with anti-leucine-rich glioma-inactivated 1 or anti-contactin-associated protein-like 2 antibodies (formerly called voltage-gated potassium channel-complex antibodies). Curr Opin Neurol, 2017, 30 (3): 302-309.

[478] SAMAD N, WONG J. Anti-AMPA receptor encephalitis associated with Medullary thyroid cancer. BMJ Case Rep, 2018, 2018: bcr 2018225745.

[479] QIAO S, ZHANG YX, ZHANG BJ, et al. Clinical, imaging, and follow-up observations of patients with anti-GABAB receptor encephalitis. Int J Neurosci, 2017, 127 (5): 379-385.

[480] CHUNG HY, WICKEL J, VOSS A, et al. Autoimmune encephalitis with anti-IgLON5 and anti-GABAB-receptor antibodies: A case report. Medicine, 2019, 98 (20): e15706.

[481] QIN W, WANG X, YANG J, et al. Coexistence of anti-SOX1 and anti-GABAB receptor antibodies with autoimmune encephalitis in small cell lung cancer: a case report. Clin Interv Aging, 2020, 15: 171-175.

[482] GRATIVVOL RS, CAVALCANTE W, CASTRO L, et al. Updates in the diagnosis and treatment of paraneoplastic neurologic syndromes. Curr Oncol Rep, 2018, 20 (11): 92.

[483] MUELLER SH, FÄRBER A, PRÜSS H, et al. Genetic predisposition in anti-LGI1 and anti-NMDA receptor encephalitis. Ann Neurol, 2018, 83 (4): 863-869.

[484] SAINT-MARTIN M, PIETERS A, DÉCHELOTTE B, et al. Impact of anti-CASPR2 autoantibodies from patients with autoimmune encephalitis on CASPR2/TAG-1 interaction and Kv1 expression. J Autoimmun, 2019, 103: 102284.

[485] JOUBERT B, GOBERT F, THOMAS L, et al. Autoimmune episodic ataxia in patients with anti-CASPR2 antibody-associated encephalitis. Neurol Neuroimmunol Neuroinflamm, 2017, 4 (4): e371.

[486] VIACCOZ A, HONNORAT J. Paraneoplastic neurological syndromes: general treatment overview. Curr Treat Options

Neurol, 2013, 15 (2): 150-168.

[487] HOFFMANN LA, JARIUS S, PELLKOFER HL, et al. Anti-Ma and anti-Ta associated paraneoplastic neurological syndromes: 22 newly diagnosed patients and review of previous cases. J Neurol Neurosurg Psychiatry, 2008, 79 (7): 767-773.

[488] GRAUS F, KEIME-GUIBERT F, REÑE R, et al. Anti-Hu-associated paraneoplastic encephalomyelitis: analysis of 200 patients. Brain, 2001, 124 (Pt 6): 1138-1148.

[489] ROJAS I, GRAUS F, KEIME-GUIBERT F, et al. Long-term clinical outcome of paraneoplastic cerebellar degeneration and anti-Yo antibodies. Neurology, 2000, 55 (5): 713-715.

[490] PAUL NL, KLEINIG TJ. Therapy of paraneoplastic disorders of the CNS. Expert Rev Neurother, 2015, 15 (2): 187-193.

[491] LEE EQ. Neurologic complications in patients with cancer. Continuum, 2020, 26 (6): 1629-1645.

[492] STONE JB, DEANGELIS LM. Cancer-treatment-induced neurotoxicity--focus on newer treatments. Nat Rev Clin Oncol, 2016, 13 (2): 92-105.

[493] CALABRESE P, SCHLEGEL U. Neurotoxicity of treatment. Recent Results Cancer Res, 2009, 171: 165-174.

[494] GARROTE H, DE LA FUENTE A, OÑA R, et al. Long-term survival in a patient with progressive multifocal leukoencephalopathy after therapy with rituximab, fludarabine and cyclophosphamide for chronic lymphocytic leukemia. Exp Hematol Oncol, 2015, 4: 8.

[495] PARASURAMAN TV, FRENIA K, ROMERO J. Enteroviral meningitis. Cost of illness and considerations for the economic evaluation of potential therapies. Pharmacoeconomics, 2001, 19 (1): 3-12.

[496] GLUSKER P, RECHT L, LANE B. Reversible posterior leukoencephalopathy syndrome and bevacizumab. N Engl J Med, 2006, 354 (9): 980-982; discussion 980-982.

[497] ALNAHDI MA, ALJARBA SI, AL MALIK YM. Alemtuzumab-induced simultaneous onset of autoimmune haemolytic anaemia, alveolar haemorrhage, nephropathy, and stroke: A case report. Mult Scler Relat Disord, 2020, 41: 102141.

[498] RUBIN EH, ANDERSEN JW, BERG DT, et al. Risk factors for high-dose cytarabine neurotoxicity: an analysis of a cancer and leukemia group B trial in patients with acute myeloid leukemia. J Clin Oncol, 1992, 10 (6): 948-953.

[499] LAND SR, KOPEC JA, CECCHINI RS, et al. Neurotoxicity from oxaliplatin combined with weekly bolus fluorouracil and leucovorin as surgical adjuvant chemotherapy for stage II and III colon cancer: NSABP C-07. J Clin Oncol, 2007, 25 (16): 2205-2211.

[500] KEŘKOVSKÝ M, ZITTERBARTOVÁ J, POUR L, et al. Diffusion tensor imaging in radiation-induced myelopathy. J Neuroimaging, 2015, 25 (5): 836-840.

[501] BATES D. The management of medical coma. J Neurol Neurosurg Psychiatry, 1993, 56 (6): 589-598.

[502] MERIMSKY O, INBAR M, REIDER-GROSWASSER I, et al. Ifosfamide-related acute encephalopathy: clinical and radiological aspects. Eur J Cancer, 1991, 27 (9): 1188-1189.

[503] LYNCH HT, DROSZCZ CP, ALBANO WA, et al. "Organic brain syndrome" secondary to 5-fluorouracil toxicity. Dis Colon Rectum, 1981, 24 (2): 130-131.

[504] BHOJWANI D, SABIN ND, PEI D, et al. Methotrexate-induced neurotoxicity and leukoencephalopathy in childhood acute lymphoblastic leukemia. J Clin Oncol, 2014, 32 (9): 949-959.

[505] DRACHTMAN RA, COLE PD, GOLDEN CB, et al. Dextromethorphan is effective in the treatment of subacute methotrexate neurotoxicity. Pediatr Hematol Oncol, 2002, 19 (5): 319-327.

[506] AFSHAR M, BIRNBAUM D, GOLDEN C. Review of dextromethorphan administration in 18 patients with subacute

methotrexate central nervous system toxicity. Pediatr Neurol, 2014, 50 (6): 625-629.

[507] BURGER PC, MAHLEY MS JR, DUDKA L, et al. The morphologic effects of radiation administered therapeutically for intracranial gliomas: a postmortem study of 25 cases. Cancer, 1979, 44 (4): 1256-1272.

[508] DE LA RIVA P, ANDRES-MARÍN N, GONZALO-YUBERO N, et al. Headache and other complications following intrathecal chemotherapy administration. Cephalalgia, 2017, 37 (11): 1109-1110.

[509] ROBERTSON GL, BHOOPALAM N, ZELKOWITZ LJ. Vincristine neurotoxicity and abnormal secretion of antidiuretic hormone. Arch Intern Med, 1973, 132 (5): 717-720.

[510] KIESLICH M, PORTO L, LANFERMANN H, et al. Cerebrovascular complications of L-asparaginase in the therapy of acute lymphoblastic leukemia. J Pediatr Hematol Oncol, 2003, 25 (6): 484-487.

[511] REDDY AT, WITEK K. Neurologic complications of chemotherapy for children with cancer. Curr Neurol Neurosci Rep, 2003, 3 (2): 137-142.

[512] MAGGE RS, DEANGELIS LM. The double-edged sword: Neurotoxicity of chemotherapy. Blood Rev, 2015, 29 (2): 93-100.

[513] MATZENAUER M, VRANA D, MELICHAR B. Treatment of brain metastases. Biomed Pap Med Fac Univ Palacky Olomouc Czech Repub, 2016, 160 (4): 484-490.

[514] ACKERMANN R, SEMMLER A, MAURER GD, et al. Methotrexate-induced myelopathy responsive to substitution of multiple folate metabolites. J Neurooncol, 2010, 97 (3): 425-427.

[515] SIOKA C, KYRITSIS AP. Central and peripheral nervous system toxicity of common chemotherapeutic agents. Cancer Chemother Pharmacol, 2009, 63 (5): 761-767.

[516] BOT I, BLANK CU, BOOGERD W, et al. Neurological immune-related adverse events of ipilimumab. Pract Neurol, 2013, 13 (4): 278-280.

[517] DAI J, CHEN Y, GONG Y, et al. The efficacy and safety of irinotecan ± bevacizumab compared with oxaliplatin ± bevacizumab for metastatic colorectal cancer: A meta-analysis. Medicine, 2019, 98 (39): e17384.

[518] FARID K, MEISSNER WG, SAMIER-FOUBERT A, et al. Normal cerebrovascular reactivity in stroke-like migraine attacks after radiation therapy syndrome.Clin Nucl Med, 2010, 35 (8): 583-585.

[519] SHI DD, ARNAOUT O, BI WL, et al. Severe radiation necrosis refractory to surgical resection in patients with melanoma and brain metastases managed with ipilimumab/nivolumab and brain-directed stereotactic radiation therapy. World Neurosurg, 2020, 139: 226-231.

[520] CHAMBERLAIN MC, EATON KD, FINK J. Radiation-induced myelopathy: treatment with bevacizumab. Arch Neurol, 2011, 68 (12): 1608-1609.

[521] DIMITRIADIS GK, ANGELOUSI A, WEICKERT MO, et al. Paraneoplastic endocrine syndromes. Endocr Relat Cancer, 2017, 24 (6): R173-R190.

[522] RON D, POWERS AC, PANDIAN MR, et al. Increased insulin-like growth factor Ⅱ production and consequent suppression of growth hormone secretion: a dual mechanism for tumor-induced hypoglycemia. J Clin Endocrinol Metab, 1989, 68 (4): 701-706.

[523] NAUCK MA, REINECKE M, PERREN A, et al. Hypoglycemia due to paraneoplastic secretion of insulin-like growth factor-I in a patient with metastasizing large-cell carcinoma of the lung. J Clin Endocrinol Metab, 2007, 92 (5): 1600-1605.

[524] SERVICE FJ, MCMAHON MM, O' BRIEN PC, et al. Functioning insulinoma--incidence, recurrence, and long-term

survival of patients: a 60-year study. Mayo Clin Proc, 1991, 66 (7): 711-719.

[525] POST EJ. Unmyelinated nerve fibres in feline acrylamide neuropathy. Acta Neuropathol, 1978, 42 (1): 19-24.

[526] OBERG K, ERIKSSON B. Endocrine tumours of the pancreas. Best Pract Res Clin Gastroenterol, 2005, 19 (5): 753-781.

[527] SOTOUDEHMANESH R, HEDAYAT A, SHIRAZIAN N, et al. Endoscopic ultrasonography (EUS) in the localization of insulinoma. Endocrine, 2007, 31 (3): 238-241.

[528] DOI R, KOMOTO I, NAKAMURA Y, et al. Pancreatic endocrine tumor in Japan. Pancreas, 2004, 28 (3): 247-252.

[529] PLACZKOWSKI KA, VELLA A, THOMPSON GB, et al. Secular trends in the presentation and management of functioning insulinoma at the Mayo Clinic, 1987-2007. J Clin Endocrinol Metab, 2009, 94 (4): 1069-1073.

[530] VÁZQUEZ QUINTANA E. The surgical management of insulinoma. Bol Asoc Med P R, 2004, 96 (1): 33-38.

[531] CRYER PE, AXELROD L, GROSSMAN AB, et al. Evaluation and management of adult hypoglycemic disorders: an Endocrine Society Clinical Practice Guideline. J Clin Endocrinol Metab, 2009, 94 (3): 709-728.

[532] NOONE TC, HOSEY J, FIRAT Z, et al. Imaging and localization of islet-cell tumours of the pancreas on CT and MRI. Best practice & research. Best Pract Res Clin Endocrinol Metab, 2005, 19 (2): 195-211.

[533] VIRGOLINI I, TRAUB-WEIDINGER T, DECRISTOFORO C. Nuclear medicine in the detection and management of pancreatic islet-cell tumours. Best practice & research. Best Pract Res Clin Endocrinol Metab, 2005, 19 (2): 213-227.

[534] OBERG K. Pancreatic endocrine tumors. Semin Oncol, 2010, 37 (6): 594-618.

[535] MATHUR A, GORDEN P, LIBUTTI SK. Insulinoma. Surg Clin North Am, 2009, 89 (5): 1105-1121.

[536] ÖBERG K. Management of functional neuroendocrine tumors of the pancreas. Gland Surg, 2018, 7 (1): 20-27.

[537] NIITSU Y, MINAMI I, IZUMIYAMA H, et al. Clinical outcomes of 20 Japanese patients with insulinoma treated with diazoxide. Endocr J, 2019, 66 (2): 149-155.

[538] MAGGIO I, MOLLICA V, BRIGHI N, et al. The functioning side of the pancreas: a review on insulinomas. J Endocrinol Invest, 2020, 43 (2): 139-148.

[539] NOVOTNY J, JANKU F, MARES P, et al. Symptomatic control of hypoglycaemia with prednisone in refractory metastatic pancreatic insulinoma. Support Care Cancer, 2005, 13 (9): 760-762.

[540] MORIS D, NTANASIS-STATHOPOULOS I, TSILIMIGRAS DI, et al. Update on surgical management of small bowel neuroendocrine tumors. Anticancer Res, 2018, 38 (3): 1267-1278.

[541] KRENNING EP, KWEKKEBOOM DJ, OEI HY, et al. Somatostatin-receptor scintigraphy in gastroenteropancreatic tumors. An overview of European results. Ann N Y Acad Sci, 1994, 733: 416-424.

[542] DE HERDER WW, HOFLAND LJ, VAN DER LELY AJ, et al. Somatostatin receptors in gastroentero-pancreatic neuroendocrine tumours. Endocr Relat Cancer, 2003, 10 (4): 451-458.

[543] MATON PN, GARDNER JD, JENSEN RT. Use of long-acting somatostatin analog SMS 201-995 in patients with pancreatic islet cell tumors. Dig Dis Sci, 1989, 34 (3 Suppl): 28S-39S.

[544] METZ DC, JENSEN RT. Gastrointestinal neuroendocrine tumors: pancreatic endocrine tumors. Gastroenterology, 2008, 135 (5): 1469-1492.

[545] VEZZOSI D, BENNET A, ROCHAIX P, et al. Octreotide in insulinoma patients: efficacy on hypoglycemia, relationships with Octreoscan scintigraphy and immunostaining with anti-sst2A and anti-sst5 antibodies. Eur J Endocrinol, 2005, 152 (5): 757-767.

[546] ARNOLD R, SIMON B, WIED M. Treatment of neuroendocrine GEP tumours with somatostatin analogues: a review. Digestion, 2000, 62 (Suppl): 184-191.

[547] MEHRABI A, FISCHER L, HAFEZI M, et al. A systematic review of localization, surgical treatment options, and outcome of insulinoma. Pancreas, 2014, 43 (5): 675-686.

[548] STEHOUWER CD, LEMS WF, FISCHER HR, et al. Malignant insulinoma: is combined treatment with verapamil and the long-acting somatostatin analogue octreotide (SMS 201-995) more effective than single therapy with either drug. Neth J Med, 1989, 35 (1-2): 86-94.

[549] MATEJ A, BUJWID H, WROŃSKI J. Glycemic control in patients with insulinoma. Hormones, 2016, 15 (4): 489-499.

[550] JENSEN RT, CADIOT G, BRANDI ML, et al. ENETS Consensus Guidelines for the management of patients with digestive neuroendocrine neoplasms: functional pancreatic endocrine tumor syndromes. Neuroendocrinology, 2012, 95 (2): 98-119.

[551] KULKE MH, BERGSLAND EK, YAO JC. Glycemic control in patients with insulinoma treated with everolimus. N Engl J Med, 2009, 360 (2): 195-197.

[552] CUESTA HERNÁNDEZ M, GÓMEZ HOYOS E, MARCUELLO FONCILLAS C, et al. Advanced malignant insulinoma. Everolimus response and toxicity. Endocrinol Nutr, 2014, 61 (1): e1-3.

[553] CASE CC, VASSILOPOULOU-SELLIN R. Reproduction of features of the glucagonoma syndrome with continuous intravenous glucagon infusion as therapy for tumor-induced hypoglycemia. Endocr Pract, 2003, 9 (1): 22-25.

[554] MARKS V, TEALE JD. Tumours producing hypoglycaemia. Diabetes Metab Rev, 1991, 7 (2): 79-91.

[555] SCHMIDT HW, SCHUERHOLZ K. Hypoglycemic attacks due to intrathoracic tumor. Dtsch Med Wochenschr, 1961, 86: 2231-2233.

[556] MOHAMED H, MANDAL AK. Natural history of multifocal solitary fibrous tumors of the pleura: a 25-year follow-up report. J Natl Med Assoc, 2004, 96 (5): 659-662, 664.

[557] DYNKEVICH Y, ROTHER KI, WHITFORD I, et al. Tumors, IGF-2, and hypoglycemia: insights from the clinic, the laboratory, and the historical archive. Endocr Rev, 2013, 34 (6): 798-826.

[558] IGLESIAS P, DÍEZ JJ. Management of endocrine disease: a clinical update on tumor-induced hypoglycemia. Eur J Endocrinol, 2014, 170 (4): R147-157.

[559] DAUGHADAY WH, EMANUELE MA, BROOKS MH, et al. Synthesis and secretion of insulin-like growth factor Ⅱ by a leiomyosarcoma with associated hypoglycemia. N Engl J Med, 1988, 319 (22): 1434-1440.

[560] BAXTER RC. The role of insulin-like growth factors and their binding proteins in tumor hypoglycemia. Horm Res, 1996, 46 (4-5): 195-201.

[561] BERTHERAT J, LOGIÉ A, GICQUEL C, et al. Alterations of the 11p15 imprinted region and the IGFs system in a case of recurrent non-islet-cell tumour hypoglycaemia (NICTH). Clin Endocrinol, 2000, 53 (2): 213-220.

[562] TANI Y, TATENO T, IZUMIYAMA H, et al. Defective expression of prohormone convertase 4 and enhanced expression of insulin-like growth factor Ⅱ by pleural solitary fibrous tumor causing hypoglycemia. Endocr J, 2008, 55 (5): 905-911.

[563] TEALE JD, MARKS V. Inappropriately elevated plasma insulin-like growth factor Ⅱ in relation to suppressed insulin-like growth factor Ⅰ in the diagnosis of non-islet cell tumour hypoglycaemia. Clin Endocrinol, 1990, 33 (1): 87-98.

[564] COTTERILL AM, HOLLY JM, DAVIES SC, et al. The insulin-like growth factors and their binding proteins in a case of non-islet-cell tumour-associated hypoglycaemia. J Endocrinol, 1991, 131 (2): 303-311.

[565] HOEKMAN K, VAN DOORN J, GLOUDEMANS T, et al. Hypoglycaemia associated with the production of insulin-like growth factor Ⅱ and insulin-like growth factor binding protein 6 by a haemangiopericytoma. Clin Endocrinol, 1999, 51 (2): 247-253.

[566] ZACHARIAH S, BRACKENRIDGE A, SHOJAEE-MORADIE F, et al. The mechanism of non-islet cell hypoglycaemia caused by tumour-produced IGF-Ⅱ. Clin Endocrinol, 2007, 67 (4): 637-638.

[567] FUKUDA I, HIZUKA N, ISHIKAWA Y, et al. Clinical features of insulin-like growth factor-Ⅱ producing non-islet-cell tumor hypoglycemia. Growth Horm IGF Res, 2006, 16 (4): 211-216.

[568] WASADA T, HIZUKA N, YAMAMOTO M, et al. An insulin-like growth factor Ⅱ-producing histiocytoma associated with hypoglycemia: analysis of the peptide, its gene expression, and glucose transporter isoforms. Metabolism, 1992, 41 (3): 310-316.

[559] DE GROOT JW, RIKHOF B, VAN DOORN J, et al. Non-islet cell tumour-induced hypoglycaemia: a review of the literature including two new cases. Endocr Relat Cancer, 2007, 14 (4): 979-993.

[570] TRIVEDI N, MITHAL A, SHARMA AK, et al. Non-islet cell tumour induced hypoglycaemia with acromegaloid facial and acral swelling. Clin Endocrinol, 1995, 42 (4): 433-435.

[571] RENEHAN AG, TOOGOOD AA, RYDER WD, et al. Paradoxical elevations in serum IGF-Ⅱ and IGF binding protein-2 in acromegaly: insights into the regulation of these peptides. Clin Endocrinol, 2001, 55 (4): 469-475.

[572] BODNAR TW, ACEVEDO MJ, PIETROPAOLO M. Management of non-islet-cell tumor hypoglycemia: a clinical review. J Clin Endocrinol Metab, 2014, 99 (3): 713-722.

[573] CLARK MA, HENTZEN BT, PLANK LD, et al. Sequential changes in insulin-like growth factor 1, plasma proteins, and total body protein in severe sepsis and multiple injury. JPEN. JPEN J Parenter Enteral Nutr, 1996, 20 (5): 363-370.

[574] YANG CY, CHOU CW, HAO LJ. Malignant solitary fibrous tumor with hypoglycemia (Doege-Potter syndrome). J Postgrad Med, 2013, 59 (1): 64-66.

[575] OKABE R, SONOBE M, BANDO T, et al. Large solitary fibrous tumor with overexpression of insulin-like growth factor-2. Interact Cardiovasc Thorac Surg, 2010, 11 (5): 688-690.

[576] YAMAKAWA-YOKOTA F, OZAKI N, OKAJIMA A, et al. Retroperitoneal solitary fibrous tumor-induced hypoglycemia associated with high molecular weight insulin-like growth factor Ⅱ. Clin Med Res, 2010, 8 (3-4): 159-162.

[577] DE BOER J, JAGER PL, WIGGERS T, et al. The therapeutic challenge of a nonresectable solitary fibrous tumor in a hypoglycemic patient. Int J Clin Oncol, 2006, 11 (6): 478-481.

[578] MATSUDA S, USUI M, SAKURAI H, et al. Insulin-like growth factor Ⅱ-producing intra-abdominal hemangiopericytoma associated with hypoglycemia. J Gastroenterol, 2001, 36 (12): 851-855.

[579] KISHI K, SONOMURA T, SATO M. Radiotherapy for hypoglycaemia associated with large leiomyosarcomas. Br J Radiol, 1997, 70: 306-308.

[580] SCOTT K. Non-islet cell tumor hypoglycemia. J Pain Symptom Manage, 2009, 37 (4): e1-3.

[581] DAVDA R, SEDDON BM. Mechanisms and management of non-islet cell tumour hypoglycaemia in gastrointestinal stromal tumour: case report and a review of published studies. Clin Oncol, 2007, 19 (4): 265-268.

[582] RASTOGI MV, DESAI N, QUINTOS JB. Non-islet-cell tumor hypoglycemia and lactic acidosis in a child with congenital HIV and Burkitt's lymphoma. J Pediatr Endocrinol Metab, 2008, 21 (8): 805-810.

[583] STURROCK ND, SELBY C, HOSKING DJ. Spontaneous hypoglycaemia in a noninsulin-dependent diabetes mellitus patient with disseminated pancreatic carcinoma. Diabet Med, 1997, 14 (4): 324-326.

[584] KRISHNAN L, CLARK J. Non-islet cell tumour hypoglycaemia. BMJ Case Rep, 2011, 2011: bcr0220113914.

[585] ISHIKURA K, TAKAMURA T, TAKESHITA Y, et al. Cushing's syndrome and big IGF-Ⅱ associated hypoglycaemia in a patient with adrenocortical carcinoma. BMJ Case Rep, 2010, 2010: bcr07. 2009. 2100.

[586] MORBOIS-TRABUT L, MAILLOT F, DE WIDERSPACH-THOR A, et al. "Big IGF-Ⅱ" -induced hypoglycemia secondary to gastric adenocarcinoma. Diabetes Metab, 2004, 30 (3): 276-279.

[587] TEALE JD, WARK G. The effectiveness of different treatment options for non-islet cell tumour hypoglycaemia. Clin Endocrinol, 2004, 60 (4): 457-460.

[588] BOURCIGAUX N, ARNAULT-OUARY G, CHRISTOL R, et al. Treatment of hypoglycemia using combined glucocorticoid and recombinant human growth hormone in a patient with a metastatic non-islet cell tumor hypoglycemia. Clin Ther, 2005, 27 (2): 246-251.

[589] BAXTER RC, HOLMAN SR, CORBOULD A, et al. Regulation of the insulin-like growth factors and their binding proteins by glucocorticoid and growth hormone in nonislet cell tumor hypoglycemia. J Clin Endocrinol Metab, 1995, 80 (9): 2700-2708.

[590] TEALE JD, BLUM WF, MARKS V. Alleviation of non-islet cell tumour hypoglycaemia by growth hormone therapy is associated with changes in IGF binding protein-3. Ann Clin Biochem, 1992, 29 (Pt 3): 314-323.

[591] MUKHERJEE S, DIVER M, WESTON PJ. Non islet cell tumor hypoglycaemia in a metastatic Leydig cell tumor. Acta Oncol, 2005, 44 (7): 761-763.

[592] PERROS P, SIMPSON J, INNES JA, et al. Non-islet cell tumour-associated hypoglycaemia: 111In-octreotide imaging and efficacy of octreotide, growth hormone and glucocorticosteroids. Clin Endocrinol, 1996, 44 (6): 727-731.

[593] WENG JP, HU G. Diabetes: leveraging the tipping point of the diabetes pandemic. Diabetes, 2017, 66 (6): 1461-1463.

[594] MIFSUD S, SCHEMBRI EL, GRUPPETTA M. Stress-induced hyperglycaemia. Br J Hosp Med, 2018, 79 (11): 634-639.

[595] SCAPPATICCIO L, MAIORINO MI, BELLASTELLA G, et al. Insights into the relationships between diabetes, prediabetes, and cancer. Endocrine, 2017, 56: (2): 231-239.

[596] LI W, ZHANG X, SANG H, et al. Effects of hyperglycemia on the progression of tumor diseases. J Exp Clin Cancer Res, 2019, 38 (1): 327.

[597] BALDARI S, GARUFI A, GRANATO M, et al. Hyperglycemia triggers HIPK2 protein degradation. Oncotarget, 2017, 8 (1): 1190-1203.

[598] CAO L, CHEN X, XIAO X, et al. Resveratrol inhibits hyperglycemia-driven ROS-induced invasion and migration of pancreatic cancer cells via suppression of the ERK and p38 MAPK signaling pathways. Int J Oncol, 2016, 49 (2): 735-743.

[599] MORTON A. Review article: ketoacidosis in the emergency department. Emerg Med Australas, 2020, 32 (3): 371-376.

[600] TRAN T, PEASE A, WOOD AJ, et al. Review of Evidence for Adult Diabetic Ketoacidosis Management Protocols. Front Endocrinol, 2017, 8: 106.

[601] FAYFMAN M, PASQUEL FJ, UMPIERREZ GE. Management of hyperglycemic crises: diabetic ketoacidosis and hyperglycemic hyperosmolar state. Med Clin North Am, 2017, 101 (3): 587-606.

[602] ECHOUFFO-TCHEUGUI JB, GARG R. Management of hyperglycemia and diabetes in the emergency department. Curr Diab Rep, 2017, 17 (8): 56.

[603] NATHAN DM. Adjunctive treatments for type 1 diabetes. N Engl J Med, 2017, 377 (24): 2390-2391.

[604] KAMATA Y, TAKANO K, KISHIHARA E, et al. Distinct clinical characteristics and therapeutic modalities for diabetic ketoacidosis in type 1 and type 2 diabetes mellitus. J Diabetes Complications, 2017, 31 (2): 468-472.

[605] CASTELLANOS L, TUFFAHA M, KOREN D, et al. Management of diabetic ketoacidosis in children and adolescents with type 1 diabetes mellitus. Paediatr Drugs, 2020, 22 (4): 357-367.

[606] YOSTEN G. Alpha cell dysfunction in type 1 diabetes. Peptides, 2018, 100: 54-60.

[607] VOSS TS, VENDELBO MH, KAMPMANN U, et al. Substrate metabolism, hormone and cytokine levels and adipose tissue signalling in individuals with type 1 diabetes after insulin withdrawal and subsequent insulin therapy to model the initiating steps of ketoacidosis. Diabetologia, 2019, 62 (3): 494-503.

[608] KARSLIOGLU FRENCH E, DONIHI AC, KORYTKOWSKI MT. Diabetic ketoacidosis and hyperosmolar hyperglycemic syndrome: review of acute decompensated diabetes in adult patients. BMJ, 2019, 365: l1114.

[609] BONORA BM, AVOGARO A, FADINI GP. Euglycemic ketoacidosis. Curr Diab Rep, 2020, 20: (7): 25.

[610] UMPIERREZ G, KORYTKOWSKI M. Diabetic emergencies-ketoacidosis, hyperglycaemic hyperosmolar state and hypoglycaemia. Nat Rev Endocrinol, 2016, 12 (4): 222-232.

[611] DHATARIYA K. Blood ketones: measurement, interpretation, limitations, and utility in the management of diabetic ketoacidosis. Rev Diabet Stud, 2016, 13 (4): 217-225.

[612] GALLO DE MORAES A, SURANI S. Effects of diabetic ketoacidosis in the respiratory system. World J Diabetes, 2019, 10 (1): 16-22.

[613] KUPPERMANN N, GHETTI S, SCHUNK JE, et al. Clinical Trial of Fluid Infusion Rates for Pediatric Diabetic Ketoacidosis. N Engl J Med, 2018, 378 (24): 2275-2287.

[614] KREIDER KE, GABRIELSKI AA, HAMMONDS FB. Hyperglycemia syndromes. Nurs Clin North Am, 2018, 53 (3): 303-317.

[615] NYENWE EA, KITABCHI AE. The evolution of diabetic ketoacidosis: An update of its etiology, pathogenesis and management. Metabolism, 2016, 65 (4): 507-521.

[616] SHEN XP, LI J, ZOU S, et al. The relationship between oxidative stress and the levels of serum circulating adhesion molecules in patients with hyperglycemia crises. J Diabetes Complications, 2012, 26 (4): 291-295.

[617] CASHEN K, PETERSEN T. Diabetic ketoacidosis. Pediatr Rev, 2019, 40 (8): 412-420.

[618] DHATARIYA KK, VELLANKI P. Treatment of diabetic ketoacidosis (DKA)/hyperglycemic hyperosmolar state (HHS): novel advances in the management of hyperglycemic crises (UK versus USA). Curr Diab Rep, 2017, 17 (5): 33.

[619] KAMEL KS, HALPERIN ML. Acid-base problems in diabetic ketoacidosis. N Engl J Med, 2015, 372 (6): 546-554.

[620] WOLFSDORF JI, GLASER N, AGUS M, et al. ISPAD clinical practice consensus guidelines 2018: diabetic ketoacidosis and the hyperglycemic hyperosmolar state. Pediatr Diabetes, 2018, 19 (Suppl 27): 155-177.

[621] CHOI HS, KWON A, CHAE HW, et al. Respiratory failure in a diabetic ketoacidosis patient with severe hypophosphatemia. Ann Pediatr Endocrinol Metab, 2018, 23 (2): 103-106.

[622] FISHER JN, KITABCHI AE. A randomized study of phosphate therapy in the treatment of diabetic ketoacidosis. J Clin Endocrinol Metab, 1983, 57 (1): 177-180.

[623] WALLACE MA. Anatomy and physiology of the kidney. AORN J, 1998, 68 (5): 800, 803-816, 819-820; quiz 821-824.

[624] FORSTER RP. Kidney, water, and electrolytes. Annu Rev Physiol, 1965, 27: 183-232.

[625] TIEN KJ, WANG SY, YANG CY, et al. Hypernatremia-associated coma caused by glucocorticoid replacement for adrenal crisis in an unrecognized central diabetes insipidus patient. Kaohsiung J Med Sci, 2013, 29 (9): 519-520.

[626] MUHSIN SA, MOUNT DB. Diagnosis and treatment of hypernatremia. Best Pract Res Clin Endocrinol Metab, 2016, 30 (2): 189-203.

[627] KRÜGER S, EWIG S, GIERSDORF S, et al. Dysnatremia, vasopressin, atrial natriuretic peptide and mortality in patients with community-acquired pneumonia: results from the german competence network CAPNETZ. Respir Med, 2014, 108

(11): 1696-1705.

[628] 关月宁，陈适，段炼，等. 低钠血症流行病学研究进展. 中国临床医生杂志，2015，43：（11）19-22.

[629] SPASOVSKI G, VANHOLDER R, ALLOLIO B, et al. Clinical practice guideline on diagnosis and treatment of hyponatraemia. Eur J Endocrinol, 2014, 170 (3): G1-47.

[630] ADROGUÉ HJ, MADIAS NE. Hyponatremia. N Engl J Med, 2000, 342 (21): 1581-1589.

[631] REYNOLDS RM, PADFIELD PL, SECKL JR. Disorders of sodium balance. BMJ, 2006, 332 (7543): 702-705.

[632] BERGHMANS T, PAESMANS M, BODY JJ. A prospective study on hyponatraemia in medical cancer patients: epidemiology, aetiology and differential diagnosis. Support Care Cancer, 2000, 8 (3): 192-197.

[633] ELLISON DH, BERL T. Clinical Practice. the syndrome of inappropriate antidiuresis. N Engl J Med, 2007, 356 (20): 2064-2072.

[634] MATSUURA T. Hyponatremia in cancer patients. Nihon Jinzo Gakkai shi, 2012, 54 (7): 1016-1022.

[635] SCHWARTZ WB, BENNETT W, CURELOP S, et al. A syndrome of renal sodium loss and hyponatremia probably resulting from inappropriate secretion of antidiuretic hormone. Am J Med, 1957, 23 (4): 529-542.

[636] SHERLOCK M, THOMPSON CJ. The syndrome of inappropriate antidiuretic hormone: current and future management options. Eur J Endocrinol, 2010, 162 (Suppl 1): S13-18.

[637] SØRENSEN JB, ANDERSEN MK, HANSEN HH. Syndrome of inappropriate secretion of antidiuretic hormone (SIADH) in malignant disease. Journal of internal medicine, 1995, 238 (2): 97-110.

[638] LIST AF, HAINSWORTH JD, DAVIS BW, et al. The syndrome of inappropriate secretion of antidiuretic hormone (SIADH) in small-cell lung cancer. J Clin Oncol, 1986, 4 (8): 1191-1198.

[639] CERDÀ-ESTEVE M, CUADRADO-GODIA E, CHILLARON JJ, et al. Cerebral salt wasting syndrome: review. Eur J Intern Med, 2008, 19 (4): 249-254.

[640] ONITILO AA, KIO E, DOI SA. Tumor-related hyponatremia. Clin Med Res, 2007, 5 (4): 228-237.

[641] LEWIS MA, HENDRICKSON AW, MOYNIHAN TJ. Oncologic emergencies: Pathophysiology, presentation, diagnosis, and treatment. CA Cancer J Clin, 2011, 61 (5): 287-314.

[642] REYNOLDS RM, SECKL JR. Hyponatraemia for the clinical endocrinologist. Clin Endocrinol, 2005, 63 (4): 366-374.

[643] GULLANS SR, VERBALIS JG. Control of brain volume during hyperosmolar and hypoosmolar conditions. Annu Rev Med, 1993, 44: 289-301.

[644] STERNS RH. Disorders of plasma sodium--causes, consequences, and correction. N Engl J Med, 2015, 372 (1): 55-65.

[645] OH MS, KIM HJ, CARROLL HJ. Recommendations for treatment of symptomatic hyponatremia. Nephron, 1995, 70 (2): 143-150.

[646] STERNS RH, NIGWEKAR SU, HIX JK. The treatment of hyponatremia. Semin Nephrol, 2009, 29 (3): 282-299.

[647] SHAH P, JACOBS C, ATAYA A. More haste, less speed: hyponatraemia and osmotic demyelination. Lancet, 2018, 392 (10160): 2213.

[648] BERL T. Vasopressin antagonists. N Engl J Med, 2015, 372 (23): 2207-2216.

[649] ROBERTSON GL. Vaptans for the treatment of hyponatremia. Nat Rev Endocrinol, 2011, 7 (3): 151-161.

[650] LANG F. Osmotic diuresis. Ren Physiol, 1987, 10 (3-4): 160-173.

[651] BONDARENKO BB. Clinical course, diagnosis and treatment of primary hyperaldosteronism. Klin Med, 1974, 52 (3): 16-22.

[652] MEIJ BP. Hypophysectomy as a treatment for canine and feline Cushing's disease. Vet Clin North Am Small Anim Pract,

2001, 31 (5): 1015-1041.

[653] QIAN Q. Hypernatremia. Clin J Am Soc Nephrol: CJASN, 2019, 14 (3): 432-434.

[654] ZAIN MA, RAZA A, HANIF MO, et al. Double trouble-severe hypernatremia secondary to central diabetes insipidus complicated by hypercalcemic nephrogenic diabetes insipidus: a case report. Am J Case Rep, 2018, 19: 973-977.

[655] PORCAR RAMELLS C, FERNÁNDEZ-REAL LEMOS JM, CAMAFORT BABKOSKI M, et al. Adipsia and hypernatremia as the first manifestation of hypothalamic astrocytoma. Report of a case and review of the literature. An Med Interna, 2000, 17 (7): 361-365.

[656] BAIRD GS. Ionized calcium. Clin Chim Acta, 2011, 412 (9-10): 696-701.

[657] CASHMAN KD. Calcium intake, calcium bioavailability and bone health. Br J Nutr, 2002, 87 (Suppl 2): S169-177.

[658] SONG L. Calcium and bone metabolism indices. Adv Clin Chem, 2017, 82: 1-46.

[659] RALL JA. Calcium and muscle contraction: the triumph and tragedy of Lewis Victor Heilbrunn. Adv Physiol Educ, 2019, 43 (4): 476-485.

[660] MELLOW AM, PERRY BD, SILINSKY EM. Effects of calcium and strontium in the process of acetylcholine release from motor nerve endings. J Physiol, 1982, 328: 547-562.

[661] WANG Q, YANG S, WAN S, et al. The significance of calcium in photosynthesis. Int J Mol Sci, 2019, 20 (6): 1353.

[662] TURNER J. Hypercalcaemia-presentation and management. Clin Med, 2017, 17 (3): 270-273.

[663] KUMAR SK, RAJKUMAR V, KYLE RA, et al. Multiple myeloma. Nat Rev Dis Primers, 2017, 3: 17046.

[664] GRANT MP, STEPANCHICK A, BREITWIESER GE. Calcium signaling regulates trafficking of familial hypocalciuric hypercalcemia (FHH) mutants of the calcium sensing receptor. Mol Endocrinol, 2012, 26 (12): 2081-2091.

[665] BILEZIKIAN JP. Hypercalcemia. Dis Mon, 1988, 34 (12): 737-799.

[666] NAGY L, MANGINI P, SCHROEN C, et al. Prolonged hypercalcemia-induced psychosis. Case Rep Psychiatry, 2020, 2020: 6954036.

[667] CARROLL MF, SCHADE DS. A practical approach to hypercalcemia. Am Fam Physician, 2003, 67 (9): 1959-1966.

[668] WINTERHALDER RC, MÜLLER B. Medical emergencies in oncology: from case reports to recommendations. Praxis, 2008, 97 (9): 507-511.

[669] COLEMAN MP. Not credible: a subversion of science by the pharmaceutical industry. commentary on a global comparison regarding patient access to cancer drugs (Ann Oncol 2007, 18 Suppl3: pp1 75). Ann Oncol, 2007, 18 (9): 1433-1435; discussion 1585-1587.

[670] MINISOLA S, PEPE J, PIEMONTE S, et al. The diagnosis and management of hypercalcaemia. BMJ, 2015, 350: h2723.

[671] YEE AJ, RAJE NS. Denosumab for the treatment of bone disease in solid tumors and multiple myeloma. Future Oncol, 2018, 14 (3): 195-203.

[672] BILEZIKIAN JP. Hypoparathyroidism. J Clin Endocrinol Metab, 2020, 105 (6): 1722-1736.

[673] HOWARD SC, JONES DP, PUI CH. The tumor lysis syndrome. N Engl J Med, 2011, 364 (19): 1844-1854.

[674] WIN MA, THEIN KZ, QDAISAT A, et al. Acute symptomatic hypocalcemia from immune checkpoint therapy-induced hypoparathyroidism. Am J Emerg Med, 2017, 35 (7): 1039.e5-1039.e7.

[675] GUMZ ML, RABINOWITZ L, WINGO CS. An integrated view of potassium homeostasis. N Engl J Med, 2015, 373 (1): 60-72.

[676] GERHARDT L, ANGERMANN CE. Hyperkalemia-Pathophysiology, prognostic significance and treatment options. Dtsch Med Wochenschr, 2019, 144 (22): 1576-1584.

[677] WEIR MR, ROLFE M. Potassium homeostasis and renin-angiotensin-aldosterone system inhibitors. CJASN, 2010, 5 (3): 531-548.

[678] PALMER BF. Potassium binders for hyperkalemia in chronic kidney disease-diet, renin-angiotensin-aldosterone system inhibitor therapy, and hemodialysis. Mayo Clin Proc, 2020, 95 (2): 339-354.

[679] PALMER BF. Managing hyperkalemia caused by inhibitors of the renin-angiotensin-aldosterone system. N Engl J Med, 2004, 351 (6): 585-592.

[680] RAEBEL MA. Hyperkalemia associated with use of angiotensin-converting enzyme inhibitors and angiotensin receptor blockers. Cardiovasc Ther, 2012, 30 (3): e156-166.

[681] 葛堪忆. 血钾代谢与调节. 临床心电学杂志, 2006（5）: 322+324.

[682] LEHNHARDT A, KEMPER MJ. Pathogenesis, diagnosis and management of hyperkalemia. Pediatr Nephrol, 2011, 26 (3): 377-384.

[683] FOSTER JC, SAPPENFIELD JW, SMITH RS, et al. Initiation and termination of massive transfusion protocols: current strategies and future prospects. Anesth Analg, 2017, 125 (6): 2045-2055.

[684] ABOUDARA MC, HURST FP, ABBOTT KC, et al. Hyperkalemia after packed red blood cell transfusion in trauma patients. J Trauma, 2008, 64 (2 Suppl): S86-91; discussion S91.

[685] BELMAR VEGA L, GALABIA ER, BADA DA SILVA J, et al. Epidemiology of hyperkalemia in chronic kidney disease. Nefrología, 2019, 39 (3): 277-286.

[686] PALMER BF, CLEGG DJ. Hyperkalemia across the continuum of kidney function. CJASN, 2018, 13 (1): 155-157.

[687] KOVESDY CP, MATSUSHITA K, SANG Y, et al. Serum potassium and adverse outcomes across the range of kidney function: a CKD Prognosis Consortium meta-analysis. Eur Heart J, 2018, 39 (17): 1535-1542.

[688] ARONSON PS, GIEBISCH G. Effects of pH on potassium: new explanations for old observations. J Am Soc Nephrol, 2011, 22 (11): 1981-1989.

[689] 侯仁荣. 12例急慢性肾衰竭合并高钾血症的临床分析. 中国民族民间医药, 2010, 19（8）: 137.

[690] 马爱景, 姚曦. 伊伐布雷定联合血液透析治疗尿毒症合并急性左心衰疗效研究. 创伤与急危重病医学, 2021, 9（4）: 307-309.

[691] MONTFORD JR, LINAS S. How dangerous is hyperkalemia. J Am Soc Nephrol : JASN, 2017, 28 (11): 3155-3165.

[692] EFFA E, WEBSTER A. Pharmacological interventions for the management of acute hyperkalaemia in adults. Nephrology, 2017, 22 (1): 5-6.

[693] DÉPRET F, PEACOCK WF, LIU KD, et al. Management of hyperkalemia in the acutely ill patient. Ann Intensive Care, 2019, 9 (1): 32.

[694] ROSSIGNOL P, LEGRAND M, KOSIBOROD M, et al. Emergency management of severe hyperkalemia: guideline for best practice and opportunities for the future. Pharmacol Res, 2016, 113 (Pt A): 585-591.

[695] LONG B, WARIX JR, KOYFMAN A. Risks of hypoglycemia with insulin therapy for hyperkalemia. J Emerg Med, 2019, 56 (4): 459-460.

[696] PUN PH, LEHRICH RW, HONEYCUTT EF, et al. Modifiable risk factors associated with sudden cardiac arrest within hemodialysis clinics. Kidney Int, 2011, 79 (2): 218-227.

[697] DHONDUP T, QIAN Q. Electrolyte and acid-base disorders in chronic kidney disease and end-stage kidney failure. Blood Purif, 2017, 43 (1-3): 179-188.

[698] MARTI G, SCHWARZ C, LEICHTLE AB, et al. Etiology and symptoms of severe hypokalemia in emergency department

patients. Eur J Emerg Med, 2014, 21 (1): 46-51.

[699] MOHEBBI N, WAGNER CA. Pathophysiology, diagnosis and treatment of inherited distal renal tubular acidosis. J Nephrol, 2018, 31 (4): 511-522.

[700] KIENEKER LM, EISENGA MF, JOOSTEN MM, et al. Plasma potassium, diuretic use and risk of developing chronic kidney disease in a predominantly white population. PloS One, 2017, 12 (3): e0174686.

[701] EL-SHERIF N, TURITTO G. Electrolyte disorders and arrhythmogenesis. Cardiol J, 2011, 18 (3): 233-245.

[702] UNWIN RJ, LUFT FC, SHIRLEY DG. Pathophysiology and management of hypokalemia: a clinical perspective. Nat Rev Nephrol, 2011, 7 (2): 75-84.

[703] KATO A. Diversity of Mg2+ transporters involved in magnesium homeostasis. Seikagaku, 2015, 87 (6): 727-732.

[704] DE BAAIJ JH, HOENDEROP JG, BINDELS RJ. Magnesium in man: implications for health and disease. Physiol Rev, 2015, 95 (1): 1-46.

[705] VAN LAECKE S. Hypomagnesemia and hypermagnesemia. Acta Clin Belg, 2019, 74 (1): 41-47.

[706] BOKHARI SR, SIRIKI R, TERAN FJ, et al. Fatal hypermagnesemia due to laxative use. Am J Med Sci, 2018, 355 (4): 390-395.

[707] OKA T, HAMANO T, SAKAGUCHI Y, et al. Proteinuria-associated renal magnesium wasting leads to hypomagnesemia: a common electrolyte abnormality in chronic kidney disease. Nephrol Dial Transplant, 2019, 34 (7): 1154-1162.

[708] DIBABA DT, XUN P, SONG Y, et al. The effect of magnesium supplementation on blood pressure in individuals with insulin resistance, prediabetes, or noncommunicable chronic diseases: a meta-analysis of randomized controlled trials. Am J Clin Nutr, 2017, 106 (3): 921-929.

[709] SCHUCHARDT JP, HAHN A. Intestinal absorption and factors influencing bioavailability of magnesium-an update. Curr Nutr Food Sci, 2017, 13 (4): 260-278.

[710] LIU J, SHI K, CHEN M, et al. Elevated miR-155 expression induces immunosuppression via CD39 (+) regulatory T-cells in sepsis patient. Int J Infect Dis, 2015, 40: 135-141.

[711] HANSEN BA, BRUSERUD Ø. Hypomagnesemia in critically ill patients. J Intensive Care, 2018, 6: 21.

[712] 田茂露, 佟小雅, 林鑫, 等. 血镁水平与维持性血液透析患者全因死亡的相关性. 中华肾脏病杂志, 2019 (8): 575-581.

[713] MARTIN-GRACE J, MCKENNA MJ. An approach to hypophosphataemia. Ir Med J, 2018, 111 (5): 761.

[714] ASSADI F. Hypophosphatemia: an evidence-based problem-solving approach to clinical cases. Iran J Kidney Dis, 2010, 4 (3): 195-201.

[715] GAASBEEK A, MEINDERS AE. Hypophosphatemia: an update on its etiology and treatment. Am J Med, 2005, 118 (10): 1094-1101.

[716] JOSHI S, POTLURI V, SHAH S. Dietary management of hyperphosphatemia. Am J Kidney Dis, 2018, 72 (1): 155-156.

[717] MAGEN D. Genetic disorders of renal phosphate handling. Harefuah, 2017, 156 (10): 654-658.

[718] CARFAGNA F, DEL VECCHIO L, PONTORIERO G, et al. Current and potential treatment options for hyperphosphatemia. Expert Opin Drug Saf, 2018, 17 (6): 597-607.

[719] ORI Y, ROZEN-ZVI B, CHAGNAC A, et al. Fatalities and severe metabolic disorders associated with the use of sodium phosphate enemas: a single center's experience. Arch Intern Med, 2012, 172 (3): 263-265.

[720] LEUNG J, CROOK M. Disorders of phosphate metabolism. J Clin Pathol, 2019, 72 (11): 741-747.

[721] CHEN G, LIU Y, GOETZ R, et al. α -Klotho is a non-enzymatic molecular scaffold for FGF23 hormone signalling.

Nature, 2018, 553 (7689): 461-466.

[722] KAMEOKA N, IGA J, TAMARU M, et al. Risk factors for refeeding hypophosphatemia in Japanese inpatients with anorexia nervosa. Int J Eat Disord, 2016, 49 (4): 402-406.

[723] MILLER SJ. Death resulting from overzealous total parenteral nutrition: the refeeding syndrome revisited. Nutr Clin Pract, 2008, 23 (2): 166-171.

[724] TSAI JP, LEE CJ, SUBEQ YM, et al. Acute alcohol intoxication exacerbates rhabdomyolysis-induced acute renal failure in rats. Int J Med Sci, 2017, 14 (7): 680-689.

[725] BROMAN M, WILSSON A, HANSSON F, et al. Analysis of hypo- and hyperphosphatemia in an intensive care unit cohort. Anesth Analg, 2017, 124 (6): 1897-1905.

[726] COULDEN AE, RICKARD LJ, CROOKS N, et al. Phosphate replacement in the critically ill: potential implications for military patients. J R Army Med Corps, 2018, 164 (2): 112-115.

[727] 李瑾. 老年晚期肿瘤患者重症肺部感染与电解质紊乱的临床治疗效果观察. 中国实用医药, 2018, 13（33）: 39-40.

[728] LIU W, QDAISAT A, SOLIMAN PT, et al. Hypomagnesemia and survival in patients with ovarian cancer who received chemotherapy with carboplatin. Oncologist, 2019, 24 (6): e312-312, e317.

[729] 曹建军. 诉源治理的本体探究与法治策略. 深圳大学学报（人文社会科学版）, 2021, 38（5）: 92-101.

[730] STRAUSS PZ, HAMLIN SK, DANG J. Tumor lysis syndrome: a unique solute disturbance. Nurs Clin North Am, 2017, 52 (2): 309-320.

[731] HANNUN YA. Apoptosis and the dilemma of cancer chemotherapy. Blood, 1997, 89 (6): 1845-1853.

[732] DAVIDSON MB, THAKKAR S, HIX JK, et al. Pathophysiology, clinical consequences, and treatment of tumor lysis syndrome. Am J Med, 2004, 116 (8): 546-554.

[733] HSIEH PM, HUNG KC, CHEN YS. Tumor lysis syndrome after transarterial chemoembolization of hepatocellular carcinoma: case reports and literature review. World J Gastroenterol, 2009, 15 (37): 4726-4728.

[734] 郑伟才, 李志光. 儿童非霍奇金淋巴瘤发生肿瘤溶解综合征的处理策略. 中国小儿血液与肿瘤杂志, 2008, 13（6）: 243-246.

[735] KISHIMOTO K, KOBAYASHI R, ICHIKAWA M, et al. Risk factors for tumor lysis syndrome in childhood acute myeloid leukemia treated with a uniform protocol without rasburicase prophylaxis. Leuk Lymphoma, 2015, 56 (7): 2193-2195.

[736] MIRRAKHIMOV AE, ALI AM, KHAN M, et al. Tumor lysis syndrome in solid tumors: an up to date review of the literature. Rare Tumors, 2014, 6 (2): 5389.

[737] 李彦格. 急性淋巴细胞白血病并发肿瘤溶解综合征6例临床观察. 中国小儿血液, 2003（5）: 22-24.

[738] 黄爽, 杨菁, 张蕊, 等. 儿童成熟B细胞淋巴瘤并发急性肿瘤溶解综合征18例临床分析. 中华儿科杂志, 2011（8）: 622-625.

[739] CAIRO MS, BISHOP M. Tumour lysis syndrome: new therapeutic strategies and classification. Br J Haematol, 2004, 127 (1): 3-11.

[740] FRIEDMAN M, PATEL PR, RONDELLI D. A focused review of the pathogenesis, diagnosis, and management of tumor lysis syndrome for the interventional radiologist. Semin Intervent Radiol, 2015, 32 (2): 231-236.

[741] 黎雪松, 吴穗玲, 叶海标, 等. 实用中西医结合诊断治疗学. 北京: 中国医学科技出版社, 1994.

[742] 张涤生. 显微修复外科学. 北京: 人民卫生出版社, 1985.

[743] 宋修军. 手部热压伤的分型及处理. 手外科杂志, 1992, 8（5）: 217-219.

[744] 蒋理，郑胡镛. 儿童肿瘤溶解综合征高尿酸血症的诊治进展. 首都医科大学学报，2019，40（3）：483-487.

[745] 周小钢，于亚平. 肿瘤溶解综合征诊断及治疗进展. 现代肿瘤医学，2010，18（6）：1230-1233.

[746] JONES GL, WILL A, JACKSON GH, et al. Guidelines for the management of tumour lysis syndrome in adults and children with haematological malignancies on behalf of the British Committee for Standards in Haematology. Br J Haematol, 2015, 169 (5): 661-671.

[747] COIFFIER B, ALTMAN A, PUI CH, et al. Guidelines for the management of pediatric and adult tumor lysis syndrome: an evidence-based review. J Clin Oncol: official journal of the American Society of Clinical Oncology, 2008, 26 (16): 2767-2778.

[748] CAIRO MS, COIFFIER B, REITER A, et al. Recommendations for the evaluation of risk and prophylaxis of tumour lysis syndrome (TLS) in adults and children with malignant diseases: an expert TLS panel consensus. Br J Haematol, 2010, 149 (4): 578-586.

[749] TAKAI M, YAMAUCHI T, OOKURA M, et al. Febuxostat for management of tumor lysis syndrome including its effects on levels of purine metabolites in patients with hematological malignancies - a single institution's, pharmacokinetic and pilot prospective study. Anticancer Res, 2014, 34 (12): 7287-7296.

[750] TAKAI M, YAMAUCHI T, FUJITA K, et al. Controlling serum uric acid using febuxostat in cancer patients at risk of tumor lysis syndrome. Oncol Lett, 2014, 8 (4): 1523-1527.

[751] 蒋理，郑胡镛. 儿童肿瘤溶解综合征的诊治进展. 中国小儿血液与肿瘤杂志，2018，23（6）：323-328.

[752] EJAZ AA, POURAFSHAR N, MOHANDAS R, et al. Uric acid and the prediction models of tumor lysis syndrome in AML. PloS One, 2015, 10 (3): e0119497.

[753] 刘倩妤，徐酉华. 儿童肿瘤溶解综合征病因及治疗进展. 儿科药学杂志，2017，23（2）：50-53.

[754] SYRIMI E, GUNASEKERA S, NORTON A, et al. Single dose Rasburicase is a clinically effective pharmacoeconomic approach for preventing tumour lysis syndrome in children with high tumour burden. Br J Haematol, 2018, 181 (5): 696-698.

[755] YU X, LIU L, NIE X, et al. The optimal single-dose regimen of rasburicase for management of tumour lysis syndrome in children and adults: a systematic review and meta-analysis. J Clin Pharm Ther, 2017, 42 (1): 18-26.

[756] CRISCUOLO M, FIANCHI L, DRAGONETTI G, et al. Tumor lysis syndrome: review of pathogenesis, risk factors and management of a medical emergency. Expert Rev Hematol, 2016, 9 (2): 197-208.

[757] CAIRO MS, THOMPSON S, TANGIRALA K, et al. A clinical and economic comparison of rasburicase and allopurinol in the treatment of patients with clinical or laboratory tumor lysis syndrome. Clin Lymphoma Myeloma Leuk, 2017, 17 (3): 173-178.

[758] GOPAKUMAR KG, THANKAMONY P, SEETHARAM S, et al. Treatment of tumor lysis syndrome in children with leukemia/lymphoma in resource-limited settings-Efficacy of a fixed low-dose rasburicase. Pediatr Hematol Oncol, 2017, 34 (4): 206-211.

[759] VADHAN-RAJ S, FAYAD LE, FANALE MA, et al. A randomized trial of a single-dose rasburicase versus five-daily doses in patients at risk for tumor lysis syndrome. Ann Oncol, 2012, 23 (6): 1640-1645.

[760] PATEL C, WILSON CP, AHMED N, et al. Acute uric acid nephropathy following epileptic seizures: case report and review. Case Rep Nephrol, 2019, 2019: 4890287.

[761] AGRAWAL L, BACAL A, JAIN S, et al. Immune checkpoint inhibitors and endocrine side effects, a narrative review. Postgrad Med, 2020, 132 (2): 206-214.

[762] PARDOLL DM. The blockade of immune checkpoints in cancer immunotherapy. Nat Rev Cancer, 2012, 12 (4): 252-264.

[763] CHEN L. Co-inhibitory molecules of the B7-CD28 family in the control of T-cell immunity. Nat Rev Immunol, 2004, 4 (5): 336-347.

[764] FECHER LA, AGARWALA SS, HODI FS, et al. Ipilimumab and its toxicities: a multidisciplinary approach. Oncologist, 2013, 18 (6): 733-743.

[765] HARGADON KM, JOHNSON CE, WILLIAMS CJ. Immune checkpoint blockade therapy for cancer: An overview of FDA-approved immune checkpoint inhibitors. Int Immunopharmacol, 2018, 62: 29-39.

[766] LI B, CHAN HL, CHEN P. Immune checkpoint inhibitors: basics and challenges. Curr Med Chem, 2019, 26 (17): 3009-3025.

[767] BLANSFIELD JA, BECK KE, TRAN K, et al. Cytotoxic T-lymphocyte-associated antigen-4 blockage can induce autoimmune hypophysitis in patients with metastatic melanoma and renal cancer.J Immunother, 2005, 28 (6): 593-598.

[768] CORSELLO SM, BARNABEI A, MARCHETTI P, et al. Endocrine side effects induced by immune checkpoint inhibitors. J Clin Endocrinol Metab, 2013, 98 (4): 1361-1375.

[769] RYDER M, CALLAHAN M, POSTOW MA, et al. Endocrine-related adverse events following ipilimumab in patients with advanced melanoma: a comprehensive retrospective review from a single institution. Endocr Relat Cancer, 2014, 21 (2): 371-381.

[770] MARLIER J, COCQUYT V, BROCHEZ L, et al. Ipilimumab, not just another anti-cancer therapy: hypophysitis as side effect illustrated by four case-reports. Endocrine, 2014, 47 (3): 878-883.

[771] YANG Y, GONG P, HUANG Q, et al. $KNa_4B_2P_3O_{13}$: a deep-ultraviolet transparent borophosphate exhibiting second-harmonic generation response. Inorg Chem, 2019, 58 (14): 8918-8921.

[772] JOSHI MN, WHITELAW BC, PALOMAR MT, et al. Immune checkpoint inhibitor-related hypophysitis and endocrine dysfunction: clinical review. Clin Endocrinol, 2016, 85 (3): 331-339.

[773] TORINO F, BARNABEI A, PARAGLIOLA RM, et al. Endocrine side-effects of anti-cancer drugs: mAbs and pituitary dysfunction: clinical evidence and pathogenic hypotheses. Eur J Endocrinol, 2013, 169 (6): R153-164.

[774] ALBAREL F, GAUDY C, CASTINETTI F, et al. Long-term follow-up of ipilimumab-induced hypophysitis, a common adverse event of the anti-CTLA-4 antibody in melanoma. Eur J Endocrinol, 2015, 172 (2): 195-204.

[775] POSTOW MA. Managing immune checkpoint-blocking antibody side effects. Am Soc Clin Oncol Educ Book, 2015: 76-83.

[776] TORINO F, CORSELLO SM, SALVATORI R. Endocrinological side-effects of immune checkpoint inhibitors. Curr Opin Oncol, 2016, 28 (4): 278-287.

[777] IGLESIAS P. Cancer immunotherapy-induced endocrinopathies: clinical behavior and therapeutic approach. Eur J Intern Med, 2018, 47: 6-13.

[778] DELLA VITTORIA SCARPATI G, FUSCIELLO C, PERRI F, et al. Ipilimumab in the treatment of metastatic melanoma: management of adverse events. Onco Targets Ther, 2014, 7: 203-209.

[779] LUKE JJ, OTT PA. PD-1 pathway inhibitors: the next generation of immunotherapy for advanced melanoma. Oncotarget, 2015, 6 (6): 3479-3492.

[780] IAD V. Reply to the letter of A. V. Fedorov (Khirurgiia, 1990, No. 9, p.119). Khirurgiia, 1991 (11): 110-113.

[781] MICHOT JM, BIGENWALD C, CHAMPIAT S, et al. Immune-related adverse events with immune checkpoint blockade: a comprehensive review. Eur J Cancer, 2016, 54: 139-148.

[782] GUARALDI F, LA SELVA R, SAMÀ MT, et al. Characterization and implications of thyroid dysfunction induced by immune checkpoint inhibitors in real-life clinical practice: a long-term prospective study from a referral institution. J Endocrinol Invest, 2018, 41 (5): 549-556.

[783] CHALAN P, DI DALMAZI G, PANI F, et al. Thyroid dysfunctions secondary to cancer immunotherapy. J Endocrinol Invest, 2018, 41 (6): 625-638.

[784] O' MALLEY G, LEE HJ, et al. Rapid evolution of thyroid dysfunction in patients treated with nivolumab. Endocr Pract, 2017, 23 (10): 1223-1231.

[785] YAMAUCHI I, SAKANE Y, FUKUDA Y, et al. Clinical features of nivolumab-induced thyroiditis: a case series study. Thyroid, 2017, 27 (7): 894-901.

[786] MIN L, VAIDYA A, BECKER C. Thyroid autoimmunity and ophthalmopathy related to melanoma biological therapy. Eur J Endocrinol, 2011, 164 (2): 303-307.

[787] KHAN U, RIZVI H, SANO D, et al. Nivolumab induced myxedema crisis. J Immunother Cancer, 2017, 5: 13.

[788] RUGGERI RM, CAMPENNÌ A, GIUFFRIDA G, et al. Endocrine and metabolic adverse effects of immune checkpoint inhibitors: an overview (what endocrinologists should know). J Endocrinol Invest, 2019, 42 (7): 745-756.

[789] AGARWAL S, HUANG J, SCHER E, et al. Mechanical thrombectomy in nonagenarians: a propensity score matched analysis. J stroke Cerebrovasc Dis, 2020, 29 (7): 104870.

[790] KHEROUA O, BELLEVILLE J. Behaviour of digestive enzymes in the pancreatic juice and pancreas of rats fed on a low-protein diet (3 p. 100 of cereal protein) then on a balanced diet (23.5 p. 100 of mixed protein). Reprod Nutr Dev, 1981, 21 (6A): 901-917.

[791] TARHINI AA, ZAHOOR H, LIN Y, et al. Baseline circulating IL-17 predicts toxicity while TGF-β1 and IL-10 are prognostic of relapse in ipilimumab neoadjuvant therapy of melanoma. J Immunother Cancer, 2015, 3: 39.

[792] CUKIER P, SANTINI FC, SCARANTI M, et al. Endocrine side effects of cancer immunotherapy. Endocr Relat Cancer, 2017, 24 (12): T331-T347.

[793] ROSSI E, SGAMBATO A, DE CHIARA G, et al. Endocrinopathies induced by immune-checkpoint inhibitors in advanced non-small cell lung cancer. Expert Rev Clin Pharmacol, 2016, 9 (3): 419-428.

[794] CASTINETTI F, ALBAREL F, ARCHAMBEAUD F, et al. Endocrine side-effects of new anticancer therapies: Overall monitoring and conclusions. Ann Endocrinol, 2018, 79 (5): 591-595.

[795] HAISSAGUERRE M, HESCOT S, BERTHERAT J, et al. Expert opinions on adrenal complications in immunotherapy. Ann Endocrinol, 2018, 79 (5): 539-544.

[796] WEBER JS, KÄHLER KC, HAUSCHILD A. Management of immune-related adverse events and kinetics of response with ipilimumab. J Clin Oncol, 2012, 30 (21): 2691-2697.

[797] KAPKE J, SHAHEEN Z, KILARI D, et al. Immune checkpoint inhibitor-associated type 1 diabetes mellitus: case series, review of the literature, and optimal management. Case Rep Oncol, 2017, 10 (3): 897-909.

[798] CLOTMAN K, JANSSENS K, SPECENIER P, et al. Programmed cell death-1 inhibitor-induced type 1 diabetes mellitus. J Clin Endocrinol Metab, 2018, 103 (9): 3144-3154.

[799] DERKAY CS, BLUHER AE. Recurrent respiratory papillomatosis: update 2018. Curr Opin Otolaryngol Head Neck Surg, 2018, 26 (6): 421-425.

[800] MONAGHAN TF, MILLER CD, AGUDELO CW, et al. Cardiovascular risk independently predicts small functional bladder storage capacity. Int Urol Nephrol, 2021, 53 (1): 35-39.

[801] Hazzard's geriatric medicine and gerontology Jeffrey B Halter Hazzard's geriatric medicine and gerontology et al McGraw-Hill Medical £154.99 1760pp 9780071488723 [Formula: see text]. Nurs Older People, 2010, 22 (6): 10.

[802] PATARROYO M, PRIETO J, RINCON J, et al. Leukocyte-cell adhesion: a molecular process fundamental in leukocyte physiology. Immunol Rev, 1990, 114: 67-108.

[803] ZEILLEMAKER AM, MUL FP, HOYNCK VAN PAPENDRECHT AA, et al. Neutrophil adherence to and migration across monolayers of human peritoneal mesothelial cells. The role of mesothelium in the influx of neutrophils during peritonitis. J Lab Clin Med, 1996, 127 (3): 279-286.

[804] NAUSEEF WM. How human neutrophils kill and degrade microbes: an integrated view. Immunol Rev, 2007, 219: 88-102.

[805] KASLOW RA. AIDS repository. Science, 1985, 229 (4708): 8.

[806] Nathan C. Neutrophils and immunity: challenges and opportunities. Nat Rev Immunol, 2006, 6 (3): 173-182.

[807] 中国版本图书馆月度 CIP 数据精选. 全国新书目, 2013（6）: 80-300.

[808] CRAWFORD J, DALE DC, KUDERER NM, et al. Risk and timing of neutropenic events in adult cancer patients receiving chemotherapy: the results of a prospective nationwide study of oncology practice. J Natl Compr Canc Netw, 2008, 6 (2): 109-118.

[809] CRAWFORD J, DALE DC, LYMAN GH. Chemotherapy-induced neutropenia: risks, consequences, and new directions for its management. Cancer, 2004, 100 (2): 228-237.

[810] KLINGS ES, VICHINSKY EP, MORRIS CR. Response to "efficacy and safety of sildenafil for the treatment of severe pulmonary hypertension in patients with hemoglobinopathies: results from a long-term follow up". Haematologica, 2014, 99 (2): e19.

[811] POPRAWSKI DM, CHAN J, BARNES A, et al. Retrospective audit of neutropenic fever after chemotherapy: how many patients could benefit from oral antibiotic management. Intern Med J, 2018, 48 (12): 1533-1535.

[812] PAPADAKI HA, PALMBLAD J, ELIOPOULOS GD. Non-immune chronic idiopathic neutropenia of adult: an overview. Eur J Haematol, 2001, 67 (1): 35-44.

[813] DORON S, SNYDMAN DR. Risk and safety of probiotics. Clin Infect Dis, 2015, 60 (Suppl 2): S129-134.

[814] AAPRO M, BOCCIA R, LEONARD R, et al. Refining the role of pegfilgrastim (a long-acting G-CSF) for prevention of chemotherapy-induced febrile neutropenia: consensus guidance recommendations. Support Care Cancer, 2017, 25 (11): 3295-3304.

[815] AVDIEVICH NI, RUHM L, DORST J, et al. Double-tuned[31] P/[1] H human head array with high performance at both frequencies for spectroscopic imaging at 9.4T. Mag Reson Med, 2020, 84 (2): 1076-1089.

[816] PAPANIKOLAOU X, HEUCK CJ, BARLOGIE B. Reply to "Metronomic chemotherapy beyond misconceptions" -- Haematologica, 2013, 98 (11): e145. Haematologica, 2013, 98 (11): e149-150.

[817] TOMBLYN M, CHILLER T, EINSELE H, et al. Guidelines for preventing infectious complications among hematopoietic cell transplantation recipients: a global perspective. Biol Blood Marrow Transplant, 2009, 15 (10): 1143-1238.

[818] BOOGAERTS M, WINSTON DJ, BOW EJ, et al. Intravenous and oral itraconazole versus intravenous amphotericin B deoxycholate as empirical antifungal therapy for persistent fever in neutropenic patients with cancer who are receiving broad-spectrum antibacterial therapy. A randomized, controlled trial. Ann Intern Med, 2001, 135 (6): 412-422.

[819] GEORGES Q, AZOULAY E, MOKART D, et al. Influence of neutropenia on mortality of critically ill cancer patients: results of a meta-analysis on individual data. Crit Care, 2018, 22 (1): 326.

[820] KUDERER NM, DALE DC, CRAWFORD J, et al. Impact of primary prophylaxis with granulocyte colony-stimulating factor on febrile neutropenia and mortality in adult cancer patients receiving chemotherapy: a systematic review. J Clin Oncol, 2007, 25 (21): 3158-3167.

[821] MHASKAR R, CLARK OA, LYMAN G, et al. Colony-stimulating factors for chemotherapy-induced febrile neutropenia. Cochrane Database Syst Rev, 2014 (10): CD003039.

[822] HÜBEL K, DALE DC, LILES WC. Granulocyte transfusion therapy: update on potential clinical applications. Curr Opin Hematol, 2001, 8 (3): 161-164.

[823] LEGEZA Ⅵ, ANDRIUKHIN Ⅵ, ARTEMENKO AG, et al. Experience in using plasmapheresis in comprehensive therapy of myelotoxic agranulocytosis in cancer patients. Gematol Transfuziol, 1995, 40 (4): 21-23.

[824] GUVENC B, UNSAL C, GURKAN E, et al. Plasmapheresis in the treatment of hyperthyroidism associated with agranulocytosis: a case report. J Clin Apher, 2004, 19 (3): 148-150.

[825] RHODES A, EVANS LE, ALHAZZANI W, et al. Surviving sepsis campaign: international guidelines for management of sepsis and septic shock: 2016. Intensive Care Med, 2017, 43 (3): 304-377.

[826] SINGER M, DEUTSCHMAN CS, SEYMOUR CW, et al. The third international consensus definitions for sepsis and septic shock (sepsis-3). JAMA, 2016, 315 (8): 801-810.

[827] DELLINGER RP, LEVY MM, RHODES A, et al. Surviving sepsis campaign: international guidelines for management of severe sepsis and septic shock: 2012. Crit Care Med, 2013, 41 (2): 580-637.

[828] SAWYER RG, CLARIDGE JA, NATHENS AB, et al. Trial of short-course antimicrobial therapy for intraabdominal infection. N Engl J Med, 2015, 372 (21): 1996-2005.

[829] CAIRONI P, TOGNONI G, MASSON S, et al. Albumin replacement in patients with severe sepsis or septic shock. N Engl J Med, 2014, 370 (15): 1412-1421.

[830] XU JY, CHEN QH, XIE JF, et al. Comparison of the effects of albumin and crystalloid on mortality in adult patients with severe sepsis and septic shock: a meta-analysis of randomized clinical trials. Crit Care, 2014, 18 (6): 702.

[831] WACKER C, PRKNO A, BRUNKHORST FM, et al. Procalcitonin as a diagnostic marker for sepsis: a systematic review and meta-analysis. Lancet Infect Dis, 2013, 13 (5): 426-435.

[832] MORELLI A, DONATI A, ERTMER C, et al. Levosimendan for resuscitating the microcirculation in patients with septic shock: a randomized controlled study. Crit care, 2010, 14 (6): R232.

[833] MEIJVIS SC, HARDEMAN H, REMMELTS HH, et al. Dexamethasone and length of hospital stay in patients with community-acquired pneumonia: a randomised, double-blind, placebo-controlled trial. Lancet, 2011, 377 (9782): 2023-2030.

[834] JUNQUEIRA DR, PERINI E, PENHOLATI RR, et al. Unfractionated heparin versus low molecular weight heparin for avoiding heparin-induced thrombocytopenia in postoperative patients. Cochrane Database Syst Rev, 2012 (9): CD007557.

[835] ZARYCHANSKI R, ABOU-SETTA AM, KANJI S, et al. The efficacy and safety of heparin in patients with sepsis: a systematic review and metaanalysis. Crit Care Med, 2015, 43 (3): 511-518.

[836] GUÉRIN C, REIGNIER J, RICHARD JC, et al. Prone positioning in severe acute respiratory distress syndrome. N Engl J Med, 2013, 368 (23): 2159-2168.

[837] JOHN S, GRIESBACH D, BAUMGÄRTEL M, et al. Effects of continuous haemofiltration vs intermittent haemodialysis on systemic haemodynamics and splanchnic regional perfusion in septic shock patients: a prospective, randomized clinical trial. Nephrol Dial Transplant, 2001, 16 (2): 320-327.

[838] UEHLINGER DE, JAKOB SM, FERRARI P, et al. Comparison of continuous and intermittent renal replacement therapy for acute renal failure. Nephrol Dial Transplant, 2005, 20 (8): 1630-1637.

[839] BRIDGEWOOD C, RUSSELL T, WEEDON H, et al. The novel cytokine Metrnl/IL-41 is elevated in Psoriatic Arthritis synovium and inducible from both entheseal and synovial fibroblasts. Clin Immunol, 2019, 208: 108253.

[840] HOFFMANN HH, SCHNEIDER WM, RICE CM. Interferons and viruses: an evolutionary arms race of molecular interactions. Trends Immunol, 2015, 36 (3): 124-138.

[841] STOCK AT, HANSEN JA, SLEEMAN MA, et al. GM-CSF primes cardiac inflammation in a mouse model of Kawasaki disease. J Exp Med, 2016, 213 (10): 1983-1998.

[842] TRAVIS MA, SHEPPARD D. TGF-β activation and function in immunity. Ann Rev Immunol, 2014, 32: 51-82.

[843] MATSUMOTO H, OGURA H, SHIMIZU K, et al. The clinical importance of a cytokine network in the acute phase of sepsis. Sci Rep, 2018, 8 (1): 13995.

[844] FERRARA JL, ABHYANKAR S, GILLILAND DG. Cytokine storm of graft-versus-host disease: a critical effector role for interleukin-1. Transplant Proc, 1993, 25 (1 Pt 2): 1216-1217.

[845] PORTER D, FREY N, WOOD PA, et al. Grading of cytokine release syndrome associated with the CAR T cell therapy tisagenlecleucel. J Hematol Oncol, 2018, 11 (1): 35.

[846] BERNDT JD, GOUGH NR. 2013: Signaling breakthroughs of the year. Sci Signal, 2014, 7 (307): eg1.

[847] POSTOW MA, SIDLOW R, HELLMANN MD. Immune-related adverse events associated with immune checkpoint blockade. N Engl J Med, 2018, 378 (2): 158-168.

[848] KROSCHINSKY F, STÖLZEL F, VON BONIN S, et al. New drugs, new toxicities: severe side effects of modern targeted and immunotherapy of cancer and their management. Crit Care, 2017, 21 (1): 89.

[849] HAY KA, HANAFI LA, LI D, et al. Kinetics and biomarkers of severe cytokine release syndrome after CD19 chimeric antigen receptor-modified T-cell therapy. Blood, 2017, 130 (21): 2295-2306.

[850] ORENTAS RJ, YANG JJ, WEN X, et al. Identification of cell surface proteins as potential immunotherapy targets in 12 pediatric cancers. Front Oncol, 2012, 2: 194.

[851] DANHOF S, HUDECEK M, SMITH EL. CARs and other T cell therapies for MM: the clinical experience. Best Prac Res Clin Haematol, 2018, 31 (2): 147-157.

[852] SHIMABUKURO-VORNHAGEN A, GÖDEL P, SUBKLEWE M, et al. Cytokine release syndrome. J Immunother Cancer, 2018, 6 (1): 56.

[853] PARK JH, RIVIÈRE I, GONEN M, et al. Long-term follow-up of CD19 CAR therapy in acute lymphoblastic leukemia. N Engl J Med, 2018, 378 (5): 449-459.

[854] THAKAR MS, KEARL TJ, MALARKANNAN S. Controlling cytokine release syndrome to harness the full potential of car-based cellular therapy. Front Oncol, 2019, 9: 1529.

[855] CUI J, LI F, SHI ZL. Origin and evolution of pathogenic coronaviruses. Nat Rev Microbiol, 2019, 17 (3): 181-192.

[856] TEIJARO JR, WALSH KB, CAHALAN S, et al. Endothelial cells are central orchestrators of cytokine amplification during influenza virus infection. Cell, 2011, 146 (6): 980-991.

[857] LUZNIK L, O' DONNELL PV, et al. HLA-haploidentical bone marrow transplantation for hematologic malignancies using nonmyeloablative conditioning and high-dose, posttransplantation cyclophosphamide. Biol Blood Marrow Transplant, 2008, 14 (6): 641-650.

[858] MCCURDY SR, MUTH ST, TSAI HL, et al. Early Fever after Haploidentical Bone Marrow Transplantation Correlates

with Class Ⅱ HLA-Mismatching and Myeloablation but Not Outcomes. Biol Blood Marrow Transplant, 2018, 24 (10): 2056-2064.

[859] RAJ RV, HAMADANI M, SZABO A, et al. Peripheral blood grafts for t cell-replete haploidentical transplantation increase the incidence and severity of cytokine release syndrome. Biol Blood Marrow Transplant, 2018, 24 (8): 1664-1670.

[860] ABBOUD R, KELLER J, SLADE M, et al. Severe cytokine-release syndrome after t cell-replete peripheral blood haploidentical donor transplantation is associated with poor survival and anti-il-6 therapy is safe and well tolerated. Biol Blood Marrow Transplant, 2016, 22 (10): 1851-1860.

[861] MONGKOLSAPAYA J, DEJNIRATTISAI W, XU XN, et al. Original antigenic sin and apoptosis in the pathogenesis of dengue hemorrhagic fever. Nat Med, 2003, 9 (7): 921-927.

[862] MCGUIRE S. World Cancer Report 2014. Geneva, Switzerland: World Health Organization, international agency for research on cancer, WHO Press, 2015. Adv Nutr, 2016, 7 (2): 418-419.

[863] KEATING SM, HEITMAN JW, WU S, et al. Magnitude and quality of cytokine and chemokine storm during acute infection distinguish nonprogressive and progressive simian immunodeficiency virus infections of nonhuman primates. J Virol, 2016, 90 (22): 10339-10350.

[864] 孙耀，张斌，陈虎. CAR-T 治疗后细胞因子释放综合征的发生机制与临床治疗. 中国肿瘤生物治疗杂志，2019，26（4）：365-373.

[865] LEE DW, GARDNER R, PORTER DL, et al. Current concepts in the diagnosis and management of cytokine release syndrome. Blood, 2014, 124 (2): 188-195.

[866] TEACHEY DT, LACEY SF, SHAW PA, et al. Identification of predictive biomarkers for cytokine release syndrome after chimeric antigen receptor T-cell therapy for acute lymphoblastic leukemia. Cancer Discov, 2016, 6 (6): 664-679.

[867] LEE DW, SANTOMASSO BD, LOCKE FL, et al. ASTCT consensus grading for cytokine release syndrome and neurologic toxicity associated with immune effector cells. Biol Blood Marrow Transplant, 2019, 25 (4): 625-638.

[868] NEELAPU SS, TUMMALA S, KEBRIAEI P, et al. Toxicity management after chimeric antigen receptor T cell therapy: one size does not fit 'ALL' . Nat Rev Clin Oncol, 2018, 15 (4): 218.

[869] LIU Y, CHEN X, WANG D, et al. Hemofiltration successfully eliminates severe cytokine release syndrome following CD19 CAR-T-cell therapy. J Immunother, 2018, 41 (9): 406-410.

[870] ZHAO S, GAO N, QI H, et al. Suppressive effects of sunitinib on a TLR activation-induced cytokine storm. Eur J Pharmacol, 2019, 854: 347-353.

[871] ZHANG X, ZHANG H, CHEN L, et al. Arsenic trioxide and all-trans retinoic acid (ATRA) treatment for acute promyelocytic leukemia in all risk groups: study protocol for a randomized controlled trial. Trials, 2018, 19 (1): 476.

[872] ZANG C, LIU H, RIES C, et al. Enhanced migration of the acute promyelocytic leukemia cell line NB4 under in vitro conditions during short-term all-trans-retinoic acid treatment. J Cancer Res Clin Oncol, 2000, 126 (1): 33-40.

[873] BI KH, JIANG GS. Relationship between cytokines and leukocytosis in patients with APL induced by all-trans retinoic acid or arsenic trioxide. Cell Mol Immunol, 2006, 3 (6): 421-427.

[874] SUZUKAWA M, NAKAZORA T, KAWASAKI Y, et al. Massive ascites associated with all-trans retinoic acid treatment in therapy-related acute promyelocytic leukemia. Int Med, 2010, 49 (5): 457-460.

[875] REGO EM, DE SANTIS GC. Differentiation syndrome in promyelocytic leukemia: clinical presentation, pathogenesis and treatment. Mediterr J Hematol Infect Dis, 2011, 3 (1): e2011048.

[876] NICOLLS MR, TERADA LS, TUDER RM, et al. Diffuse alveolar hemorrhage with underlying pulmonary capillaritis in

the retinoic acid syndrome. Am J Respir Crit Care Med, 1998, 158 (4): 1302-1305.

[877] JILLELLA AP, ARELLANO ML, GADDH M, et al. Comanagement strategy between academic institutions and community practices to reduce induction mortality in acute promyelocytic leukemia. JCO Oncol Prac, 2021, 17 (4): e497-e505.

[878] FENAUX P, MUFTI GJ, HELLSTROM-LINDBERG E, et al. Efficacy of azacitidine compared with that of conventional care regimens in the treatment of higher-risk myelodysplastic syndromes: a randomised, open-label, phase Ⅲ study. Lancet Oncol, 2009, 10 (3): 223-232.

[879] FRANKEL SR, EARDLEY A, LAUWERS G, et al. The "retinoic acid syndrome" in acute promyelocytic leukemia. Ann Intern Med, 1992, 117 (4): 292-296.

[880] MONTESINOS P, BERGUA JM, VELLENGA E, et al. Differentiation syndrome in patients with acute promyelocytic leukemia treated with all-trans retinoic acid and anthracycline chemotherapy: characteristics, outcome, and prognostic factors. Blood, 2009, 113 (4): 775-783.

[881] BRECCIA M, MAZZARELLA L, BAGNARDI V, et al. Increased BMI correlates with higher risk of disease relapse and differentiation syndrome in patients with acute promyelocytic leukemia treated with the AIDA protocols. Blood, 2012, 119 (1): 49-54.

[882] ELEMAM O, ABDELMOETY D. Acute promyelocytic leukemia, study of predictive factors for differentiation syndrome, single center experience. J Egypt Natl Cancer Inst, 2013, 25 (1): 13-19.

[883] ABAZA Y, KANTARJIAN H, GARCIA-MANERO G, et al. Long-term outcome of acute promyelocytic leukemia treated with all-trans-retinoic acid, arsenic trioxide, and gemtuzumab. Blood, 2017, 129 (10): 1275-1283.

[884] STAHL M, TALLMAN MS. Differentiation syndrome in acute promyelocytic leukaemia. Br J Haematol, 2019, 187 (2): 157-162.